全国高等学校教材
供基础、临床、预防医学类专业用

临床生殖医学

第2版

主　编　熊承良　乔　杰
副主编　相文佩　李　蓉　李红钢

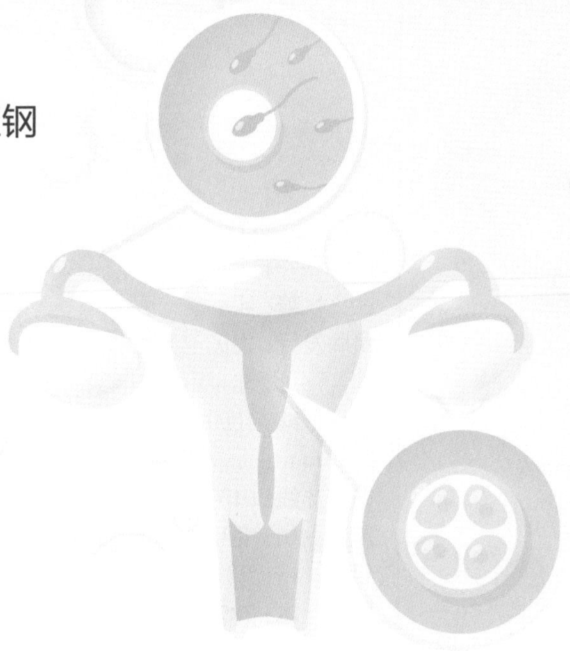

人民卫生出版社
·北　京·

图书在版编目（CIP）数据

临床生殖医学 / 熊承良，乔杰主编 . —2 版 . —北京：人民卫生出版社，2022.9
ISBN 978-7-117-33521-8

Ⅰ. ①临… Ⅱ. ①熊…②乔… Ⅲ. ①生殖医学
Ⅳ. ①R339.2

中国版本图书馆 CIP 数据核字（2022）第 160725 号

人卫智网	www.ipmph.com	医学教育、学术、考试、健康，购书智慧智能综合服务平台
人卫官网	www.pmph.com	人卫官方资讯发布平台

临床生殖医学
Linchuang Shengzhiyixue
第 2 版

主　　编：熊承良　乔　杰
出版发行：人民卫生出版社（中继线 010-59780011）
地　　址：北京市朝阳区潘家园南里 19 号
邮　　编：100021
E - mail：pmph @ pmph.com
购书热线：010-59787592　010-59787584　010-65264830
印　　刷：北京顶佳世纪印刷有限公司
经　　销：新华书店
开　　本：787 × 1092　1/16　　印张：18
字　　数：438 千字
版　　次：2007 年 7 月第 1 版　　2022 年 9 月第 2 版
印　　次：2022 年 10 月第 1 次印刷
标准书号：ISBN 978-7-117-33521-8
定　　价：78.00 元
打击盗版举报电话：010-59787491　E-mail：WQ @ pmph.com
质量问题联系电话：010-59787234　E-mail：zhiliang @ pmph.com
数字融合服务电话：4001118166　E-mail：zengzhi @ pmph.com

编委名单

（按姓氏笔画排序）

王　冬　吉林医药学院

王　涛　华中科技大学同济医学院附属同济医院

王建刚　河南科技大学医学院

尹太郎　武汉大学人民医院

乔　杰　北京大学第三医院

刘继红　华中科技大学同济医学院附属同济医院

闫丽盈　北京大学第三医院

李　蓉　北京大学第三医院

李红钢　华中科技大学同济医学院

杨　艳　北京大学第三医院

杨　清　中国医科大学附属盛京医院

何俊琳　重庆医科大学

张新华　武汉大学中南医院

周　慧　华中科技大学同济医学院

相文佩　华中科技大学同济医学院

夏　伟　华中科技大学同济医学院

唐艳平　华中科技大学同济医学院

黄丽丽　浙江大学医学院附属妇产科医院

黄勋彬　华中科技大学同济医学院

熊承良　华中科技大学同济医学院

潘　峰　华中科技大学同济医学院附属协和医院

第2版　前言

时光荏苒，日月如梭，转瞬之间，《临床生殖医学》已经诞生十五个年头。

作为全国高等医学院校基础、临床、预防医学类专业生殖医学方向的首部教材，《临床生殖医学》自出版以来，就深受广大读者的欢迎，尽管本书当初作为5年制本科临床医学专业生殖医学方向学生的教材来使用，但由于本书有其先进性、科学性、知识性、启发性和实用性，备受从事生殖医学和男科学的临床医生、研究生和科研工作者的青睐，《临床生殖医学》长期成为热门选修课的教材。鉴于近十几年来生命科学的迅猛发展，生殖医学也不例外，有感于此，我们对《临床生殖医学》进行了修订。

本书仍坚持初版写作时的“三基”和“五性”基本原则，即“基本理论、基本知识、基本技能”和“思想性、科学性、启发性、先进性、适用性”。继续避免与《妇产科学》和《外科学》等教材中的内容重复，仍选择男女性不育症、避孕节育等内容进行撰写，这是5年制本科教材中较少涉及的部分，然而又刚好是我国政府现在提倡的学科方向，这既能避免教材间的重复又能确保本书的学科特色和国家重点扶持方向。

本书新增了约三分之一近些年来诊断和治疗不育症的新技术和新方法，例如精子DNA损伤、精浆游离核酸检测、活性氧检测和抗氧化治疗、显微外科手术、氧化应激性男性不育和辅助生殖技术。新增内容包括性功能障碍、腔镜检查、卵巢功能减退和卵巢早衰等。

本书作者均为长期从事生殖医学基础、临床和教学工作并具有丰富临床实践经验的专家，期望本书能被热爱生殖医学的本科生和从事生殖医学及相关交叉学科的医务工作者和科研人员所喜爱。

“尺有所短，寸有所长”，由于我们水平有限，不妥之处在所难免，本书出版之际，恳切希望广大读者在阅读过程中不吝赐教，欢迎发送邮件至邮箱 renweifuer@pmph.com，或扫描封底二维码，关注“人卫妇产科学”，对我们的工作予以批评指正，以期再版修订时进一步完善，更好地为大家服务。

熊承良　乔　杰

2022年8月

第1版 前言

《临床生殖医学》作为全国高等医学院校本科临床医学专业生殖医学方向卫生部规划教材现与读者见面了，在该领域内终于有了正式的全国统编教材。2006年4月在重庆召开的卫生部规划教材主编人会议上，我们受卫生部教材办公室的委托，承担起《临床生殖医学》一书的编写工作，由来自全国8所医药院校且活跃在该领域的10位知名学者、教授执笔撰写。

生殖医学专业没有国外的教材可借鉴，国内尚处起步阶段，无疑给教材编写带来了困难和挑战。庆幸的是我们有国内高等医药院校众多教材编写的样板，他们的成熟经验可供我们学习。在本书的编写过程中始终强调三基（基本理论、基本知识、基本技能）和五性（思想性、科学性、启发性、先进性、适用性），同时注重基础与临床的紧密联系，尽量避免与本套和已出版的其他教材间的交叉重复，力求在已出教材中寻求自己的专业特色。为避免与《妇产科学》和《外科学》教材中的内容重复，重点选择了不育症、避孕节育进行撰写，这是5年制本科教材中较少涉及的部分，希望起到既避免重复又不失本书的学科特点。

本书面向5年制本科临床医学专业生殖医学方向的学生，全书包括男性不育、临床常见的精液异常、女性不育、引起女性不育的几种常见疾病和避孕节育共5章26节内容。在书中所出现的专业词汇尽量附上英文，并在本书末附有中英文索引和参考文献，以便查阅。

在本书的编写过程中得到了华中科技大学、吉林医药学院、华中科技大学同济医学院生殖医学中心专科医院的鼎力支持，在此特致衷心的感谢！

由于编者经验不足，缺点和错误之处在所难免，恳请读者不吝赐教，以便再版时改进。

熊承良

2007年3月

目 录

第一章　男性不育症

第一节　男性不育症的病因

一、生殖道和生殖腺感染

引起男性不育症的病因很多,生殖道感染是最常见的病因之一,有报道称 8%~15% 的男性不育与生殖道和生殖腺感染有关。病原微生物可感染男性生殖道或生殖器官的任一部位,如睾丸、附睾及其他附属性腺。精子在其发育、成熟和运输的不同阶段都可能受到感染的影响而造成男性不育。引起生殖道和生殖腺感染的病原体有淋球菌、结核分枝杆菌、病毒、支原体、沙眼衣原体、滴虫及其他非特异性致病菌,其中以支原体和衣原体引起的生殖道和生殖腺感染最为常见。

(一) 精液的细菌类感染

几种细菌可以存在于正常生育力和不育男性的生殖道和精液中。不同细菌种类在男性人群中的患病率有差异,其与男性人口不育症的相关性与地理分布有关。精液中存在的病原菌可以直接通过降低精子活力,诱导精子凋亡或坏死以及改变精子形态影响男性生育力。影响精液的主要细菌性病原体包括沙眼衣原体、淋病奈瑟球菌、支原体属、解脲支原体属和梅毒螺旋体。

1. 沙眼衣原体　沙眼衣原体感染是全球范围内最常见的细菌性性传播性疾病(sexually transmitted disease,STD),每年约 1 亿新感染病例,而仍有更多的病例未被诊断。尽管男性和女性的衣原体感染患病率明显相似,但是目前研究和筛选的重点仍是女性,关于男性生殖道感染的研究仍不足。因此,男性未被发现或未经处理的感染比例非常高。虽然 13.3% 的年轻男性可以有生殖道沙眼衣原体感染,而其中一半无任何症状,甚至更少的人得到治疗。男性精液样本中沙眼衣原体的检测变异很大,不育夫妇中男性伴侣的检测阳性率为 0.4%~42.3%。有证据显示年轻人上生殖道感染,包括附睾炎,最多是由于沙眼衣原体感染。患有附睾 - 睾丸炎的男性尿道或尿液样本中衣原体抗原检测阳性率达到 11%~35%。沙眼衣原体通常在扩张的精囊中被检测到,尤其是在 40 岁以下患有附睾炎的患者。

男性沙眼衣原体感染的主要部位是阴茎尿道,尿道炎是最常见的临床表现,一般是长期、潜在性泌尿生殖系统慢性感染的急性发作。尿道衣原体感染往往引起逆行性附睾炎和

附睾 - 睾丸炎，越来越被认为是前列腺炎的一个病原体。尽管沙眼衣原体促进炎症发展的机制不详，但是它引起的最重要的感染病理学特征是慢性、轻度、亚临床炎症。男性感染导致白细胞介素 -8（interleukin-8，IL-8）高水平分泌，体外实验证明感染的前列腺上皮细胞分泌 IL-6 和 IL-8。对未经处理、不复杂的生殖器沙眼衣原体感染持续时间的观察表明，衣原体随着时间的推移清除增加，大约一半的感染在初步测试后 1 年自发消退，然而长期数据尚缺乏。

沙眼衣原体感染的获得性免疫为菌属特异性，只有部分保护性，感染容易复发。很多病例中宿主的免疫应答明显不足或不足以抑制再感染和伴侣间的传播。流行病学数据表明过去的沙眼衣原体感染与男性不育有关，然而，沙眼衣原体的感染后果仍在争论中，一些研究认为不会对男性生育能力造成影响，另一些研究发现沙眼衣原体感染导致精液质量下降，以及精子受精能力和 DNA 完整性受损。附睾炎，特别是影响到双侧睾丸，能通过炎症和梗阻导致男性不育。上行性尿道感染对精子发生部位的影响可以使沙眼衣原体与精子接触并造成精子功能受损，从而影响生育。有关沙眼衣原体引起的慢性前列腺炎影响精液质量和生育能力的正反依据都有报道。但是，有报道证实前列腺炎与精子形态改变、精子浓度降低，以及诱导精子顶体反应降低有关。既往认为沙眼衣原体感染似乎与影响男性生育的抗精子抗体有关，动物实验发现与前列腺抗原的自身免疫反应也有关系。

电子显微镜观察发现沙眼衣原体与精子在活检的睾丸和附睾标本，甚至精液中，均有相互作用。体外研究表明，沙眼衣原体能与精子细胞相互作用，影响其功能和诱导细胞凋亡。沙眼衣原体 E 型可以附着人类精子，影响其功能和导致过早获能。衣原体脂多糖与精子表面的 CD14 受体相互作用，导致活性氧（reactive oxygen species，ROS）产量增加，由此引起胱天蛋白酶介导的细胞凋亡。较新的研究表明，沙眼衣原体可以对精子功能造成不利影响，降低精子浓度、正常形态率、活力和存活率，改变精液 pH 值和减少射精量。同样，沙眼衣原体也可降低精浆柠檬酸、中性 α- 葡糖苷酶浓度及顶体反应率，增加细胞毒性，引起精子膜脂质过氧化，促进精子磷脂酰丝氨酸膜的外化以及 DNA 损伤。

2. **淋病奈瑟球菌** 淋病奈瑟球菌是一种革兰氏阴性菌，一般感染女性宫颈或男性尿道而引起宫颈炎或尿道炎的症状。在约半数感染者中，无感染症状或仅为黏膜表面生长，表现为轻微的炎症反应。每年全球新发淋球菌感染大约 82 000 000 人，无症状者在男性中更常见，男女双方常表现为类似症状。淋球菌从感染的男性传播给未感染的女性，比从感染的女性传播给未感染的男性更容易。人类是淋病奈瑟球菌的唯一宿主，人体多抗原变异系统影响了病原体表面暴露的结构，使其得以逃避宿主免疫应答。尽管它的患病率较高，但是关于男性不育与淋球菌感染的关系是 STD 中研究最少的。有关淋球菌感染现有的数据提示其对生育力存在不利影响。感染男性可表现为泌尿生殖道炎症，包括尿道炎、附睾炎、睾丸炎、播散性淋球菌感染和生殖道梗阻。淋菌性尿道炎可以导致尿道狭窄，发展成单侧附睾 - 睾丸炎，2 年后睾丸功能受损。在 35 岁以下的性活跃人群中，存在尿道分泌物排出病史的患者，附睾 - 睾丸炎最常见的病原菌为沙眼衣原体和淋球菌。瑞典一项研究发现，根除淋球菌感染可以降低继发性不育症的发生率。

尽管淋球菌感染引起的炎症较局限，但是大多数感染者不出现保护性适应性免疫应答。正如淋病奈瑟球菌同一菌株可引起门诊患者高频率复发。这种无效适应性免疫反应的机制很可能包括主要表面抗原分子变异以及这类病原体对于宿主免疫的主动抑制信号的高度适应。已知奈瑟菌在宿主细胞中引起炎症信号是通过激活天然形式的受体分子，包括 TLR2、TLR4 和 C- 凝集素受体，如树突状细胞特异性 ICAM-3-grabbing 非整合素。淋病奈瑟球菌在哺乳动物细胞中还参与免疫抑制信号通路，涉及 B 淋巴细胞和 T 淋巴细胞。淋球菌还通过与宿主抗原提呈细胞相互作用来抑制适应性免疫应答。淋病奈瑟球菌脂寡糖分子变异选择性操纵树突状细胞的功能，从而改变后续免疫反应以利于细菌生存。此外，无论是在体外还是体内，淋球菌均强烈诱导 IL-10 以及调节性 T 细胞 1 型的产生，这是参与适应性免疫抑制的关键。

3. **支原体属** 生殖支原体（生殖支原体和人型支原体）是寄居在男女生殖道的支原体。在男性，通常沾染射出精液的支原体最初能从尿道炎患者中分离得到。结合大量女性生殖道相关的病理学观察结果，从而得出假说：生殖道慢性无症状的支原体寄居可能是人类不育不孕症的病因之一。然而，支原体在这一病理发展过程中的确切作用仍存在争议。

男性出现持续性或复发性尿道炎，19%~41% 为生殖支原体感染。这种病原菌是非淋菌性尿道炎的可能原因，而且与前列腺炎有关。人型支原体、生殖支原体与男性不育、前列腺及附属腺体的关系尚无定论，但最近的一个研究观察到精子功能障碍与人型支原体感染有关，而生殖支原体可以体外结合在精子上，使精子凝集并失去活力，从而影响生育。

4. **脲原体属** 生殖脲原体（解脲支原体和微小脲原体）天然寄居在男性尿道，射精时沾染在精液中。然而，这些微生物，特别是解脲支原体是潜在的致病菌，并涉及人类泌尿生殖道感染和男性不育。大多数研究讨论脲原体与男性不育的关系时，并未区分解脲支原体和微小脲原体。解脲支原体在男性生殖道的存在被认为是慢性和无症状的感染，但越来越多证据提示无症状的解脲支原体感染可引起附属性腺功能失调，解脲支原体被认为是非衣原体和非淋菌性尿道炎、前列腺炎、附睾炎和不育症的致病菌。

解脲支原体阳性的不育男性精子黏度增加、pH 值下降，这种情况可能提示精囊梗阻或男性患者早期存在慢性前列腺炎。另外，解脲支原体还与 ROS 的产生以及细胞凋亡有关。不同研究报道提示，不育症男性精液检测到解脲支原体的发生率为 5%~42%。然而，有些研究人员没有发现解脲支原体与精液的改变存在任何关系，但是，有人报道解脲支原体感染与精子浓度降低、活力降低和 / 或形态改变有关。解脲支原体可能对精子 DNA 造成有害影响，从而导致胚胎发育受损。体外受精系统中，精液或女性生殖道中存在的解脲支原体进入移植的胚胎可引起怀孕率下降。解脲支原体并不总是能从精液标准辅助生殖技术（assisted reproductive technology，ART）洗涤程序中被消除，可能继续黏附在精子表面。

5. **梅毒螺旋体** 虽然现在梅毒已可治疗，但在世界各地仍然是一个严重的威胁，每年估计有 1 200 万新发感染。梅毒与人类免疫缺陷病毒的传播和感染风险增加有关。有关梅毒螺旋体毒性作用或决定因素的机制尚不清楚。梅毒螺旋体的外膜主要由脂类组成，蛋白质很少，这种结构妨碍了精确诊断检测方法的研发。目前可用的人工介质上无法培养梅毒螺旋体是一个主要问题。虽然关于梅毒病原体对男性生育能力直接的不利影响尚未见报道，但是梅毒并发症在个别病例中会影响生育力则是众所周知的。梅毒性附睾炎可引起附睾梗阻。慢性阻塞性动脉内膜炎和间质性炎症有可能发生在先天性或三期梅毒，并导致小的纤维化睾丸。梅毒性病变引起的局部组织破坏，当发生在睾丸时，可能影响睾丸功能和生育能力。梅毒树胶样肿如果位于睾丸表面容易被感觉到，但如果位置较深，睾丸可以扩大和坚硬，可能发展成睾丸鞘膜积液。弥漫性树胶样肿病变中，睾丸仅略增大，但由于弥漫性纤维化而具有木质硬度特征，并且发生感觉缺失。树胶样肿通常是多发的，与间质性睾丸炎相关。

（二）精液的病毒感染

精液是病毒性疾病传播的重要载体，一些病毒可以存在于无细胞的精液和精浆的细胞中，包括精子、巨噬细胞和淋巴细胞。许多病毒能够感染生殖道组织和人类的精液，这些病毒感染的后果可能对于器官完整性、疾病发展、生殖和内分泌系统的变化都是非常重要的。生殖细胞的病毒感染不仅会导致睾丸功能的变化，而且传输的病毒可诱导后代基因突变。男性生殖道的病毒可以平行传播给性伴侣，然后垂直传播到胎儿或新生儿。不幸的是，患者的抗病毒和抗逆转录病毒治疗可诱发睾丸损伤，对精子参数有进一步的不利影响。

1. **人乳头状瘤病毒**　人乳头状瘤病毒（human papilloma virus，HPV）感染是世界上最常见的病毒性性传播疾病。100 多种 HPV 中约有 40 种与生殖道感染有关。肛门 - 生殖器 HPV 基因型按照致癌性分为低风险和高风险。男性 HPV 感染的自然史没有女性的研究详细。一些研究提示，HPV 感染通常随着时间的推移自行清除，只有一小部分在男性人群中持续存在。治疗对于病毒感染的影响很有限，以去除 HPV 感染组织（男性阴茎疣和女性的宫颈病变）为主。

目前，虽然疫苗可以作为一种预防措施来限制 HPV 感染，但是尚没有定向治疗、消除病毒本身。HPV DNA 和 RNA 的存在已被报道，不仅存在于肛门区、会阴区、阴囊、阴茎头、阴茎轴和尿道，而且存在于生殖系统（睾丸、附睾和输精管）以及精液中。在无症状性、性活跃的年轻成年男性中，已检测到 10% 的精液样本中含有 HPV DNA。HPV 感染对精子参数的影响已有报道，包括生育力降低、精子畸形率增加、抗体的产生，特别是精子运动能力的降低，提示 HPV 感染是男性不育的风险因素。大多数 HPV 阳性精子中宿主 DNA 含量显著减少，这可能归因于 HPV 诱导的细胞凋亡。其他研究在正常生育能力的对照组中未发现生殖细胞 HPV 感染。

感染的精子可能作为 HPV DNA 的携带者。高风险 HPV 基因型已在精液、精子以及输精管中被检测到。HPV 位于精子头部约占感染个体整体精子的 25%。通过洗涤消除精子 HPV DNA 的实验未获成功，提示 HPV 可能与精子细胞表面的受体有较强的结合，或者 HPV 内化进入了精子细胞。而一种新的精子洗涤方法，利用肝素酶 - Ⅲ去除 HPV 的精液制备流程已经见到可喜的成果。

HPV 感染的精子是否能够将病毒 DNA 转移到卵母细胞，以及感染胚胎是否能发育正常，还不太清楚。HPV 可以通过精子受孕，从宫颈上行感染胎盘。了解在这些过程中 HPV 感染的风险对于精子库用于受精的精子尤为重要。在自然受孕中，HPV 暴露夫妇的自然流产率和主要出生缺陷与未暴露夫妇相比没有差异。然而在体外受精中，当不育夫妇的男性伴侣 HPV 检测呈阳性时，流产率显著增加。

2. **单纯疱疹病毒**　单纯疱疹病毒（herpes simplex virus，HSV）是最常见的人类感染的病毒之一。生殖器疱疹病毒包括 2 个不同但密切相关的病毒：单纯疱疹病毒 1 型（HSV-1）与单纯疱疹病毒 2 型（HSV-2）。HSV-1 引起口腔和偶尔的生殖器疱疹，HSV-2 是生殖器疱疹最常见的致病因子，可以在原发、初发或复发性感染阶段无症状。通常直接或间接接触疱疹性病变可能被感染。HSV-1 和 HSV-2 已在精液中被检测到，因此，可能会影响男性生育能力，病毒可以在怀孕期间和分娩时从母亲传染到子代。有人报道，HSV-2 可内化到形态正常和活动的精子头部。HSV 在精液中感染率的评估取决于病毒 DNA 的检测方法。精液中 HSV 的来源还没有确定，但 HSV-1 和 HSV-2 已经从人的睾丸中分离出来，HSV-2 已经在前列腺组织中得到确认。HSV 阳性精液样本中中性葡萄糖苷酶和柠檬酸浓度降低，提示单纯疱疹病毒对不育症的影响是由附睾和前列腺功能受损所致。单纯疱疹病毒胸苷激酶（thymidine kinase，TK）在转基因小鼠睾丸中的表达与精子结构异常、精子发生缺陷以及生殖细胞凋亡数量相关。精子细胞特异性异位表达基因 *TK* 的转基因大鼠表现为不育，伴有生精细胞变性，支持细胞（Sertoli 细胞）与生殖细胞相互作用缺失以及细胞凋亡引起的生殖细胞丧失，说明 TK 酶在单纯疱疹病毒感染患者生精细胞损伤中发挥了一定的作用。动物实验中 TK 水平降低显著减少精子畸形，生育力康复。文献中可见单纯疱疹病毒阳性的不育男性患者采取抗病毒药物治疗后已有数例健康怀孕的报道。

有人发现采用聚合酶链式反应（poly merase chain reaction，PCR）检测技术，不孕诊所男性患者精液样本中的 HSV DNA 检测阳性率高达 49.5%，与 HSV 阴性精液样本相比，他们的精子计数和精子活力均显著低下。采用快速培养方法，有人检测到男性不育症患者精液 HSV 阳性率达到 25%，伴有精子减少和精子形态异常。大量的临床试验发现，男性生殖道 HSV-1 和 HSV-2 感染，都会不同程度地影响精子浓度、精子形态以及精子活力。

3. 乙型肝炎病毒 几种不同的病毒，包括乙型肝炎病毒（hepatitis B virus，HBV）和丙型肝炎病毒（hepatitis C virus，HCV）均可引起肝炎；这些病毒在精液中被发现，可能通过性传播。精液中存在 HBV 或 HCV，对精子参数造成不利影响，特别是降低前向运动。HBV 可以在许多体液，包括血液、唾液、母乳、阴道分泌物、精液以及肝脏以外的其他组织中发现。HBV 主要由血液、性与围产期传播。有人研究发现 HBV DNA 存在于精子细胞，并认为 HBV 可能通过破坏精子而导致男性不育。HBV 感染者的精子染色体畸变率（14.8%）明显高于非感染对照组（4.3%）。另外，慢性 HBV 感染患者的精子活力降低，精子凋亡和坏死的比例增加。目前的研究重点是 HBV 感染可导致男性不育和对精子造成损害，HBV 血清阳性患者精子浓度、活力、形态和存活率均受损。精子参数的改变与病毒载量呈负相关。虽然 HBV 复制仅限于肝脏宿主细胞范围，但是病毒整合发生在许多组织，包括宿主体细胞和精子。HBV 不仅能穿透血液 - 睾丸屏障并进入雄性生殖细胞，也可融入它们的基因组。HBV 和具有吸收 HBV 进入肝细胞作用的去唾液酸糖蛋白受体（asialoglycoprotein receptor，ASGP-R）都主要定位于精子顶体后区域，这表明 ASGP-R 参与吸收病毒进入精子细胞。含 HBV 精子受精的胚胎使病毒能够自我复制并在胚胎细胞中表达病毒蛋白质。这个过程被称为感染的父 - 婴垂直传播。精子也可以作为 HBV 的载体在体外受精过程中传播，也包括卵细胞质内单精子注射（intra cytoplasmic sperm injection，ICSI）。在这方面，有人报道 HBV 感染对辅助生殖技术治疗效果没有不良影响，相反，也有人发现 HBV 感染造成 ICSI 和胚胎移植结局欠佳。

HBV 诱导 ROS 生成并降低精子细胞的抗氧化能力，导致氧化应激与精子功能障碍。精子膜脂质过氧化可导致膜完整性丧失，破坏精子 - 卵母细胞的融合和降低发生顶体反应的能力。HBV 引起精子活力丧失的另一种潜在机制是增加精子膜渗透率，造成调节精子运动能力的细胞内离子浓度流失。HBV 还会引起精子细胞凋亡。ROS 生成增加导致线粒体损伤，线粒体膜电位明显下降，线粒体产生精子活力所必需的 ATP 减少。受损线粒体可释放促凋亡效应物，包括细胞色素 C。相应地，HBV 显著诱导精子细胞 caspase-3、caspase-8 和 caspase-9 的激活。精子 HBV 感染可导致非特异性和多位点的精子染色体突变，使基因组变得不稳定。这一发现表明，HBV 感染可产生遗传效应，最有可能是 ROS 产生的不平衡导致未修复 DNA 改变的积累。

4. **丙型肝炎病毒**　HCV 感染精液病毒载量较低，HCV 的异性恋性传播风险虽低，但不可忽视。HCV 通过性活动传播的效率要比血源性传播低得多。据报道，通过性和垂直路径传播的 HCV 约占 5%。首次证明性活动与 HCV 感染之间的关联是通过急性丙型肝炎患者的病例对照研究。根据一夫一妻制异性恋夫妇的前瞻性队列研究观察，慢性 HCV 感染的受试者血清反应阴性的性伴侣每年发病率为 0%~0.6%。美国疾病预防控制中心（center for disease control and prevention，CDC）指南 2010 公布丙型肝炎的性传播很少发生，但是，CDC 监测数据表明 10% 的急性 HCV 感染患者接触 HCV 感染性伴侣为唯一已知的感染危险因素。

不同分子技术检测方法报道的精液 HCV RNA 患病率从 0% 到 30%。收集标本的方法和 / 或用来检测 HCV RNA 的存储样品和灵敏度各不相同，而且随着时间的变化，检测精浆中的 HCV 载量表现出戏剧性和快速的变化。最近的报道已经将 HCV 感染与精子参数的改变联系起来，如精子活动、浓度降低和畸形率升高，病毒颗粒可在精浆和其他细胞组分中找到，但没有在精子中检测到。有报道提示精液 HCV 感染者不仅生育率指数较低，而且这类人群的精子二倍体增多，说明精子凋亡和坏死在这些患者中也有重要作用。

还有研究发现慢性 HCV 感染患者的精子线粒体膜电位、染色质浓缩和 DNA 碎片均有显著性改变。这些患者精浆活性氧水平较高，病毒复制与精子参数的恶化有关。精子非整倍体被证明与 HCV 感染有关。HCV 在体外受精（in vitro fertilization，IVF）过程中传播是可能的，但 HCV 传播的风险在辅助生殖程序没有得到很好的记录。丙型肝炎病毒感染的妇女卵泡液中，HCV 的存在已被证明，但到目前为止，只有 2 项研究分析了辅助生殖中 HCV 感染状态不一致的夫妇，在这 2 项研究中，男性伴侣携带 HCV 感染。在 58 例丙型肝炎不一致夫妇进行辅助生殖技术治疗的研究中，24 例怀孕和 28 例分娩，所有新生儿血液中 HCV RNA 均为阴性结果。另有一项研究涉及辅助生殖技术治疗的 HCV 感染状态不一致夫妇，没有观察到早产或围产期不良结局，无母亲或婴儿感染 HCV。对于 HCV 阳性的男性不育患者，推荐使用连续密度梯度离心法和精子上游法洗涤处理精子。此外，如果夫妇一方是长期 HCV 感染者，应考虑生育前治疗以减少病毒载量。更重要的是，在动物实验中，抗病毒治疗可能有致畸性以及胚胎毒性，当决定具体的治疗策略时，这些影响需要考虑。

其他还有人类免疫缺陷病毒、新型冠状病毒和巨细胞病毒等。

（三）精液的原虫感染

滴虫性阴道炎是最常见的非病毒性性病，影响全球 1.6 亿 ~1.8 亿人口，其中一半感染发生在男性身上。尽管这种感染发病率很高，但有关这种寄生虫的毒力性质、发病机制和免疫机制的研究甚少。毛滴虫在男性的患病率和范围没有在女性方面明确，但 70% 的男性感染者似乎无症状。有症状的男性出现炎症、刺激症状、尿道炎和尿道分泌物。阴道毛滴虫作为一个载体可传输其他感染，并增加人类免疫缺陷病毒传播的风险。男性生殖系统分泌液被认为对这种原生动物的某些致病因素是抑制性的，前列腺液中锌可作为细胞毒因子，这可能是造成无症状感染高发的原因。研究表明滴虫的细胞致病性与男性包皮阴茎头炎、附睾-睾丸炎、前列腺炎以及可能的不孕不育之间已经建立了相关联系。滴虫病也成为非淋菌性尿道炎的一个原因，可能作为一个引起男性不育的因素。虽然很少有研究发现精子功能降低，但不育男性阴道毛滴虫多于正常生育力男性。

阴道毛滴虫占据了复杂的人类泌尿生殖器的细胞外微环境，生存、复制并逃避宿主的主动防御。它的基因组编码膜运输机械和致病蛋白，被宿主蛋白内吞以及细菌和宿主细胞的吞噬作用所消除。体外研究表明，滋养体有4~28天的潜伏期，但阴道毛滴虫通过寄生的适应能力长期存活在阴道酸性环境，也可能发生在男性，导致慢性感染而引起男性不育。

阴道毛滴虫具有多种寄居阴道或男性生殖道的机制。黏附在细胞之后，滴虫随着细胞-细胞接触表面的增加，转变为阿米巴型，突起并与靶细胞相互缠绕。滴虫通过与阴道黏蛋白、阴道上皮细胞和细胞外基质分子的相互作用，以一种无限制的方式顽强生存。阴道毛滴虫黏附人体细胞作用的分子基础表明，几个基因（包括编码黏附蛋白、纤连蛋白结合蛋白、层粘连蛋白结合的蛋白质、α-肌动蛋白、烯醇化酶、葡萄糖磷酸变位酶和保守的GTP结合蛋白基因）上调，表面脂磷酸聚糖的非脂锚定蛋白（肌醇-磷酸酰胺）是阴道毛滴虫的一个重要黏附因子。阴道的这些黏附因素将是男性滴虫感染未来研究的方向，可以提供滴虫感染与男性不育的重要信息。

阴道毛滴虫产生多种细胞毒性分子，通过破坏靶细胞的质膜介导细胞毒性。这些分子有穿孔素样活性，使红细胞膜上形成孔隙。阴道也分泌磷脂酶A2活性的溶解因子破坏有核细胞和红细胞，特异性降解磷脂酰胆碱是其独特发病机制的基础。细胞溶解可能是男性不育的机制，对精子和感染的男性生殖道上皮细胞也有毒性。人阴道中的自然感染只产生部分保护免疫力，这种性病的特点之一是持久性。男性滴虫感染多是无症状的，很少有人被诊断和治疗，所以感染持续，这是诱发男性不育的关键。阴道毛滴虫可能通过补体介导的血浆蛋白破坏，分子模拟及其与宿主相互作用的血浆蛋白逃避免疫系统。阴道毛滴虫感染的特征是细胞病变，白细胞和慢性炎症的大量涌入。寄生虫黏附阴道上皮细胞诱导单核细胞表达趋化蛋白1和IL-8，促炎细胞因子参与中性粒细胞募集。更具体地说，寄生虫黏附而触发寄生虫特异性IgG、IgA、Th1细胞因子、白细胞三烯、反应氮中间体和巨噬细胞炎症蛋白3，诱导一氧化氮合酶，启动辅助T细胞以及促进中性粒细胞穿过阴道内皮细胞。阴道毛滴虫产生免疫抑制细胞因子［IL-10和转化生长因子-β（transforming growth factor-β，TGF-β）］与胱天蛋白酶介导的T细胞、巨噬细胞和树突状细胞的凋亡。阴道毛滴虫附着在阴道上皮细胞诱导IL-6水平升高，这个在正常前列腺上皮组织中也可检测到。阴道毛滴虫感染促进促炎细胞因子的合成可能是诱导男性不育的重要原因。

（黄勋彬）

二、内分泌因素

内分泌激素直接或间接参与调控精子的发生、排放、成熟和运动。此外，性欲、阴茎勃起和射精均受到激素的调控。下丘脑-垂体-睾丸轴是男性生殖内分泌的重要调控体系。凡

影响到下丘脑 - 垂体 - 睾丸轴任一部位都会导致生育障碍。

（一）下丘脑 - 垂体疾病

1. **卡尔曼综合征**（Kallmann syndrome） 是一种先天性遗传疾病，又称选择性促性腺激素功能低下型性腺功能减退症，同时伴有嗅觉障碍。主要病变在下丘脑，由于促性腺激素释放激素（gonadotropin releasing hormone，GnRH）脉冲式释放功能障碍，表现为卵泡刺激素（follicle stimulating hormone，FSH）、黄体生成素（luteinizing hormone，LH）、睾酮（testosterone，T）均明显偏低，克罗米芬刺激试验呈阴性，促性腺激素释放激素刺激试验有反应。大约有半数的卡尔曼综合征患者在 Xp22.3 区域的 *KAL* 基因上有突变，即可诊断 X 连锁卡尔曼综合征。由于有性腺和性器官发育障碍，表现为阴茎小，睾丸小，睾丸间质细胞少或缺如，生精小管没有精子形成，所以患者出现无精子症。

2. **选择性黄体生成素缺陷症** 又称生育型无睾综合征（fertile eunuch syndrome），病变在下丘脑，部分患者可能存在 GnRH 受体基因的缺陷，由于是选择性 LH 缺乏，患者血清 FSH 正常、LH、T 水平低下。克罗米芬刺激试验不能使 FSH 升高，给予人绒毛膜促性腺激素（human chronic gonadotropin，hCG），血清 T 水平会上升。主要表现为男性乳腺增生、男性化不足、睾丸大小正常、少精或精液正常。

3. **选择性卵泡刺激素缺乏症** 本病罕见，患者男性性征正常，睾丸正常大小，血清 LH 和 T 水平正常而 FSH 水平低下，给予 GnRH 后 FSH 无反应，LH 值升高。表现为无精子症或严重少精子症。人类绝经期促性腺激素（human menopausal gonadotropin，hMG）可改善生精功能并提高生育能力。

4. **特发性促性腺激素功能低下型性腺功能减退症** 下丘脑释放激素的缺乏是本病的主要原因，FSH 和 LH 分泌发生障碍，主要表现为身材修长，第二性征不明显，阴毛稀少，阴茎小，睾丸也细小，智力正常，血清中 FSH、LH、T 的水平明显降低，精液检查无精子。对促黄体素释放激素（luteinizing hormone releasing hormone，LRH）和 hCG 刺激反应差。

5. **高催乳素血症** 引起高催乳素血症的原因较多，包括垂体肿瘤（催乳素微腺瘤及催乳素大腺瘤）、下丘脑疾病、药物、代谢性疾病等。10%~20% 的男性患者有溢乳，性欲减退和 / 或勃起功能障碍，生育力下降，精子浓度降低。由于高催乳素血症可抑制 GnRH 释放，因而 LH 分泌减少。

（二）甲状腺与肾上腺疾病

1. **甲状腺功能减退** 甲状腺功能减退患者垂体促性腺激素功能降低，主要表现为青春期延迟、性发育障碍，可出现程度不同的性功能障碍、性欲减退、睾酮产生减少、睾丸生精功能障碍、少精子症等。个别患者有乳房发育，血清中游离睾酮水平下降，雌激素水平相对增加。

2. **肾上腺疾病** 肾上腺与性腺功能密切相连，两者均具合成甾体激素的能力，而且具有共同的合成激素的前体物质。与生殖相关的肾上腺疾病包括：①肾上腺皮质功能减退（Addison 病），表现为体力不足、食欲缺乏、胃肠功能紊乱、易感染、应激功能低下以及性功能减退，阴、腋毛脱落，血中雄激素水平下降，生育力下降。②库欣（Cushing）综合征，垂体促肾上腺皮质激素（adrenocorticotropic hormone，ACTH）瘤（库欣病）压迫垂体促性腺激素细胞，引起 LH 和 FSH 分泌不足，造成睾丸功能减退，精子生成障碍，睾丸间质细胞（Leydig 细胞）退化和生精小管纤维化导致不育；肾上腺肿瘤或异位 ACTH 分泌综合征，由于患者蛋白质、糖、脂肪、电解质代谢紊乱，全身情况不良，也可引起性欲减退，影响生育。③女性化肾上腺皮质肿瘤，肿瘤分泌过量的雌激素使患者出现女性化表现、乳房发育，同时睾丸萎缩、睾酮生成减少、性欲减退、勃起功能障碍以及精子生成障碍。

（三）睾丸疾病

导致性腺功能亢进的内分泌疾病目前只有睾丸间质细胞瘤。间质细胞肿瘤使生精小管退化，间质细胞产生和分泌大量的睾酮。过量的睾酮转化为雌激素，使血中雌激素水平大大超出正常范围，因而患者表型为女性化，乳房增大，并出现勃起功能障碍。

（熊承良）

三、免疫学因素

据2004年欧洲生殖学会统计，免疫性因素占男性不育的3.1%，1959年Rumake和Hellinga最先报道不育男性的血清可导致精子凝集，其中3%的人血清抗精子抗体滴度>32。有4%~7%的不育男性明胶凝集试验为阳性。免疫性不育近20年引起临床医生的重视，但也存在争议。早在1899年Metchnikoff等证明精子具有抗原性，可引起自身免疫反应和同种免疫反应。由于正常情况下男性生殖系统存在天然的血-睾屏障，精子不可能与免疫系统相接触，机体也不会对精子产生免疫应答反应。但当血-睾屏障受到破坏致使精子和可溶性抗原暴露于免疫系统，刺激机体产生抗精子抗体，则导致自身免疫性不育。造成血-睾屏障损伤的常见病因如下：①生殖系统局部炎症，如睾丸炎、附睾炎、前列腺炎、尿道炎等；②输精管结扎术、吻合术，输精管先天性缺如等；③睾丸损伤、活检、隐睾；④精索静脉曲张。

抗精子抗体影响生育的机制现在认为：①当睾丸局部免疫机制受到破坏时，生精细胞及精子细胞受到自身免疫系统攻击，出现生精细胞脱落，精子发生异常，可出现少精子症或无精子症；②引起精子凝聚或凝集，精子的活力减弱；③抑制精子在女性生殖道中运行；④干扰精子获能和顶体反应；⑤干扰受精；⑥干扰着床和影响胚胎的存活；⑦细胞毒作用。

来源于前列腺、精囊腺等腺体的精浆免疫抑制因子的功能被削弱是导致不育的另一因素。人类精浆免疫抑制因子活性降低不能有效抑制免疫因子对精子的杀伤作用，导致精子存活率和前向运动能力下降。

（熊承良）

四、遗传学因素

在男性不育症中，大约有60%~65%的患者属于特发性不育，大多数特发性不育被认为与患者的遗传缺陷有关。目前研究发现，染色体畸变、Y染色体微缺失、基因突变、精子DNA完整性受损以及表观遗传异常等遗传学因素是导致男性不育的重要病因。

（一）染色体畸变与男性不育

染色体畸变也称染色体异常，包括染色体数目异常和染色体结构异常两大类型。单体、三体、多体等属于染色体数目畸变，缺失、重复、倒位、易位等则属于染色体结构畸变。常染色体与性染色体均可发生染色体异常。国内外不同研究者对男性不育患者染色体异常发生率的报道各不相同，这主要与选择对象有关。如果选择无精子症、睾丸发育不良、第二性征不发育或发育差的患者，则染色体异常发生率较高，且以性染色体数目和结构异常为主；如果选择睾丸和第二性征均发育正常的无精子、弱精子、畸形精子症患者，那么染色体异常发生率较低，偶见有常染色体结构异常。

染色体畸变是男性不育症的一个重要病因，无论是染色体数目畸变还是结构畸变，均可影响正常的减数分裂，导致生精障碍，引起男性不育症。此类疾患目前尚无有效的药物和手术治疗。

常见的由于染色体畸变引起的男性不育症有以下几种类型。

1. **Klinefelter 综合征（Klinefelter syndrome）**　又称生精小管发育不全、先天性睾丸发育不全综合征，是典型的由于性染色体数目异常引起的疾病。本病发病率约占男性不育症者的 1/10，其主要特征是男性不育，身材高大，第二性征发育不明显并呈女性化发展。患者在青春期之前，没有明显症状，青春期后逐渐出现隐睾或睾丸小而硬，阴茎发育不良，性欲及性功能减退，多数患者阴茎能勃起，部分能射精，但多为无精子症。有些患者伴乳房发育，胡须、腋毛和阴毛缺少或缺如。睾丸组织活检可见生精小管萎缩玻璃样变和纤维化，间质细胞增生，精子生成障碍，造成男性不育。外周血淋巴细胞染色体检查发现本病核型以 47，XXY 为典型，其他还有 47，XXY/46，XY、48，XXXY、49，XXXXY 等。这些异常核型的产生主要是由双亲生殖细胞（母亲居多）在进行减数分裂或受精卵卵裂时，性染色体不分离所致。

2. **XYY 综合征（XYY Syndrome）**　XYY 综合征临床上也称为超雄，其典型核型是 47，XYY。患者一般身材高大，常超过 180cm。大部分患者性发育正常，婚后所生男孩中将有 1/2 为患者。少数患者有性腺发育不全的情况，常表现为隐睾、睾丸发育不全、阴茎小，没有生育能力。核型为 48，XYYY 和 49，XXYYY 的患者多为不育。一般认为本病的发病原因是精子形成过程中 Y 染色体不分离。

3. **性反转综合征（sex reversal syndrome，SRS）**　指染色体性别和性腺性别不一致的一类疾病，包括 46，XX 男性、45，X 男性、46，XY 女性。其中 46，XX 男性患者除身材矮小外，其临床症状类似 Klinefelter 综合征，伴隐睾、小睾丸、尿道下裂等表现，睾丸活检常见的病变是生精小管透明化、间质细胞多形性，残存的生精小管中仅存少数生精细胞。46，XY 女性患者则睾丸不发育，原发闭经。目前公认性反转综合征与 *SRY* 基因的存在和突变或缺失有关。

4. **家族性真两性畸形**　患者多表现为男性，体内可有独立存在的两性性腺或者两性性腺彼此融合成为卵巢睾，核型可有 46，XX、46，XY、46，XX/46，XY 等多种。通常以常染色体隐性遗传方式传递。

5. **染色体易位**　男性的常染色体之间发生平衡易位，如相互易位或罗伯逊易位，往往会导致生精功能障碍和不育症，这主要是由于易位影响了生殖细胞正常的减数分裂，使同源染色体联会异常，造成精子基因不平衡，产生少精子症或无精子症。部分病例即使有受孕情况，但最终往往导致流产。

（二）Y 染色体微缺失与男性不育

1976 年 Tiepdo 等在无精子症患者中发现 Y 染色体长臂一个新发生的微缺失，并提出在Y染色体长臂上存在与精子生成相关的因子，称为无精子症因子（azoospermia factor，AZF）。随后有研究者根据功能特点将Y染色体分为2个主要的区域：①伪常染色体区（pseudo autosomal region，PAR），位于长、短臂的末端，分别为PAR1和PAR2；②Y男性特定区域（male specific region on Y，MSY），除PAR之外的区域均为MSY区，由Y短臂常染色质区、着丝粒、长臂常染色质区以及不活跃的异染色质区组成。在Y短臂常染色质区里包含有性别决定基因、精子发生基因以及无数高度重复序列；长臂常染色质区（Yq11）为AZF区，含有3个无精子症因子AZFa、AZFb、AZFc，它们均与精子生成密切相关（图1-1）。

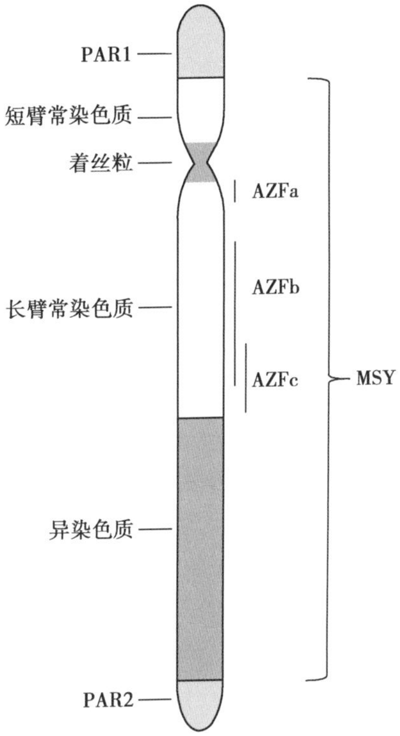

图1-1　Y染色体结构

现有研究表明，在复杂的精子生成过程中，Y染色体AZF区易发生同源重组从而导致基因缺失或重复，引起少精子症或无精子症。因此AZF区微缺失是造成原发不育男性生精障碍的一个重要原因。AZFa、AZFb和AZFc三区全部缺失患者，100%表现为无精子症，AZFa区完全缺失直接导致纯睾丸支持细胞综合征（sertoli-cell-only syndrome，SCOS），AZFb和AZFc两区同时缺失可导致SCOS或精子成熟阻滞（maturation arrest，MA），表现为无精或严重少精子症。AZFc区缺失患者临床表现异质性高，患者精子数有进行性下降趋势，并且可遗传至男性后代，缺失区域进一步扩大。因此，从无精子症患者附睾或睾丸穿刺获取精子后，或者少弱精子症患者行卵细胞质内单精子注射（ICSI）治疗前，应进行AZF微缺失位点检测（表1-1）。

表1-1　AZF区微缺失的不育男性睾丸病理组织学表现和相关检测位点

微缺失区域	病理表现	检测基础位点
AZFa	纯睾丸支持细胞综合征（SCOS），小睾丸症即青春期精子发生阻滞，严重生精障碍，睾丸发育不良	*sY84*，*sY86*
AZFb	精子成熟阻滞（MA），停留在精母细胞阶段	*sY127*，*sY134*
AZFc	生精障碍，无精子或少精子	*sY254*，*sY255*

（三）基因突变与男性不育

男性精子发生和性发育功能维持是受以特异基因为主导的多基因相互作用调控的生物学过程，涉及众多基因。目前已发现许多男性不育症具有相关的基因异常。表1-2列举了部分临床上已明确的与各种男性不育疾病相关的致病基因检测。相信随着对男性生殖基因组学的深入研究，基因检测在男性不育症的精准诊疗和遗传风险的预测应用中将发挥更加重要的作用。

表 1-2　与男性不育症相关的致病基因检测举例

疾病	相关基因
非梗阻性无精子症	*NANOS1*,*SOHLH1*,*SYCE1*,*SYCP2*,*SYCP3*,*TEX11*
先天性双侧输精管缺如	*CFTR*,*ADGRG2*
遗传性多囊肾	*PKD1*,*PKD2*,*GANAB*
畸形精子症	
尾部畸形	*DNAH1*,*CCDC39*,*ZMYND10*,*DNAH5*
大头多尾	*AURKC*
圆头精子	*PICK1*,*DPY19L2*,*SPATA16*
无头精子	*SUN5*,*PMFBP1*,*BRDT*,*TSGA10*
46,XY 性发育异常	*SRY*,*NROB1*,*CYP11A1*,*NR5A1*,*SRD5A2*,*AR*
46,XX 性发育异常	*SRY*,*SOX9*,*NR5A1*,*CYP19A1*,*CYP11B1*
特发性促性腺激素功能低下型性腺功能减退症	*ANOS1*,*FGFR1*,*PROKR2*,*CHD7*

（四）精子 DNA 完整性受损和表观遗传学异常与男性不育

精子 DNA 完整性受损和表观遗传学异常也是导致男性不育的遗传因素。精子成熟后组蛋白要转变为鱼精蛋白，该过程对于精子 DNA 在受精前保持完整性至关重要，然而在其高度螺旋化的间隙中存在很多未螺旋化的片段，成为精子 DNA 最脆弱的部位，易受氧自由基等因素破坏，成为 DNA 碎片。精子 DNA 碎片率与受精率呈负相关。此外，近年来有许多研究表明，受各种环境因素影响的表观遗传修饰，包括 DNA 甲基化、翻译后组蛋白修饰、染色质重塑等改变，在男性不育中起到一定作用。如全甲基化和特定区域甲基化异常均与精子质量低下、生育能力下降有关，miRNA、piRNA、LncRNA、circRNA 等非编码 RNA 均参与了精子发生过程中的精细调控。

（何俊琳）

五、先天性异常

正常生殖器官结构是表达人类生殖功能的前提，如果在性分化和生殖道分化过程中出现变异，将会导致生殖器官先天性发育异常。即便能生长发育至成年，却常因生殖器官的缺陷而导致不育。

（一）阴茎发育异常

1. **包茎**（phimosis）　包茎指包皮不能向上翻转显露出阴茎头，也称真性包茎。出生时包皮与阴茎头间有粘连，随着阴茎的生长和发育包皮自行退缩逐渐露出阴茎头，对不能自行自愈者应进行手术治疗，发生率为 4%~7%。包茎影响正常性生活，性交时产生疼痛，恐惧性交。严重的包茎还影响排尿，嵌顿包茎（paraphimosis）是包茎的并发症，应尽早进行手法复位。

2. **阴茎缺如**（aphallia）　阴茎缺如指出生后未发现有阴茎存在，而阴囊、睾丸已发育，或发育不良，有的睾丸虽已发育但未下降到阴囊。先天性阴茎完全缺如罕见，尿道开口于直肠、会阴或阴囊前方处。约 200 万个新生男婴中有 1 例阴茎缺如。其发生可能源于胚胎期生殖结节发育为阴茎的过程因某种原因完全受阻，又称无阴茎症。

3. **小阴茎**（micropenis）　小阴茎是指阴茎外观基本正常，但与同龄人相比阴茎海绵体明显细小的一种畸形，以低于正常阴茎长度平均值 2.5 个标准差为判断标准。一般来说，正常成人阴茎 4.1~12.0cm，勃起时可增大 1 倍以上。本病可能因胚胎时雄激素缺乏，或促性腺激素低下，或外生殖器对雄激素不敏感所致，同时可能伴有其他生殖畸形。

4. **巨阴茎**（megalopenis）　巨阴茎是指阴茎外观正常，但与同龄人相比明显偏大甚至超过几倍者。巨阴茎多发生于青春期早熟、痴呆、侏儒症、垂体功能亢进、肾上腺功能亢进、睾丸肿瘤、肾上腺肿瘤等患者。

（二）尿道先天性异常

1. **尿道上裂**（epispadias）　尿道上裂是一种少见的先天性发育异常，男性多见，由于成对的生殖结节原始基不能在中线汇合使尿道上壁即尿道背侧全部或部分缺损，形成尿道上裂，临床上主要有 3 种类型，即①阴茎头型；②阴茎型；③阴茎耻骨型。

2. **尿道下裂**（hypospadias）　尿道下裂是泌尿系统较为常见的畸形，男性居多。妊娠期应用雌、孕激素可增加发病率，胎儿雄激素缺乏可使尿道沟闭合障碍，使尿道腹侧壁缺如，形成尿道下裂。尿道下裂分为阴茎头型、阴茎型、阴囊型及会阴型，以阴茎头型多见。尿道下裂均需手术治疗。

（三）睾丸发育异常

1. **隐睾**（cryptorchidism）　隐睾又称睾丸未降（undescended testis）或睾丸下降不全，是男性生殖系统先天性异常最为常见的疾病之一。睾丸在胎儿 3~7 个月间，由腹膜后腰部经腹股沟管下降入阴囊。若在下降过程中受阻，睾丸会停留在任何不正常部位，如腰、腹、腹股沟管或外环附近，形成隐睾，可发生于单侧或双侧，以单侧较多见，右侧发生率略高。据报道，隐睾发病率在早产儿中占 9.2%~30.0%，成熟儿中占 3.4%~5.8%，成年人为 0.3%。隐睾位于腹膜后的约占 8%，阴囊上方约占 20%，最常见的是位于腹股沟管内，约占 72%。形成隐睾的病因尚不十分明了，推测主要与以下因素有关：①内分泌因素，妊娠期母体缺乏足量的促性腺激素，或睾丸本身对促性腺激素反应不敏感；②解剖因素，睾丸系膜过短、睾丸引带缺如、睾丸系膜与腹膜粘连、腹股沟管太窄、皮下环过紧、阴囊发育不良、睾丸血管发育异常等；③遗传因素，部分隐睾有明显家族史。隐睾的主要并发症：①男性不育，隐睾患者的睾丸周边温度较阴囊高 1.5~2.0℃，影响精子的生成，组织病理学可见生精小管内生精细胞数量减少或生精细胞缺如，部分生精小管内虽有生精细胞但无生精过程，单侧隐睾一般不影响生育但也有持相反意见者，而两侧隐睾生精功能基本丧失，出现不育。随着显微外科的发展，现在发现隐睾患者睾丸内有局灶性生精组织，并能找到成熟精子，可通过 ICSI 获得具有血缘关系的子代。②恶变隐睾，恶变的发病率高达 48%，多在 20 岁以后，高位隐睾、发育不良和受伤后的隐睾更易恶变。③腹股沟斜疝、睾丸损伤、睾丸扭转。

2. **多睾症**（polyorchidism）　阴囊内除 2 个正常睾丸外还有一个额外睾丸，为一罕见的先天性发育异常，一般很少超过 3 个。

3. **无睾畸形**（anorchidism）　无睾畸形系指单纯性睾丸缺如，但要与隐睾或异位睾丸相鉴别，其病因可能是胚胎期性腺发育障碍或继发于睾丸血流受阻或外伤引起的睾丸萎缩。该病十分罕见。

(四) 附睾先天性异常

解剖学上附睾与睾丸相连接,附睾畸形指附睾发育障碍或胚胎发育过程中附睾与睾丸附着异常,有多种类型的附睾畸形,也可能与隐睾合并存在。

1. 无附睾、附睾缺如或完全或部分缺如。

2. 附睾与睾丸不连接。

3. 附睾中部不发育。

4. 附睾头部囊肿。

附睾畸形患者一般无任何自觉症状,常因不育就诊时发现,如不影响生育,一般无需治疗。

(五) 输精管先天性异常

临床上输精管先天性异常主要有输精管缺如、输精管发育不良、输精管异位等。

1. **输精管缺如** 在胚胎发育过程中如果出现中肾管发育停止、闭锁可能会导致输精管缺如。输精管缺如较其他输精管先天性异常发生率高,通常因不育就诊而得知,双侧缺如者检查精液无精子,附睾穿刺提示梗阻性无精子症。有的患者同时伴有精囊缺如或附睾发育不全,如果单侧输精管缺如可能不影响生育,不必治疗。

2. **输精管发育不良** 指输精管部分或全部发育不良,临床多表现为无精子症,常因不育而就诊。

3. **输精管异位** 输精管异位可以是一侧或双侧同时发生。异位的位置偏离精索或只是开口异常,可合并其他泌尿生殖器官畸形。

(熊承良)

六、环境因素

环境因素对男性生殖系统的影响主要表现在精子和男性的性功能方面,据报道,过去50年人类精子质量一直呈下降趋势。环境因素中具有雌激素特性的环境毒物和化学物质在这一变化中起主要作用。

人类生活在多因素相互联系和交互影响的复杂环境中。因此,必须客观对待环境因素对人类生殖功能的危害。环境因素的影响是广泛、多发的,但多数是可控和可预防的。

(一) 物理因素

物理因素是指人们在日常生活和生产劳动环境中存在的气象条件(气温、湿度、气流和气压等)、辐射(电离和非电离辐射)、噪声及震动等。已明确对生殖系统有影响的物理因素有辐射、电离、温度、超声、电流和激光等。

1. **电离辐射对精子的影响** 电离辐射是指由天然和人工产生的放射性核素蜕变所发生的射线、中子以及工业、科研等的X射线。电离辐射的射线具有把其能量传递给其所通过组织的特性。所传递的辐射能量可使组织发生电离作用,产生自由基,作用于组织,危害机体,使受害组织发生代谢和组织结构上的变化。辐射量大时可导致细胞死亡,组织变性。电离辐射可导致细胞内外环境中物质的电离,使各种细胞器发生损伤,这种损伤可发生在细胞核和胞质,从而引起杀伤和诱变各种作用。电离辐射对人体细胞的作用可分为直接作用和间接作用。

2. 红外辐射对精子的影响　红外辐射(又称红外线,infrared radiation)是电磁辐射的一个组成部分,波长 0.78~1 000μm,是由物质内原子和分子振动和旋转而产生。凡是温度为 −273℃以上的物质都有红外辐射。适当的热效应是生物学作用的基础,对健康有益,可使血管扩张、充血,促进新陈代谢和细胞增生,并有消炎、镇痛和加强紫外线杀菌作用。但过强的红外线辐射可对机体产生不良影响。有关红外线对精子影响的研究资料不多。有报道睾丸对红外线异常敏感,可导致精子数量的暂时性减少。

3. 激光对精子的影响　激光(laser)是受激辐射光放大的简称,为 20 世纪 60 年代初兴起的一门新兴技术。激光对生物有热作用、压强作用、电磁作用和刺激作用。有关激光对生殖系统影响的研究不多。也有人报道应用激光照射人精子可提高精子活力,增强精子受精能力,但与剂量和时间有关。

4. 直流电对精子的影响　直流电(direct current)是人们日常生活中接触最多的物理因素,对离体精子活动有影响。研究发现 0.5mA 的直流电可影响精子的活动,并可在很短时间内(2 分钟)将精子杀死。作用早期可刺激精子,使其运动加速,但 2 分钟内即可将两电极板间的精子全部杀死。精子死亡时间与电流大小成反比,并与电极的金属材料有关。扫描电镜及透射电镜观察发现,试验组精子头部结构基本完整,但尾部中段出现了一些破坏,如质膜破裂、线粒体空泡化、微管解聚,并出现在此处折断的精子。

5. 超声对精子的影响　超声波在其被广泛应用于医疗与诊断及其他工农业、航海、航天方面的同时,人们也发现其对作业人员有一定的负影响,超声波对生殖系统的危害报道不多。用 5~8W 剂量超声波处理后精浆肉毒碱及精子浓度在 3 个月内未能恢复,这可能是超声波抗生育效果的不可逆剂量;用 2.5~3.8W 剂量超声波处理附睾后在 45 天内精浆肉毒碱和精子浓度显著下降,50 天后可以恢复正常,这是超声波抗生育有效且可以恢复生育的剂量。关于超声波对精子的其他方面的影响有待进一步研究。

6. 体外震波对精子的影响　体外震波是由超声频率发生器和限定震荡发生器产生的冲击波。限定震荡发生器经放电作用致表面震动产生脉冲冲击波。包括 2 种主要形式,即压电陶瓷效应和电磁效应。震波对人体的影响报道得较多,Ohmori K 等观察了震波对人精子及鼠睾丸的影响,在震波治疗后睾丸立即可见肉眼血肿,光学显微镜下显示生精小管基底膜破裂、生精细胞溢出。5 周后被震波作用的睾丸萎缩,生精小管中无生精细胞,仅有支持细胞。结果表明震波对精子及睾丸结构和功能有损害。

7. 温度对精子的影响　温度与精子生成有关,阴囊内温度比体温低 2℃左右,比腹腔温度低 4℃。实验证明,给睾丸每天局部加温 30 分钟,15~20 天内即对生精过程产生不利影响。短期加温时精子生成可逆,长期的温热效应将导致生精作用的不可逆反应。各种内源性病理改变(如精索静脉曲张和隐睾等)和外源性因素(如长期坐在轮椅上的截瘫患者、电焊工人和穿紧身裤等)均可影响睾丸的温度调节,从而导致男性不育。温热引起精子形态学改变,生殖系统代谢及生化改变,生精微循环改变,以及免疫反应改变,流行病学调查证实男性职业性热接触是男性不育的危险因素之一。

8. 超低温对精子的影响　超低温引起精子超微结构的变化,超低温使精子外膜变薄,呈波浪状改变或破坏;细胞质、顶体内和线粒体内透光物质增加,线粒体外形变圆,轴丝增粗等。这些变化提示细胞肿胀,是精子形态改变的主要特征。超低温对精子细胞代谢、精子顶体、精子运动能力有影响。

（二）化学因素

目前已发现至少有21种金属具有不同程度的生殖系统毒性。其中对男性生殖系统有损害的金属有铅、汞、铝、铜、镉、锰、镍、铬、钒、砷等。

1. **铅** 铅对生殖系统的损害有2条途径：一是对睾丸的直接作用；二是通过下丘脑-垂体-睾丸生殖轴的间接作用。

2. **镉及其化合物** 在生殖系统中，镉可抑制含锌和巯基的与生殖有关的酶，如碱性磷酸酶、乳酸脱氢酶、酮戊二酸脱氢酶和作为精子特异标志的乳酸脱氢酶同工酶（lactic dehydrogenase isoenzyme，LDHI）等的活性。在睾丸组织受损的同时，血中雄性激素和促性腺激素的水平也发生改变。睾丸内分泌功能的损害影响了精子生成，使精子数目和精子活力均降低；并使精子中乙酰胆碱活性受到抑制，从而影响精子的受精能力，造成生育率低下。以上这些变化通过直接作用和性激素紊乱最终影响精子的生成和发育成熟，降低精子的活力。在镉作业男工中可出现精子成熟障碍，精子数目减少或缺乏。

3. **汞及其化合物** 虽然无机汞和有机汞均可影响雄性动物的生殖能力，但它们对睾丸的损害程度和损害类型有所不同。有机汞对睾丸损害较重，影响早期生精细胞，并可导致不育；无机汞则主要影响精原细胞和精母细胞，使生育能力降低，但其对睾丸的损伤是可逆的。

4. **铝及其化合物** 铝是人们日常生活接触较多的金属物质。正常人体内含有一定量的铝，但大量的铝蓄积在体内则会产生毒性作用。近年来，国内外对铝的毒性研究较多，但其对生殖系统的毒性研究则较少。铝对雄性动物的睾丸生精功能和精子质量有明显的影响，可使睾丸生精小管的精原细胞明显受损。低剂量时，即可使睾丸有关组织化学和新陈代谢酶的活性受到抑制，从而影响睾丸的正常功能。有报道硫酸铝可使雄性小鼠的精子发生畸形。此外，铝可导致动物染色体畸变，死胎率升高。

5. **苯的氨基和硝基化合物** 苯的氨基和硝基化合物是苯（及其同系物）环上氢原子被氨基（$-NH_2$）或硝基（$-NO_2$）等取代所形成的一类芳香族化合物。它们有许多共同的理化性质，如挥发性低、易溶于脂肪和有机溶剂，在常温下为固体或气体等。其粉尘或蒸汽可经呼吸道进入人体，也可通过直接或间接污染皮肤、水源等而引起人体中毒。另外，虽然该类物质在毒理学上有许多共同的特点，但由于其苯环上被取代的氨基或硝基的位置和数目的不同，其毒性作用相差很大。动物实验和流行病学调查均发现该类物质可对生殖功能和妊娠结局产生不良后果。

6. **硝基苯** 硝基苯（nitrobenzene）是工业上用于制造苯胺、偶氮苯染料、香料、炸药等的原料，为一种无色或微黄色具有苦杏仁味的液体。硝基苯可直接作用于睾丸支持细胞，干扰其正常功能的发挥，从而进一步影响精原细胞的物质供应和代谢。

（1）三硝基甲苯：三硝基甲苯（trinitrotoluene，TNT）是炸药的主要成分。其毒性作用的靶器官主要是肝脏、眼晶状体、血液和睾丸。TNT是一种移码型诱变物，其作用随TNT中存在对位硝基而增强。人类流行病学调查显示，经常接触TNT的男性血清睾酮含量明显下降，并出现性功能异常，如性欲减退、早泄、勃起功能障碍等。精液检查出现每次射精量减少、精液液化时间延长、精子存活率降低、精子数量下降和精子形态异常率增加。生化检查可发现睾丸中铜、锌含量下降。

（2）二硝基苯：二硝基苯（dinitrobenzene）为无色或黄色单斜片状晶体，工业上用于染料或其中间体和炸药的制造。该物质极易被皮肤吸收，其毒性远大于苯胺和硝基苯，为一种强烈的高铁血红蛋白形成剂。二硝基苯除具有严重的肝脏损害外还具有较强的睾丸毒性。

(3)二硝基甲苯：二硝基甲苯(dinitrotoluene)为黄色针状晶体，工业上用于制造染料和TNT的中间体，其毒性与TNT相似。毒害表现为睾丸重量降低，输精管萎缩和精液缺乏。这种损害在一定条件下是可逆的。

7. **二硫化碳**　二硫化碳(carbon disulfide，CS_2)为一种气体化合物，在工农业生产上应用较广泛。储存食品、纺丝工和人造纤维生产等工种均可接触CS_2。CS_2可引起睾丸萎缩，精子生成障碍。在接触CS_2的男性患者中也发现有睾丸萎缩和间质纤维化的情况存在。

8. **氟及高分子含氟单体**　氟中毒除产生其他系统的损害外还可引起生殖毒性。氟中毒能导致睾丸生精小管生精细胞和间质细胞损伤，精子生成受阻。高分子含氟单体种类很多，主要用于合成塑料。因其在聚合时多以气体形式起反应，故其主要经呼吸道吸入危害人体。已报道的对生殖系统有损害的含氟单体有四氟乙烯(tetrafluoroethylene)和六氟丙酮(hexafluoroacetone)。四氟乙烯可影响睾丸发育，干扰生精过程。表现为睾丸萎缩，生精小管局部生殖细胞形成降低。六氟丙酮也可影响睾丸的生精过程。给大鼠吸入本品致死剂量时可见存活大鼠睾丸变小、软化。镜检可见精子生成减少，干细胞死亡及间质受损。睾丸损害程度与剂量呈正相关。染毒大鼠在停止染毒后睾丸功能有可能部分恢复。

9. **甲醛**　甲醛(formaldehyde)为无色液体，易挥发，有很大的刺激性，是一种应用较广的化合物。在工业上主要用于制造橡胶、药品、塑料、人造纤维及皮革等，在医学和其他领域中可用作消毒剂、防腐剂和熏蒸剂。同时，甲醛又是一种常见的室内外污染物，可导致机体多种器官系统损伤，并具有生殖毒性。在流行病学调查中，有资料显示接触甲醛的男性可出现精子数降低、精细胞二倍体数增加，与接触情况呈正相关。

10. **农药**　在农业生产中用于防治病虫害的农药种类很多，其毒性大小和毒性特征各不相同。多数农药为低毒或中等毒性，少数有高毒或剧毒。接触农药者多限于生产车间的工人和田间作业的农民。但近年来由于间接通过污染粮食、蔬菜或水源而引起蓄积中毒的情况也不断出现，引起了人们的重视。在一般生产接触剂量下，大多数品种不表现为生殖毒性，但少数品种因含有杂质而表现出明显的生殖毒性。

(1)有机磷农药：有机磷农药属磷酸酯或硫代磷酸酯化合物。这两种药物可影响动物睾丸组织中的精母细胞、间质细胞、支持细胞和A级精原细胞，从而使睾酮合成及分泌减少，精子正常发育受损。甲胺磷(methamidophos，MAP)是我国南方目前使用较多的广谱、高效、内吸杀虫剂，具有刺激性蒜臭味。其化学名为O，S-二甲基氨基硫代磷酸酯。工业品有2种即70%原油和50%乳油。其成分中除MAP外，主要含有溶剂甲苯、二甲苯及少量硫酸二甲酯杂质。实验显示，MAP可使染毒小鼠精子活动力下降，畸形增多及精子线粒体酶活性下降，并使睾丸组织结构改变。这种影响呈剂量反应关系。在急性中毒的男性患者，可引起精子畸变增多、精子数目减少、精子活力下降和性功能减退等变化。这均表明MAP具有生殖毒性。

(2)苯氧羧酸类农药：苯氧羧酸类农药是一类除草剂，常用的有2，4-二氯苯氧乙酸(2，4-dichlorophenoxyacetic)和2，4，5-三氯苯氧乙酸(2，4，5-trichlorophenoxyacetic)。现已证实该类药物具有生殖毒性，尤其是2，4，5-三氯苯氧乙酸中混有的杂质TCDD(2，3，7，8-四氯二苯并对二噁英)具有强烈的生殖细胞毒性、胚胎发育毒性和致畸性等。TCDD是一种较为广谱的致畸性毒物，可使幼年期、青春期、青春后期和成熟期雄性大鼠的睾丸和附睾重量降低，使每天精子生成和附睾精子储量减少。实验表明，TCDD 能诱发雄性激素缺陷，从而造成睾丸间质细胞胞质容量减少，并进一步导致生精过程障碍。

（3）二溴氯丙烷：二溴氯丙烷（dibromochloropropane，DBCP）是一种杀线虫农药，应用于水果、蔬菜和粮食生产的土壤处理。20 世纪 70 年代后期，发现该药物具有生殖毒性，以后逐渐禁止使用。流行病学调查发现，二溴氯丙烷可造成男性无精子症或严重少精子症，从而导致不育。

（4）有机汞农药：有机汞农药是一类杀虫剂，由于其对人及子代的危害大，目前已禁止生产和使用。在这类药物中已报道对人体生殖系统有损害的有甲基汞和氯化甲基汞。

（5）其他农药：其他被报道对生殖系统有损害的农药还有有机氯类农药和氨基甲酸酯类农药西维因等。它们可引起睾丸发育受损、精子生成减少和精子活力降低。

11. 木尘　在职业因素造成的男性生育力改变中，木尘对人体的危害已被国内外学者所重视。长期接触木尘可导致男工生殖系统损害。

12. 其他化学物质

（1）苯乙烯：苯乙烯（phenylethylene）是现代化工工业中常用的原材料，广泛用于合成橡胶、塑料等许多方面。有报道苯乙烯存在着严重的生殖毒性，可引起生精细胞受损。

（2）丁乙烯：丁乙烯是一种间接致突变剂，其体内环氧化代谢产物则为直接致突变剂，可使染色体畸变、姐妹染色单体交换等频数增加。丁乙烯对雄性小鼠的生殖细胞具有致死毒性。

（3）环氧乙烷：环氧乙烷（ethylene oxide，EtO；又称氧化乙烯）是工业上用于合成乙二醇、聚乙酯树脂、聚丙烯腈塑料的中间体，目前广泛用于医疗上消毒剂和熏蒸剂。EtO 对细胞和哺乳动物均有诱变作用，可导致体细胞突变及生殖细胞的可遗传性损伤，使体细胞和生殖细胞的血红蛋白 DNA 损伤。EtO 对肝脏、肾脏和睾丸均有毒性作用，其中睾丸的组织损伤最严重。

（4）丙烯酰胺：丙烯酰胺（acrylamide）是一种无色透明片状晶体，工业上常用作黏合剂、涂料、絮凝剂和纤维改性剂等。有报道雄性小鼠染毒本品后可引起生精小管上皮变性和精母细胞染色体畸变。另外，丙烯酰胺可导致血浆催乳素和睾酮浓度降低。

（5）环氧氯丙烷：环氧氯丙烷（epichlorohydrin）是一种无色油状液体，有刺激气味，是合成环氧树脂的原料。对生殖系统的损害表现为精子数降低，精子头部畸形率升高。

（6）2- 乙氧基乙醇：2- 乙氧基乙醇（dimethyaminoethoxyethano，EE）属醇醚类化合物，易与水、乙醇、乙醚和液态酯等多种溶剂混溶。一定量的 EE 染毒可引起动物睾丸肿大、生精小管萎缩和精子数量减少。病理检查可见睾丸间质水肿及成熟精子数下降。当睾丸严重萎缩时，生精上皮仅剩支持细胞和精原细胞。EE 对睾丸的损伤呈剂量 - 反应关系。

（7）硝化甘油：有资料表明，硝化甘油（nitroglycerin，NG）对动物慢性毒性作用除引起体重、食欲和行为方面的非特异性反应外，靶器官主要还有血液系统、肝脏和睾丸组织。Haarry 证明 NG 可引起哺乳动物睾丸组织萎缩。较大剂量 NG 染毒时大鼠生精小管内细胞层次明显下降。在对 48 名 NG 作业男性的流行病学调查中发现，接触组性欲减退者构成比明显高于对照组（$P<0.05$），每周性交次数明显下降（$P<0.01$）；接触组男性睾酮浓度明显降低（$P<0.05$）。同时，接触组男性精子畸形率、精子活力及精子头部畸形也显著增高（$P<0.05$）。另外还发现，接触组男工妻子的自然流产率、死产率也明显增高。对接触组男工的精液生化检查发现，其中果糖和镁浓度下降（$P<0.05$）；酸性磷酸酶、乳酸脱氢酶及锌浓度与对照组相比无显著差异。这说明 NG 对睾丸生精过程和精子的成熟均有影响。

(8) 美发剂：美发剂种类较多，目前应用较广泛的是化学冷烫精和定型摩丝。其化学成分较复杂，均为混合物。冷烫精含有高毒的巯基乙醇酸胺，具有刺激性。摩丝的成分目前还不太了解。有关接触人群除作业工人和专业美发师外，还有广大消费者。近年来发现冷烫精对人体具有毒性，表现为对人体皮肤、黏膜的刺激和腐蚀作用。冷烫精和摩丝均可使精子畸变率显著增加，精子畸变的类型以尾折叠、无钩、无定型为多见，并有香蕉头和双尾型。

(9) 油烟：油烟可产生生殖毒性。油烟成分比较复杂，目前对其成分了解还不够清楚。油烟可通过精子遗传物质、线粒体和运动器影响精子的生成，引起精子细胞畸变。

（熊承良）

七、精索静脉曲张

精索静脉曲张是指精索内睾丸静脉形成的蔓状丛发生扩张增粗或迂回弯曲。自20世纪70年代以来，随着男科学的发展，临床医生对精索静脉曲张越来越关注，轻者无任何症状，重者可以引起坠胀不适，一部分患者可因精索静脉曲张而引起不育，并且经过手术治疗后有些可以恢复生育能力。

（一）精索静脉曲张的流行病学

Macleod 报道 8 000 名男性中，有 9.4% 发现有精索静脉曲张；Johnson 等报道 1 592 例青年男性体检发现有 151 人(9.5%)存在无症状的精索静脉曲张，其中有 94 人做精液检查，25% 精子数减少，56% 存在明显的精液异常。精索静脉曲张并发不育的发生率各家报道不一致，约 15%~40%。Dubin 统计 1 294 例男性不育症的原因，因精索静脉曲张导致不育的高达 39%，占各种男性不育原因的首位。另有学者报道精索静脉曲张的患者伴发精液质量改变者高达 54.8%，主要表现为精子质量下降和精子发生障碍。

（二）病因

睾丸和附睾的静脉血管回流汇集到蔓状静脉丛，有 3 个回流途径：①大多蔓状静脉丛的血管汇集成精索内静脉，沿腹膜后上行，左侧精索静脉呈直角进入左肾静脉，右侧精索静脉成锐角回流到下腔静脉。②经输精管静脉回流到髂内静脉。③经提睾肌静脉回流到腹壁下静脉，汇入髂外静脉(图 1-2)。

左侧精索静脉发病率较高的原因：①人在直立位时会影响精索静脉回流。②静脉瓣膜关闭不全或缺损。③左侧精索内静脉长并呈直角进入左肾静脉而致静水压力高。④左侧精索内静脉在行程中受乙状结肠的压迫。⑤左肾静脉位于主动脉与肠系膜上动脉之间有可能受压，影响静脉回流。⑥静脉壁及周围的结缔组织薄或提睾肌发育不全。

（三）精索静脉曲张引起不育的原因

精索静脉曲张引起男性不育的原因，到目前为止还不是太清楚，但归纳起来大致可分为以下几种原因。

1. 睾丸的温度增高　在精索静脉曲张时，因为睾丸的静脉回流不好，导致睾丸组织的温度增高，而使精子的发生与发育受到影响，因为精子的发生需要一定的温度环境，过高的温度不适宜精子的发育。一般认为精索静脉曲张的患者，睾丸的温度比正常人平均升高 0.6~0.8℃。温度升高明显者精子的数目减少并且活力下降也比较明显，因此证明精液中精子的质量改变与睾丸的温度升高有一定的关系。

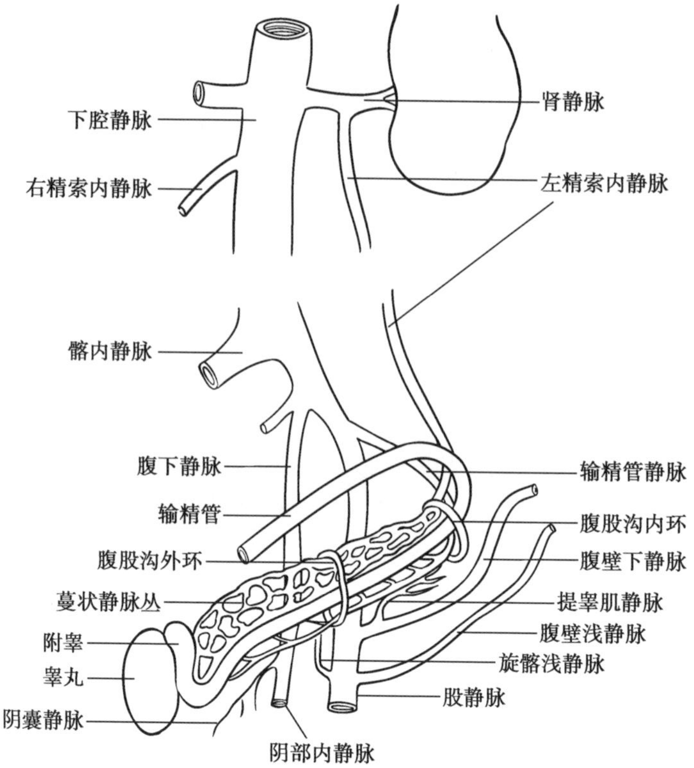

图 1-2　睾丸静脉回流示意图

2. **精索静脉内压力增高**　精索静脉曲张时睾丸周围的静脉丛血液淤滞，静脉内压力增高，影响睾丸的新陈代谢。Sayfan 等曾做过这方面的研究，将因精索静脉曲张不育症的患者 20 例，与精索静脉曲张有生育能力的 5 例及无精索静脉曲张有生育能力的 5 例进行比较，分别做立位和平卧位的精索静脉插管测压，发现在立位时精索静脉曲张不育症的患者精索内静脉压力要比有生育能力者高，特别是在直立位时，这种压力更高，提示在静脉高压的影响下，睾丸组织新陈代谢的废物不易排出而有碍于精子的生成。

3. **睾丸组织内的二氧化碳蓄积**　精索静脉曲张时睾丸的静脉血液回流受阻、滞留，使睾丸内的血液循环受到影响，因此导致血液内二氧化碳（carbon dioxide，CO_2）蓄积，造成血液内低氧和碳酸增高，最后乳酸蓄积，影响了睾丸的正常代谢，造成精子的发生障碍。

4. **有毒物质的损害**　左侧肾静脉含有皮质醇、儿茶酚胺及 5- 羟色胺等对睾丸生精有影响的物质，在精索静脉曲张时，左侧肾静脉的血液反流到左精索静脉内，并对睾丸的生精上皮产生毒性作用。有许多文献报道，精索静脉曲张时，睾丸组织内血液循环中这些物质的含量是升高的。

近来，动物实验证明 5- 羟色胺对生精损害比较大，主要是 5- 羟色胺含量升高可引起血管的收缩，以至睾丸内不成熟精子的过早脱落。现在还对肾脏分泌的前列腺素逆流到睾丸而引起生精障碍的观点十分重视，发现前列腺素 E 和前列腺素 F 在不育症患者的精索内静脉血中的含量高于外周血中的含量，其主要损害是可能会减少睾丸的血流，使附属性腺的收缩加强，从而使精子不易在附睾内成熟。

5. **抑制了睾丸的内分泌功能** 精索静脉曲张时会损害睾丸的间质细胞，影响睾酮的分泌。有报道，对精索静脉曲张患者的睾丸进行活检，用放射标记测定间质细胞合成睾酮的情况，发现睾丸内睾酮的含量为 28.2nmol/50mg 睾丸组织，仅为正常男性的一半。

（四）病理变化及免疫学因素

1. **病理改变** 精索静脉的病理组织学发现，血管的内皮细胞变性，内膜增生，中膜和瓣膜平滑肌增生肥厚，可造成血液淤滞，从而影响睾丸和附睾的血运，导致睾丸生精细胞脱落，间质水肿，间质小血管的变化和对侧睾丸的病变。附睾病理改变主要是间质水肿，上皮细胞变性，管腔上皮细胞表面刷状缘排列紊乱。电镜观察精索静脉曲张不育者的精子，发现精子细胞的成熟发生障碍，头帽期和顶体期精子细胞脱落，结构异常，表现为顶体的扩张破裂或缩小呈球形，细胞核染色质松散，核内出现空泡等。

2. **睾丸的循环障碍** 睾丸的组织学显示小动脉管腔狭窄，小静脉扩张，管腔增大，血管壁玻璃样变，血管内皮细胞肿胀；根据其病理改变可以推测患者睾丸内小动脉收缩，细胞微循环发生障碍，从而影响睾丸生精小管的物质交换，使生精上皮变性或脱落。

3. **免疫学因素** 免疫反应是机体对进入体内抗原的特殊反应。被特异性抗原激活的淋巴细胞产生 2 种不同的免疫反应，即细胞免疫和体液免疫，这种功能在一般情况下对机体是有利的，但当这种免疫反应过强时也会对机体造成损害。近来发现精索静脉曲张不育的患者睾丸生精小管界膜及间质的小血管有免疫复合物沉积。还发现外周血和精子中存在抗精子抗体，可干扰生精和精子的成熟过程，使精子的数目减少，或使精子的形态和功能异常。

（五）临床表现

精索静脉曲张多见于 20~30 岁的青壮年，患者在站立位时阴囊胀大，有坠胀和沉重感，可向下腹部放射，尤其是在站立位时加重，平卧时减轻，临床症状与精索静脉的程度不一致，有时伴有睡眠不好及头昏等症状。检查可以见到阴囊内有扩张的和扭曲的浅蓝色蔓状血管丛，触诊可感觉到曲张的静脉如蚯蚓状，平卧时消失，站立位时重现。

（六）诊断

1. **一般检查** 可见阴囊内有静脉曲张的体征，用手触诊可感觉到有蚯蚓团块状的曲张静脉，站立位时更加明显，平卧时消失，不典型时检查者可用手压受检者的腹部加大腹压，并请患者用力屏气，再观察阴囊内静脉曲张的情况，可以发现不同静脉曲张的表现，临床上可以分为 3 级：

(1) Ⅲ级：患者站立位时阴囊就能很明显的见到扩张的静脉，如团块状很容易摸到。

(2) Ⅱ级：只是在扪诊时可以触到扩张的静脉，直径约 2mm，但是肉眼不能看到。

(3) Ⅰ级：不能触到扩张的静脉，但 Valsalva 试验可呈现。

2. **睾丸检查** 精索静脉曲张越明显，睾丸越小，另外睾丸的质地也比较软，提示生精小管也有异常，这是睾丸功能不全的表现。在精索静脉曲张时，睾丸的体积一般不小于 15ml，如果小于此数，要考虑是否有其他的原因。

3. **超声检查** 随着多普勒超声技术的发展，尤其是彩色超声诊断技术的进展，可以在检查过程中了解精索内静脉血液反流现象，分为精索内静脉血液淤滞、精索静脉发生血液间歇性反流及持续性反流三级。

4. **静脉造影检查** 精索内静脉造影是一种可靠的检查方法，在局麻下用 Seldinger 法经过股静脉插管至精索内静脉进行造影检查,以观察精索静脉曲张的情况。

5. **精液检查**　在精索静脉曲张时,如对睾丸已造成损害会使精子的数目减少,活动力降低,不成熟的精子增加。

（七）治疗

精索静脉曲张患者伴有不育或精液发生异常时,不论症状轻重都需要进行手术治疗。有作者提出在青少年时期如发现有精索静脉曲张,应该早期进行手术以免影响今后的生育能力,而精索静脉曲张无明显症状且又有正常生育能力者,往往不需要手术。

利用显微外科技术可以使血管显露更加清楚,手术效果更好,显微镜下精索静脉曲张手术是近十几年来的主流术式。

精索内静脉栓塞术是经皮精索内静脉造影证实存在反流后进行栓塞。近年来经腹腔镜手术施行精索内静脉结扎术的优点是手术方法简便,尤其对双侧精索内静脉曲张的患者可以一次结扎双侧精索内静脉,手术后痛苦小,恢复快。

（张新华）

八、性功能障碍

男性性功能障碍是男科学较常见的疾病,据统计其发病率占成年男性人群的10%左右,但是长期以来人们受封建意识的影响,不敢面对自己的病情,羞于启齿,影响了个人生活质量和家庭幸福,随着社会进步和科学发展,人们对男性性功能障碍逐渐有了正确的认识。男性性功能障碍包括性欲障碍(性欲缺失、性欲亢进、性厌恶),阴茎勃起功能障碍(erectile dysfunction,ED)、阴茎异常勃起、射精功能障碍(早泄、不射精、逆行射精),性感觉障碍(性交疼痛、感觉异常、痛性勃起、痛性射精、性高潮障碍或缺如)。

（一）性欲障碍

性欲是对性行为的一种要求,当这种欲望逐渐达到一定程度,男性表现为阴茎勃起及尿道旁腺产生分泌物从尿道外口溢出。性欲障碍则表现为无性欲、性欲缺失、性欲亢进及性欲倒错。

1. **性欲缺失**　是指患者对性生活缺乏主观的愿望,最明显的性欲缺失是性冷淡。在反复的刺激下仍不能引起性欲者,称之为无性欲。了解性欲缺失必须要注意个体差异、身体状况、工作压力及情绪等因素的影响。性欲缺失的诊断一定要分析病史,还要了解以往的性生活情况、服药情况以及烟酒嗜好,并进行实验室检查,如性激素和各种内分泌系统的检查。治疗应针对病因进行,因身体不好者,应加强锻炼,大多数性欲缺失者多有心理和精神因素的影响,故应进行性指导和心理精神治疗,确因性激素低下者,可应用睾酮替补治疗。

2. **性欲亢进**　患者一直有很强的性欲望,性欲超出一般人的水平,主要表现在每天都要求有数次性生活,不分昼夜都有性要求,性欲亢进呈一种强迫性的需求,不管在任何环境和条件下都需要寻找性接触,往往影响自身的身体健康和人际关系。性欲亢进发生的病因主要是内分泌失调和精神方面的疾病。

治疗主要是夫妻短暂分居,适当口服己烯雌酚等雌性激素。

3. **性厌恶**　对性活动或性活动的意识存在厌恶感,女性多于男性。男性性厌恶的特点是性唤起多不受障碍，性交和射精功能多正常，因此临床上应掌握诊断原则，必须全面了解病史，只有一贯性厌恶性活动，才能确诊。

治疗原则与性欲缺失基本相似，如由疾病引起的必须治疗原发疾病或停用有关的药物，男性的性厌恶大多为心理因素，多采用心理咨询和心理指导为主的心理治疗。

（二）阴茎勃起功能障碍

1. 定义　阴茎勃起功能障碍（ED）是指阴茎不能达到和维持足以进行满意性交的勃起。ED 通常分为 3 类：①器质性 ED，是因血管（包括动脉性或静脉性）、神经、内分泌、海绵体异常或病变引起；②心理性（精神性）ED，因为勃起的中枢神经抑制引起，而无躯体的病变；③混合性 ED，是指器质性和心理性因素同时存在的 ED。

ED 的流行病学：ED 在老年人中是一种常见的疾病，成年人 ED 的发病率约为 10%。

2. 发病因素与病因　随着人们对阴茎解剖生理学的认识逐渐提高，对 ED 的认识也在趋向一致。

（1）心理性 ED：是指精神紧张、抑郁、压力、焦虑和夫妻感情不和等不良心理因素引起大脑中枢抑制导致的 ED。主要是由于心理的一些因素，如配偶和人际关系不和谐，性生活不协调，不良的性经历或不成功的性交史。工作、生活、经济的压力等都可导致心理性的 ED。

（2）器质性 ED：①血管性的原因，又分为动脉性和静脉性，任何引起阴茎海绵体动脉血流减少的原因及阴茎静脉漏等，如动脉血管硬化、高血压、心脏病等。②神经性的原因，中枢、外周神经疾病及损伤。③手术及外伤，在手术中或者是在外伤时导致了阴茎勃起有关神经、血管的损伤。④内分泌性疾病，如糖尿病、甲状腺、肾上腺及有关性腺疾病。⑤阴茎本身的疾病，如阴茎海绵体硬结症，阴茎海绵体组织的改变等。

（3）混合性 ED：是指心理性和器质性因素同时存在的 ED。

3. 诊断

（1）病史：病史应包括可能引起 ED 的一些慢性病史、药物史、手术史，特别是了解患者的夫妻生活史、婚姻史等。根据病史可以填写国际勃起功能评分（international index of erectile function，IIEF）。1998 年 Rosen 又按 ED 的定义，将 IIEF 的 15 个问题简化为 5 个主要的问题（IIEF5），已成为 ED 的诊断及判断治疗效果的量化指标。

（2）体格检查：主要包括第二性征、睾丸的质地和大小、阴茎和会阴部的感觉、肛门括约肌的张力及阴茎海绵体反射，另外还有前列腺和阴茎触诊等。

（3）实验室检查：血常规、尿常规、血糖、血脂及血睾酮的检测，肝脏和肾脏功能的检查。

（4）特殊检查：①夜间阴茎勃起试验（nocturnal penile tumescence and rigidity testing，NPT），即邮票试验和阴茎勃起硬度试验。②阴茎动脉 / 肱动脉血压指数（penile pressure-brachial pressure index，PBI）。③阴茎海绵体注射（intracavernous injection，ICI）活性药物试验。④彩色多普勒超声（colour Doppler uitrasonography，CDU）。

4. 治疗

（1）治疗应根据每个人的病因不同而定，ED 在发病机制上与心理有紧密的联系，所以都要有心理治疗的方法，还有行为治疗及性感集中训练。治疗的关键是解除心理障碍的因素，进行性知识方面的教育和心理咨询，使患者消除顾虑，树立信心，还要加强与心理医生的配合以及配偶双方的共同协作才能达到最好的治疗效果。

(2)药物治疗：①口服药物，磷酸二酯酶Ⅴ型(phosphodiesterase type 5，PDE5)抑制剂是一种有效、高选择性的降解阴茎海绵体中PDE-5，抑制cGMP的降解，提高cGMP的浓度，使阴茎勃起有力，是ED的一线治疗药物。其他一些药物如激素治疗、中草药治疗等。②阴茎海绵体注射(ICI)活性药物，如罂粟碱、酚妥拉明、前列腺素E_1。③经尿道给药。

(3)血管手术：如动脉血管的重建、静脉结扎等。动脉血管的重建包括腹壁下动脉与阴茎海绵体吻合，或与阴茎背动脉吻合，阴茎背深静脉动脉化等手术。手术的效果有很大差异，近期效果一般都很好，有效率为40%~80%，而长期的疗效不太理想。静脉结扎主要适用于静脉漏所导致的血管性ED，其手术目的是增加血液回流的阻力，常用的手术方法有阴茎背深静脉结扎，阴茎海绵体脚静脉结扎，尿道海绵体剥脱术及双侧髂内动脉结扎术等。

(4)阴茎假体植入：如半硬性/可弯性假体、可膨胀性假体。半硬性/可弯性假体操作比较简单，使用方便，患者容易接受，发生故障少，价格便宜。其缺点是阴茎始终在勃起状态，生活不方便。可膨胀性假体符合生理，隐蔽性好，但是价格较高，容易发生故障。没有心理疾病，且一线口服药物无效时，就可考虑假体植入术，而且疗效肯定。

(三)射精功能障碍

男性的性功能由一系列本能的性功能的生理现象来表达，整个射精的过程是一个完整的性反应过程，从性唤起，阴茎勃起，到阴茎插入阴道到性高潮，此时出现射精，产生性快感，射精是性反应的最后阶段，此时性兴奋达到了极点，射精管、前列腺和精囊腺收缩之后，尿道周围和盆底肌肉出现剧烈的收缩后，精液经尿道外口射出。

射精功能障碍是一种常见的性功能障碍，多分为4种，即早泄、不射精、逆行射精、射精疼痛。

1. **早泄**　早泄是射精功能障碍中最常见的疾病，早泄的定义有多种说法，且有争议，一般讲早泄是指男性在性交时失去控制的能力，在阴茎插入阴道之前或插入阴道性交很快射精。

早泄大多为心理因素，一般认为与下列因素有一定的关系。

(1)早泄患者大多有忧虑，不安或精神症状。

(2)早泄患者阴茎头感觉较正常人过于敏感，性交时性刺激的敏感程度过高，射精反射的阈值过低而发生早泄。

(3)早泄患者阴茎头感觉神经的兴奋性较正常人高，因此阴茎头的诱发电位潜伏期较正常人短，以至容易发生早泄。

(4)在慢性前列腺炎、包皮过长、包皮炎、尿道炎等情况下易发生早泄。

早泄的治疗一定要基于病因分析，根据其发病的原因选择适当的治疗。如性感集中训练和行为治疗，性交技巧和脱敏治疗，也可以口服一些药物，如在性交前口服镇静剂，可提高射精中枢的阈值。局部治疗可使用阴茎套，以减少阴茎与阴道壁之间的摩擦，另外可以擦抹利多卡因或地卡因软膏，降低阴茎头的敏感性，延长射精的时间，在临床使用过程中有一定的疗效。近年来，5-羟色胺再摄取抑制剂成为早泄治疗的首选药物。

2. **不射精**　不射精是指性交的时间延长，但难以达到性高潮，甚至无性高潮。不射精患者可能有正常性欲及勃起功能。如脊柱损伤、交感神经损伤可以引起不射精，糖尿病及其他神经性疾病、慢性酒精中毒、口服过量安定药物等都可抑制射精。性无知，不做阴茎插入阴道后抽动，女方不配合，刺激不够强烈等都可以引起不射精。不射精要与逆行射精相鉴别，逆行射精是指有性高潮即射精，但精液逆流到膀胱而尿道外口无精液流出，性高潮后尿液检查有精子。

不射精的治疗主要是要进行性知识教育和性技术指导等有关心理方面的治疗，以让患者消除心理因素的影响，对外伤、糖尿病、口服安定类药物的患者要进行原发病的治疗。电振动和电刺激治疗可以诱发射精。另外可以使用中药和针灸治疗不射精。

3. **逆行射精**　逆行射精的患者有射精感及性高潮，但精液逆流到膀胱而尿道外口无精液流出，性高潮后尿液检查有精子，该病是男性不育的原因之一。发病原因主要是患者患有糖尿病、膀胱尿道炎症、膀胱及前列腺切除手术后神经损伤，尤其是经尿道前列腺切除术所造成的逆行射精可高达 89%。逆行射精的诊断主要靠性交后检查尿液内有精子。

治疗主要是口服去甲麻黄素等交感神经兴奋药物，严重者则要施行膀胱颈重建手术。

4. **射精痛**　是指在性交达到高潮时出现性器官的疼痛，最常见的原因是精囊炎、前列腺炎、附睾炎、尿道狭窄等。

治疗主要是针对病因，以治疗原发病为主。

（张新华）

九、单纯性精液异常

人类精液主要由精子和精浆两部分组成，精浆是主体，约占 95%，精浆中有许多特殊成分直接影响到精子的发生、成熟、运动和受精。这些成分有去获能因子、顶体素、纤溶酶原激活因子、类胰蛋白酶、胰岛素生长因子及蛋白酶抑制因子等。此外，精浆中还富含果糖、锌离子、一定量的酸性磷酸酶、柠檬酸、肉毒碱和部分常量与微量元素。占精液成分极少数的精子是男性生殖的主体。精子在睾丸中产生，附睾中成熟，排出体外进入到女性生殖道后保持其受精能力大约 48 小时，然而精子的数量和质量（包括运动、形态）直接影响受孕。

（一）精子数量异常

正常生育年龄的男性在禁欲 2~7 天后一次排精的精子浓度 $\geqslant 16\times10^6$/ml 或一次射精精子总数 $\geqslant 39\times10^6$。当 2 次精液常规分析提示精液中虽然有精子，但每次射精的精子总数 $<39\times10^6$（或精子浓度 $<16\times10^6$/ml），而精液体积、精子活力、精子正常形态率等正常即可诊断为少精子症。当精子浓度 $<5\times10^6$/ml 时称为严重少精子症。当 2 次及以上精液常规分析同时做离心沉淀显微镜检查，如查不出精子时即可诊断为无精子症。连续、间断 3 次排精每毫升精液中的精子浓度超过 2 亿 5 千万时称为多精子症。少精子症和多精子症都可以导致男性生育力下降，部分无精子症患者完全丧失生育能力，少精子症和无精子症在临床中较为多见。

（二）精子质量异常

精子质量的优劣直接影响到精子的运动和受精，如精子的前向运动能力和精子的形态等。临床最简易和常见的质量评价方法是采用计算机辅助精子分析（computer-assisted sperm analysis，CASA）对精子的运动强弱和巴氏染色对精子的形态进行客观评价。精子进入女性阴道后必须迅速离开酸性环境做前向运动到达输卵管壶腹部才有可能进行受精。

（三）精液液化异常

精液的凝固与液化主要由前列腺和精囊腺分泌的液化因子和凝固因子这一对因子来平衡调节的。精液排出体外后呈凝固态与精囊腺分泌的凝固因子相关，5~15 分钟精液开始液化，是前列腺液中蛋白水解酶等液化因子起了作用，已知与液化有关的酶有 α- 淀粉酶、糜蛋白酶、尿激酶、氨基肽酶和透明质酸酶等。当排出体外的精液超过 60 分钟仍然未液化时可视为精液液化异常，精液不液化可以导致男性不育。

（四）精液体积异常

精液量的多少与禁欲时间的长短有关系，正常男性每次射出的精液量大约为 2~6ml，当少于 1.4ml 或大于 8ml 时可视为精液体积异常。

（熊承良）

十、影响生育的其他因素

影响生育的其他因素还有服用了对男性生育有副作用的某些治疗性药物，例如治疗癌症的化疗药物，大剂量的皮质类固醇、雄激素、雄激素拮抗剂、孕激素、雌激素、促性腺激素释放激素、西咪替丁、柳氮磺胺吡啶、螺内酯、呋喃妥因、尼立达唑、秋水仙素、雷公藤、棉酚。凡影响阴茎勃起功能的抗高血压和镇静药均可影响生育功能。不良生活习惯也影响男性生育。

1. **吸烟**　吸烟对男性生殖系统有害，烟草中含镉，吸烟可直接或间接抑制吸烟者血中睾酮的生成。吸烟者血浆中睾酮浓度下降，明显低于不吸烟者。其血浆睾酮浓度下降的机制与下列因素有关：①吸烟的烟雾成分（尼古丁等）可损伤睾丸间质细胞，引起睾丸组织中睾酮下降，从而干扰精子的发生及附睾功能，间接影响精子活力，并使精子形态发生异常；②香烟中的尼古丁以及受尼古丁刺激而释放出的儿茶酚胺等可直接影响精子及类固醇激素的生成。吸烟烟雾（包括烟中的尼古丁）是精子发生的致突变物质，可影响生殖细胞的成熟和增殖。重度吸烟者染色体异常率显著增高，并且其外周血淋巴细胞中姐妹染色单体交换也比非吸烟者高。香烟烟雾凝结液还可通过抑制精子的酶系对精子产生影响。主要是抑制胆碱乙酰化酶，从而影响精子活力。

2. **饮酒**　乙醇（alcohol/ethanol）对生育的影响通过下列途径实现：①通过影响性激素的合成间接影响精子；②直接损害睾丸生精上皮，使性腺发生退化性变、睾丸萎缩。饮酒对精子产生间接的影响，长期嗜酒的男性，其 T 值较正常人或非酒精性肝硬化者明显低下，表现为高雌激素血症。特别是已伴有乳房女性化的男性，体内雌激素水平增高更明显。乙醇，尤其是乙醇的代谢产物乙醛能抑制雄甾烯二酮转化为睾酮。同时，酒精性肝硬化者门静脉高压的存在又使得游离型雌激素易释放入大循环中，形成高雌激素血症。对人和动物的研究证实，乙醇能对精子数量、活力、形态及功能造成明显损害，乙醇引起精子形态改变包括头端破裂、中段膨胀和尾端卷缩。由于乙醇对睾丸生精上皮损害，以致只有少量精母细胞发育为成熟精子。慢性酒精中毒者中可见精子染色体畸变和姐妹染色体的交换，这提示乙醇对精子早期发展的不良影响。

（熊承良）

第二节 男性不育症的诊断

一、病史与体格检查

【病史】

病史采集包括以下几部分：现病史（包括生长发育史、婚育史、性生活史），既往史，家族史。其中婚育史和性生活史是男性不育病史中的重要部分，是构成现病史的主要内容之一。

（一）现病史

现病史中主要涉及患者夫妇的婚姻情况，性生活情况（频率、勃起及射精情况、有无性欲高潮），精液检查情况，女方健康状况，避孕情况，生育与否。还包括不育的时间，检查和治疗过程等。

1. **出生至青春发育期前** 睾丸下降是一个非常复杂的胚胎发育过程，受到内分泌、遗传及物理机械因素的影响。在胚胎发育过程中，一旦某环节出问题，就会导致睾丸下降位置异常或中途终止，出生后睾丸未下降至阴囊，最终形成隐睾或睾丸异位。单侧/双侧隐睾是男性不育的常见原因之一。尿道下裂即尿道开口位于低于正常的位置，例如在冠状沟、阴茎下方，甚至到会阴部，尿道下裂症为小儿泌尿系统常见的异常，常合并隐睾症。尿道下裂是雄激素不敏感综合征者临床表征之一。询问相关病史和手术修复史，可为了解不育病因提供重要信息。

2. **青春期到成人期** 男性青春发育期起于13~18岁，大于18岁仍未见青春期发育启动，则为青春期发育延迟。青春期发育的特征为睾丸体积开始增大，随着睾丸发育和睾丸体积的增大，生殖器官开始发育，先为阴茎、阴囊皮肤色泽变深，阴茎根部出现稀疏阴毛，后为阴茎增长变粗、阴茎头发育增大、阴囊增大且颜色变深、附属性腺（前列腺和精囊腺）发育并分泌。第二性征也逐渐出现，表现为出现胡须、喉结突出、发音低沉。引起青春期发育延迟的原因很多，如促性腺激素功能低下型性腺功能减退症、甲状腺功能减退、缺乏生长激素等。也有体质性的青春期发育延迟，青春期发育较晚，但可正常发育。若青春期和青春期前出现生长过快，身高体大，而睾丸无明显增大，阴茎不增粗和增长，往往提示有垂体腺瘤。Klinefelter综合征表现为青春期发育延迟，睾丸小。约80%有男性女性化表现，部分患者阴茎能勃起，有的能射精，但精液中没有精子或偶见精子。

3. **婚育史和性生活史** 在男性不育病史中，婚育史和性生活史往往相当于不育症现病史。是初婚还是再婚，既往生育史，婚前与现配偶有无妊娠和流产史，再婚配偶既往有无生育史。婚后曾否采用避孕措施、避孕方法、避孕时间。性生活是否正常，如长期禁欲、两地分居、夫妇昼夜班交替或性交次数过多。是否缺乏性生活知识，性交时是否采用润滑剂等，都可造成射精障碍或精子损伤。长期禁欲或性交次数过频，可使精子质量下降，导致不育。有无性功能障碍，如不射精、逆行射精或尿道下裂射出的精液外泄等。询问妻子情况，如存在明确的不育因素（输卵管梗阻、排卵功能异常、子宫条件异常等）可按女性不育症的诊疗程序处理。

（二）既往患病史应着重询问影响男性生育力的疾病和影响因素

1. **与感染有关的疾病**　询问有无腮腺炎病史及发病年龄和发病期间是否伴随睾丸肿大。腮腺炎是由腮腺炎病毒侵犯腮腺引起的一种急性呼吸道传染性疾病，睾丸也是腮腺炎病毒的靶器官，一旦病毒感染腮腺后，很易合并睾丸的感染和造成睾丸永久性损伤。若发生在青春期，则近30%的患者都会累及睾丸，造成不育。此外，还应询问有无结核性附睾炎、前列腺炎等病史。

2. **与不育相伴随的呼吸道病症**　近年来发现一些呼吸疾病与男性不育症有一定的关联，如纤毛不动综合征、Young综合征及囊性纤维化。纤毛不动综合征患者体内凡有纤毛的上皮细胞，其纤毛功能失常，不能摆动。精子虽存活但精子尾部不能运动。上皮细胞的纤毛不能摆动和精子尾部不能运动是由纤毛和精子尾部中轴丝的结构异常造成的。精子尾部不能运动则向前游动的能力弱，绝大多数精子只在原地摆动。呼吸道上皮细胞的纤毛运动异常，则呼吸道的黏液不能通过纤毛的摆动向外排出，因而抵抗外来有害因素入侵的能力丧失，易发生呼吸道感染。患者多在幼年时就开始出现呼吸道感染的表现，多有慢性肺部炎症、慢性鼻炎及鼻息肉、慢性或复发性上颌窦炎及筛窦炎的病史。Young综合征无精子患者，伴有慢性呼吸道感染病史。其特征为反复发作的鼻窦炎及肺部感染，合并双侧附睾渐进性梗阻。患者幼年期即出现反复咳嗽、多痰，许多人在幼年期就确诊为支气管炎，慢性鼻窦炎，双侧附睾头增大或呈囊性。囊性纤维化是一种遗传性疾病，基因缺陷造成细胞（主要外分泌腺上皮细胞）中氯离子通道的结构和功能异常，主要表现为外分泌腺功能紊乱，黏液腺增生，分泌液黏稠，引起呼吸道等器官被分泌物阻塞的表现，有慢性肺部疾病史。伴有胰腺外分泌功能不足，导致消化不良特别是脂质吸收不良；生殖道发育异常，常为附睾、精囊或输精管发育不良或缺如，导致梗阻性无精子症。

3. **对男性生育能力有很大影响的全身系统性疾病**　消化系统的疾病可影响男性生育功能，消化吸收不良可导致一系列营养物质缺乏和生殖功能障碍。患消化道溃疡的男性患者，其生殖能力比正常成人低25%。肝硬化男性患者常可伴生殖系统功能障碍，如乳房发育、阴毛减少、阳痿。睾丸萎缩，睾丸生精小管受损，精子生成障碍。男性生殖系统和造血系统有一定关系。如维生素B_{12}缺乏可引起恶性贫血，同时也会影响精子生成和成熟，畸形精子增加。白血病患者往往伴随精子发生障碍及类固醇激素合成障碍。镰状细胞贫血病患者精子生成受阻。慢性肾功能不全或肾功能衰竭患者常伴有睾丸功能障碍，表现为性功能障碍和精子生成障碍，睾丸变小，精液量少，精子浓度下降、活力差、畸形率高。代谢障碍性疾病，如糖尿病、甲状腺疾病都会影响男性生育能力。精神状态不佳，长期的精神压抑、沮丧、悲观、忧愁，往往可引起不育。这是由于其影响了大脑皮质的功能，造成下丘脑-垂体-睾丸轴的调控紊乱，进而影响睾丸生精功能和男性性功能。

4. **生殖功能的创伤性疾病和手术史**　输精管结扎术后可造成抗精子抗体产生，是输精管复通后不育的常见原因之一。阴囊受外伤后可直接影响阴囊内重要的男性生殖器官（睾丸和附睾）。如果受伤后出现阴囊肿大，则有可能伤及睾丸，外力除了对睾丸直接伤害外，还可因血-睾屏障的损伤，诱发产生抗精子抗体，（有可能）影响男性的生育能力。尿道、盆腔手术还可影响性功能等。

5. **其他因素**　有损男性生育能力的其他因素有药物、物理和化学因素、环境因素、职业和生活习惯，包括化学药品、药物、放射线、高温等。嗜酒是影响生育的危险因素，可间接损害睾丸，导致不育。粗制棉籽油中的棉酚对精子有毒性作用，食用粗制棉籽油，可造成少精子症和无精子症。服用与黄藤相关的药物治疗关节炎，往往会出现生精功能障碍，甚至无精子症。一些治疗全身性疾病的药物可影响性功能及生育功能。杀虫剂和除草剂的广泛使用，对男性生育能力的影响也日益引起人们的关注。直接接触（含生产或使用）杀虫剂和除草剂的人员生育功能会受到损害。二溴氯丙烷是一种液态熏蒸性杀虫剂，接触该药物的农场工人中，可有 4/5 的人出现阳痿，接触时间达 3 年以上者，均可出现严重的少精子症。询问近 6 个月内有无高热病史，因超过 38℃的高温可以持续抑制精子发生达 6 个月以上。喜穿紧身裤或化纤弹力内裤可致睾丸损害，其原因是，衣裤紧束阴囊和睾丸，局部散热减少，引起睾丸温度升高，有碍精子产生。化纤织物产生的静电可使阴囊和睾丸周围产生电场，影响精子生成和成熟。去除紧身裤或化纤弹力内裤后，要使男性生精恢复至少需半年的时间。

（三）家族史

家族史中应询问父母健康情况、是否近亲婚配，是否有先天性遗传性疾病的家谱。询问同胞兄弟姐妹健康情况和婚育情况。以便获取与不育相关的先天性遗传性疾病的信息。

【体格检查】

（一）全身检查

男性性征的检查是全身体检的重要组成部分，包括体毛的分布（胡须、腋毛生长类型和发际线上移的程度）和体毛的疏密程度，有无男性乳房发育。有无喉结，发音声调的高低尖细与是否浑厚有力、皮肤的粗糙与细腻、骨骼肌肉发育等是否具有男性气概。多毛、向心性肥胖的男性生育力往往低下，性功能减退，多为体内皮质醇增多，重症者可因水钠潴留引起面部及下肢水肿，腹部紫纹。Klinefelter 综合征患者体态特别，身高且肢体长，两手臂展距大于身高，两腿过长，其长度与躯干长不成比例，智力较低，肩窄，臀部宽大。结合小睾丸、类女性阴毛分布和男性第二性征不发育等特点，基本上可对这类病征有初步诊断。雄激素不敏感综合征患者可有男性肌肤，但发际线不上移或乳房男性女性化。

（二）内外生殖器官的检查

取站立位，检查包括生殖器在内的发育状况，阴毛的分布，睾丸的位置、大小和质地，附睾、输精管有无结节或缺如，有无精索静脉曲张、精索或睾丸鞘膜积液、腹股沟疝等。取膝胸位，检查前列腺及精囊腺有无异常。

1. **阴茎检查**　正常阴茎呈下垂状，其自然长度约 4.1~12.0cm，平均 5.0cm，直径范围为 2.1~3.0cm，平均 2.6cm。成年人的阴茎若仍为儿童型往往是性腺功能低下或促性腺激素功能低下型性腺功能减退症，如先天性睾丸发育不全、双侧隐睾或垂体功能减退等。不育患者若有尿道下裂和尿道上裂等先天畸形往往考虑相关遗传性疾病，如雄激素不敏感综合征。包茎和包皮过长可造成射精困难。

2. **阴囊检查**　观察阴囊发育情况，有无阴囊纵裂或阴囊分叉。有无阴囊阴湿疹、阴囊象皮肿。有无手术瘢痕。阴囊内有无鞘膜积液和精索静脉曲张。

精索静脉曲张是男性不育常见的因素之一，体检时嘱患者站立位，从阴囊外表观察精索的解剖投射部位有无曲张的静脉，用拇指、示指和中指触摸精索周围和附睾附近有无呈线团状曲张的静脉。结合 Valsalva 试验，临床上将精索静脉曲张分为 3 度。Ⅰ度：站立时从阴囊外表看不到曲张的静脉，也不能扪及曲张的静脉。但在进行 Valsalva 试验（腹式呼吸，以加大腹压)时可以扪及曲张的静脉。呼气时腹压减轻,可感觉到静脉血的回流。Ⅱ度:站立时从阴囊外表看不到曲张的静脉,用手指上托/推睾丸,在阴囊的精索解剖投射部位周围可见曲张的静脉。触诊可扪及曲张的血管,平卧位时曲张的静脉逐渐消失。Ⅲ度:从阴囊外表可看到精索至附睾的解剖投射部位有明显的曲张静脉。阴囊外侧皮肤可见曲张的静脉与大腿内侧静脉交通,平卧时曲张的静脉消失较慢或不消失。无明显的临床症状,体检时不能扪及明显的曲张静脉,但通过其他检查确能发现精索静脉曲张的病变,为亚临床型静脉曲张。

鞘膜积液触诊时可触及,贯通性精索鞘膜积液平卧时可消失。小的睾丸鞘膜积液,在检查时常被忽视,用手电筒光照射,光可透过鞘膜积液,呈红色的光亮区。B超很易发现小的睾丸鞘膜积液。鞘膜积液对生育能力也有一定的影响,可引起睾丸温度升高而损害睾丸的精子发生。

3. **睾丸检查** 睾丸检查对男性生育能力的估计有重要意义。比较准确的检测方法是嘱患者站立位,用卡尺测量钳或用睾丸模具来测量睾丸大小,用手触摸睾丸的质地。正常成人的睾丸容积为15~20ml。<12ml提示睾丸功能不良。质地较软的睾丸往往提示睾丸的生精上皮受损,通常伴有精子发生下降,如部分精索静脉曲张的不育患者和食用粗制棉籽油的不育男性。体积小而质地正常的睾丸往往提示睾丸发育不良,如Klinefelter综合征的患者睾丸体积小,约与儿童睾丸大小相当,3ml左右,且质地较硬。软而小的睾丸通常提示睾丸生精功能已受损,且治疗的预后不良。

4. **附睾、输精管的检查** 对无精子症患者应注意仔细检查附睾和输精管是否连接或有无缺如、有无结节或压痛。附睾炎症、结核、先天性发育不良以及输精管的梗阻及发育不良均可引起输精道梗阻,造成少精子症或无精子症。Young综合征的病理改变之一位于附睾,表现为双侧附睾头增大或呈囊性,多局限于附睾头近端1.0~1.5cm,体尾部及输精管无异常。囊性纤维化病症者可触及附睾和输精管缺如。慢性附睾炎患者的附睾增粗,有轻度触痛,但无全身症状。附睾结核多出现在附睾的尾部,常伴有输精管结核,输精管可摸到串珠状结节,少数可在头部触到硬结,严重者整个附睾可肿大,并可累及睾丸。

5. **直肠检查** 直肠指检可发现前列腺和精囊的病变,而精囊与前列腺是重要的男性附属腺,在维持男性生育能力中起着重要的作用。检查前嘱患者排空尿液,取膝胸位进行检查。检查者戴好手套或指套,涂润滑剂,嘱患者张口呼吸,放松腹部、盆底部和肛周肌肉,用示指在肛门处轻轻按揉后,将示指顺时针方向旋转式缓慢伸入直肠深部进行检查。正常前列腺如倒置的栗子,上(底)宽下尖,长不过4cm,宽不超过2个示指指腹的宽度。指检只能触及前列腺的背侧面,其表面平坦、边缘清楚、质韧、无结节或压痛,用手推移略活动、两侧叶对称、中央沟稍凹陷。慢性前列腺炎患者常有前列腺压痛,中间沟变浅。正常情况下,精囊一般不易被触及。如触及,往往提示精囊有病变。

(黄勋彬)

二、精液学检查

精液主要由精子和精浆组成。精子由睾丸生精细胞分化演变而来,在附睾内成熟,射精时随附属性腺分泌物一起排出。精浆包括前列腺、精囊腺、尿道球腺等附属性腺分泌的混合液。当精子和精浆发生异常改变,便会影响男性生育力,造成不育症。精液学检查是评估男性生育能力、诊断男性不育症的重要手段之一。

（一）精液常规分析

1. 标本的采集与处理

（1）准备：精液采集前应禁欲 2~7 天，应给予受检者关于精液标本采集的清晰的书面和口头指导；精液的检查结果在一定程度上受采集、运送及禁欲时间的影响，因此不能仅以一次检查结果作为最终结论，如果需要多次采集样本，每次禁欲天数均应尽可能一致；标本采集必须完整；检测报告单上应记录受检者禁欲时间、样本采集日期及时间、样本的完整性、遇到的问题、样本的采集与开始分析的时间间隙。

（2）采集：自慰法采集，标本容器应采用对精子无毒性的清洁广口的玻璃或者塑料容器，采样容器应该保持在 20~37℃环境中，以免温度变化对精子产生影响，精液液化期间应放置在孵育箱内（37℃）。用于辅助生殖的精液无菌采集时，样本容器、移液器吸头和混匀用的吸液管必须是无菌的；用于微生物学分析的精液除无菌采集外，还必须避免非精液来源的微生物污染。特殊情况在家采集精液，受检者应记录获取精液的时间，并在采集后 1 小时内送至实验室。在运送过程中，样本应保持在 20~37℃，检测报告应记录在家采集。

（3）处理：精液标本可能含有危险的传染性病原体，例如人类免疫缺陷病毒（human immunodeficiency virus，HIV）、单纯疱疹病毒（herpes simplex virus，HSV）等，因此应视为生物危险品处理。

2. 初步肉眼观察

（1）外观：正常液化精液标本呈现均质性、灰白色的外观。精液的颜色有不同，例如有红细胞时精液呈红褐色，服用维生素或药物者的精液可呈黄色。

（2）体积：精液的体积主要由精囊腺和前列腺的分泌液构成，包括少量来自尿道球腺和附睾分泌的液体。精液的体积可以主要通过带刻度的量杯直接测量，也可通过称重法测量，即称重收集容器中的精液来测量精液的体积。

《世界卫生组织人类精液检查与处理实验室手册（第 6 版）》中精液体积参考值下限是 1.4ml。

（3）液化时间：液化时间是指从精液排出体外至完全液化为流动状液体为止所需的时间。射出的胶冻状精液置于 20~37℃的环境下，一般于 15 分钟内完全液化，若超过 1 小时仍未完全液化，应做记录。

（4）黏稠度：精液完全液化后，将精液轻轻吸入一只直径约 1.5mm 的一次性塑料吸液管，使精液借助重力滴下，正常精液形成不连续的小滴从吸液管口滴下，如果黏稠度异常，会形成大于 2cm 的拉丝。另一种方法采用玻璃悬滴法检测精液黏稠度，拉丝长度超过 2cm 时，则为异常。

（5）酸碱度：正常精液主要是由碱性的精囊腺分泌物和酸性的前列腺分泌物组成，其酸碱度临界点为 7.2。通常采用精密 pH 试纸，在精液液化后立即测定。

3. 显微镜初检

（1）精液混匀及取样：如果精液混匀不充分，两次分别取样的分析结果就可能出现显著性差异。为保证获得可重复的数据，在取样检测之前，应充分混匀标本，当重复取样的结果一致时才能认可此测定值。

（2）精子聚集：指不活动精子之间、活动精子与黏液丝、非精子细胞或细胞碎片之间黏附在一起，为非特异聚集。

(3)精子凝集：指活动精子以不同方式，头对头、尾对尾或混合型，如头对尾，彼此黏在一起。应当记录凝集类型和黏附部位。

(4)非精子细胞：非精子细胞包括来源于泌尿生殖道的上皮细胞、白细胞和不成熟的生精细胞，后两者统称为“圆细胞”。

4. **精子活力** 精子活力是指正常活动精子的质量，是测定精子活动能力的重要评价方法。精子活力评估应在精液样本液化后30分钟之内进行。精子的活力等级分为快速前向运动(rapidly progressive motility)、缓慢向前运动(slowly progressive motility)、非前向运动(non-progressive motility)和不活动(immotility)。

(1)快速前向运动：精子主动地呈直线或沿一大圆周运动，速度≥ 25μm/s。

(2)缓慢非前向运动：所有其他非前向运动的形式，如以小圆周运动，尾部动力几乎不能驱使头部移动，或者只能观察到尾部摆动。

(3)不活动：精子没有运动。

(4)参考值:《世界卫生组织人类精液检查与处理实验室手册(第6版)》中精子活力的参考值下限为42%；前向运动精子的参考值为30%。

5. **精子存活率** 精子的存活率通过精子膜的完整性来评价。对于PR少于30%的精液标本检测精子存活率特别重要。精子存活率检查应在精液样本液化后30分钟之内进行，任何情况都不能超过1小时。精子的存活率主要通过染料拒染法或低渗膨胀试验来鉴别细胞膜完整的精子，从而得出活精子的百分率。常用方法有：伊红 - 苯胺黑精子存活率试验、单用伊红的精子存活率试验、低渗膨胀的精子存活率试验。

《世界卫生组织人类精液检查与处理实验室手册(第6版)》中精子存活率的参考值下限为54%。

6. **精子数量** 精液中的精子总数可以通过测定的精子浓度来计算。精子浓度是指每单位体积精液中的精子数目。精子总数是指一次完整射精的精液中的精子总数，由精子浓度乘以精液体积得出精子总数。《世界卫生组织人类精液检查与处理实验室手册(第6版)》推荐使用100μm深的血细胞计数板测定，例如改良Neubauer血细胞计数板。

《世界卫生组织人类精液检查与处理实验室手册(第6版)》中精子浓度的参考值下限为16×10^6/ml。

(二) 计算机辅助精子分析(computer-assisted sperm analysis，CASA)

显微镜下直接观察判断精子活力带有一定的主观性，观察者间会存在较大的个体误差。近年来计算机辅助精子分析系统逐步建立并应用，《世界卫生组织人类精液检查与处理实验室手册》指出计算机辅助精子分析仪在用于一些临床常规诊断检测时，在样品制备和仪器使用时必须足够细心。随着计算机软件技术的不断改进及计算机辅助精子分析系统设置的标准化，计算机辅助精子分析的应用前景将是广阔的，但应注意仍然有许多因素会影响到计算机辅助精子分析仪的性能，比如标本的制备、帧频率、精子浓度和计数池的深度等。

CASA原理是通过摄像机与显微镜连接，跟踪精子个体的活动，并将电子信号输入计算机，计算机通过分析这些信号来评价。CASA最适宜应用于精子动力学的分析，在使用计算机辅助精子分析仪检测精子运动参数时，每份标本至少要分析200个活动精子的运动轨迹，其检测参数主要标准术语如下：

1. **曲线速率**（curvilinear velocity，VCL）　指精子头沿其实际的曲线，即在显微镜下见到的二维方式运动轨迹的时均速率，反映精子活动能力。

2. **直线速率**［straight-line（rectilinear）velocity，VSL］　指精子头在开始检测时的位置与最后所处位置之间直线运动的时均速率。

3. **平均路径速率**（average path velocity，VAP）　指精子头沿其平均路径移动的时间平均速率。

4. **精子头侧摆幅度**（amplitude of lateral head displacement，ALH）　指精子头关于其平均路径的侧向位移幅度，以侧摆的最大值或平均数值表示。

5. **直线性**（linearity，LIN）　指曲线路径的直线性，VSL/VCL。

6. **摆动性**（wobble，WOB）　指实际的曲线路径关于平均路径的摆动值，VAP/VCL。

7. **前向性**（straightness，STR）　指平均路径的直线性，VSL/VAP。

8. **鞭打频率**（beat-cross frequency，BCF）　指精子曲线路径跨越其平均路径的平均频率。

9. **平均角位移（度）**（mean angular displacement，MAD）　指精子头沿其曲线轨迹瞬时转折角度的时均绝对值。

（三）精子形态学检查

精子形态学检查主要是观察精子正常形态及由生理病理因素引起的精子形态结构异常及其所占比例。

1. **精子的形态学评估**　包括：①精液涂片的制备；②涂片的空气干燥、固定和染色；③如果准备长期保存涂片，用盖玻片封片；④用 1 000 倍油镜亮视野下检查玻片；⑤每张重复涂片应检查约 200 个精子，以确定正常形态精子百分率；⑥比较重复涂片两个数值的差异是否在可接受范围内，如果是，进行计算；否则，重新读片。在评估正常精子形态时，应采用严格标准，只有使用了严格的标准，《世界卫生组织人类精液检查与处理实验室手册》给出的参考限才有意义。

2. **正常精子形态学分类**　精子包括头、颈、中段和末段。由于通过光学显微镜很难观察到精子末段，因此可以认为精子是由头（和颈）和尾（中段和主段）组成。只有头和尾都正常的精子才认为是正常的。①精子头外形上应该是光滑、轮廓规则，大体上呈椭圆形，顶体区清晰可辨，占头部的 40%~70%；②中断细长、规则，大约与头部长度相等；③主段比中段细，均一，其长约 45μm，主段可以自身卷曲呈环状。

3. **异常精子形态学分类**　①头部缺陷：包括大头、小头、锥形头、梨形头、圆头、不定形头、有空泡的头、顶体后区有空泡、顶体区过小或过大、双头，或上述缺陷的组合；②颈和中段缺陷：中段非对称地接在头部、粗或不规则、锐角弯曲、异常细的中段，或上述缺陷的组合；③主段缺陷：短尾、多尾、断尾、发卡形平滑弯曲、锐角弯曲、宽度不规则、卷曲，或上述缺陷的组合；④过量残留胞质：胞质的大小超过精子头部的三分之一，通常同时有中段缺陷。

4. **参考值**　《世界卫生组织人类精液检查与处理实验室手册（第 6 版）》中正常精子形态参考值下限为 4%。

（四）精浆生化检测

精浆是附属性腺分泌的混合物，对精浆生化成分进行检测，有助于了解附属性腺的功能，对男性不育症的诊断有重要的应用价值。常见的生化检测有以下几种。

1. **精浆果糖的测定** 精浆果糖是反映精囊腺的标志物，是精囊分泌功能的评价指标。精液中低果糖是射精管梗阻、双侧输精管先天性缺如、不完全射精和雄激素缺乏的特征。精浆果糖常用的检测方法为吲哚法或酶法。

2. **精浆中性 α- 葡糖苷酶的测定** 精浆中性 α- 葡糖苷酶是反映附睾功能的标志物。双侧射精管梗阻、先天性精囊缺如或发育不良，精浆中性 α- 葡糖苷酶含量极低。附睾炎、不完全射精或射精过频时，精浆中性 α- 葡糖苷酶含量显著降低。精浆中性 α- 葡糖苷酶常用的检测方法为改良 Cooper 法。

3. **精浆锌测定** 精浆锌是反映前列腺分泌功能的标志物。锌直接参与精子生成、成熟、激活和获能过程，对精子活力、代谢及其稳定性都具有重要作用。精浆锌常用的检测方法为分光光度法。

4. **精浆酸性磷酸酶的测定** 精浆酸性磷酸酶是反映前列腺功能性的指标。前列腺炎患者精浆酸性磷酸酶含量降低，前列腺肥大或早期前列腺恶性肿瘤者其含量增高。精浆酸性磷酸酶常用的检测方法为对硝基酚磷酸二钠法。

5. **精浆柠檬酸的测定** 精浆柠檬酸来自前列腺，影响射精后精液凝固与液化过程，对精子活力及透明质酸酶的活性也起重要作用。精浆柠檬酸含量受睾酮水平影响，检测精浆柠檬酸含量可帮助判断雄激素的分泌状态及评价前列腺的功能。精浆柠檬酸常用的检测方法为酶法。

6. **精液乳酸脱氢酶同工酶 X(lactic dehydrogenase isoenzyme X,LDH-X)的测定** LDH-X 是精子糖代谢所需要的酶，与精子的生成、代谢、获能乃至受精有密切关系。睾丸萎缩患者 LDH-X 降低或消失，精子发生缺陷时则无 LDH-X 形成。少精症或无精症患者 LDH-X 活性降低，精液检查正常的不育患者也可能因为 LDH-X 活性下降而引起不育。检测同一受检者的精浆和精子 LDH-X 水平，计算精浆 / 精子 LDH-X 的比值，可用于评价其精子膜功能的完整性。因此，LDH-X 为进一步明确诊断和治疗提供了重要依据。LDH-X 常用的检测方法为速率法。

（五）精子功能检测

精液常规检查在一定程度上反映了男性生育力，但临床上常发现有些不育症患者精液常规检查正常，因此有必要进一步对精子功能进行检测。精子功能检测能更客观地反映精子的受精能力，是对精液常规检查的必要补充。

1. **精子顶体反应(acrosome reaction,AR)检测** 精子在体内必须经过获能、顶体反应、释放顶体酶溶解卵母细胞周围的放射冠及透明带才能最终穿入卵细胞完成受精。因此，检测精子顶体反应有助于预见精子的受精能力，可为不育症的诊断提供帮助。可用从卵透明带表面取下的精子，或用人卵透明带分离出的蛋白处理精子来检测卵透明带诱发的顶体反应。但因人卵透明带难获取，所以这些方法受到限制。目前常用其他的刺激方法，如钙离子载体诱发顶体反应，诱发顶体反应后的顶体状态检测可用荧光标记的凝集素（如豌豆凝集素等），通过荧光显微镜或流式细胞仪分析结果。

（1）凝集素免疫荧光染色法：顶体内含大量的糖蛋白，能与植物凝集素如豌豆凝集素（Pisum sativum agglutinin，PSA）等特异结合，用带有荧光素的豌豆凝集素标记精子，可显示顶体内容物。精子发生顶体反应后，顶体内容物丢失，则顶体内无荧光。用 450~490nm 激发光，于 400× 油镜下观察，可见 3 种类型。①顶体完整（acrosome integrity，AI），顶体头部一半以上荧光染色明亮且均匀；②已发生顶体反应（AR），精子仅在赤道带出现荧光带，或者顶体区根本没有荧光染色；③顶体异常，除上述两类精子外的所有其他精子（图 1-3）。

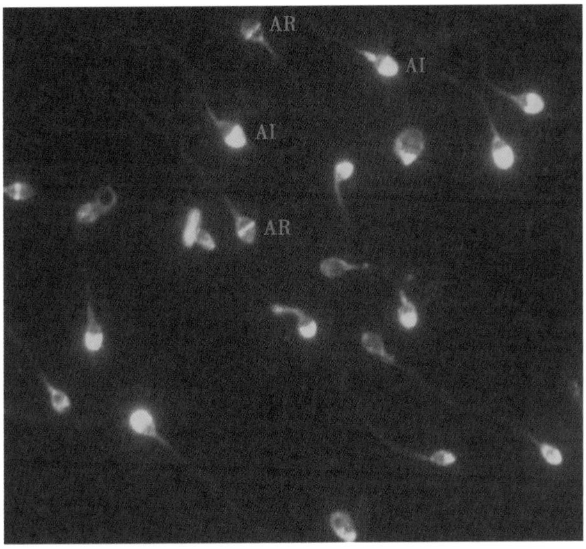

图 1-3　人精子豌豆凝集素（PSA）荧光染色

AI. 顶体完整，顶体区染色；AR. 已发生顶体反应，仅赤道带或顶体后区染色。

（2）诱导顶体反应的检测：顶体反应发生在精子和卵透明带结合之后的胞吐过程。钙内流被认为是正常顶体反应的起始事件。使用钙离子载体诱导钙离子内流，是检测已获能精子发生顶体反应的能力的一种手段。这种检测方法也称为离子载体激发的顶体反应试验（acrosome reaction after ionophore challenge，ARIC）。结果分析采用检测管已发生顶体反应的精子百分率减去对照管已发生顶体反应的精子百分率。①正常，差异值约为 15% AR；②异常，低于 10% AR；如果为 10%~15% AR，提示精子功能可能异常；如果对照管的数值>15% 以上，指示过早发生了自发的顶体反应。

2. **精子顶体酶活性测定**　当精子与卵母细胞结合后，精子头部发生顶体反应，顶体外膜破裂，顶体酶释放。顶体酶是受精过程中重要的蛋白水解酶，可溶解卵母细胞周围的放射冠和透明带，使精子穿过透明带与卵细胞融合完成受精。精子顶体酶活性降低可影响精子穿透卵母细胞透明带，从而导致不育。除精子自身质量之外，严重的生殖系统感染也可造成精子顶体酶活性降低。

常用检测方法为固相 Nα- 苯甲酰 -DL- 精胺酸 -ρ- 硝酰基苯胺（BAPNA）法。以高分子聚合物将待测精子固着于聚四氟乙烯膜表面，通过特制的反应装置控制反应液与聚四氟乙烯膜表面精子的接触与分离，达到实现检测精子顶体酶和终止反应的目的。检测被固相捕获精子的精氨酸酰胺酶活性，精子顶体内的精氨酸酰胺酶活性可反映全部顶体酶的活性。BAPNA 在精氨酸酰胺酶的作用下，分解产生黄色的硝酰基苯胺，通过测定硝酰基苯胺的产量推算出精氨酸酰胺酶的活性。

3. **精子活性氧(ROS)检测** 人精液中的ROS主要由精子自身和精液中的白细胞产生。精浆中含有自由基的抗氧化清除物和抗氧化酶,抗氧化酶系统和非酶性抗氧化物成分使ROS的产生和清除保持动态平衡。当ROS过量存在时,会导致细胞氧化应激反应,精子中的抗氧化系统被破坏,精子功能就会受损。常用的检测方法为基于流式细胞术的精子活性氧染色检测技术。其原理主要为利用荧光探针与精子细胞内的活性氧族发生反应,使发光物氧化降解并发光,通过流式细胞仪读取得出结果。

(周 慧)

三、精子DNA损伤检查

影响精子发生和成熟的诸多因素都可能引起精子DNA的损伤,虽然DNA损伤的精子受精能力不一定受到影响,但由于精子DNA是遗传物质,精子DNA的损伤可能影响胚胎发育和植入。精子DNA碎片(sperm DNA fragmentation,sDF)检查是用于评估精子DNA损伤的常用方法,目前有多种检查方法,包括TUNEL、精子染色质扩散试验、彗星试验、精子染色质结构分析(sperm chromatin structure assay,SCSA)等,其中SCSA是基于吖啶橙染色和流式细胞仪分析,能短时间检测5 000或以上精子,试剂成本较低,在临床应用广泛。

SCSA是通过吖啶橙荧光染料对精子染色质进行染色,从而评估单链DNA和双链DNA的比例(酸性环境会使双链DNA解链)。精子染色体完整性的破坏可以通过流式细胞仪检测荧光显色(绿色荧光为正常的双链DNA,红色荧光为受损的单链DNA)来评估,并且以绿色荧光和红色荧光的比值来显示评估的结果,用精子DNA断裂指数(DNA fragmentation index,DFI)来表示精子DNA损伤程度,它表示红色荧光与全部检测到的绿色及红色荧光之和的比值。关于DFI的正常值以及与辅助生殖结局的关系,各实验室可能有不同的标准,一般认为:DFI≤15%,精子核DNA完整性良好;15%<DFI<25%,精子核DNA完整性中等;DFI≥25%,精子核DNA完整性差。

(李红钢)

四、Y染色体微缺失检查

早在20世纪70年代,研究者们在部分无精子症男性患者中发现了在细胞遗传学水平上可见的大片段Y染色体缺失或重排,而这些变异又总是累及到Y染色体长臂1区1带(Yq11),所以认为在Yq11上存在着与精子发生相关的基因,缺失将导致无精子,称为无精子因子(azoospermia factor,AZF),后被许多研究者所证实。近年来,应用多重聚合酶链反应等技术检测Yq11的微缺失,发现一些在细胞遗传学水平不可见的Y染色体微缺失(Y chromosome microdeletion)也可导致无精子或精子发生异常。现已在Yq11上发现3个容易缺损的片段,分别称为AZFa、AZFb、AZFc。Y染色体微缺失被证实是致男性不育的重要遗传学病因,在目前所明确的男性不育遗传学病因中,Y染色体微缺失发生率仅次于Klinefelter综合征。Y染色体微缺失检查已成为不育男性患者,尤其是无精子症和严重少精子症患者的一项重要必查项目。

目前,临床所检测的Y染色体微缺失是指经典的AZFa、AZFb、AZFc区完全缺失,这类缺失与无精子症和严重少精子症（$<5\times10^6$/ml）的关系已被证实。各研究报道的Y染色体微缺失发生率有较大的差别，范围为1%~55%。造成这种差异主要与病例的选取有关，如纯睾丸支持细胞综合征患者群体中，Y染色体微缺失达50%以上，还与检测位点的选择有关。另外，不同国家的报道有些差别也提示，Y染色体微缺失的发生率和位点可能存在区域和人种的差异。一般认为，在非选择性无精子症和严重少精子症患者群体中，Y染色体微缺失发生率为10%左右。其中，AZFc区缺失最常见，约占79%，其次是AZFb区或AZFb+AZFc区缺失，分别占9%和6%，而AZFa区或3个区域同时缺失少见，各占总发生率的3%。

经典的AZF区微缺失与患者睾丸表型有关联。AZFa区微缺失多为AZFa区全部缺失，表现为无精子症和纯睾丸支持细胞综合征。纯睾丸支持细胞综合征患者AZFa区的微缺失率高达55%。也有部分报道AZFa区微缺失只导致*DBY*或*USP9Y*单个基因的缺失，患者睾丸的表型多样化，但这种缺失形式还未被较多的研究证实。AZFb区全部缺失，或AZFb和AZFc同时缺失时，患者表型与AZFa区全缺失相类似，表现为精子发生停滞和纯睾丸支持细胞综合征，但在少数报道及临床实践中，严重少精子症患者可以出现AZFb区缺失。AZFc区缺失的患者临床和睾丸组织学表型多样化，一般多有精子发生，甚至能使妻子自然受孕而遗传给下一代，但这种情况很少见，仅见个案报道，绝大部分AZFc区缺失的患者表现为无精子或严重少精子。

Y染色体微缺失的确诊依赖于分子生物学方法。目前，用于临床Y染色体微缺失的方法主要包括PCR、DNA芯片技术。DNA芯片技术具有高通量的优点，但成本高，目前应用最多的是多重PCR。

（李红钢）

五、精浆游离核酸检查

游离核酸（cell-free nucleic acid）是指存在于细胞之外的核酸，包括DNA和RNA，又称为胞外核酸（extracellular nucleic acid），在自然界中普遍存在。在人类，游离核酸目前已在多种体液中被检测到，其应用价值在于可以作为疾病研究、临床诊断及法医鉴定的标志物。

近年来，精浆游离核酸的分离、特点及与男性不育的相关性研究陆续被报道。综合目前这些研究结果，精浆游离核酸具有以下特点和优势：①浓度高，大部分男性精浆中每毫升DNA和RNA的量在1μg以上，足够用于目前多种常用的分子生物学实验技术；②稳定性好，即使是RNA也有很好的稳定性，这些RNA主要存在于微小体或与其他分子结合形成复合体而逃避RNA酶的降解；③代表性好，对于无梗阻或发育异常的男性，精浆主要来源于双侧睾丸、附睾、精囊及前列腺等的分泌，所以，精浆游离核酸对这些器官的一些基因的表达有比较全面的代表性，这也是比穿刺和活检更有优势的一个方面；④无创性优势。

精浆游离RNA可用于无精子症的分类诊断，例如，利用生精细胞特性表达基因*DDX4*、精囊腺特异性表达基因*SEMG1*、前列腺特异性表达基因*TGM4*，通过提取RNA，进行RT-PCR和电泳，检测其精浆游离RNA是否存在，能鉴别诊断梗阻性无精子症和非梗阻性无精子症，以及诊断完全性纯睾丸支持细胞综合征。精浆游离RNA不仅有无创的优势，研究还表明该方法可能比睾丸活检更加准确和灵敏；对于病理诊断睾丸有生精细胞的非梗阻性无精子症患者，本方法100%吻合；而对于病理诊断纯睾丸支持细胞综合征患者，经本方法诊断超过一半（56%）*DDX4*阳性，由于采用的*DDX4*是生精细胞特异性表达基因，其阳性表明睾丸肯定有生精细胞，并非纯睾丸支持细胞综合征。主要原因还是精子发生的异质性，睾丸活检仅能代表取材区域的精子发生状态，而精浆游离RNA可以代表双侧睾丸所有区域的RNA信息，加上基于PCR的分子生物技术对低拷贝RNA检测高灵敏度，使得这种方法有严格、准确、灵敏的优势。

（李红钢）

六、前列腺液检查

前列腺液是由前列腺腺体分泌的液体，通常临床上通过经直肠按摩前列腺获得前列腺液（往往混有精囊腺液），可见前列腺液的成分比较复杂，包含有纤溶酶、β-葡萄糖腺苷酶、酸性磷酸酶、各种蛋白质、葡萄糖以及钠、钾、锌、钙等离子，还有少量上皮细胞和白细胞。

（一）前列腺液标本采集

1. **采集方法**　按摩前列腺，使前列腺液通过尿道口排出体外，弃去第1滴，然后直接将液体滴在干净的载玻片中央或者用尿道拭子从尿道口收集用于细菌培养。按摩后不见尿道口排出前列腺液时，也可以采集按摩后的尿液进行检查。采集标本用于细菌培养时，需要无菌操作，并将标本采集于无菌容器内送检。

2. **注意事项**　①一次检查为阴性结果，而又有临床指征时，可间隔3~5天后重新采集标本复查；②怀疑有前列腺结核、急性炎症、脓肿或者肿瘤时，应禁止或慎重进行前列腺按摩；③检查前应禁欲3天左右，以免因短期内性兴奋后导致前列腺液内的白细胞假性增高。

（二）前列腺液一般性状检查

前列腺一般性状主要是3个方面：前列腺液的量、颜色和透明度以及酸碱度。

1. **前列腺液的量**　正常为数滴至2ml。量的减少见于前列腺炎；多次按摩无前列腺液排出，提示前列腺分泌功能严重不足，常见于前列腺炎性纤维化以及某些性功能低下的患者。增多主要见于前列腺慢性充血、过度性兴奋时。

2. **颜色和透明度**　正常为乳白色、不透明、稀薄、有光泽。①黄色脓性或浑浊黏稠：见于前列腺炎。②血性：见于精囊腺炎、前列腺炎、前列腺结核、前列腺结石和肿瘤等，也可能是按摩前列腺用力过重所致。

3. **酸碱度**　正常为弱酸性，pH值6.3~6.5。前列腺液偏碱性，往往是混入较多精囊腺液，70岁以上老年男性前列腺液pH值可略增高。

（三）前列腺液显微镜检查

前列腺液显微镜检查包括直接湿涂片观察，也可以待涂片干燥后经Wright染色、巴氏染色或者苏木精-伊红染色检查。其中直接涂片观察最为常用，操作简单，可观察细胞和卵磷脂小体等成分，对前列腺的功能状态和感染状况具有诊断和鉴别诊断价值（表1-3）。当涂片观察发现异常细胞时，可进行涂片染色检查，以诊断前列腺癌，并与前列腺炎相鉴别。

表 1-3　前列腺液直接涂片显微镜检查成分的参考值及临床意义

成分	参考值	临床意义
卵磷脂小体	大量(++++)	减少或消失，且分布不均并有堆积，提示前列腺炎
红细胞 /(个·HPF^{-1})	<5	增多见于前列腺炎或肿瘤、结核、精囊腺炎、前列腺按摩过重
白细胞 /(个·HPF^{-1})	<10	增多且成堆见于前列腺炎、前列腺脓肿
颗粒细胞 /(个·HPF^{-1})	<1	增多伴有大量白细胞见于前列腺炎，可见于正常老年人
淀粉样小体	有	常随年龄增长而增加，无临床意义
精子	可有	精囊腺往往含有精子，挤压排出，无临床意义
滴虫	无	阳性见于滴虫性前列腺炎
结石	可见	主要为碳酸钙、磷酸钙 - 胆固醇、磷酸精胺结石，少量无意义

（四）前列腺液病原微生物学检查

正常情况下，病原学检查应该为阴性。

前列腺液病原微生物学检查主要用于判断前列腺有无感染以及种类。检查的目的是指导前列腺炎的临床药物治疗，需要进行细菌培养和药物敏感试验。直接涂片染色检查的阳性率较低，必要时需要进行细菌培养。

前列腺、精囊腺感染时革兰氏染色检查可发现大量致病菌，以葡萄球菌为常见，其次是链球菌，革兰氏阴性(G^-)杆菌和淋病奈瑟球菌。抗酸染色有助于慢性前列腺炎与前列腺结核的鉴别诊断，但已确诊为前列腺结核，不宜进行前列腺按摩，以免引起感染扩散。

（黄勋彬）

七、病原微生物学检查

生殖道感染是引起男性不育的一个重要因素。睾丸、附睾、精囊腺、前列腺等与精子生成、成熟或运输有关的器官发生感染可影响精子的数量与质量。常见的引起生殖道感染的病原微生物有大肠埃希菌、淋病奈瑟球菌、链球菌、支原体和脲原体、衣原体、真菌、阴道毛滴虫、病毒等。可取尿道口分泌物、前列腺按摩液、精液进行检查。

1. **大肠埃希菌**　大多数泌尿道感染由肠杆菌科细菌引起，常用检查方法是将分泌物制成涂片，革兰氏染色镜检发现 G^- 杆菌，进一步分离培养鉴定。采用选择性培养基以抑制其他杂菌，增加分离率，培养后常规生化鉴定及血清学鉴定。另外，分子生物学技术也可作为快速诊断的重要方法。

2. **淋病奈瑟球菌**　淋病是一种常见的性传播疾病，主要引起尿道炎相关症状，也可累及前列腺及附睾。将脓性分泌物制成涂片，革兰氏染色后镜检，如在中性粒细胞内发现 G^- 双球菌，结合临床症状可初步诊断，但细菌培养仍是世界卫生组织推荐的筛选淋病患者的“金标准”方法。接种巧克力平板，取可疑菌落做氧化酶、糖发酵或协同凝集和直接免疫荧光试验等予以鉴定。此外，聚合酶链式反应(polymerase chain rection，PCR)技术及核酸杂交也可作为快速诊断的重要方法。

3. **链球菌**　链球菌为球形或卵圆形，多数呈链状排列，革兰氏染色阳性。常采用培养法分离鉴定，血平板培养有助于识别溶血特性，挑选可疑菌落进行血清学分类鉴定、杆菌肽敏感试验、CAMP 试验、胆汁溶菌试验等鉴定各亚群。

4. **支原体** 支原体是一类结构简单、形态微小并不具有胞壁的原核生物，且能在人工培养基上生长繁殖。支原体种类繁多，其中解脲支原体和生殖支原体可引起非淋菌性尿道炎、慢性前列腺炎、附睾炎，造成精子凝集，黏附精子影响精子运动，干扰精卵结合或引起免疫性不育。分离培养法是支原体检测的"金标准"方法，PCR 技术及核酸杂交与序列分析，可将各种支原体鉴别分类，灵敏度高。酶联免疫法可以测定血清型别，较灵敏且特异度高，有早期诊断意义。

5. **衣原体** 泌尿生殖道沙眼衣原体感染是目前最常见的性传播疾病之一。主要检测方法有以下几种。①直接的细胞学检查：采用患处拭子或刮片的方式获取，吉姆萨染色，有时可见到细胞内包涵体，但阳性率很低；直接免疫荧光染色，是一种应用荧光素标记抗体鉴定衣原体颗粒，灵敏度和特异度高。② PCR 检测：灵敏度和特异度高，适于早期诊断及无症状携带者检查。③核酸杂交技术：应用特异性探针与模板中的特定序列进行杂交，极大增加了检测灵敏度。④酶联免疫检测：应用单克隆或多克隆抗体检测衣原体的脂多糖。

6. **真菌** 直接涂片法是真菌最简单而常用的检测方法，于显微镜下检查有无孢子和菌丝。也可取分泌物涂片并用革兰氏染色后油镜观察，可更好地显示真菌的形态和结构。培养检查可提高其检出率，并能确定菌种。根据菌落的形态及显微镜下形态判断，必要时应配合鉴别培养基、生化、分子生物学方法鉴定。

7. **阴道毛滴虫** 阴道毛滴虫以女性感染居多，可通过性交直接传播，在男方尿道及前列腺分泌物中，可以找到同种类型的滴虫。在男性泌尿系统寄生的阴道毛滴虫，仅在极少的情况下引起非淋菌性尿道炎、前列腺炎及其他生殖系统感染症状。悬滴法是检查阴道毛滴虫最简单的方法，阳性率可达 80%~90%；涂片染色法：如革兰氏染色、吉姆萨染色，不仅可看到滴虫的形状和内容，而且能同时看到阴道内存在的其他微生物，也可用吖啶橙染色，荧光显微镜检查；另外，还有培养法、免疫荧光抗体检查法等，其阳性率较涂片法高。

8. **人乳头状瘤病毒**（human papilloma virus，HPV） 是常见的性传播疾病，HPV 引起男性生殖道感染的研究已有很多，通过 PCR 技术及荧光原位杂交（fluorescence in situ hybridization，FISH）方法发现，HPV DNA 可以在被感染精液的精子头部及精液中的脱落上皮细胞中检测到。可用 PCR 法或用 DNA 或 RNA 探针与样品进行斑点杂交来检测。

9. **人巨细胞病毒**（human cytomegalovirus，HCMV） 人巨细胞病毒一次感染后终身潜伏于体内，在机体免疫力低下时被激活。光镜检测病毒包涵体阳性率极低，电镜下可直接观察形态结构，但无特异性。可用 PCR 法或者用 DNA 或 RNA 探针与样品进行斑点杂交来检测。

（周 慧）

八、免疫学检查

男性精子具有抗原性，对男性而言可引起抗精子的自身免疫反应，而对女性而言可引起抗精子的同种免疫反应。在生理情况下，由于血 - 睾屏障的存在、精浆免疫抑制物和生殖道免疫活性细胞的作用，可抑制男性产生抗精子抗体（anti-sperm antibodies，ASAs）和女性生殖道对精子的同种免疫排斥反应。一旦这一屏障保护作用受损或免疫抑制作用失调，人体会产生抗精子抗体，从而妨碍精子正常发生、干扰精子获能和顶体反应、凝集和制动精子、影响精卵结合、干扰胚胎着床和影响胚胎存活等多种机制导致免疫性不育或不孕。目前临床上能用于男性不育免疫学检查的项目主要有抗精子抗体检测和精浆免疫抑制物检测。

临床上检测抗精子抗体的方法主要有精子凝集试验、酶联免疫吸附测定（enzyme linked immunosorbent assay，ELISA）、精子制动试验、混合抗球蛋白反应、免疫珠试验、快速斑点免疫金渗滤法及精子宫颈黏液接触试验等。尤以 ELISA 法应用最为广泛，抗精子抗体的 ELISA 检测法已成为临床常规检验。检测的标本为不育夫妇的血清或生殖道分泌物（如精液、宫颈黏液）。一般先测血清中的抗体，如为阳性，再测生殖道分泌物中抗体。

1. **精子凝集试验**（agglutination test）　常用的方法有：①明胶凝集试验（gelatin agglutination test，GAT）；②试管玻片凝集试验（tube slide agglutination test，TSAT）；③浅盘凝集试验（tray agglutination test，TAT）。这些方法原理相同，抗精子抗体与精子表面抗原结合后，会出现精子凝集反应。用以检测患者血中有无抗精子抗体存在。明胶凝集试验是将正常人活精子悬液与含明胶的待测标本于小试管中混合，肉眼观察有无凝集，出现白色絮状物即为精子凝集阳性。该方法的优点为简便、敏感，但标本用量大且不能明确精子凝集部位。试管玻片凝集试验是将受试者精子悬液和受试者的血清标本置于小试管中，经凝集反应后，取管底部混合液置玻片上镜下观察精子凝集现象。而浅盘凝集试验实际上是直接在玻片上观察精子的凝集现象，用一块特制的有框的 40mm × 60mm 平板薄层玻璃片，上有 3 × 6 个圆圈（称浅盘），亦可用组织培养板的盖板反转过来替代玻璃板。将微量正常精子与待测血清标本在浅盘中混合，在倒置显微镜下观察有无凝集。后两种试验可直接观察到活动的凝集精子，可见精子头对头、尾对尾、中段对中段或混合型的凝集现象。有活动的凝集精子为阳性。优点为微量、敏感、重复性好，可观察凝集部位。但不能对免疫球蛋白分类。

2. **补体依赖法精子制动试验**（sperm immobilitation test，SIT）　在试管玻片凝集试验基础上，增加试剂补体，当精子与抗精子抗体结合后，激活补体，导致精子膜受损，精子运动障碍或称精子制动。该方法以正常人优质精子悬液和豚鼠血清为试验材料，豚鼠血清作为补体来源。设正常人血清和抗精子抗体阳性血清为阴性与阳性对照。加热灭活患者的待检血清和阳性、阴性对照血清中的补体。将精子悬液分别与上述 3 种血清置于小试管中，加入含补体的豚鼠血清。经 37℃孵化 1 小时后，从试管底部取 1 滴混合液滴在玻片上，显微镜（× 100）下观察，随机取几个视野，计算活动精子比率（精子制动值，sperm immobilization value，SIV），以 SIV 判断结果，当 SIV>2 时，判为阳性。

$$SIV=\frac{阴性对照中精子活动率(\%)}{待测血清中精子活动率(\%)}$$

3. **免疫珠试验**（immunobead test，IBT）　尽管 TAT 法与 SIT 法联用是检测血清中精子抗体的首选方法，但由于精液中抗精子抗体与精子紧密结合，一般情况下无游离抗体存在，故使用以上方法不能检测出精液中的抗精子抗体。用精子免疫珠试验可检测结合于精子表面的 IgG、IgA、IgM 类抗体，也可分类检测血清中抗精子抗体，有直接试验与间接试验两种检测方法。免疫珠为包裹有抗人 IgG、IgA、IgM 抗体的乳胶颗粒，现已有精子胶乳试验试剂盒（sperm mar test kit）。该方法灵敏度最高，能对免疫球蛋白分类。

(1)直接 IBT 法：用于检测精液中与精子结合的抗精子抗体。将 1 滴新鲜待测精液置于 3 张玻片上，在接近精液滴处滴 1 滴 1∶50 稀释的抗人 IgG、IgM 或者 IgA 包裹的免疫珠混悬液，然后将 2 滴液体彻底混匀，盖上盖玻片，玻片置于湿盒内，在室温下放置 1 小时，在显微镜下观察。如果每高倍镜视野下可见免疫珠黏附到 2 个以上能动的精子，则试验应定为阳性。

(2)间接 IBT 法：用于分类检测血清中抗精子抗体。使用正常供精者的精子作为检测材料，制备成优质精子悬液，加入待测血清中，于 37℃下水浴 1 小时使抗精子抗体与精子结合。再经洗涤、离心，制成精子悬液。余下步骤同直接 IBT 法。

4. **混合抗球蛋白反应(mixed antiglobulin reaction，MAR)**　与免疫珠试验直接法类似，将待测精液与包被免疫球蛋白的乳胶颗粒混合，然后加抗血清，显微镜下观察精子附着颗粒百分率，40% 或更多运动精子黏附有这种颗粒时为阳性。10%~40% 为可疑，10% 以下为阴性。该方法的优点为简单、快捷，且可定量、定位抗体。缺点是检测到的抗体较复杂，特异性不高。

5. **酶联免疫吸附试验(ELISA)**　正常精子膜抗原包被反应板，加待测标本及酶标记二抗和底物显色，阳性为明显黄色，阴性孔不显色。可用酶标光度计来判定。该检测方法具有客观、敏感、定量、特异和稳定等特点，可批量操作，不需活精子，非常适合临床检验。缺点是影响因素多，不能确定抗体结合部位。

6. **快速斑点免疫金渗滤法**　以胶体金显色为指示剂，利用免疫斑点与薄层层析渗滤结合的方法可在 2 分钟内迅速完成抗精子抗体的检测。薄层层析膜上标有精子抗原斑点，当含有抗精子抗体的液体流经精子抗原斑点时，使其与之结合形成免疫斑点。胶体金标记在葡萄球菌 A 蛋白(SPA)上，利用 SPA 能与 IgG 的 Fc 段结合的原理可使胶体金在免疫斑点处聚集显红色。另设一条质量控制带用以判断试验结果的可靠性。该方法特异性好，灵敏度高，且试剂可长期保存，是一种值得推荐的检测抗精子抗体的方法。

检测方法：取上述试剂盒，在反应孔中加待测血清，待其完全渗入，弃去过滤器，加入金标 SPA 渗入后再加 PBS 缓冲液(phosphate buffer saline)，渗入后再加，洗去背景后观察结果。在反应孔内出现红色条杠和斑点为抗精子抗体阳性，只出现红色条杠为阴性(即仅有质控条带显色)，反应孔中无任何显示为检测失败。

(黄勋彬)

九、内分泌检查

下丘脑 - 垂体 - 睾丸生殖内分泌轴精细调控男性性成熟和精子生成，维持男性第二性征和正常性功能。睾丸为男性性腺，睾丸的精子生成和睾酮的分泌受垂体的促性腺激素(gonadotropic hormone，GTH)调控，垂体的促性腺激素分泌与释放又受下丘脑分泌的促性腺激素释放激素(GnRH)调控。而睾丸分泌的睾酮和抑制素又反馈调节下丘脑和垂体。下丘脑 - 垂体 - 睾丸生殖内分泌轴的任何一级水平出现功能障碍，都会导致男性生殖功能障碍，出现青春期发育阻滞或性早熟、性腺功能低下及男性不育等病症。检测血清中生殖激素水平和应用药物激发生殖内分泌轴的级联反应，有利于发现男性生殖功能障碍的原因。

（一）生殖激素的测定

1. **检测方法**　生殖激素的测定需采用灵敏度高和特异性强的微量检测技术，常用的方法有放射免疫检测方法。由于该方法易产生放射性污染，需配套的仪器设备，且检测试剂的存放时间受同位素半衰期的影响。在中小型医院很难开展使用。现临床上多采用磁性均相酶联免疫定量测定技术。

磁性均相酶联免疫定量测定技术是磁性微珠分离技术和酶联免疫技术综合而成的定量测定系统，简称为磁性分离酶标技术。该检测技术以磁性分离酶标仪（如 Serozyme-Ⅱ型）为酶促底物反应的检测系统，以免疫磁珠为磁分离系统。免疫磁珠由载体微球和免疫配基结合而成。载体微球（直径 1μm）为外包裹有高分子材料的金属小颗粒。免疫配基为抗荧光素标记抗体。检测试剂依检测方法有所不同。常用的方法有抗原竞争法和双抗夹心法 2 种。现一般采用双抗夹心法，由 3 种必备的试剂组成：①碱性磷酸酶（alkaline phosphatase，ALP）标记的单克隆抗体，②异硫氰酸荧光素（fluorescein isothiocyanate，FITC）标记的单克隆抗体，③酶作用的底物[如磷酸酚酞（phenolphthalein phosphate，PMP）]。同时分别利用 ALP 标记的单克隆抗体和 FITC 标记的单克隆抗体与被测物中的抗原（待测激素）反应形成酶标抗体 - 抗原 -FITC 标记抗体的复合物，即双抗体夹心。再加免疫磁珠，通过磁珠上抗 FITC 抗体的作用使复合物与磁性微粒结合。在磁场作用下，发生力学移动，使其沉淀至管底，分离出游离酶标抗体，弃上清液，洗涤。加入底物 PMP，ALP 催化 PMP 水解释放出酚酞，在 pH 值 10.5 的缓冲液中呈粉红色，其颜色深浅与被测物含量有关。再上磁分离系统，取上清液置 Serozyme-Ⅱ型磁性分离酶标仪进行测定，根据酶促反应成色结果，计算出待测标本中激素含量。该方法具有以下优点：①无放射污染和危害，试剂有效期长（6 个月以上），易操作。②磁性分离，不用离心，液相反应，灵敏、准确。③检测速度快（1~2 小时），结果自动计算和打印，标本随到随做，随时出结果，可用于急诊。

为保证磁性分离酶联免疫测定方法质量稳定，避免测得结果造成临床误诊、漏诊，操作中应注意以下事项：

（1）需检测的标本如果不能立即测定应及时分离血清于干净的一次性试管中加盖后放入冰箱冷冻，在检测的当天取出融解后，要将血清摇匀，应避免反复冻融。

（2）由于此方法血清与试剂用量少，故在加样过程中应小心地将移液吸嘴放入试管底部，防止移液吸嘴拖尾，使样品（或试剂）沾在试管壁上，试剂与样品不能充分混合，导致结果偏低（或偏高），这是质控所不能发现的。为避免交叉污染，应使用一次性移液吸嘴。

（3）由于磁分离剂中的每个磁性微粒都标有荧光素抗体，因此，在加磁分离剂前一定要将试剂摇匀。瓶底不能有沉淀，以免磁性微粒浓度减少，磁性微粒不能有凝集，否则会使免疫复合物与磁性微粒结合不完全。

（4）不能使用乙二胺四乙酸（EDTA）和柠檬酸钠抗凝的标本。同时严重溶血、脂血、黄疸及碱性磷酸酶活性高的标本会干扰测定。

（5）磁性分离酶免疫测定方法全过程包括比色均在同一试管中进行，因此在操作过程中要保持试管壁的清洁，管壁不能有沉淀、渣滓、裂纹等。加入终止液后应在短时间内读取全部吸收率，因为基质（单磷酸酚酞）是无色的，在高 pH 值时为粉红色，当加入终止液时间过长时，实验室空气中的酸性物质可使溶液 pH 值下降，使显色变浅，影响测定结果。

2. 生殖激素检测结果的临床意义

(1)血清睾酮、LH 和 FSH 均降低:血清睾酮、LH 和 FSH 均降低是促性腺激素功能低下型性腺功能减退症的特征。其病变部位在下丘脑和垂体,但不能区别是下丘脑疾患还是垂体病变。其病变性质或是器质性(占位性)病变,或是功能性障碍。因男性不育而就诊的病因多见于特发性促性腺激素功能低下型性腺功能减退症(idiopathic hypogonadotropic hypogonadism,IHH)和垂体微腺瘤(如催乳素瘤)。催乳素瘤可使 GnRH 释放的脉冲减弱,导致下丘脑 - 垂体 - 性腺轴功能降低。血清中为高催乳素,睾酮、LH 和 FSH 均降低。IHH 是由于下丘脑不能脉冲式释放 GnRH 而引起的功能性障碍,这种综合征如果伴随嗅觉丧失,又称为 Kallmann 综合征。两者均是由于下丘脑传送到垂体的信号为非脉冲性而引起的。非脉冲性 GnRH 信号,不能使垂体分泌释放 LH 和 FSH,只能维系一种紧张性刺激。LH 分泌减少,血清睾酮水平亦降低。

(2)血清睾酮降低而 LH、FSH 水平升高:血清睾酮降低而 LH、FSH 水平升高为原发性性腺功能减退症的特征。多见于性染色体异常或基因组病,其中最常见的是克兰费尔特综合征(Klinefelter syndrome),染色体核型为 47,XXY;原发性性腺功能减退症的另一种情况为获得性睾丸疾病,即睾丸受损。如食用粗制棉籽油、病毒性腮腺炎伴睾丸炎、睾丸外伤、放射线损伤、化疗作用和自身免疫等。

(3)血清睾酮和 LH 正常,FSH 异常:血清 FSH 值是评价睾丸生精功能的一个重要指标。FSH 值降低还是不适当地升高,都可为无精子症和重度少精子症患者提供重要的有助于诊断的信息。

(4)血清 FSH 降低:这种病例很少见,称为选择性 FSH 缺陷症。患者除精液中无精子或精子重度减少而不育外,无其他任何异常表现。即使有精子,也多为活动减弱、不成熟的精子。睾丸活检为生精阻滞,停滞在精子细胞阶段或成熟受阻,睾丸间质细胞均正常。采用克罗米芬(clomifene citrate,CC)刺激试验,可使 FSH 水平增高,对选用克罗米芬治疗有诊断意义。

(5)血清 FSH 水平升高:血清中 FSH 水平升高意味着生精上皮发生了不同程度的损伤。生精上皮由支持细胞和各级生精细胞组成,睾丸对下丘脑和垂体反馈调节的多肽类激素——抑制素(inhibin)是由支持细胞分泌的,它能选择性地抑制 FSH 分泌,当抑制素分泌减少时这种反馈作用就减弱,血清 FSH 升高。因而 FSH 升高的程度可反映生精上皮损伤的程度。当 FSH 水平超出正常上限 2 倍时,则意味着发生了不可逆的生精上皮损伤。若中度升高,会出现生精阻滞。精子发生不会超过初级精母细胞阶段。血清中 FSH 水平升高亦可见于一种罕见的遗传性疾病,选择性 FSH 不敏感综合征。

(6)血清睾酮、LH 升高:见于雄激素不敏感综合征。雄激素不敏感综合征患者为男性染色体核型,有睾丸并有分泌睾酮的正常功能,但靶组织对睾酮不敏感。临床表现可从完全女性到完全男性的各种两性畸形表型。男性表型或伴轻度尿道下裂者多因男性不育就诊。血清中主要为睾酮、LH 升高。尤以睾酮升高明显。

(二)下丘脑 - 垂体 - 性腺轴功能检测刺激试验

1. 克罗米芬试验 克罗米芬在生殖内分泌轴上的作用靶点为下丘脑,阻断雌激素对下丘脑的负反馈调节作用,在下丘脑 - 垂体 - 睾丸轴功能正常情况下,垂体的促性腺激素(GTH)分泌增强,睾丸分泌睾酮增加,血睾酮浓度上升。所以克罗米芬可以用作该轴动态试验的刺激药物。作为试验的观测指标,理论上应有促性腺激素释放激素,但 GnRH 呈脉冲释放，量很低，目前尚无常规检测方法。故以 GTH 中 LH 和 FSH 为观测指标，同时也是监测睾酮水平。LH、FSH 和睾酮都无明显反应则试验为阴性。

(1)方法：克罗米芬试验方法较为简便，常用方法的试验程序需要 12 天，在服药的前 2 天每天取血样 1 次，测血睾酮和 LH 2 天的对照值。第 3 天起连续口服克罗米芬 7~10 天，每天服 200mg，青少年及儿童按 3mg/kg 给药，在服用克罗米芬后第 8 天或第 10 天再采集血样测定血睾酮及血 LH、FSH 1 次。

(2)结果判定：正常情下，试验后男性血清中 LH 较基础值(试验前 2 天的 LH 血清水平)增高 72%~245%，FSH 增高 45%~130%，睾酮增高 22%~40%。试验阴性者确诊为低促性激素性性腺功能减退症，但不能定位病变是在下丘脑还是在垂体。需辅以促性腺激素释放激素试验，若注射促性腺激素释放激素后，出现 FSH 和 LH 明显升高，则可考虑性腺功能减退症是由于下丘脑衰竭，或更确切地说，是属于“丘脑无反应”引起的。一般来说，原发性睾丸功能低下患者，LH 值一般偏高，试验后不再上升，原发性无精子及精子稀少的患者，克罗米芬刺激试验都呈阳性。

2. **人绒毛膜促性腺激素(hCG)刺激试验**　提纯的 hCG 药物与 LH 的作用类似，也有少量 FSH 的作用。胚胎期母体调节男性胎儿性腺活动的促性腺性激素就是 hCG。hCG 刺激试验的作用靶点在睾丸，用药后能促进睾丸间质细胞分泌睾酮，检测血睾酮水平用以评估睾丸间质细胞的功能状况态。注射后血睾酮水平升高为阳性。

(1)方法：hCG 1 500U 天 1 次肌内注射，连续 3 次，注射前及第 3 次后隔天早上 8 时取血测睾酮。

(2)结果判定：非原发性睾丸功能低下的患者，注射 hCG 能出现睾酮上升，促使睾丸功能恢复。本试验也可用于鉴别双侧腹腔型隐睾和无睾症，反应阳性说明有内分泌功能的睾丸存在，但反应阴性者不能立即作出否定的结论。hCG 刺激试验不单独对垂体功能作出评价，而且可鉴别是原发性还是继发性睾丸功能衰竭，并通过刺激试验对睾丸功能恢复的预后作出评价。正常成年男性，第 1 次注射后出现高峰，幅值可能较对照值高 2 倍以上，高峰持续到第 7 天，升高范围为 50%~200%。

3. **促性腺激素释放激素(GnRH)试验**　由于常规方法检测生殖激素(静态试验)和 hCG 及 CC 刺激试验只能将性腺功能减退症区分为原发性或继发性，并不能进一步明确继发性性腺功能低下是由下丘脑 GnRH 脉冲释放发生障碍还是原发性垂体病变所致。需采用合成的 GnRH 药物激发进行下丘脑 - 垂体 - 性腺轴功能刺激试验或称 GnRH 试验。GnRH 试验的药物一般选用人工合成的 10 肽，即促黄体素释放素(LHRH)，现也有人应用 9 肽的人工合成药物 nafarelin，作用靶点在生殖内分泌轴上的垂体。用于检验垂体 LH 和 FSH 的储备功能。

(1)nafarelin 刺激试验：nafarelin 按 1μg/kg 计算剂量，最大剂量<100μg，皮下注射。试验当天上午 8 时注射，注射前及注射后 1 小时、4 小时、12 小时、24 小时分别取血测 LH、FSH，注射前及注射后 24 小时测血睾酮。

(2)LHRH 刺激试验：LHRH 按 2.0μg/kg，最大剂量 100μg，静脉注射前及注射后 30 分钟、60 分钟、90 分钟取血测 LH、FSH。

GnRH 试验药物的作用靶点在生殖内分泌轴上的垂体。用于检验垂体 LH 和 FSH 的储备功能。两个试验阳性者血 LH 和 FSH 显著上升，说明垂体功能完好，阴性反应则示垂体功能低下。但也有两种特殊情况：一种是部分垂体病变患者能呈正常反应，如垂体肿瘤在内源性刺激下，可能分泌一定量的促性腺激素；另一种情况是垂体无明显病变，但因垂体长期缺乏 GnRH 刺激而导致其储备不足或生物合成机制不健全，对单次 LHRH 刺激不敏感。因此，LHRH 刺激试验有时要做多次才能确定是否存在原发性垂体病变。而 nafarelin 药物作用时间较 LHRH 长，灵敏度较 LHRH 刺激试验高，对垂体长期缺乏刺激而导致其储备不足或生物合成机制不健全的病例亦有刺激反应。此外，nafarelin 刺激试验可见睾酮水平发生变化，血睾酮可作为衡量指标，因而更适合应用于丘脑 - 垂体 - 性腺轴功能刺激试验。

（黄勋彬）

十、染色体检查

人类染色体异常所致的遗传病称为染色体病，染色体异常所致不育占 2%~21%。

（一）染色体检查

染色体检查也称核型分析，是确诊染色体病的首选方法。通常采用人外周血淋巴细胞培养制备染色体标本，进行显带核型分析，GTG 显带分析技术是最常用的实验室分析方法（图 1-4）。其他组织标本有时也可以用来进行染色体分析，如手术活检标本，已建立的细胞株系如干细胞系等。

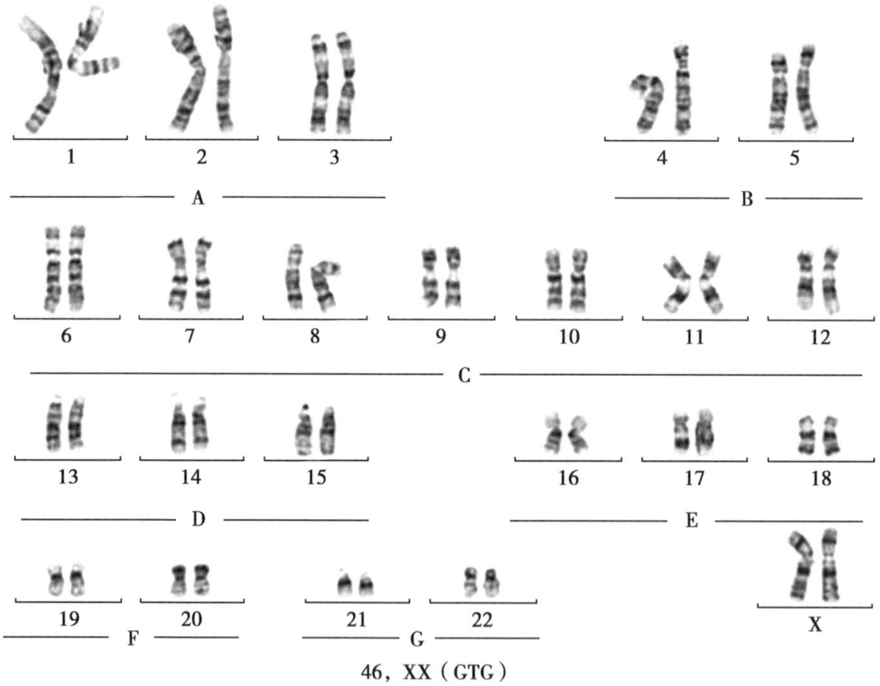

图 1-4　人类正常女性染色体 G 显带核型

当患者出现下列情况之一时，建议进行染色体核型分析：①男性内外生殖器畸形者；②男性第二性征发育异常；③无精子症或严重少精子症、弱精子症；④不育男性正常形态的精子比率低下；⑤配偶有自然流产史或有不良生育史。

常染色体和性染色体的数目和结构异常均可能导致男性性腺发育异常或生育障碍。其中以性染色体数目异常较为典型，如 47，XXY Klinefelter 综合征、47，XYY 综合征等，在部分患者中还检出染色体等臂、易位、插入、重复等类型的结构异常，有时可见到 2 种或 2 种以上细胞系形成的嵌合体，如 47，XXY/46，XY 等。

（二）性染色质检查

性染色质检查可作为染色体核型分析的一种辅助手段，包括 X 染色质和 Y 染色质检查。

X 染色质又称 X 小体或 Barr 小体，是女性细胞间期核内一种特有染色质。通常位于核膜内缘，呈圆形、椭圆形或三角形，直径约 1μm。X 染色质数目为 X 染色体数目减 1。Y 染色质也称 Y 小体，是经荧光染料染色后细胞核中一个发强荧光的小体，呈圆形或椭圆形，直径约为 0.3μm。Y 染色质数目与 Y 染色体数目相同。因此，当性染色体数目异常时，性染色质数就会有变化。例如，Klinefelter 综合征患者的 X 染色质数为 1，Y 染色质数也为 1，由此可推测其性染色体组成是 XXY。同理，核型为 48，XXYY 的患者细胞内有 1 个 X 小体和 2 个 Y 小体。

性染色质的检查材料可取自皮肤或口腔上皮细胞，检测方法简便，是一种快速鉴定性别、确定性腺发育异常患者 X 染色体数目的简易方法。

染色体分析技术的新方法不断出现，经典核型分析与荧光 DNA 探针结合的技术称为荧光原位杂交（FISH），可以准确检测异常的染色体拷贝数及其位置的改变。与人类基因组 DNA 标记结合研发的各种芯片分析技术，可以帮助我们对不同个体的基因组 DNA 倍性进行完整的分析，常用的有单核苷酸多态性阵列（single nucleotide polymorphism array）和拷贝数变异（copy number variation，CNV）芯片等。

（唐艳平）

十一、病理学检查

病理学检查对于男性不育症病因的确诊具有重要意义。

（一）睾丸病理学检查

1. **睾丸普通组织病理学**　可观察睾丸精子发生是否存在，以及生精阻滞发生的阶段，这对于确定是梗阻性还是非梗阻性无精子症有明确意义，也可合理解释和判断一些遗传性因素导致的不育；人类精子的发生包括了 6 种细胞组合，睾丸组织病理学可以观察 6 种细胞组合的比例，了解精子发生的动力学是否正常；生精细胞的病理变化多表现为生精上皮的脱落、排列紊乱、细胞凋亡增加等，可为不育症的病因诊断提供依据，如这些改变可见于精索静脉曲张及一些环境因素（如棉籽油）对睾丸的损伤等；除了观察生精细胞的病理变化外，睾丸的普通组织病理学还可观察间质细胞、支持细胞的病理变化，包括数量、形态、变性等。睾丸组织的取材非常重要，尽管以往认为睾丸组织病理学是鉴别梗阻性和非梗阻性无精子症的金标准，但随着睾丸显微外科的开展，这一金标准地位开始动摇，然而实际上病理学诊断技术没有争议，主要是睾丸组织的取材有其局限性。

2. **睾丸的免疫组织病理学**　主要采用免疫酶标技术、免疫荧光技术和免疫电镜技术，用于检测睾丸免疫复合物及生精小管界膜变化。

3. **睾丸细胞病理学检查** 是主要用于鉴别梗阻和非梗阻性无精子症的一种有创性诊断方法，随着无精子症的无创性诊断技术的发展，这种既准确又快捷的方法正在使有创的细胞学检查逐渐减少。

（二）男性生殖系统其他组织病理学检查

与不育有关的主要是炎症，如附睾、输精管、精囊、前列腺的炎症。其具体的病理变化依炎症的种类而不同，如结核性、淋菌性和非淋菌性炎症，肉芽肿性炎症等。

（熊承良）

十二、精子超微病理学

人类精子超微形态学是精子形态学的一个分支。精子超微病理学是采用电子显微镜观察精子的表面结构和特征以及精子的超微结构，分析并报告异常病理的现象与机制的一门科学。

精子病理学落后于病理学科的快速发展，特别是精子超微病理学。迄今各医院精子检查仍采用普通显微镜观察精子的一般形态变化。常规检查不能观察精子的细微结构而电子显微镜适宜于精子的超微结构观察，应大力推进。

透射电子显微镜（transmission electron microscope，TEM）是一种具有更高分辨率、更高放大倍数的显微分析方法，是观察细胞和组织超微结构的有效工具。主要观察：①精子核异常，如核的数目、核内空泡、脂滴、染色质和细胞器；②顶体异常，如顶体发育不全，顶体未发育；③鞭毛异常，含微管数目或多或少的异常，附件结构异常，这是先天性精子异常的一种表现；④线粒体鞘异常，多见鞘排列紊乱；⑤外周致密纤维异常，主要表现为数目异常及结构改变；⑥精子头尾部连接异常。

（熊承良）

十三、影像学检查

（一）超声波检查

1. **精索静脉曲张** 超声显像可以探测曲张的静脉，这些曲张的静脉在超声显像表现为束状囊肿样的无回声区和迂曲曲张静脉的管状结构，管径一般大于 3cm，多发生左侧阴囊，也可以双侧均发生。如果用超声多普勒探测，表现为精索静脉血流速度减慢。

2. **隐睾** 隐睾分为单侧或双侧，一般常见位于腹股沟管内，也可以位于腹腔内及阴囊的上方，隐睾常常发育不全，比正常小并且质软，超声显像可以探测到隐睾。膀胱充盈时，腹腔内的隐睾在膀胱周围和同侧肾脏下极附近可以找到，腹股沟管内隐睾相对容易探测到。

3. **男性不育症的超声波检查** 许多射精管梗阻的患者只是部分梗阻而不是完全梗阻。对于部分梗阻很难诊断，主要是因为在射出的精液中果糖和精子都可能存在，前列腺和精囊的超声波检查可以发现精囊发育不全，以及射精管梗阻所导致的囊状扩张。输精管发育不全的患者常常有精囊的发育不全，精囊的超声波检查有助于明确诊断。

（二）CT 检查

1. 隐睾 CT 诊断　CT 主要用于临床上不能扪及的隐睾检查，隐睾一般位于睾丸下降的行程内，即腹膜后、腹股沟、阴囊的上部，表现为卵圆形软组织密度影，边缘清楚，隐睾多停留在腹股沟，大约占 70%，在腹膜后停留的隐睾受肠管、血管的影响，约 40% 出现假阴性，采用良好的肠化、增强扫描、重点区薄层扫描等可能提高睾丸的检出率。

2. 精囊 CT 诊断　精囊 CT 主要是鉴别囊性或实质性的病灶，如果采用增强 CT 更有意义。囊性病变可见到囊性厚壁的病变，实质性的病灶常常呈现精囊边缘不规则的分叶状的实质性肿块，肿瘤常可浸润膀胱。

（张新华）

第三节　男性不育症的治疗

一、心理治疗

心理因素和男性不育之间存在着互联关系。不育会影响患者的心理活动，极易发生心理平衡失调，出现负性情绪和人格特征变化，如消极悲观情绪和应对能力的失衡等；而负性情绪和人格特征变化可能对生殖功能产生不可忽视的负面影响。长期持续性的心理压力会影响睾丸的功能和精子的生成，也可导致男性持续性不育。不良的心境也会影响男性不育的治疗效果。现代医学模式的转变，要求我们既要重视不育症患者的病理生理因素，又要重视其心理因素和社会因素。对于这类患者，我们要在诊疗过程中通过耐心细致的接诊和询问病史，听取患者倾诉，分析患者存在的心理层面的问题。在结合医疗检查和药物治疗的同时，辅以有效的支持心理治疗，以调节其失衡的心理，帮助其提高治疗效果。

（一）男性不育患者的心理特征

男性不育患者一般带有许多的负性情绪，他们多为被动就医，往往是在妻子经多次检查未发现明显与不孕不育相关的病因后再就诊，且就诊时发现有生育功能障碍。部分患者不愿面对现实，男性地位和自尊心受到很大打击，尤其是当诊断为少精子症或无精子症时更是如此。男性不育患者的负性情绪可有多种表现，其中以焦虑和抑郁较为多见。如抑郁、自卑、自暴自弃不愿就医，情绪低落、忧愁郁闷，不愿与人交往，从而孤独、敏感甚至感觉羞辱、无助等。他们常常在希望和失望中徘徊，影响着患者的婚姻、家庭、社会关系等各个层面。患者由于巨大的心理压力和精神痛苦，进而生活秩序亦被打乱，甚至导致性功能障碍。人格特征也有明显的变化，由于受社会、生理、心理等综合因素的共同影响，不育患者的人格特征往往倾向于固执、多疑、焦虑、内向、神经质。

不育患者的负性情绪和人格特征可能对不育及其治疗效果产生负性影响。长期紧张、焦虑不安、忧郁、严重的挫折感等负性情绪，可能影响下丘脑促性腺激素释放激素的分泌，影响睾丸间质细胞内分泌功能和睾丸的精子生成，甚至会出现性功能障碍。加重不育的病情和影响不育的治疗效果。某些气质特征使不育夫妇对来自外界环境或夫妻关系的应激源可能发生过度反应，而过度的应激反应可能会通过生物学机制降低生育能力。

（二）支持性心理治疗

心理治疗分两个层面，支持性心理疗法，又称精神支持疗法，是心理治疗的第一个层面，是医生与患者交往过程中的一般性心理治疗，也是我国目前使用最广泛的一种心理治疗概念。支持性心理疗法采取对患者劝导、启发，表示同情、支持，消除疑虑等交谈方法和调整环境等方式来帮助患者认识他所面临的问题。心理治疗的第二个层次是指作为一种特殊的治疗手段，针对消除某种心理（精神）症状或行为障碍提供专门的心理治疗技术。需由专业心理医生进行。本节将谈支持性心理治疗及措施。

1. 建立良好的医患互信关系　支持性心理治疗与其他治疗，如物理治疗、药物治疗和外科手术不同，它主要以医生的心理行为来影响患者的心理行为。是在医务人员与患者结成暂时的人际关系（称之为医患关系）的前提条件下实现的。没有结成一定的医患关系，就谈不上医务人员的医疗行为影响患者的心理行为问题，也就不能真正实现有效的治疗。在医疗过程中无论给患者检查、开处方还是进行物理和手术治疗，都摆脱不开医务人员对患者心理行为的影响。医务人员如果不留意自己的言语、表情和举止，就有可能无意中影响了患者对自身疾病的认识，加重了他对病情和预后的悲观情绪。反之则可提高患者治愈的信心，并积极地配合治疗。此外，不育患者因为生育问题常对医生寄予厚望，患者总希望医生能保证医治有效且医疗费用合理。然而保证医治好每一个不孕不育患者是难以实现的。这就更需医生尊重和关心患者，明确检查和治疗的目的，减少不必要的医疗费用。建立起信任、和谐的医患关系。同时也要让患者知道，目前的医学水平不可能满足所有不孕不育患者的愿望和要求，仍有部分患者不能成功怀孕和生育，对治疗预后不好的患者，应引导患者结束治疗，从而减少他们的心理期望值和不必要的家庭经济负担。

2. 帮助和指导患者建立良好的家庭、亲朋好友的人际关系　不良的人际关系往往影响不育患者的应对方式，使其产生不良的情绪反应。鼓励患者多与家庭成员和亲朋好友交流，可控性地宣泄和释放压抑在内心深处的痛苦，求得他们的宽容和关怀。夫妻之间的交流可增进夫妇间感情，重建和谐的夫妻性生活，相互扶持、缓解家庭和社会的压力，共同面对不孕不育的困境。妻子更要从生活、生理、心理上多安慰、体贴丈夫，减轻其心理压力。与父母和亲朋好友交流，获得物质、精神上的支持和帮助。在建立良好的人际关系的基础上，不断培养和增强患者对他们支持的主观感受性，提高对他们支持的利用度。

3. 健康教育　个体的情绪和行为是由其认知过程所决定的。挖掘个体不良的认知，加以分析、辩论，代之以理性、现实的认知模式，消除痛苦，适应现实环境。不育患者往往对生育、妊娠等存在一些不良认知，产生较大的心理压力，这些不良因素又反过来影响了疗效，形成恶性循环。因此，对这类患者要让其认识到自己认知的局限性，并解释歪曲的认知与消极情绪反应的关系，帮助他们建立良好健康的认知模式，缓解其心理压力，减轻情绪反应。帮助患者建立正确认知的最好办法就是健康教育，健康教育是建立良好医患互信关系的基础，也是医患互相交流和沟通的途径，可使患者心理达到最佳状态。健康教育包括认真细致地回答患者的提问，为患者提供充足的相关信息。讲解正常的生殖过程，针对患者的病情，讲解引起不孕不育的可能原因和可行的治疗方案，对需进行辅助生殖技术的无精子症和少精子症患者应讲解辅助生殖技术的基本知识，指导患者选择正确、规范、有效的医疗措施。

4. 对患者进行应对指导和心理咨询　生殖中心作为治疗不孕不育症的专门机构，医护人员应该从医学伦理、医学心理、社会学的角度出发，了解患者的心理状态、经济情况、家庭问题，主动提供医疗、心理、社会信息的支持，以解除顾虑，消除心理压力。同时配合一定的药物或辅助疗法以及性生活方式方法的指导，以帮助患者受孕。对有明显心理改变的不育患者，在给予医学治疗的同时要积极辅以心理干预。必要时，对在治疗过程中有适应障碍而难以调整的患者，应请专业心理医生会诊和进行心理咨询。以发现患者所面对的问题，明确患者的压力来源，了解导致其心理失衡的危险因素，并针对患者的心理状况，因人施治，选择不同的咨询和治疗方法，如支持疗法、行为、认知、婚姻及家庭治疗等，帮助他们拓宽心胸，增强信心，分散注意力，保持一种自然轻松的心情。

（黄勋彬）

二、抗感染治疗

生殖道感染是男性不育的常见病因之一，应用适当的抗生素治疗有助于提高精子质量和男性生育能力。

（一）采用抗生素治疗时应注意的问题

1. 抗生素治疗通常只能杀灭微生物，而对缓解炎症改变并无帮助，也不能逆转功能缺陷和解剖异常。尤其是已形成精道梗阻时的慢性炎症反应，抗生素治疗无多大益处。

2. 抗生素的正确选用事关疗效，是疗效的关键。选用原则：①应选用广谱抗生素。引起生殖道感染致不育的病原微生物多见于沙眼衣原体（Chlamydia trachomatis，CT）、解脲支原体（Ureaplasma urealyticum，UU）、人型支原体（mycoplasma hominis，Mh）、大肠埃希菌和金黄色葡萄球菌。应选用对这类病原微生有效的药物。②注意抗生素的理化特性。选择易进入生殖道和生殖腺体内的药物。③注意病原菌的耐药性。近年来由于不规范治疗、滥用抗生素、反复感染和慢性迁延等原因，病原菌耐药性不断发生变化，耐药菌株逐年增加，导致感染治疗难度增大，如解脲支原体极易对抗生素产生耐药性，临床疗效不甚理想。有条件应进行细菌培养、支原体培养加药敏试验，选敏感的抗生素。

3. 注意疗效的评判，应用抗生素治疗后 2 周应进行精液质量改善状况的评估。以确定用药的疗程和治疗效果。临床上对不明原因的白细胞精液症习惯用抗生素治疗。但应注意的是抗生素治疗通常只能消灭微生物，而对炎症改变并无帮助，对这类病例抗生素治疗不一定有明显的疗效。而长时间用抗生素会影响精子的生成。

（二）抗生素的选用

生殖道感染多见于前列腺炎、精囊炎和附睾炎，是 35 岁以下男性尿道炎患者中最常见的并发症。药物的选择应考虑能进入生殖道和生殖腺体内的药物（以慢性前列腺炎的抗生素治疗为例）。

1. **选择用药的基本原理及注意事项**　对慢性细菌性或非淋菌性感染的前列腺炎治疗的成功与否，取决于前列腺管泡腺液中抗生素的药物浓度，而不是前列腺间质和基质中的浓度。前列腺腺体组织是前列腺的实质组织，由管泡腺和导管组成。管泡腺内充满酸性腺液和脂质，药物必须能进入前列腺液，并在腺液中保持较高的浓度，才能杀灭病菌。影响药物“透入”管泡腺和能否在管泡腺中保持较高浓度的因素如下：①药物的脂溶性。前列腺上皮为脂膜，前列腺中含有大量脂质，根据相似相溶的原理，脂溶性大的药物易透入前列腺中，而水溶性较大的药物则难以透入。②药物在血浆中与血浆蛋白的结合率。与血浆蛋白结合率低的药物，游离于血浆中浓度高，有利于顺浓度差扩散进入前列腺中。③药物本身的化学属性。药物的酸碱属性影响药物在血浆和前列腺中的离子状态。离子状态的药物不易透过前列腺上皮组织。属弱酸性的药物在血浆弱碱性环境中易解离，解离后离子化的药物不易经前列腺上皮扩散到前列腺液中。属弱碱性的药物在血浆弱碱性环境中不易解离，若有脂溶性特性则较易经前列腺上皮进入前列腺管泡腺液中。而前列腺液偏酸性，弱碱性的药物在pH值低于7.4时易解离呈离子化状态，不易扩散回到血浆中，从而保证了管泡腺液中的药物浓度。

了解了药物透入前列腺和保持较高药物浓度的基本原理后还要注意以下3点：①急性前列腺炎和慢性前列腺炎在选择药物上存在差别，急性前列腺炎时，血管组织通透性增加，药物易进入前列腺组织。各种抗生素均可使用。②慢性前列腺炎时前列腺pH值增高。若pH值增高，碱性药物不易呈离子状态，又可由前列腺返回到血浆中，磺胺类或磺胺增效剂(甲氧苄啶)治疗慢性前列腺炎效果不佳，往往与前列腺液中pH值偏高不能保证前列腺与血浆药物高浓度比有关。但大环内酯类药物效果较好(因该类药在碱性环境中抗菌效果好)。③药物的选择除了注意组织中药物浓度外，还需注意抗生素的抗菌谱。

2. **用于治疗生殖道感染的抗生素种类**　适合用于治疗生殖道感染的抗生素有四环素类、大环内酯类、磺胺类、喹诺酮类等(表1-4)。

表1-4　用于治疗生殖道感染的抗生素种类

类别	药品	特性
四环素类	四环素、多西环素、米诺环素	组织渗透性强，副作用小，对衣原体有特殊效果，可首选多西环素
大环内酯类	红霉素、克拉霉素、阿奇霉素、交沙霉素	弱碱性，脂溶性，在碱性环境中抗菌效果好，对支原体和衣原体有较强抗菌活性，但抗菌谱较窄
喹诺酮类	氧氟沙星、环丙沙星、诺氟沙星等	抗菌谱广，对G^-、G^+菌和厌氧菌都有效，组织穿透力强，前列腺中药物浓度较高，是理想的首选药物之一
其他	利福平	吸收快，组织穿透性强，毒性低，抗菌谱广，常与甲氧苄啶合用
	甲氧苄啶	具有脂溶性高，血浆蛋白结合率低，弱碱性等诸多特点

治疗沙眼衣原体、解脲支原体、人型支原体的药物选用：

(1)四环素类药物是治疗生殖道感染的首选药物之一，对衣原体有特殊效果，但已有少数耐药菌株的报道，可能是某些治疗失败的原因之一。

(2)大环内酯类如红霉素、克拉霉素或阿奇霉素对沙眼衣原体有良好的抗菌活性，临床上可有效治疗生殖道衣原体感染。阿奇霉素的药代动力学和药效动力学特性不同于红霉素和克拉霉素，该药能浓集在细胞内，组织半衰期约为60小时。单剂500mg阿奇霉素在人体组织中的浓度可达到对沙眼衣原体最低抑菌浓度(minimum inhibitory concentration，MIC)的10倍以上，并长达5天。

(3)新型氟喹诺酮类药物可用于沙眼衣原体感染的治疗。有研究显示这些药物对沙眼衣原体尿道炎的治愈率达 85%~95%。氟罗沙星和氧氟沙星比环丙沙星更有效，与四环素类药（多西环素）相仿。司帕沙星和曲伐沙星是氟喹诺酮类药物中对沙眼衣原体抗菌活性最强的 2 个品种。

治疗解脲支原体、人型支原体的药物可选新型氟喹诺酮类药物，其对人型支原体和解脲支原体的敏感性与 G^+ 菌（葡萄球菌属或链球菌属）相似。在数项体外研究中，氟喹诺酮类似乎对人型支原体（氧氟沙星 0.12~1mg/L）比解脲支原体（0.5~8mg/L）更敏感。体内研究显示，氟喹诺酮类能有效根除人型支原体，但不能根除解脲支原体。

（黄勋彬）

三、激素治疗

激素疗法主要针对性腺功能低下者，男性性腺功能减退可能发生在胚胎期、青春期前、青春期和成年。对于青春期前和青春期的患者以促进、诱导生殖器官发育、精子发生启动和第二性征出现为主。处在成年期的男性性腺功能减退症应以维持男性性征和性功能为主要目的。

此外，也可小剂量、短程激素治疗无精子症、少精子症、弱精子症和性功能障碍，无论针对前者还是后者，都需要明确诊断，然后拟定正确的治疗方案。

（一）促性腺激素

常用制剂有人绒毛膜促性腺激素（hCG）、人类绝经期促性腺激素（hMG）和卵泡刺激素（FSH）。① hCG：是从孕妇尿中提取纯化具有黄体生成素（LH）活性的生物制剂，由胎盘滋养层细胞分泌，与 LH 作用相似，FSH 作用很弱，刺激睾丸间质细胞合成和分泌雄激素，促进性器官和保留副性征发育、成熟，使睾丸下降。促进生精小管功能、小管增粗、直径增大，能使青春期的睾丸稍增大，促进精子发生。② hMG：系由绝经期妇女尿中提取的 FSH 和 LH 的混合物。以 FSH 作用为主，LH 作用甚弱。hMG 能促进睾丸生精小管发育，生精细胞分裂和精子成熟。③ FSH：本品有 2 种来源，即从人尿中提取和基因重组人卵泡刺激素，仅具 FSH 活性，而无 LH 活性。

对促性腺激素功能低下型性腺功能减退症应根据治疗目的来选用促性腺激素，以治疗不育症为目的可选用 hCG 和 hMG，hCG 每次 2 000 单位，每周 2 次，肌内注射。hMG 每次 75 单位，每周 3 次，肌内注射，3~6 个月为 1 疗程。如果是以维持性征和性功能可单选 hCG 或雄性激素，hCG 每次 5 000 单位，每周 1 次，肌内注射，或每次 2 000 单位，每周 2 次，肌内注射。

（二）促性腺激素释放激素

下丘脑合成和释放的促性腺激素释放激素（GnRH）及其类似物主要用来治疗下丘脑引起的促性腺激素降低的性腺功能减退症。人工合成的 GnRH 化学结构和生理作用与天然 GnRH 完全相同，不同时期用药方案不同，性腺功能低下者，促性腺激素分泌增多，不宜采用 hCG、hMG、GnRH 等治疗，应该使用雄性激素替代治疗。垂体功能低下者可采用 hCG、hMG、GnRH 治疗；高催乳素血症采用溴隐亭治疗；生殖激素水平正常的少精子症和弱精子症患者可在短期内使用促性腺激素治疗，时间不宜超过 12 个月，用药期间定期检查精液。

（熊承良）

四、支持疗法和抗氧化治疗

精子的发生、运动等体内许多生理过程都离不开六大营养物质的支持。氧化应激现在被认为是引起男性不育的重要原因之一,抗氧化剂治疗能清除活性氧自由基,阻止其对精子活力和受精能力造成的影响,改善精子参数,提高自然妊娠率及辅助生殖技术的妊娠率及活产率。

(一) 氨基酸及蛋白质类

1. **精氨酸**(arginine) 化学名称 a- 氨基 -8- 胍基戊酸,缩写符号为 Arg,化学结构式为 $H_2NCN(CH_2)_3CHCNH_2COOH$,等电点 10.76。它是一种碱性非必需氨基酸,在肌酸合成过程中起重要作用。肌酸对骨骼肌肉能量的输出非常重要,由甘氨酸、精氨酸和足够的甲基来源组成,在精子尾部中段线粒体部位,肌酸磷酸的穿梭作用为精子运动提供能量。奶制品、猪肉、家禽和鱼富含精氨酸。精氨酸可以促进伤口愈合,协助机体排泄过多的氨,刺激免疫功能,促进胰高血糖素、胰岛素和生长激素的分泌,精氨酸能促进蛋白质的合成和细胞的复制,精子数量减少的男性服用精氨酸后可以提高精子数量。精氨酸是一氧化氮的前体,在精氨酸的代谢过程中产生的一氧化氮在许多生理过程中起着重要作用。这些作用包括调节血管张力,调整血压和血流量以及对内分泌的调节。精氨酸所产生的一氧化氮参与巨噬细胞对细菌的吞噬和杀灭功能,调节巨噬细胞与淋巴细胞的激活。

单用精氨酸片剂 0.75g/ 次,1 日 3 次,连续口服 2~3 个月。

2. **复方氨基酸胶囊** 含 8 种必需氨基酸和多种维生素,每次 1 粒,1 日 3 次,连续口服 30 天为 1 疗程。

(二) 维生素和微量元素

1. **维生素 E 和维生素 C** 维生素 E 作为氧自由基的清除剂,在防止自由基或氧化剂对细胞膜中多不饱和脂肪酸、富含巯基的蛋白质成分以及细胞骨架和核酸的损伤有重要作用。维生素 C 也是很好的抗氧化剂。维生素 E 胶囊,每次 100mg,1 日 3 次,连续服用 30 天。维生素 C,每次 400mg,1 日 3 次,连续服用 30~60 天。

2. **硫酸锌** 锌在精子成熟、运动、大分子聚合体如 RNA 和 DNA 的构成、蛋白质合成、细胞分裂以及生物膜稳定性等方面发挥着重要作用。精子头尾连接处有二硫键和自由硫基的存在,锌对巯基有较高的亲和力,能起到抗生物氧化作用。精子在锌的保护下,一直保持完整形态,直到与卵子结合,精子才发生头尾断裂,精子核染色质发生解聚,遗传物质释放进入卵细胞,锌即完成使命。锌也是一种抗炎因子,与细菌的刺激物如脂多糖和超级抗原结合,通过改变脂多糖的结构发挥作用,锌缺乏可降低对微生物的抵抗力。锌影响下丘脑 - 垂体 - 睾丸轴功能。锌在人体可临时抑制精子核浓缩,锌在精子核中的含量不足时,可使核染色质四级结构不稳定,从而降低精子受精能力。

硫酸锌每次 200mg,1 日 3 次,配成稀溶液后饭后服用,30 天为 1 疗程。

3. **其他** 对少弱精子症患者可选用肉碱(carnitine)、左卡尼丁、谷胱甘肽 / 硒(glutathione/selenium)和辅酶 Q10(coenzyme Q10)其中 1 种或 2 种药物进行治疗,疗程为 1 个月。这些药物是良好的抗氧化剂,可用于男性氧化应激性不育症患者。

(熊承良)

五、手术治疗

外科技术的显著改进，大大提高了男性不育症的治疗成功率。自从 20 世纪初显微外科技术系统应用于男性生殖疾病以来，男性不育症的手术治疗方案发生了革命性的变化，目前超过 70% 的患者可以通过显微手术或联合辅助生殖技术进行治疗。一些外科手术方法，如显微重建手术治疗梗阻性无精子症和精索静脉结扎术治疗睾丸功能受损，对于适合的患者仍然是最安全有效、最经济的方法。此外，之前适用于治疗少或弱精子症的显微精索静脉结扎术，现在也应用于治疗一些非梗阻性无精子症，可诱导精子发生并使患者的精液中重新出现精子。旨在纠正或改善男性不育的手术治疗方法，可以将辅助生殖升级为更简单的方法，如宫腔内人工授精（intrauterus insemination，IUI），甚至自然妊娠。

对于无法重建的梗阻性无精子症（obstructive azoospermia，OA）及非梗阻性无精子症（non-obstructive azoospermia，NOA）患者，手术取精联合体外受精（IVF）或卵细胞质内单精子注射（ICSI）是一种实现受精、妊娠和活产的可行方案。各种手术取精技术的改进和最新进展，如采用经皮穿刺或外科开放手术从睾丸、附睾中获取精子，增加了泌尿生殖医师对不育男性的治疗手段。特别是使用手术显微镜来评估和辨别可能含有精子的生精小管，显著提高了睾丸取精的成功率，同时也减少了并发症。

男性不育症可选择的外科治疗方式主要有以下几类。

（一）修复精索静脉曲张的手术

精索静脉曲张指睾丸蔓状静脉丛的异常扩张。在普通男性人群中，精索静脉曲张的发病率约 15%，在原发不育中占 35%，继发性不育中占 75%~81%。精索静脉曲张长期以来一直被认为与男性不育相关，现已明确精索静脉曲张会导致进行性、持续时间依赖性的睾丸损伤。精索静脉曲张影响精子质量导致不育的机制尚未完全阐明，可能与睾丸局部温度升高、血流动力学异常、代谢物反流、分泌功能障碍、自身免疫等有关。

几个解剖学特点易导致精索静脉曲张。左侧精索静脉多回流至左肾静脉，而右侧精索静脉一般直接回流至下腔静脉，因此左侧精索静脉较右侧精索静脉承受更大的回流阻力，这一解剖学差异导致精索静脉曲张一般以左侧多见。静脉瓣膜功能不全引起静脉血反流和静水压增高，也是发生精索静脉曲张的另一病因。另有一些少见的病因，如良性和恶性的腹膜后肿块也可引起继发性精索静脉曲张。

1. **手术方式**　精索静脉曲张目前最有效的治疗方法是外科手术，应在睾丸受到不可逆损害前及早进行，以保护睾丸功能，避免潜在的不育风险。精索静脉曲张的治疗方法包括手术治疗和介入治疗等，手术方式有传统经腹股沟、经腹膜后、经腹股沟下等途径的开放精索静脉结扎术，腹腔镜下精索静脉结扎术，显微镜下经腹股沟或经腹股沟下精索静脉结扎术和选择性精索内静脉介入栓塞等。其中，显微精索静脉结扎术可以精确结扎静脉，保留睾丸动脉和淋巴管，术后效果好、并发症少、复发率低，可显著改善精液质量，提高妊娠率，被认为是最佳的手术方法。研究显示，该种术式术后精液质量改善率可达 60%~80%，配偶自然妊娠率达 30%~60%。

2. **手术适应证**　成年患者精索静脉曲张手术的常见适应证包括精索静脉曲张伴不育或有症状的精索静脉曲张（如疼痛）。基于国内外男性不育临床诊疗指南，尝试怀孕的夫妇如符合以下标准,男方应接受精索静脉曲张治疗:①可触及的精索静脉曲张(Ⅱ度以上);②男方有一项或多项精液参数异常或精子功能异常;③夫妇明确不育;④女方生育力正常或可纠正的不孕症。精索静脉曲张患者出现睾丸疼痛或雄激素缺乏症状,若无其他病因,也可实施手术治疗。对精液参数正常或亚临床型精索静脉曲张男性不推荐手术。

对于青少年精索静脉曲张的处理要比成人困难,青少年精索静脉曲张往往没有症状,多在体检时发现。少数青少年患者表现为睾丸疼痛或不适,或因阴囊肿物而就诊。多数学者认为可触及的精索静脉曲张伴同侧睾丸体积减小应采取手术治疗,该标准的主要依据是这些学者认为青少年精索静脉曲张术后,受影响的睾丸可以“追赶性”生长发育。睾丸萎缩定义为精索静脉曲张患侧睾丸体积小于 2ml 或小于正常对侧睾丸体积的 20%。由于没有检查能够预测青少年在成年后是否具有生育能力或不能生育,因此,对未经治疗的患者进行长期随访非常必要。

3. **治疗结果**　青少年精索静脉曲张的研究提示,精索静脉结扎术对改善睾丸功能和提高男性生育潜力有益。一般来说,手术适用于睾丸萎缩和精液参数异常的青少年。病例对照研究随访(1~15 年)发现,与保守治疗等待观察相比,精索静脉结扎术可改善精液参数和增大睾丸体积。此外,与非显微手术相比,显微手术对青少年精索静脉曲张的治疗效果更佳。

4. **手术并发症**　精索静脉结扎术并发症有精索静脉曲张复发、鞘膜积液和睾丸萎缩,常与术后效果不佳相关联。

精索静脉曲张术后复发率为 0.6%~45%。小儿精索静脉曲张术后复发更为常见。显微精索静脉结扎术复发率(<2%)显著低于腹膜后手术(15%~25%)、腹腔镜手术(5%~15%)或腹股沟手术(5%~15%)。复发精索静脉曲张的血管造影研究可以观察到动脉周围支、腹股沟平行支、腹膜后侧支或者更少见的阴囊侧支。复发后可行二次手术,但手术难度往往较大,并发症发生风险也更高(如睾丸萎缩和鞘膜积液)。再次手术可选择不同手术入路或介入栓塞治疗,以降低并发症发生。

鞘膜积液是非显微精索静脉结扎术后最常见的并发症,是由术中结扎淋巴管导致阻塞引起的。与腹膜后手术(7%~9%)、腹腔镜手术(12%)或传统腹股沟手术(3%~30%)相比,显微精索静脉结扎术能够更好地识别淋巴管,可减少对淋巴管的误扎,降低术后发生鞘膜积液(0%~0.69%)的风险。大量鞘膜积液会在睾丸周围形成一个异常屏障层,可降低逆流热交换的效率,影响精索静脉结扎术治疗效果。小且无症状的鞘膜积液可以随访观察,大而有症状则需手术修复(鞘膜切除术)。

睾丸缺血萎缩是由睾丸动脉受损导致。人睾丸动脉的直径为 1.0~1.5mm。睾丸血供 2/3 来源于睾丸动脉,1/3 来源于输精管动脉和提睾肌动脉。由于精索有旁系血管(输精管动脉和精索外动脉)供应睾丸,即使睾丸动脉受到损伤,睾丸萎缩的发生率仍较低。人类精索显微解剖研究显示 40% 的睾丸动脉附着于大的精索内静脉。另外 20% 的睾丸动脉被微小的静脉网包绕。在实施精索静脉结扎术的过程中,睾丸动脉的损伤或结扎伴随着睾丸萎缩风险和 / 或精子发生受损。显微镜能够识别和保留 0.5~1.5mm 的睾丸动脉,误扎动脉的发生率低于 1%,避免了术后发生睾丸萎缩或无精子症。使用显微型多普勒探头,有助于识别和保留睾丸动脉,从而最大限度地降低睾丸损伤风险。表 1-5 总结了各种精索静脉曲张治疗方法的优缺点。

表 1-5 精索静脉曲张手术方法

方法	保留动脉	鞘膜积液 /%	复发率 /%	严重并发症可能
经腹膜后	否	7	15~25	否
传统经腹股沟	否	3~30	5~15	否
腹腔镜	是	12	3~15	是
放射介入	是	0	15~25	是
显微镜下经腹股沟或腹股沟下	是	0	0. 5~1.0	否

精索静脉曲张是男性不育症患者最常见的疾病，越来越多的证据表明，精索静脉曲张对睾丸持续产生进行性损伤。严重的精索静脉曲张将比轻度的精索静脉曲张造成更大的损伤，但严重的精索静脉曲张修复后精液质量会得到更大改善。精索静脉结扎术可以阻止男性精索静脉曲张患者精液质量进行性下降，也可改善睾丸间质细胞功能，使睾酮水平升高，在预防未来不育和 / 或雄激素缺乏症方面存在潜在的作用。

（二）生殖道梗阻性病变的手术

该类患者睾丸内精子发生正常，但由于先天性异常、泌尿生殖道感染或外伤等原因导致双侧睾丸网至射精管开口的任意部位生殖道发生梗阻，精子不能正常排出体外而导致无精子症或少弱精子症。主要根据梗阻的原因、程度、部位（睾丸、附睾、输精管、精囊、射精管）、性质和范围，选择不同的手术方式。通过外科手术可使一些男性不育患者得到有效治疗，甚至可使配偶自然受孕。

1. 输精管 - 输精管吻合术（vasovasostomy，VV） 输精管梗阻的常见病因有输精管结扎、先天性畸形、泌尿生殖系统感染、医源性损伤等。输精管 - 输精管吻合术最常用于输精管结扎术后复通吻合，约 2%~6% 的输精管结扎患者术后会选择输精管复通。也可用于治疗其他类型的输精管梗阻，如儿童时期行疝修补术或睾丸下降固定手术导致的输精管损伤。

输精管吻合术有多种方法，如微点标记的多层输精管吻合术以及改良单层输精管吻合术等，康奈尔大学团队报道微点多层吻合技术成功率可达 99.5%。无论术中选择多层输精管吻合还是改良单层输精管吻合，吻合口必须保证无张力和无渗漏。吻合口张力大可导致后期吻合口狭窄和复通后初期有精子但很快会再次梗阻。吻合口渗漏则会出现精子肉芽肿，激发炎症反应，进而导致吻合失败。

医源性输精管梗阻通常由腹股沟斜疝修补术造成，输精管远端通常回缩至腹腔内或者在腹股沟管内，疝修补术所使用的补片可引起输精管致密纤维化，导致输精管断端游离困难，使手术复通的难度增加。此种情况下，可在腹腔镜下游离远端输精管，并通过腹股沟内环口拖出。

术中需要充分游离输精管以达到无张力吻合。为保持良好血供，解剖输精管鞘膜时避免剥脱鞘膜和损伤输精管血管。梗阻部位如果出现精子肉芽肿，则应把其分离切除。但保留输精管结节和 / 或精子肉芽肿可以降低损伤动脉的风险。由于结扎部位的输精管动脉常已被离断，对毗邻精索结构的损伤，尤其是睾丸动脉的损伤很可能会导致睾丸萎缩。

充分游离输精管之后，横断睾丸端输精管。一旦确认睾丸端输精管通畅，在显微镜下观察输精管液确认有无精子。腹部端输精管插入 24G 留置针鞘，注射盐水或乳酸林格液确认通畅性。

如果无精子肉芽肿形成且输精管干燥，检查未发现精子，则建议做输精管 - 附睾吻合。如果输精管液黏稠如牙膏状、不溶于水，则显微镜检查很少会发现精子。在这种情况下，打开睾丸鞘膜检查附睾，如果发现明显梗阻征象，梗阻上方附睾管扩张、下方附睾管塌陷，则进行输精管 - 附睾吻合。当从输精管溢出大量透明的水样液体时，虽未找到精子也可行输精管 - 输精管吻合术，在这种情况下，术后精液中有重现精子的可能（表 1-6）。

表 1-6 输精管液外观、镜检结果及建议手术方式

输精管液外观	显微镜检查常见结果	建议手术方式
大量，透亮，水样	无精子	输精管 - 输精管吻合术
大量，薄雾状，溶于水	多见带尾精子	输精管 - 输精管吻合术
大量，乳黄色，溶于水	多见精子头，偶见短尾精子	输精管 - 输精管吻合术
大量，黏稠，牙膏状，不溶于水	无精子	输精管 - 附睾吻合术
稀少，白色稀薄液体	无精子	输精管 - 附睾吻合术
干燥，输精管结扎处无精子肉芽肿	无精子	输精管 - 附睾吻合术
稀少，输精管结扎处有精子肉芽肿	吹打液中发现精子	输精管 - 输精管吻合术

输精管吻合技巧及手术原则主要包括精确的黏膜对合，吻合口无渗漏，吻合口无张力，良好的血供，健康的黏膜层和肌层，以及无创吻合技术等。

手术成功率取决于结扎术后时间、输精管液外观和输精管液中有无精子。输精管液中见到精子时，术后复通率超过 90%。输精管液清亮未见精子时，术后复通率为 80%。往往术后 1 个月精液检查即可见精子。如果术后 6 个月精液复查未见精子，则提示手术不成功。梗阻时间越长，术后女方受孕率越低。因此，确定梗阻时间至关重要，有利于评估术后成功率和治疗方式的选择。

术后成功率还受其他因素影响。其中女方因素的重要性不容忽视，尤其是年龄对受孕率的影响。研究表明，如果女方年龄 >35 岁，受孕率会显著下降；女方年龄超过 40 岁，则受孕率低于 20%。

吻合口瘢痕可导致再次继发梗阻，发生率为 2%~12%。精子浓度，尤其是精子活力下降，预示梗阻可能再次发生。再次输精管 - 输精管吻合术后成功率略低于初次手术。

输精管 - 输精管吻合术后最常见的并发症是血肿，一般不需要手术引流。晚期并发症包括吻合口部位的精子肉芽肿（约 5%），通常是最终梗阻的预兆。精子活力进行性下降伴随数量减少提示狭窄。由于存在迟发性狭窄和梗阻可能，建议在精液中出现活动精子时进行冻存。

2. **输精管 - 附睾吻合术**（vasoepididymostomy，VE） 双侧附睾梗阻是引起梗阻性无精子症最常见的原因。先天性附睾梗阻的常见原因包括双侧附睾任意部位的缺失或发育异常。获得性附睾梗阻的常见原因包括附睾炎、阴囊 / 附睾外伤、阴囊手术时附睾损伤、输精管结扎术后继发附睾梗阻，以及特发性附睾梗阻。可以通过输精管 - 附睾吻合术显微重建解决附睾梗阻引起的梗阻性无精子症。

最早尝试输精管 - 附睾吻合术的报道见于 1903 年，有学者将多处剖开的附睾管与输精管断端吻合在一起。1918 年，Lespinasse 首次尝试附睾管和输精管的精确吻合。在显微吻合技术引入之前，输精管 - 附睾吻合术的成功率差异较大，术后复通率和妊娠率都比较低。随着光学放大技术的进展，Silber 在 1978 年首先引入显微镜下输精管与单根附睾管端端吻合术，随后 Wagenknecht 引入了输精管 - 附睾端侧吻合术，后期 Thomas 将此技术推广。

Stefanovic 介绍了一种基于大鼠模型的单层黏膜缝合的输精管 - 附睾套叠吻合术。Berger 将此项技术应用于人体，三根双针缝线置于附睾管上呈三角形。打开附睾管之前，用三根双针显微缝线以“内进外出”的方式穿过输精管黏膜，形成 6 点锚定的吻合，使附睾管套叠进入输精管管腔。之后，Marmar 改良此项技术，只用两根显微缝针横向垂直置于附睾管进行吻合。Chan 等报道使用双针显微缝线纵向置于附睾管便于在附睾管上做纵行切口，吻合部位的附睾管切口相对较大，附睾液易于进入输精管。动物实验和人体试验研究都证实这种双针输精管 - 附睾纵向套叠显微吻合术相对于此前的三针或横向双针吻合术可获得更高的复通率。

输精管 - 附睾显微吻合术是公认最具挑战性的男性生殖显微外科手术。将直径 150~250μm 纤细的附睾管与输精管吻合，需要相当精确和娴熟的显微外科技术。手术结果很大程度上取决于术者的经验。

技术娴熟、经验丰富的显微外科医师显微输精管 - 附睾吻合术的复通率可达 50%~85%。套叠术的复通率可超过 80%。采用经典的端侧或以往的端端吻合方法，复通率约为 70%，随访中有 43% 的复通患者成功使配偶怀孕。无论使用何种方法，附睾远端吻合较近端吻合的妊娠率更高。使用以往的端端或端侧吻合方法，25% 的复通者在术后 14 个月时吻合口闭合。使用套叠技术时，这种再梗阻概率小于 10%，但长期随访结果未见报道。尽管如此，无论采用何种技术，都建议在术中及术后精液中出现精子时进行冻存，因为吻合口可能发生再次梗阻。对于术后精子数量少或质量差以及仍然无精的患者，先前术中冻存的精子可用于 IVF/ICSI。持续无精但术中又未冻存精子的患者可以选择再次行输精管 - 附睾吻合术和 / 或显微附睾取精联合 IVF/ICSI。

输精管 - 附睾吻合术并发症包括切口感染、阴囊肿胀、血肿、睾丸痛和附睾持续梗阻（手术失败）。这些并发症大多具有自限性，可以保守处理。像附睾缺血纤维化和睾丸萎缩等比较严重的并发症较为少见。术前必须将这些手术并发症和注意事项告知患者及家属。

除了通过输精管 - 附睾吻合术显微重建外，附睾梗阻性无精子症患者也可通过附睾或睾丸穿刺获取精子进行 ICSI 使女方受孕。尤其是女方年龄较大或者女方存在严重不孕因素，穿刺取精联合 ICSI 可能是帮助患者尽快妊娠的有效替代方案。对于梗阻性无精子症患者而言，相对于辅助生殖技术，显微重建手术花费少且效果较好。因此，与患者夫妇进行适当沟通，讨论各种治疗方案的利弊，有助于他们做出正确抉择。

3. **经尿道射精管切开术**（transurethral resection of ejaculatory duct，TURED）　Farley 和 Barnes 在 1973 年首次提出射精管梗阻（ejaculatory duct obstruction，EDO）的概念，EDO 约占男性不育症病因的 1%~5%。最初对 EDO 的描述，主要是射精管完全梗阻导致的无精子症，现在更明确 EDO 是一种更为复杂的解剖性疾病。

射精管梗阻通常为一种先天性异常，可表现为输精管完全缺如、部分附睾缺如或射精管末端梗阻的一系列异常。射精管梗阻也可能由慢性前列腺炎或来自前列腺或精囊囊肿的外在压迫造成。射精管梗阻可以有多种表现形式，其主要症状包括不育、射精后疼痛以及血精。根据精液分析的结果，射精量少、pH 值为酸性、精浆果糖阴性或水平低的无精子症，提示双侧射精管梗阻。

目前常用的检查手段包括经直肠精囊超声（transrectal ultrasound，TRUS）、精囊磁共振、精囊穿刺和精囊造影等。直肠指诊可以发现中线囊肿。经直肠超声是诊断和治疗射精管囊肿的首选影像学检查方法。通过超声可以看到前列腺中线囊肿、射精管和精囊扩张。可以经直肠超声引导下进行囊肿、扩张射精管或精囊的抽吸，并在显微镜下检查抽吸物。如果发现活动精子，则进行冷冻保存。经直肠超声引导下的抽吸应该在计划手术之前即刻进行，并且术前需要进行肠道准备和使用抗生素。

EDO 有效的治疗方法是经尿道射精管切开术（TURED）。TURED 术中使用膀胱电切镜在中线部位（双侧）或侧方（单侧）切开精阜。若电切平面选择正确，几次电切后可见云雾状乳白色液体从切口处溢出，标志手术成功。TRUS 可以精确定位梗阻的部位，并指导电切的深度。另外，经直肠精囊内注入亚甲蓝或靛胭脂，也有助于判断手术是否成功。电切后一旦看到显色剂溢出，则证明梗阻解除。术后尽早恢复性生活或规律排精。术后定期随访，直至精液质量稳定。

大样本回顾性分析显示，TURED 术后 20%~30% 的 EDO 不育患者可使配偶自然受孕。TURED 术后 60% 患者的性交后疼痛和会阴区不适得到改善，一些血精症状也会得到改善。

TURED 术后大约 10%~15% 的患者射精量增多，但依然为无精子症，主要由于继发附睾梗阻，需进行输精管 - 附睾吻合术。另外，4% 的 EDO 患者术后出现无精子症，可能是由于瘢痕形成，此类患者在术前最好进行精子冻存。

TURED 的并发症发生率为 10%~20%，主要包括血精、水样精液、血尿、附睾炎，以及罕见的尿失禁、直肠穿孔、精囊炎。在所有的并发症中，自限性的血精以及血尿比较常见，附睾炎和水样精液相对少见。水样精液的出现主要由于尿液逆流进入精囊或去顶后的囊肿内，此种精液内往往含有肌酐。精液中混有尿液会影响精子质量。

（三）非梗阻性无精子症——睾丸活检及取精手术

非梗阻性无精子症是男性不育症中最难治疗的一种，约占无精子症的 60%，通常是由于各种原因导致睾丸生精功能障碍，如先天因素、隐睾、腮腺炎、肿瘤放化疗等。药物治疗难以恢复睾丸的生精功能。以往对于这类患者只能采用精子库供体受精或者领养。20 世纪 90 年代末，国外学者借助手术显微镜，发现此类患者睾丸局部的生精小管内含有精子，将其分离出来借助辅助生殖技术成功获得子代。因此，对于生精功能低下导致的无精子症，由于存在睾丸内 “灶性生精” 的可能，可以在显微镜辅助下实施睾丸显微取精术，从睾丸内寻找精子，既可最大限度保护睾丸组织，又可更精准地发现散在分布的微小生精灶。

当无精子症患者睾丸体积正常、输精管可触及、血清 FSH 水平正常、血清抗精子抗体阴性时，可以进行睾丸活检。在这种情况下，睾丸活检可区分梗阻性和非梗阻性无精子症。体积小且质硬的睾丸中精子发生有时会更好，在体积大且看起来健康的睾丸中有时反而可出现精子成熟阻滞的情况。即使在血清 FSH 水平显著升高、睾丸小且质地软这种已经确定存在睾丸功能障碍的情况下，通常也能在睾丸中发现少量成熟精子。可将这些精子收集起来用于 IVF/ICSI。另外，在睾丸活检时，最好要求男科实验室有冷冻保存精子的能力。

先天性输精管双侧缺如或部分缺如，以及无法重建或重建失败的梗阻性无精子症患者，可通过各种取精技术联合 IVF 进行治疗(表 1-7)。这些取精技术也可应用于外科重建手术中。如果配偶已经准备好,术中取到的精子可以即刻用于 IVF,也可冻存以备重建手术失败后择期行 IVF 或 ICSI。

表 1-7 取精手术方式

方法	优势	劣势
显微附睾精子抽吸术(MESA)	显微操作并发症更少;附睾精子活力较睾丸精子好;单次可获得大量精子进行多管冻存	需要麻醉和显微外科技术;不适用于非梗阻性无精子症
经皮附睾穿刺取精(PESA)	不需要显微外科技术;局部麻醉;附睾精子活力较睾丸精子好	并发症包括血肿、疼痛、睾丸血管损伤、附睾梗阻;精子获取概率可变性大;获取精子量比 MESA 少;不适用于非梗阻性无精子症
经皮睾丸穿刺取精(TESA)	不需要显微外科技术;局部麻醉;适用于梗阻性无精子症	不成熟或不活动的睾丸精子;获取精子量少;非梗阻性无精子症效果差;并发症包括血肿、疼痛、睾丸和附睾血管损伤
睾丸切开取精术(TESE)	显微手术方式并发症少;非梗阻性无精子症的首选方法	需要麻醉和显微外科技术

1. **显微附睾精子抽吸术**(MESA) 该技术可用于输精管 - 附睾吻合术中取精,也可单独用于先天性输精管缺如或梗阻性病变无法重建的男性。直视下取更靠近近端的附睾被膜甚至输出小管水平的切口,直至找到活动精子。经验表明,越靠近附睾近端,精子活力越好,输出小管内的精子活力最好。

一旦发现活动精子,用干燥的微量吸液管靠近有液体流出的附睾管。如果没有微量吸液管,也可以使用标准红细胞比容管。通过毛细作用将精子吸附到微量吸液管中。使用这种方法获取的附睾精子,无论是新鲜还是冻存精子,通过 ICSI 可达 60% 以上的妊娠率或分娩率。冻存精子将来可用于多次 IVF 周期。

2. **经皮附睾穿刺取精**(percutaneous epididymal sperm aspiration,PESA) 用细针穿刺附睾可成功获取精子,但该技术没有开放取精手术可靠性高,得到的精子量较少,有时不足以进行冷冻保存。报道的妊娠率是开放技术的 50%。考虑将来可能需行输精管 - 附睾吻合术的患者,穿刺会导致附睾梗阻。鉴于 IVF 所涉及的成本和工作量,直视下附睾取精术是首选技术。

3. **经皮睾丸穿刺取精**(testicular epididymal sperm aspiration,TESA) 使用 23G 针头或套管针进行睾丸穿刺抽吸比睾丸活检创伤更小、痛苦较小,但通常只能得到少量且结构不完整的生精小管。存在先前手术瘢痕或正常解剖结构改变时不宜使用这种方法。对于梗阻性无精子症和精子发生正常的患者,经皮活检或抽吸对于获取可用于 IVF/ICSI 的新鲜精子非常有用。在非梗阻性无精子症男性中,细针抽吸的精子量明显低于显微睾丸取精术。在局部麻醉下治疗时,需要进行精索阻滞以减轻疼痛。

4. **睾丸切开取精术**(testicular sperm extraction,TESE) 即标准的诊断性睾丸切开活

检术，对于生精功能正常及梗阻性无精子症患者，能够明确病理诊断和获取精子进行 IVF，目前仍然是金标准。在睾丸活检时，外科医生的目标是提供理想的组织样本，减少对样本质量的影响，并避免损伤附睾或睾丸的血供。与睾丸活检相关的最严重的并发症是无意中穿到附睾。如果活检样本的组织学显示有附睾管以及有精子在附睾管内，则活检部位会发生附睾梗阻。手术可在全身麻醉、硬膜外麻醉或局部麻醉下进行。

5. **显微睾丸取精术**（microdissection testicular sperm extraction，micro-TESE） 1999 年，Schlegel 首次发表描述显微睾丸取精术的研究。这一研究中报道的多点取精术的获精率为 45%，而显微睾丸取精术的获精率则高达 63%。康奈尔大学报道，在取到精子的男性中，通过 IVF/ICSI 可获得 45% 的妊娠率和接近 40% 的活产率。2000 年，Amer 等研究报道的显微睾丸取精术的获精率（47%）高于标准的多点取精术（30%）。Okada 等进一步研究也认为显微睾丸取精术比传统睾丸取精术的获精率高。Ramasamy 等对康奈尔的显微睾丸取精术的安全性亦做了回顾性分析，该研究通过对睾丸取精术后的患者进行阴囊超声检查和睾酮水平检测，就睾丸多点活检术和显微取精术对机体的影响进行了比较，结果发现显微睾丸取精术后患者的睾酮生成恢复的更早、更完全，18 个月后血清睾酮水平恢复至基线的 95%，而行传统睾丸多点取精术患者的血清睾酮水平则仅恢复至基线的 85%。

睾丸显微取精术较传统睾丸活检有更高的手术获精率及安全性，是非梗阻性无精子症患者的首选精子获取技术。使用显微镜进行睾丸活检，发现非梗阻性无精子症患者睾丸中只有支持细胞的生精小管较细、色白以及呈丝状。生精活跃的小管通常较粗大、饱满、颜色稍黄。在手术显微镜下可以容易地观察到这种差异。此后，这项技术在生殖中心得到广泛推广，40%~60% 的非梗阻性无精子症患者通过这种手术获得精子，再联合辅助生殖技术，最终可使更多的患者获得自身遗传学后代。不同病因的显微睾丸取精术成功率见表 1-8。

表 1-8　不同病因的显微睾丸取精术成功率

疾病	成功率
Klinefelter 综合征	68%
AZFc 缺失	70%
化疗后	53%
隐睾（睾丸固定术后）	74%
成熟阻滞	40%
AZFa、AZFb 缺失	0%

若非梗阻性无精子症患者睾丸内有精子生成，精子存在于生精小管内，彻底剪碎睾丸组织以使生精小管内的精子释放，保证睾丸组织被充分裂解为组织悬液，便于手术室内在滴片上观察，以提高精子的发现概率。每个生精小管样本都应循序检查，一旦发现精子，手术即可结束。

另外，显微睾丸取精术的并发症均明显降低，包括睾丸萎缩和血供中断等。睾丸活检最常见的并发症是血肿。血肿比较大时需要引流。使用显微镜来避免血管损伤以及使用双极电凝止血将有助于预防这种并发症。显微镜的使用可以帮助找到白膜上的无血管区域，降低损伤睾丸血供的风险，得到相对无血的活检标本。用 5-0 缝线连续缝合血供丰富的鞘膜可最大限度地减少出血和粘连。由于阴囊及其内容物血供丰富，在没有血肿的情况下伤口感染很罕见，无须使用抗生素。

（四）隐睾下降固定术

隐睾是男性儿童最常见的生殖器异常之一。正常情况下在出生后双侧睾丸均应在阴囊内，如果睾丸不在阴囊内，则有可能发生下降不全，且发育相对较差。内分泌治疗无效时，应在 1~2 岁前进行手术。精子发生对温度非常敏感。动物和人体研究都表明人为提高睾丸温度会导致精子发生受损，但可以维持睾丸激素产生功能。即使是单侧隐睾也与较高的男性不育发生率相关。成人睾丸下降固定术与儿童相同，进行睾丸固定术，将隐睾移至可触及的阴囊中，可诱导精子发生，间质细胞功能也可得以保留。即使是单侧隐睾，在回纳至阴囊正确位置时，也可以提供足够的睾酮，避免激素替代的需要。当进行睾丸固定术后，必须定期进行自我检查和超声检查，同时应警惕发生癌变的可能。睾丸固定术时，应使用肉膜囊固定的方式，在阴囊创建一个肉膜囊使睾丸固定其中，以防止其回缩。

（潘 峰）

六、辅助生殖

主要因男性不育而采用的辅助生殖技术有宫腔内人工授精和卵细胞质内单精子注射等。

（一）宫腔内人工授精

1957 年 Mastroinni 等提出“宫腔内人工授精”的概念并将少精子症患者的精液直接注入子宫腔内获得 3.4% 的妊娠率。直接将精液注入子宫有许多弊端，如精液中带菌可致宫腔内感染，精浆内可能含抗精子抗体、白细胞、活性氧和前列腺素等不利于精子运动和受精的物质。1974 年 Barwin 使用经优化处理过的精子行 IUI 获得较高的妊娠率。所谓 IUI 就是在妇女排卵期将经优化处理过的精液中的精子使用导管注入子宫腔内的一种助孕技术。其主要适应证：①男性因少精、弱精、液化异常、性功能障碍、生殖器畸形等不育；②宫颈因素不育；③生殖道畸形及心理因素导致性交不能等不育；④免疫性不育；⑤原因不明的不育。禁忌证：①男女一方患有泌尿生殖系统急性感染或性传播疾病；②一方患有严重的遗传、躯体疾病或精神心理疾患；③一方接触致畸量的射线、毒物、药品并处于作用期；④一方有吸毒等严重不良嗜好。

（二）卵细胞质内单精子注射

1992 年比利时学者 Palermo 等率先将人类精子注入人卵细胞质内并获得首例妊娠，从而结束了梗阻性无精子症、严重少弱精子症难以治愈的困窘，ICSI 的成功具有划时代的意义，是男性不育症治疗学上新的里程碑。理论上 ICSI 仅需 1 个活精子就能达到辅助生育的目的，但有严格的适应证：①严重的少、弱、畸精子症；②不可逆的梗阻性无精子症；③生精功能障碍（排除遗传缺陷疾病所致）；④免疫性不育；⑤体外受精失败；⑥精子顶体异常；⑦需行植入前胚胎遗传学检查者。

（三）胞质内形态学筛选单精子显微注射

胞质内形态学筛选单精子显微注射（intracytoplasmic morphologically selected sperm injection, IMSI）是 ICSI 与运动精子细胞器形态学检查（motile sperm organelles morphology examination, MSOME）技术的完美结合。IMSI 配备了微分干涉相差显微观测与数位成像技术，使其可在高放大倍率下（×6 600）对运动的活体精子进行形态质量评价，选择头部无或少空泡精子用于显微注射，从而提高受精率、着床率和妊娠率，以及降低流产率。

（熊承良）

七、物理疗法

物理疗法是指利用光、热、电、磁、声、气体、水等进行的一种治疗，简称理疗。男科中局部热疗较常用，主要是对前列腺增生和前列腺炎的理疗。组织加热后，细胞内分子运动加快，生理效应主要有：①增强血液循环；②代谢加强；③降低肌肉和纤维结缔组织张力，增加弹性；④增加免疫力。热疗主要有射频和微波 2 种。

（一）射频

利用频率较高的交变电场产生的射频电流作为加热源，对疾病进行加热治疗。可用来治疗前列腺增生和慢性前列腺炎，腔内热疗用于后者其效果并不甚理想，要求腔内治疗温度低于 50℃，可持续 30~60 分钟，2 次治疗间隔应大于 7 天。由于在尿道内反复插放导管会致患者痛苦和刺激，一般不主张用此方法治疗前列腺炎。

（二）微波

微波和射频本质上都是电磁波，只是频率不同而已，电磁波由相互交变的电场和磁场构成，不同频率的电磁波有不同的特点和产生方法，因此微波与射频作用于组织致热的机制是不同的。微波的频率在 300~3 000MHz，相应波长 1mm~1m；射频波频率在 100~300MHz，相应波长 1m~3 000m。有经直肠“高温治疗”和经尿道热疗 2 种微波治疗方法。前者在 B 超下将微波辐射器插入直肠，置于对应前列腺的位置，其优点是方便，痛苦少，可反复治疗。

（熊承良）

八、传统医学治疗

祖国传统医学博大精深，在很早的中医典籍中已有对男性不育的论述。《伤寒杂病论》中说“男子脉弱而濇，为无子，精气清冷”。传统医学认为男性不育与先天不足和后天亏损有关。而后天亏损是主要的，又以肾虚多见，其次是肝郁、脾虚气血不足以及湿热。治疗采用辨证施治的方法，肾阳虚者温补肾阳，右归饮加味；肾阴虚者壮水制火，知柏地黄汤加味；肝郁者疏肝泻火，龙胆泻肝汤加减；脾虚气血不足者健脾、补益气血，当归补血汤加味。此外，传统医学治疗方法中还有针灸治疗、气功调摄等手段。

常用的中成药有金锁固精丸、五子衍宗丸、六味地黄丸、全鹿丸、龟灵集、左归丸、右归丸、鹿茸片、参茸片、补肾强身片。

（熊承良）

第二章 临床常见精液异常

第一节 无精子症

无精子症（azoospermia）是指禁欲2~7天，2次及以上不同时期射出的精液经离心沉淀后显微镜检查，均未查到精子的病症。2次及以上取精间隔时间为1周。需排除不射精和逆行射精，临床表现为不育。

【病因】

无精子症的病因较复杂，概括起来分为两大类，一类为非梗阻性无精子症（nonobstructive azoospermia，NOA）；另一类为睾丸生精功能正常，但因输精管道梗阻，产生的精子无法排出体外，称为梗阻性无精子症（obstructive azoospermia，OA）。

（一）非梗阻性无精子症

睾丸生精功能障碍可能因先天或后天因素无生精细胞或生精过程中断而表现出有精液而无精子排出。

1. 继发性因素

（1）化疗：烷化剂如苯丁酸氮芥、环磷酰胺等对精原细胞有抗有丝分裂和类放射的作用。其他抗癌药物如长春新碱、长春花碱能在细胞分裂中期终止细胞分化。无精子症的产生取决于化疗药物的种类、数量、剂量、用药持续时间以及治疗前患者的生育状态。许多疾病本身已经引起生精功能障碍，霍奇金淋巴瘤男性化疗前20%~40%有原发性少精子症，70%精子活力不足。经氮芥、硫酸长春新碱、甲基苄肼、泼尼松治疗后，无精子症的发病率是77%~100%。有些抗菌药物，如呋喃妥因、庆大霉素、硝咪唑等能在精母细胞阶段引起生精阻滞。

（2）放疗：放疗可引起暂时性无精子症，这决定于睾丸受照射量的多少。如少于100rads，则9~18个月恢复；200~300rads，30个月恢复；400~600rads，则大于或等于5年才能恢复。有报道单照射区1次照射600~800rads可引起永久性不育。

（3）营养：鼠缺乏维生素A及人缺锌都可妨碍精子发生。维生素A缺乏可使鼠睾丸的精子发生（spermatogenesis）停滞于细线前期精母细胞水平。对于酒精性肝硬化患者，维生素A和锌缺乏是性腺功能减退的原因之一。睾酮水平过低，加上酒精的直接细胞毒性作用，可引起生精功能低下。乙醇能抑制维生素A（视黄醇）转变为具有生物活性的视黄醛。因乙醇与视黄醇氧化需要同一种脱氢酶。同时，乙醇氧化代谢还需锌的参与。肾功能不全者，常发生初级精母细胞或其前期水平的生精阻滞，其原因仍被认为是缺锌。严重营养不良者常影响睾丸生精功能而出现无精子症。

(4) 热量：热(如桑拿浴、体温升高、长期高温作业等)可导致少精子症，重者出现无精子症。将睾丸暴露于 43℃，15 分钟即可选择性地破坏对高温最敏感的初级精母细胞。有研究针对 18 例正常男性，每天阴囊加热 43~47℃，30 分钟，连续 12 天，5~7 周后出现精子计数减少，加热结束 23~65 天后睾丸生精停滞于精母细胞阶段。

(5) 内分泌因素：促性腺激素不足能引起不同阶段的生精阻滞。肾上腺生殖器综合征(adrenogenital syndrome)因肾上腺产生异常类固醇物质抑制促性腺激素；高催乳素血症相对雄激素不足；男性假两性畸形；LH 链异常等都能引起初级精母细胞阶段的生精阻滞。

(6) 睾丸因素：精索静脉曲张可引起睾丸生精障碍。McFadden 报道 101 例精索静脉曲张病例中，初级精母细胞水平生精阻滞的发生率为 8%。Spera 报道的 42 例患者中，24% 发生精子细胞水平生精阻滞。该病主要累及睾丸间质细胞的功能使睾酮产生减少。进一步研究表明，睾酮合成障碍发生于其合成的最后阶段，即 17- 羟孕酮转变为睾酮，这一过程需 17- 醛缩酶的参与，和其他酶一样，17- 醛缩酶的活性有温度依赖性。精索静脉曲张，睾丸局部温度增高抑制了该酶的活性。睾丸鞘膜积液患者鞘膜内压力增高，睾丸被膜水肿，睾丸体内微循环减少是生精障碍的原因。有研究分析 120 例鞘膜积液患者中，不同程度睾丸生精障碍者占 18%。隐睾或睾丸扭转引起睾丸内微环境改变，都可影响其生精功能。

(7) 环境因素：与 50 年前相比，人类每毫升精液中精子数目正日益减少，质量逐渐呈下降趋势，表明人睾丸生精功能在减退，这不得不考虑为生殖毒性物质和环境因素对生精功能的影响。尽管已被证实毒性物质与精子浓度下降的关系是有限的，但这可能是因为缺少设计严谨的研究而不是对精子浓度没影响。环境污染、食物添加剂、有机溶剂、除草剂、农药和 PM2.5 对生精功能的远期影响还不清楚，更重要的是人们还没有弄清各种毒性物质在越来越多的遗传性疾病中的潜在作用，也不能确定儿童在其个体发育的不同阶段对这些物质的敏感性。在 Carlsen 的一份报道中，调查了过去 50 年中人类精子的变化，发现人类精子浓度以每年 0.25% 的速度减少，且精子质量逐渐下降，他推测，照此发展下去，再过三代，精子数量将下降 25%，男性不育的发生率将大大增加。

2. 原发性或先天性因素

(1) 体细胞染色体异常：据报道，染色体异常在不育男性中占比约为 4%~5%，而正常人群中只占 0.5%~0.7%。11.9%~15% 的无精子症和 4.4% 的少精子症是染色体异常引起的，其中性染色体异常(主要是 47，XXY，如 Klinefelter 综合征)最常见。21 三体、8 三体及 XYY 综合征都会出现不同程度的睾丸生精障碍。Y 染色体长臂在精子发生中起重要作用。因 Yq11(Y 染色体长臂 1 区 1 带)缺失总是表现为无精子症或严重少精子症，所以认为 Yq11 是精子发生的基因位点。Yq11 突变率在原发性不育患者中为 5%~20%。突变后阻滞了精子发生基因的表达，从而引起无精子症。因此，有人把 Yq11 称为无精子症因子(azoospermia factor，AZF)。目前已能够用分子生物学的方法测定 AZF 突变引起的基因缺失，并证明 Yq11 有许多亚区。另外，Patrizo 用 PCR 法测定了 36 例严重少精子症者的外周血白细胞 Y 染色体中 100 多个 DNA 位点，发现 2 例 Y 染色体中段有与 AZF 相似的基因缺失，位置在 AZF 位点或其附近。说明严重少精子症也与 Y 染色体长臂基因缺失有关，同时也为进一步研究 Y 染色体在精子发生中的作用提供了条件。

常染色体与性染色体发生易位，第一次减数分裂期间性染色体稳定性被破坏等，都会影响精子发生。

(2)生精细胞染色体异常：核型正常者，大多数初级精母细胞阶段生精阻滞是由第一次减数分裂出现异常引起的。在第一次减数分裂过程中，同源染色体要进行联会、交叉和交换等一系列变化，此过程发生差错如不联会（asynapsis），同源染色体异常配对，异常联会复合体（synaptonemal complex），配对染色体解联会（desynapsis），染色体交叉和二价染色体数量异常，以及环状染色体等均能对减数分裂和精子发生造成严重影响。

双侧隐睾未能及时治疗，先天性无睾症等均能出现无精子症。

（二）梗阻性无精子症

根据生殖道梗阻部位可分为睾丸内梗阻、附睾梗阻、输精管梗阻、射精管梗阻，以及多部位梗阻。睾丸内梗阻约占梗阻性无精子症患者的15%，先天性因素引起睾丸输出小管纤毛运动障碍或重吸收异常，可导致精子无法正常通过输出小管到达附睾；获得性因素包括炎症和创伤。附睾梗阻最常见，占梗阻性无精子症患者的1/3~2/3。先天性附睾梗阻包括Young综合征和继发于双侧先天性输精管缺如（congenital absence of vas deferens，CBAVD）等；获得性附睾梗阻常可由附睾炎症导致；也可由创伤或医源性因素引起，如附睾囊肿切除、阴囊区域手术等，但多数原因不清，即特发性附睾梗阻。输精管近端梗阻常由输精管结扎术或输精管造影操作等引起；输精管远端梗阻主要发生于幼年行双侧腹股沟斜疝修补术后或者其他腹股沟/盆腔区域术后，约占梗阻性无精子症患者的7.2%。射精管梗阻占1%~5%，主要有囊肿性和炎症性。精道远端功能性梗阻可由局部神经性因素引起。

1. **先天性因素**　输精管道先天性梗阻可以发生于从输精管到射精管的任何部位。主要有以下几种：①双侧先天性输精管缺如或闭锁；②先天性附睾发育不良或附睾与睾丸不连接；③先天性精囊或射精管缺如。

2. **后天性因素**

(1)感染：是最常见的继发性因素之一。附睾结核常由逆行感染所致，结核分枝杆菌沿输精管侵及附睾。输精管壁增厚变硬，呈串珠样改变。附睾出现结节等。淋病奈瑟球菌可破坏附睾尾部，丝虫病感染累及附睾和输精管也可造成梗阻。精囊及前列腺的炎症可造成射精管梗阻。

(2)创伤：主要是医源性损伤，如精索静脉曲张手术、隐睾固定术、前列腺手术、睾丸鞘膜翻转术以及疝修补术等都有可能损伤输精管、附睾本身或其血管及神经支配。如为双侧性损伤，则出现无精子症。

(3)肿瘤：精索、精囊、附睾、睾丸以及前列腺的肿瘤，可因输精管道受压或被破坏而引起无精子症。

(4)其他：局部放疗可引起附睾或输精管粘连、纤维化等。

【诊断】

无精子症的诊断主要是病因诊断，精液经离心后镜检未发现精子，虽能诊断为无精子症，但并不能明确其病因，从而不能确立治疗方案。

（一）病史

对于无精子症患者，要了解其工作和生活环境，有无长期高温作业。有无接受过放疗或化疗及服用对生精功能有影响的药物。有无经常接触毒性物质，是否经常食用粗质棉籽油。

有无癌瘤病史，如曾患腮腺炎则应询问有无同时并发睾丸肿痛等。

（二）体检

了解患者的第二性征，生殖器外观是否正常。有无隐睾、鞘膜积液及精索静脉曲张。双侧输精管是否存在，直径及硬度如何。附睾有无肿块、硬结。睾丸大小、质地以及有无肿瘤等。

（三）化验检查

1. **精液常规检测** 禁欲2~7天后自慰取精，防止精液丢失，每次取出的精液应等待精液液化后进行精液常规分析，如未发现精子，应将精液离心，取沉淀在显微镜下检查，如仍未发现精子，则报无精。一次精液常规检查结果不能下诊断，必须2次及以上，每次间隔7天，经离心后显微镜检均未发现精子可诊断无精子症。

2. **精浆果糖定性或定量检查** 果糖产生于精囊，当双侧精囊缺如，双侧输精管完全性缺如时，果糖测定为阴性。而精囊以上输精管及附睾病变时，则果糖阳性。精浆果糖也可进行定量检查，精囊炎时果糖减少或消失。

3. **精浆肉毒碱和中性α-葡糖苷酶检查** 这2种成分均为附睾分泌，与精子在附睾内发育成熟及受精等过程密切相关，是附睾的标志物。附睾以后输精管道梗阻，其含量极低。

4. **内分泌激素检查** 主要是检查血FSH、LH、T及催乳素（prolactin，PRL），以确定睾丸功能是否有损害及损害程度。结合睾丸活检判断睾丸生精功能障碍是原发性还是继发性（病变部位在垂体）。由于激素分泌是脉冲式的，所以采血时间不同测得结果可能相差很大。有人建议每隔20分钟采血1次，共采3次，将3次血清混合后测定激素浓度。该法所得结果准确，重复性好，但临床上不实用。临床上仍用单次采血法检查，如所得结果与临床相距甚远时，可重复检查。有些激素的血浓度在一天中有节律性的变化（如T、PRL、肾上腺素等），对这类激素可统一采晨血检查。

大量研究表明在无精子症患者中，抑制素B（inhibin B）水平测定可以用于鉴别梗阻性无精子症和非梗阻性无精子症，对于非梗阻性无精子症患者，抑制素B水平明显降低，比FSH水平能更直接地反映睾丸生精功能，血清FSH水平正常，但不能排除睾丸无精子症的原因，因此抑制素B对正常的精子发生具有较高的预测价值。抑制素B是睾丸能生产精子的一个独立的预测因子，抑制素B是比FSH更有价值的反映睾丸生精功能的指标。血清抑制素B及FSH联合检测可以提高患者生精功能评估的准确性。

5. **无精子症患者内分泌激素检查结果评价**

（1）血清T降低，FSH、LH增高，抑制素B降低：这种情况说明原发性睾丸功能损伤，包括间质细胞（产生T）和生精细胞。促性腺激素，特别是FSH增高、抑制素B降低，说明睾丸本身受损而非下丘脑垂体病变，应进一步做核型检查，证实有无Klinefelter综合征或其变型。睾丸本身的病变也会出现这一表型。

（2）T、LH正常，FSH增高，抑制素B降低：见于原发性生精功能受损而未累及睾丸间质细胞者。FSH增高的原因一般认为是生精小管中的支持细胞受损后分泌抑制素B减少。

（3）T、LH、FSH都降低：这种情况仅占不育男性的1%，见于先天性或获得性促性腺激素功能低下型性腺功能减退症。嗅觉丧失症患者常出现先天性LH、FSH缺乏（Kallmann综合征）。这类患者还应检查其他垂体激素（促甲状腺激素、促肾上腺皮质激素等）。血清PRL在垂体肿瘤时升高，做头颅垂体窝影像学检查，可发现垂体肿瘤。PRL增高的另一常见原因是服用抗多巴胺类药物或垂体微腺瘤。

(4)T、LH、FSH、抑制素 B 均正常：见于遗精、逆行射精、输精管道梗阻等。逆行射精患者常有自主神经病变，常见于糖尿病患者。精液量少，pH 值呈酸性。果糖阴性说明先天性输精管缺如。无精子症患者 FSH 正常，精浆果糖浓度正常时，2/3 病例为射精管近端输精管道梗阻，1/3 病例为隐匿性生精小管功能障碍。

（四）染色体检查

对于睾丸体积小，第二性征不明显，或怀疑两性畸形以及有遗传病史的无精子症患者，可做染色体检查（如 Klinefelter 综合征等）。无精子症因子（AZF）检查：如前所述，Y 染色体长臂上有决定精子发生的基因位点，位于 Yq11。对于无精子症患者可用 PCR 方法检查 AZF 是否缺失。研究 AZF 的重要意义还在于了解该基因缺失是否能遗传给下一代。即从这类患者睾丸组织中获得的精子或精子细胞通过显微授精后所出生的后代是否还是无精子症患者或 AZF 携带者。

（五）影像学检查

输精管造影可诊断梗阻性无精子症；垂体的 CT 或 MRI 检查有助于诊断垂体肿瘤。

（六）睾丸活检检查

从 20 世纪 50 年代到 70 年代，睾丸活检是评价不育男性睾丸功能的常规方法。而后人们发现血清 FSH 和抑制素 B 可间接反映睾丸的生精状况，从而在很大程度上取代了睾丸活检，使活检的指征局限于睾丸大小正常、FSH 正常或轻度增高的无精子症患者。20 世纪 90 年代以来，随着活检技术的改进，如细针抽吸活检、针穿刺活检和活检枪等，以及男性不育治疗水平的提高，要求对睾丸生精功能有更准确、更全面的评价。活检的指征逐渐被放宽，事实上，目前睾丸活检既是一种诊断手段，也是一种治疗方法。从活检组织中分离出的精子，通过卵细胞质内单精子注射最终获得妊娠。

睾丸活检的方法如下：

1. **开放性睾丸活检**　该方法已越来越少用，除非与睾丸手术同时进行。所取组织标本大，能满足任何临床及科研之需要。

2. **细针抽吸细胞学检查**　用 21~23G 细长针吸取睾丸细胞，涂片染色镜检。优点是迅速、简便、痛苦小，常在 2~3 小时内出结果。缺点是需由有经验的细胞病理专家做出诊断，也可将标本制成单细胞悬液，做流式细胞仪定量分析，细胞学标本不能反映生精小管的结构、基底膜病变及生精细胞排列等情况。

3. **针穿刺活检或活检枪活检**　原理相同，穿刺针直径 l8G，可获得睾丸组织块（长条）。能达到开放手术所获标本的要求，是目前常用的诊断方法。

【治疗】

（一）内科治疗

由内分泌疾病引起的无精子症，可用内分泌激素治疗。如促性腺激素功能低下型性腺功能减退症，可给予 hCG 1 500 单位，一周 3 次，连用 6~12 个月。如果精子计数仍不正常可改用 hMG（LH 与 FSH 复合制剂）75 单位，每周 3 次，一般 1 年左右即可见效。特发性高催乳素血症者用溴隐亭治疗，服用抗多巴胺类药物引起者应停药并结合其他内科治疗。

对许多先天性或遗传性无精子症（如 Klinefelter 综合征、支持细胞综合征、两性畸形等）的治疗，不是以生育为目的，而是通过内科治疗来维持其性征和功能。许多由于下丘脑或垂体肿瘤引起的无精子症，可通过对原发病的放疗或手术而获得改善。

（二）手术治疗

精索静脉曲张、鞘膜积液、隐睾及睾丸扭转等引起的无精子症，原则上都可经手术治疗。其疗效取决于睾丸受损的程度和术后生精功能的恢复情况。LiMing 报道 39 例精索静脉曲张，经精索静脉高位结扎后精子浓度从 $(34 \pm 6) \times 10^6$/ml 增至 $(45 \pm 7) \times 10^6$/ml，活力从 $34\% \pm 2\%$ 增至 $39\% \pm 2\%$，血睾酮浓度从 (319 ± 12)ng/dl 增至 (409 ± 23)ng/dl。作者认为，术后生精功能的改善是睾丸内静脉压、温度、组织间液容积及睾酮变化等多项因素的综合效应，而非单纯睾酮变化的结果。

双侧隐睾一般主张 2 岁前手术，如成年后已发生无精子症时再手术，对睾丸生精功能无改善，手术目的是预防或发现恶变。

梗阻性无精子症可采用输精管端端吻合、附睾 - 睾丸吻合等手术恢复排精通道。人工精子池、附睾显微穿刺抽取精子行 ICSI 或显微授精，也有许多报道。

（三）睾丸显微取精术

睾丸显微取精术（microdissection testicular sperm extraction，micro-TESE）是 NOA 患者手术取精的首选方法，总体精子获得率（sperm retrieval rate，SRR）为 43%~63%。理论上，几乎所有的 NOA 都是 micro-TESE 的适应证，主要包括睾丸穿刺活检失败者；睾丸体积过小无法行睾丸活检穿刺者；Klinefelter 综合征（47，XXY）；Y 染色体 AZFc 区缺失；隐睾术后；腮腺炎性睾丸炎；ART 中女方取卵日，睾丸活检取精失败者等。其中，男性性反转综合征（46，XX）、AZFa/b 区缺失的患者，不建议手术取精。micro-TESE 的禁忌证包括睾丸肿瘤和合并外科手术禁忌的患者。取精手术的并发症主要包括局部血肿、伤口感染、性腺功能减退等。睾丸取精手术方式中 micro-TESE 的 SRR 较高，且并发症发生率较低。值得注意的是，在睾丸取精术后患者血清睾酮水平可出现下降，但在创伤愈合后可恢复至基线水平的 95%。

根据 NOA 病因不同，SRR 也有所差异。青春期后腮腺炎并发睾丸炎（ >90%）、隐睾术后（62%~75%）、AZFc 区缺失（67%~74%）、Klinefelter 综合征（45%~61%）等 SRR 较高。另外，部分研究报道首次手术失败的患者二次手术的 SRR 仍有 18.4%。其他治疗方法，包括精原干细胞移植、胚胎多能干细胞体外诱导分化、基因治疗等，目前仍处于研究阶段。

（四）显微授精技术

正常生殖需要精子具备一定的数量、活动率和形态功能。事实上，各种治疗因睾丸本身固有的变化，很难使其生精功能恢复到理想水平，因而成功率都较低。即使是宫腔内人工授精、体外受精胚胎移植术（in vitro fertilization and embryo transfer，IVF-ET）、输卵管内配子移植等助孕技术，也因为要求精子的许多参数在正常范围内而限制了治疗的成功率。20 世纪 90 年代以来，显微授精技术，尤其是 ICSI 的开展，使男性不育的治疗有了突破性进展。ICSI 最初主要用于辅助治疗梗阻性无精子症。

（熊承良）

第二节　少 精 子 症

少精子症（oligozoospermia）是指射出体外的精液中虽然有精子，但精子总数（或精子浓度）低于正常生育力男性精液检查参考值。根据《世界卫生组织人类精液检查与处理实验室手册（第6版）》的参考值，禁欲2~7天，至少2次精液常规分析提示精液中虽然有精子，但每次射精的精子总数<39×10^6（或精子浓度<16×10^6/ml），而精液体积、精子活力、精子正常形态率等正常即可诊断为少精子症。如合并精子前向运动（progressive motility of sperm，PR）百分率或精子正常形态百分率低于参考值，诊断为少弱精子症（oligoasthenospermia）或少畸精子症（oligoteratozoospermia）。

【病因】

睾丸可以分为2个腔室，一个是间质腔，含睾丸间质细胞，主要产生睾酮，是睾丸产生雄性激素的部位；另一个是生精小管腔，含支持细胞，主要功能是支持和营养发育中的干细胞直至分化形成精子，睾丸总体积大约90%是由生精小管组成，睾丸的体积显著变小可以反映出精子发生减退的改变。精子在睾丸内产生，在睾丸的生精小管内经历精原细胞、初级精母细胞、次级精母细胞、精子细胞，最后形成成熟的精子，并释放到生精小管内，是一个持续的过程，一般将这一持续过程分为3个阶段，即精原细胞增殖阶段；精母细胞成熟分裂阶段；精子形成阶段。从人的精原细胞到成熟的精子大约在生精小管内经历64~74天。每天人睾丸能产生约一亿两千万个精子。

精子形成的整个过程中都受到内分泌激素的调节，任何影响生精功能的因素均将导致精子数目减少。

1. **内分泌因素**　正常睾丸功能需要垂体促性腺激素、黄体生成素（LH）、卵泡刺激素（FSH）的作用，它们两者受下丘脑肽类激素（GnRH）的调控，下丘脑又受中枢神经系统兴奋性神经递质和抑制性神经性递质的调节，这些中枢神经递质包括去甲肾上腺素、多巴胺、5-羟色胺等，此外，睾丸负反馈信号也参与调节。LH刺激睾丸间质细胞产生睾酮，睾丸内高浓度的睾酮在启动和维持精子发生中发挥重要作用。FSH刺激支持细胞产生生精小管液和分泌许多蛋白质（例如：雄激素结合蛋白、转铁蛋白、抑制素、纤溶酶原激活因子）。多胺、乳酸被认为能调节干细胞的发育和精子的发生，实际上是指精原细胞的增殖分化和成熟过程。在青春期，睾丸精子的发生需要LH和FSH两种激素的刺激才能启动。对动物而言，LH刺激睾酮分泌，后者诱导精原细胞经历减数和初级精母细胞完成减数分裂，FSH则促进精子细胞形成精子。人体内分泌紊乱，特别是下丘脑-垂体-睾丸性腺轴系统功能紊乱常导致睾丸生精功能障碍，表现为少精子甚至无精子。

（1）下丘脑疾病

1）促性腺激素功能低下型性腺功能减退症：下丘脑GnRH脉冲分泌异常，导致垂体促性腺激素释放不足，睾丸发育及精子发生无法正常启动和维持，由于男性下丘脑-垂体-睾丸轴受损程度存在个体差异，多数引起无精子症，少数患者精液中仅有极少的精子。

2）其他：如选择性LH缺乏症、FSH缺乏症。临床罕见，由于LH和/或FSH缺乏，可表现为无精子症或严重少精子症。

（2）垂体疾病

1）垂体功能减退：垂体损伤后导致一种或多种垂体激素分泌或释放不足，当FSH和LH不足时可表现为生精功能障碍，从而引起严重少精子症甚至无精子症。

2）高催乳素血症：是继发性男性性腺功能减退的重要病因，可引起FSH、LH和睾酮降低，进而引发生精功能障碍。

3）内源性或外源性性激素异常：各种原因引起的体内雄激素或雌激素过高，均可通过负反馈抑制下丘脑-垂体-睾丸轴或影响甾体激素的合成代谢，抑制垂体分泌 LH 和 FSH，影响精子发生。

4）甲状腺功能亢进或减退：甲状腺功能亢进或减退可改变下丘脑激素的分泌和雌/雄激素比值，影响精子发生与成熟。

5）肾上腺功能异常：肾上腺功能异常，如先天性肾上腺皮质增生等，可能会导致下丘脑-垂体-睾丸轴的紊乱，从而导致精子发生异常，出现少精子症等。

2. **生殖系统疾病**

（1）生殖系统感染性疾病：生殖系统的特异性和非特异性感染均可以影响精子的发生，如急慢性附睾炎、附睾结核、慢性前列腺炎、精囊炎可导致精液成分发生改变，导致精子数目减少、畸形精子增多等。细菌性附睾睾丸炎患者可出现生精功能下降；病毒感染如青春期腮腺炎病毒感染引起继发性睾丸炎后，睾丸组织受到程度不同的破坏，5% 的患者双侧睾丸萎缩，生精功能低下，出现少精子症或无精子症。

（2）精索静脉曲张：精索静脉曲张占男性不育患者的 23%~39%，它对生精功能的影响主要通过以下方面产生。①肾静脉血向精索内反流，使睾丸局部温度升高；②由于肾静脉血反流至睾丸的同时，肾上腺和肾脏所产生的毒性代谢产物和部分激素对睾丸也产生毒性作用；③睾丸内及周围静脉瘀血，造成局部二氧化碳潴留，乳酸堆积，氧分压降低，缺氧，pH 值下降，微循环障碍，影响生精细胞的新陈代谢；④肾静脉血反流，血液瘀积，睾丸间质细胞受损，下丘脑-垂体-睾丸性腺轴功能紊乱；⑤引起精浆中转铁蛋白下降，可能导致精子发生障碍；⑥血液瘀滞，血睾屏障被破坏，产生抗精子抗体；⑦高浓度的脂质过氧化物（lipid peroxide，LPO）可直接损伤睾丸生精细胞及亚细胞膜，导致生精功能障碍。

（3）隐睾：睾丸处于高温环境，可能影响精子发生导致少精子症。根据组织学研究，1 岁内未降睾丸与正常睾丸没有区别，然而 2 岁以后未降睾丸的生精细胞数目比正常睾丸明显减少。隐睾如未早期手术可出现少精子或无精子，单侧隐睾青春期后接受手术，术后仍有 83% 的患者精子浓度低于正常人。在青春期前不同年龄段进行睾丸固定术治疗的患者，约有 75% 的双侧隐睾患者和 50% 的单侧隐睾患者，术后精子数目低于正常人。

（4）生殖道梗阻性因素：各种原因如创伤、先天发育异常或医源性因素导致的单侧生殖道梗阻或生殖道不全梗阻（如射精管不全梗阻），因精子排出障碍导致少精子症。

3. **遗传因素**

（1）染色体异常：染色体异常包括数量异常和结构异常，部分可影响精子发生，表现为少精子症。

（2）Y 染色体微缺失：Y 染色体长臂上存在控制精子发生的 AZF 区域，分为 AZFa、AZFb、AZFc 等区域。其中 AZFc 区缺失是严重少精子症的常见原因。

（3）基因突变：某些基因突变可能会造成精子发生功能障碍，导致少精子症，如 *KLHL10*、*TAF4B*、*SPINK2* 等。

4. **免疫因素**　男性不育患者抗精子抗体阳性者大约有 20%~50% 表现出少精。当睾丸多重局部免疫防御机制受到破坏或失平衡时，减数分裂后期的生精细胞及精子细胞会受到自身免疫系统攻击，引起生精细胞脱落，导致精子发生异常。

5. **医源性因素**　医源性因素，如放疗、化疗及生殖毒性药物可以干扰精原干细胞的增殖和分化，从而阻碍精子发生，造成少精子症。生精功能受损害的程度取决于放射剂量、药物类型及总剂量。某些药物可能导致暂时或永久性损害精子的生成，如大剂量皮质类固醇、雄激素、雄激素拮抗剂、促性腺激素释放激素、利血平、呋喃类药物、西咪替丁、柳氮磺吡啶、螺内酯、秋水仙碱和部分抗生素等。此外，癌症化疗药物中一些烷基化合物可引起生殖功能不可逆的损害。

6. 环境因素

(1) 物理因素：高温可能会诱导生精细胞凋亡，造成精子生成减少。射线、微波、噪声、重金属等可能会影响雄性睾丸的生精功能，对精子浓度和活力有负面影响。

(2) 化学因素：部分流行病学调查结果提示，长期暴露在溴氯丙烷、有机磷、甲丙氨酯等化学制剂的人群中少精子症和无精子症的发生率显著升高。

7. 其他因素　吸烟、酗酒可以干扰下丘脑 - 垂体 - 睾丸轴功能，降低精液质量，从而导致少精子症。肥胖患者因体内雌激素水平升高、雌 / 雄激素比例失衡，抑制内源性睾酮产生，进而影响精子生成。其他不良生活习惯，如紧身裤、桑拿浴、久坐等可使阴囊温度升高，导致精子发生减少。

【诊断】

1. 少精子症诊断及分级　如果第 1 次精液分析提示精液中虽有精子，但一次射精的精子总数$<39\times10^6$（或精子浓度$<16\times10^6$/ml），需要 1 周后复查 1 次精液常规，如复查仍提示同样结果，则诊断为少精子症，如复查结果在正常范围，不建议诊断为少精子症。一般认为精液中虽有精子，但精子浓度$<5\times10^6$/ml 为严重少精子症，严重少精子症根据精子浓度进一步分为：①隐匿精子症，新鲜精液制备的玻片中没有精子，但在离心沉淀团中可观察到精子；②极度少精子症，0/ml<精子浓度$<1\times10^6$/ml；③重度少精子症，1×10^6/ml≤精子浓度$<5\times10^6$/ml；④中度少精子症，5×10^6/ml ≤ 精子浓度$<10\times10^6$/ml；⑤轻度少精子症，10×10^6/ml ≤ 精子浓度$<16\times10^6$/ml。

2. 询问病史与体格检查

(1) 询问病史：包括不育年限、既往生育史以及性生活情况，泌尿生殖系统的创伤史、感染史和手术史，内分泌系统疾病史和肿瘤病史，以及是否存在影响男性生育力的用药史、毒物暴露史和不良生活习惯等。

(2) 体格检查：全身检查应注意身高、体重、第二性征、体毛分布及男性乳房发育等。生殖系统专科检查应检查阴茎是否正常，睾丸的位置、大小、质地，附睾、输精管有无缺如、结节和触痛，精索静脉曲张及其严重程度等。必要时直肠指诊评估前列腺的大小和质地。

3. 精液分析　规范的精液分析对于少精子症的诊断至关重要。样本采集时间应禁欲 2~7 天，复查时每次禁欲的时间尽量恒定。应用自慰方式取精，精液完整射入洁净、广口的无毒容器中。采用天平称重法计算精液体积。待精液完全液化后，充分混匀标本进行精子浓度计数。可使用计算机辅助精子分析（computeraided sperm analysis，CASA）仪进行分析，至少检测 200 个以上精子。对于严重少精子症，尤其是当精子浓度$<2\times10^6$/ml 时，推荐使用手工方法操作进行准确测量。

4. 生殖内分泌激素检查　生殖内分泌激素检查一般适用于 0/ml<精子浓度$<10\times10^6$/ml 或伴发性功能障碍 / 可疑内分泌疾病的少精子症患者。通常检测的生殖内分泌激素包括卵泡刺激素、黄体生成素、总睾酮、游离睾酮、雌二醇、催乳素以及抑制素 B，建议早晨空腹抽血

采用生物化学发光法检测。

5. **影像学检查**　超声检查由于其无创性、安全性和经济性，已成为少精子症的首要影像学检查。阴囊超声可以评估睾丸体积和血流，从而间接评估睾丸生精功能。阴囊超声对于睾丸、附睾结构以及近端输精管的探查可以提供有无梗阻的证据。此外，阴囊超声在评估精索静脉曲张严重程度、静脉反流和指导临床决策上具有重要的临床意义。对疑似生殖道远端梗阻可采用经直肠超声、磁共振成像及精囊镜检查。

6. **遗传学检查**　目前认为遗传因素是严重少精子症的重要病因之一。故对 0/ml<精子浓度<5×10^6/ml 的严重少精子症者需进行染色体核型分析和 Y 染色体微缺失检测。部分常染色体显性多囊肾病（autosomal dominant polycystic kidney disease，ADPKD）患者由于合并生殖道囊肿，常伴有少弱精子症，对于该类患者建议进行 ADPKD 相关致病基因检测。

此外，对于来自近亲家系的特发性少精子症患者，可考虑行全外显子测序或男性不育致病基因芯片等方法检测精子发生相关基因以明确遗传学病因。

7. **免疫学检查**　抗精子抗体（anti-sperm antibodies，ASAs）在少精子症中并不常见，但对疑似有免疫学病因的患者可考虑进行 ASAs 检测，《世界卫生组织人类精液检验与处理实验室手册（第 6 版）》推荐混合抗球蛋白反应试验和免疫珠试验对精子表面结合的 ASAs 进行检测。

8. **其他辅助检查**　其他辅助检查包括精浆生化检测，生殖道相关支原体、衣原体等病原微生物检测等。

【鉴别诊断】

精液过多症，一次排精液量过多，大于 6ml 时，由于精浆的稀释作用，可能出现精子浓度降低，表现为少精子现象。同时还要注意取精时精液是否有前一部分丢失，由于前一部分精液中精子的浓度较高，丢失后可能造成精子浓度偏低或假性少精。

【治疗】

1. **一般治疗**　减肥、戒烟、戒酒、体育锻炼能够改善异常的精子参数、激素水平以及肥胖相关的继发性性腺功能低下（secondary hypogonadism，SH），有利于改善不育症和实施辅助生殖技术（assisted reproductive technology，ART）治疗的结局。避免长期环境暴露因素和停用影响生精功能的药物。

2. **药物治疗**

（1）激素治疗

1）促性腺激素功能低下型性腺功能减退症：内分泌因素引起的少精子症，根据内分泌激素检测结果给药，促性腺激素性性腺功能低下者，病变部位主要在下丘脑，可给予 GnRH 及其类似物或者 Gn 治疗。首先单独使用人绒毛膜促性腺激素（hCG）250IU、每周 2 次以启动精子的发生，为了达到正常血清睾酮水平，可以高达 2 000IU、每周 2 次；如果刺激精子发生失败，可以联用 FSH（75~150IU，每周 3 次）。尿液提取 FSH、高纯化 FSH 与基因重组 FSH 的治疗效果没有差异。继发性性腺功能低下患者较大的基线睾丸体积与睾丸体积增加值是评价 Gn 治疗反应、诱导精子发生的最好的预后指标。

2）同化类固醇激素滥用：首先停用该类药物，6~12 个月将能改善至足够的精子数量和质量；如果没有改善，尝试使用 hCG，或者联合 FSH 和枸橼酸氯米芬其中一种药物刺激精子发生。

(2)其他药物治疗：药物仍然是治疗不育症的常用手段，最好在启动治疗前找到准确病因并针对病因用药，适用于少精子症、弱精子症、畸形精子症或者同时并存前述几种异常类型的患者。如果准备进行经验性药物治疗，则药物使用时间不应少于3~6个月，覆盖1~2个精子发生周期。

1)抗氧化剂治疗：能够改善精液参数、降低精子DNA碎片率，对于实施ART周期、生育力低下夫妇的活产率和妊娠率均具有正性影响。少精子症是抗氧化剂治疗的适应证之一，常用药物包括维生素E(100mg b.i.d.或t.i.d.口服)、维生素C(100mg b.i.d.或t.i.d.口服)、(乙酰)左旋肉碱(1g b.i.d.或t.i.d.口服)、辅酶Q10(30~100mg q.d.口服)、叶酸以及锌、硒等微量元素。

2)选择性雌二醇受体调节剂(selective estrogen receptor modulators, SERMs)：推荐SERMs作为少精子症的一种经验性治疗方式，可显著提高妊娠率、改善精子和激素参数。常用药物包括枸橼酸氯米芬(25~50mg/d，口服)和他莫昔芬(10~30mg/d，口服)。

3)芳香化酶抑制剂(aromatase inhibitors, AIs)：甾体类(睾内酯)或非甾体类(阿那曲唑、来曲唑)AIs能够增加内源性睾酮的水平、改善精子发生，显著改善睾丸功能障碍以及血清睾酮水平或睾酮/雌二醇比值降低的不育症男性的激素和精液参数。常用药物为来曲唑2.5mg/d，口服。

(3)高催乳素血症：不受病因影响(包括垂体腺瘤)的治疗方法包括多巴胺激动剂治疗(溴隐亭、卡麦角林、喹高利特)或者停用致病药物。常用药物为溴隐亭2.5~7.5mg/次，2~4次/d。

3. 外科干预

(1)精索静脉曲张

1)手术适应证：目前对临床型精索静脉曲张合并少精子症，除外其他原因的患者，建议手术治疗，有助于达到自然受孕或者降低术后实施辅助生殖等级的目的。

2)手术方式：包括开放手术、显微镜手术、腹腔镜手术和精索静脉介入栓塞术。其中显微外科精索静脉结扎术是最有效的方法，且术后并发症更少。

3)疗效评估：精索静脉曲张的修复对于男性少精子症的疗效仍具有较大争议。不同的随机对照试验(randomized controlled trial, RCT)在临床型精索静脉曲张的男性通过手术改善临床妊娠率上的结论不一。多项meta分析报道，精索静脉结扎术可以改善少精子症患者后续ART的治疗效果，对于临床型精索静脉曲张的男性进行精索静脉结扎术可以显著改善精液参数，包括精子浓度、精子总数等。

(2)其他：例如输精管道不完全性梗阻导致的少精子症，如果女方卵巢储备功能良好，可以根据具体情况考虑实施显微镜下输精管吻合术、输精管-附睾吻合术或者经尿道电切术、精囊镜手术等，根据术后精液质量和精子浓度恢复状况尝试自然怀孕或者实施ART助孕。

4. 中西医结合治疗 中医认为，肾为先天之本，主藏精和生殖发育，因此补肾益精是中医辨证论治疗此类患者的基本治法。同时结合脏腑辨证、阴阳辨证及气血津液辨证等综合分析，探本求源，可以取得改善精液质量的临床效果。此外，根据中医“异病同治”的原则，患者可选择中药、中成药、针灸等合适的方法针对性治疗，而正确的辨证是选取合适治疗方法的前提。很多患者除精液质量异常外，无明显症状，故无证可辨，此时可以辨精论治，精子数量少，可认为肾精不足，治疗以补肾益精为主。中医学的辨证论治理论在少弱精子症的临床运用中取得了较多成果，文献报道虽多，但缺乏大样本、多中心的临床试验研究，缺乏临床诊治规范的标准和依据，同时自拟方的安全性及重复性无法得到有效的验证。

5. **辅助生殖技术治疗**　少精子症患者经上述治疗方法无效时，推荐采用ART助孕。具体选择ART方式时需要综合考虑患者少精子症的程度、有无合并精子其他异常，如弱精子症、畸形精子症等，同时还需要综合考虑女方因素，推荐最合适的ART方案。对于非严重少精子症患者可结合女方情况选择宫腔内人工授精（IUI）或者体外受精（IVF），而对于严重少精子症患者建议行卵细胞质内单精子注射（ICSI）。

6. **少精子症患者的生育力保存**　对于严重少精子症以及隐匿精子症患者，考虑到ICSI时新鲜精液中的精子数量可能不够，建议进行生育力保存。需要根据精子质量选择合适的冻存方案。

（尹太郎）

第三节　弱精子症

弱精子症（asthenospermia）是指精液中精子前向运动（PR）百分率低于30%，其他精液参数在参考值正常范围，建议有2次及以上精液分析。弱精子症与少精子症（oligozoospermia）或畸形精子症（teratozoospermia）多同时存在，合称少弱精子症（oligoasthenospermia）、弱畸精子症（asthenoteratozoospermia）或少弱畸形精子症（oligoasthenoteratozoospermia，OAT）。

【病因】

引起精子活力低下的病因较多。归纳起来主要有以下几类。

（一）感染

附睾、输精管、精囊和前列腺等生殖道或生殖腺体的急慢性炎症都可降低精子的运动能力。感染对精子活力的影响可以是多方面的。①微生物对精子的直接作用：支原体可以吸附于精子的头部、中段及尾部，使精子作前向运动时，流体动力学阻力加大，运动速度减慢，影响精子活力及穿透卵细胞的能力。此外，支原体可造成部分精子膜缺损甚至膜结构破坏，影响精子的受精能力。大肠埃希菌可通过自身受体与精子发生结合降低精子活力。②微生物对精子的间接作用：通过产生或释放毒性物质，支原体在生长过程中产生的NH_3对精子有直接毒性作用。大肠埃希菌可产生精子制动因子。感染造成精子活力下降还可以通过改变精浆pH值来达到，当pH值低于7或高于9时，精子活力下降明显。急性附属性腺炎症或附睾炎症患者，pH值多偏碱，而慢性附属性腺炎可使pH值低于7。此外，炎症引起精液中白细胞和活性氧增多，可以通过直接和间接的作用导致精子运动能力的下降。前列腺炎引起精子活力不足可能是多种因素综合的结果，除微生物、白细胞、pH值等因素外，还可能与前列腺液中锌离子量的异常有关。

（二）精液液化异常

精液不液化或黏稠度高是男性不育的病因之一，其中很重要的因素可能是影响了精子的前向运动。精液不液化的精浆中可见到细长的纤维蛋白并相互间网织使精子活动的空间减少，精子被牵制，同时还见到粗纤维被许多的细纤维连接成网络，这些可能是机械性限制精子前向运动的原因。笔者曾对不液化精液标本体外单独使用尿激酶型纤溶酶原激活因子，发现当精液由不液化变为液化状态时，精子活力和前向运动能力明显提高，用糜蛋白酶也获得相同效果。

（三）免疫因素

抗精子抗体（ASAs）可以从几个不同途径影响精子的受精功能。对精子活力的影响可能是 ASAs 与精子尾部结合，精子活力受到妨碍，运动能力下降，穿透能力也差，已证实精子尾部存在抗精子抗体时，穿透宫颈黏液的能力明显下降。有学者用 ASAs 阳性血清和人精子接触，观察到一种所谓精子的“颤动现象”（shaking phenomenon），主要是精子的头部和整个尾部结合了 ASAs，精子的前向运动受抑，但存活率无明显变化。

（四）内分泌因素

内分泌激素除了对精子的发生和成熟有作用外，还影响精子的运动能力。Gonzales 等人发现精浆中催乳素与精子活动呈线性关系，可提高精子对氧的摄取或通过 cAMP 系统影响精子活力，血清中雌二醇水平升高时，精子的活力降低。精浆中睾酮过高可能抑制精子的运动。

（五）Kartagener’s 综合征

20 世纪 30 年代初期卡氏最早发现一种病症，后来被其他学者证实是一种先天性纤毛结构缺乏，表现为体内各纤毛细胞的纤毛不能运动，主要是外周微管的纤毛动力蛋白臂（dynein arm）缺如。这一综合征的患者除了精子不能运动外，还可能从病史中追问到慢性呼吸道感染的疾患。

（六）染色体异常

常染色体和性染色体畸变除影响精子数目外，还影响到精子的存活率和前向运动能力。已知精子尾部与运动有关的超微结构装置可因遗传因素而出现结构异常，例如：缺乏内支臂或外支臂或二臂均无。也可以是缺乏中央连接和中央复合结构，因为中央微管与放射辐间的相互作用可以调节外侧微管的滑行，当这一结构异常，精子会出现运动障碍。

（七）精索静脉曲张

精索静脉曲张可通过多种途径导致男性不育，不仅对精子的发生造成影响，还会造成精子活力下降。其机制可能是曲张静脉血液滞留，微循环障碍，营养供应缺乏和氧分压降低，能量生成不足和内分泌功能障碍。此外，活性氧增加出现氧化应激可直接或间接诱导生殖细胞凋亡。也可能是因为精索静脉曲张导致自身免疫如 ASAs 的产生以及支原体的感染间接引起精子活力下降。

（八）其他因素

1. **微量元素** 精浆中锌、铜、镁与精液质量有关，精浆锌含量是血浆含量的 100 倍以上，精子活力低下患者的精浆中锌、铁、镁的含量显著低于活力正常的健康男性。锌可延缓细胞膜的脂质氧化，维持细胞结构的稳定性和通透性，从而确保精子良好活力。微量元素镉（Cd）含量高时，可导致精子活动度降低，镉可直接抑制精子的氧化酶及运动器官，不育男性精液中镉含量明显高于生育男性。

2. 与精子运动有关的酶类缺乏或酶（例如尿激酶、肌酸激酶等）活性降低；维生素类缺乏，例如辅酶 Q10 的缺乏等；从事高温、放射职业和接触化学毒物都可引起精子活力降低。

3. **吸烟、饮酒以及药物因素** 烟草中的尼古丁等通过对精子的直接和间接损伤而影响精子活力，长期嗜酒者可以直接和间接影响精子的运动能力，此外，某些药物影响精子活力，例如抗癌药、抗风湿药等。

还有一些查不出病因的精子活力低下者，称之为特发性弱精子症。

【诊断】

弱精子症主要根据精液常规分析和病史询问做出诊断。要求禁欲2~7天后自慰取精，当2次及以上精液分析，出现精子前向运动（PR）百分率低于30%，其他精液参数参考值在正常范围即可诊断。弱精子症与少精子症或畸形精子症多同时存在，合称少弱精子症或弱畸精子症或少弱畸精子症。如果进一步对引起弱精子症的病因进行诊断，应进行相关辅助检查，如精子形态、超微病理和功能学检测、生殖道病原体检测、ASAs检测、精子活性氧检测、生殖内分泌激素检测、影像学检查、遗传学检测等。

【治疗】

（一）西医治疗

1. **一般治疗** 禁烟、酒及少吃刺激性食物，不要过度疲劳。

(1)多维元素片等：含多种微量元素，特别是锌、硒。每次1片，每日1次即可。

(2)三磷酸腺苷（ATP）：ATP参与精子的新陈代谢，为精子的运动直接提供能量。可选用口服制剂，每片20mg，每次2片，每日3次。

(3)钙制剂。

2. **抗氧化剂治疗** 氧化应激是特发性弱精子症的重要病因之一。常用的口服抗氧化剂主要有以下几种：*N*-乙酰半胱氨酸、维生素E、维生素C、辅酶Q10、左卡尼汀等，一般抗氧化治疗周期为3~6个月。

3. **抗感染治疗** 精液常规分析时，当白细胞>1个/HPF常提示可能存在生殖道感染，有条件者可根据细菌培养和药敏试验选用抗菌消炎药，支原体或衣原体感染者可选用其中一种抗生素，如米诺环素、四环素、阿奇霉素、多西环素和红霉素，淋球菌感染可选用头孢曲松等头孢类抗生素。支原体和衣原体感染，用药时间以7~10天为宜，要求夫妻俩同时服药。生殖道或生殖腺慢性炎症，使用复方磺胺甲噁唑合并喹诺酮类抗菌药，连续用药2周后精液分析，精子存活率和前向运动能力常有明显提高。由于某些抗生素在杀菌的同时，对精子活力也造成影响。特别是剂量较大，联合用药，疗程较长地使用抗生素，停药后较短时间内，精子活力并不见增加，有时较用药前差。此外，精子畸形也增加。

4. **生殖激素治疗** 对于生殖内分泌激素正常且不明原因的弱精子症可选用hCG 2 000单位/次，一周2~3次，肌内注射，连续用1~2个月。

5. **手术治疗** 结扎术是治疗临床型精索静脉曲张的方法，对并发临床型精索静脉曲张且未检测到其他病因的弱精子症或少弱精子症的男性不育患者有效。

常见术式主要包括传统开放手术、显微外科手术、腹腔镜手术及精索静脉介入栓塞术等。

6. **辅助生殖技术**

(1)精子优化：采用上游和梯度离心法，优选出运动能力好的精子，做宫腔内人工授精或供其他助孕技术用。

(2)宫腔内人工授精：将优化处理过的精子，用导管吸取0.2~0.3ml，通过宫颈，将精子推入宫腔内。操作时避免损伤子宫内膜。手术后，要求患者抬高臀部，平卧 1 小时，同时用 3 天消炎药。可用 7 天黄体酮注射液，也可用 hCG 1 000~1 500 单位隔日肌内注射，直至尿检 hCG 阳性。

(3) 体外受精：对经上述药物及手术治疗无效的弱精子症可选用。

(4) 卵胞质内单精子注射：对于弱精子症的不育男性，经常规体外受精治疗仍未解决生育时，可选用该法。这是解决精液质量极差的弱精子症患者较好的治疗手段。

(二) 中医治疗

1. **命门火衰型**　右归丸加味，中成药可选用龟龄集。

2. **肾精亏损型**　五子衍宗丸加味，中成药可选用神力补。

3. **气血两虚型**　十全大补汤加味，中成药可选用补中益气丸或龟鹿补肾丸。

4. **阴虚火旺型**　知柏地黄丸。

5. **湿热下注型**　龙胆泻肝汤，中成药可选用八正合剂。

（熊承良）

第四节　畸形精子症

畸形精子症（teratospermia）是指精子总数、浓度、精子前向运动百分率等参考值正常，仅正常形态精子百分率低于 4% 参考值时称之为畸形精子症。临床上，畸形精子症是男性不育症常见的类型之一，但是由于人精子形态学评估存在一定的困难，缺乏完全统一的评估标准，目前仍缺乏我国男性人群畸形精子症的流行病学数据。畸形精子症常常与少精子症和弱精子症同时存在，当 3 者并存时称少弱畸精子症。

【病因】

畸形精子症的病因较为复杂，男性生殖道感染（male genital tract infection，MGTI）、精索静脉曲张（varicocele，VC）、环境因素、遗传因素、药物因素、高温、放射等物理因素等均会引起畸形精子症。部分畸形精子症病因不明。

(一) 感染因素

生殖道和生殖腺体的病原微生物感染均可造成精子畸形率高，男性生殖系统解脲支原体（UU）和沙眼衣原体（CT）这两种病原微生物感染尿道、前列腺和附睾较为多见。常见的病原体有沙眼衣原体、解脲支原体、淋病奈瑟球菌、人型支原体和大肠埃希菌等。生殖道和生殖腺体感染者表现为白细胞精液症、活性氧和细胞因子水平升高等，进而导致精子活力下降，精子畸形率增高。

UU 感染后对精子的影响已有许多临床及实验研究报道，UU 感染与男性不育有关。1991 年以色列 Bartoov 等人检查 1 250 例不育男性精液，其中有 692 例感染微生物，以支原体感染率最高 (29.1%)。国内徐晨等（1992 年）首次用免疫电镜证实 UU 吸附于不育男性精子表面，并可造成部分精子膜缺损甚至膜结构严重破坏。支原体吸附在精子表面后，在局部膜上立即摄取宿主细胞内的营养物进行代谢并蓄积毒性产物。UU 产生的毒物能够直接破坏精子细胞膜。此外，UU 膜上的磷脂酶 A 和磷脂酶 C 均可作用于精子细胞膜上的类脂成分，利用膜内的胆固醇，耗竭精子细胞膜的主要成分，UU 膜上的磷脂酶 A1、A2 水解精子细胞膜的磷脂，产生溶血磷脂和游离脂肪酸，而磷脂酶 C 作为脂酰水解酶，水解膜上的磷脂成分，产生 1，2- 甘油二酯及磷酸酯，这些是造成精子细胞膜破坏的主要病理机制。精子膜具有极其重要的生理功能：构成精子特异性抗原决定簇、参与精子获能及与卵子的识别过程，是受精的结构基础。因此，UU 对精子膜的破坏，将影响到精子的受精能力。商学军等报道，UU 感染的不育患者，其精子头部、中段及尾部大量附着 UU，使精子由流线型变得“臃肿”，造成精子前进时的流体动力学阻力增大，精子运动速度减慢，运动方式呈锯齿形。此外，UU 感染的精子尾部可严重卷曲，或精子头尾折角，实验证明，人工感染 24 小时的精子，爬高试验几乎处于原地摆动，而对照组仍有（54 ± 1.9）mm。另一方面，由于精子卷尾或头尾折角，又使精子尾部的自由摆动受到限制，出现原地转圈的运动方式。UU 感染后通过直接和间接的方式对精子的形态、运动和受精功能等造成影响，导致男性不育。

人类免疫缺陷病毒、乙型肝炎病毒、丙型肝炎病毒、腮腺炎病毒、人乳头状瘤病毒和单纯疱疹病毒等可以通过尿道或血液循环进入男性泌尿生殖道系统，并通过对精子的直接毒性作用或局部炎症及免疫反应对精子产生不利影响。人类免疫缺陷病毒、乙型肝炎病毒和丙型肝炎病毒等，均可在精液中被检测到。艾滋病慢性期患者，精子的畸形率显著增加。乙型肝炎和丙型肝炎携带者精子畸形率较正常人群显著增高。

（二）精索静脉曲张

精索静脉曲张（VC）除了影响精子的发生和运动功能外，还可造成非成熟状态精子以及圆头精子数目增加，但目前认为静脉回流障碍导致的阴囊局部温度升高、炎症反应、缺氧及氧自由基损伤、毒素反流、必需营养物质缺乏，代谢产物的淤积使生精小管中的精子发生、发育异常以及数目减少，精子在附睾中的成熟过程出现异常变化，都是 VC 导致男性不育的主要病理机制。VC 可导致睾丸内活性氧增高，进而诱发精子的细胞核 DNA 损伤，破坏精子细胞膜的结构，导致精子活力降低与形态异常。另外，VC 还可直接导致精子细胞凋亡，引起精子浓度下降，导致少弱畸精子症。

（三）环境因素

生活环境中化学物质随处可见，人们无时不与这些化学物质直接接触，这些化学物质主要包括金属、杀虫剂等，前者有硼、镉、铬、铅、锰、汞等金属和微量元素，这都是已明确被认为是具有生殖毒性，能导致精子数量减少和精子畸形增加的几种元素；后者有苯氧羟酸类农药、有机汞农药、有机磷农药，已知这些农药均可引起精子畸形率增加，数目减少，活力下降。除了上述化学物质外，木尘、苯乙烯、丁乙烯、氧化乙烯、环氧氯丙烷都可以引起生殖系统的损伤。职业环境不同，接触化学毒物的机会不同，专门从事生产上述化学物质的男性，接触浓度要比一般人群高出许多，因此损伤的程度也要严重得多。

（四）遗传因素

对那些病因不明而精液中畸形精子异常高的不育男性应考虑遗传性疾病的可能。已知致病基因导致的具有遗传性质的畸形精子症如圆头精子症、无头精子症、大头精子症、精子鞭毛多发形态异常（multiple morphological abnormalities of the sperm flagella，MMAF）。除了以上 4 种畸形精子症外，临床上还可见小头精子症、锥形头精子症、细颈精子症等。由于对精子的评估多半采用染色法，光镜下观察精子的大体外观形态，而不能对精子的超微结构和染色体进行评估，容易导致一些染色体病漏诊。目前已发现有些疾病患者，如纤毛不动综合征，Y 染色体微缺失，常染色体结构畸变，易位或臂间倒位以及数目畸变，可能表现出无精子、少精子、弱精子、畸形精子或后 3 者同时存在，有的患者精子中动力蛋白臂缺如，只有做透射电镜时才能发现，而镜下精子形态正常。现在人们越来越多地关注遗传因素的作用。

（五）药物因素

长期应用或大剂量使用皮质类固醇、雄激素、雌激素和促性腺激素，肿瘤患者使用烷化剂（如环磷酰胺）、抗代谢类药物（如阿糖胞苷）和植物生物碱类（如长春新碱、长春花碱）、某些抗生素药物等可造成精子数目减少和畸形精子的比例增高。

（六）高温、放射等物理因素

对生殖系统有影响的物理因素有辐射、电离、温度、超声、电流和激光，这些物理因素通过直接和间接两种途径作用于睾丸和附睾，导致精子数目减少、活力下降、畸形率增加。

（七）其他因素

吸烟者畸形精子率明显高于不吸烟者，人和动物研究证实，酒精对精子数目、活力、形态和受精力有明显损害。此外，微量元素、氨基酸和维生素缺乏也可导致畸形精子增加。但 Kwenang A 等人分析了患有严重畸形精子症的男性与正常健康男性大学生这两组人的精液标本，发现两组间精浆中的铁、铁蛋白和铜离子的水平无显著性差异。

【诊断】

畸形精子症的诊断主要依靠实验室检查。由于人类精子的形态在生理情况下有许多变异，活精子形态各式各样，给精子的形态评估带来较大困难，染色是分析精子形态的主要手段，正常生理和病理范围内变异的精子可通过巴氏染色来加以鉴别。

染色后精子头部较原精液中活性精子头部略小，但难以觉察，染色后的正常形态精子应该头、中段和尾部都显示正常，头部形状为椭圆形，头部长 4.0~5.0μm，宽为 2.5~3.5μm，长宽之比在 1.50~1.75。

WHO 将经染色后的畸形精子分为 4 大类和 14 种形状：①头部缺陷；②颈部和中段缺陷；③尾部缺陷；④过多残留胞质。

头部畸形又可分为①锥形；②梨形；③圆形；④无定型；⑤有空泡；⑥小顶体区 6 种。颈部和中段缺陷分为①颈部弯曲；②非对称性插入；③粗；④细。尾部缺陷分为①短；②弯曲；③卷曲。过多残留胞质，胞质小滴大于正常精子头的 1/3。

除了通过一般染色的方法诊断外也可以采用电镜的方法对精子超微结构有异常的不育男性做出诊断。

对严重畸形精子症患者不应忽视染色体异常的因素，常染色体核型分析和性染色体检查也是必要的。

一般来说，畸形精子症不难诊断，生育年龄的男性 2 次及以上自慰取精，行精液常规分析和巴氏染色形态学分析，正常形态的精子<4%，其他参数正常，可诊断为畸形精子症。

对不明原因的畸形精子症可以采用基因检测技术，如 Sanger 测序、实时定量 PCR、二代测序（next-generation sequencing，NGS）等进行筛查。①从基因水平快速明确诊断，避免不必要的盲目治疗，并为选择恰当的治疗方案提供精准依据。如遗传学筛查可以为 40%~60% 的精子鞭毛多发形态异常（MMAF）患者明确致病基因；若大头多尾精子症患者存在 *AURKC* 基因变异，则建议供精助孕，而不存在 *AURKC* 基因变异患者可考虑 ICSI 助孕。②准确评估子代遗传风险，依据致病基因遗传模式选择恰当的辅助生殖技术。如无头精子症、MMAF的致病基因多数为隐性遗传模式，单等位基因变异不引起疾病发生，建议女方同时行相应致病基因筛查，若女方未携带致病基因变异，夫妇生育子代遗传风险极低，可通过ICSI或联合卵母细胞人工激活（assisted oocyte activation，AOA）助孕，若女方携带了致病基因变异，则需选择胚胎植入前单基因遗传病检测（preimplantation genetic testing for monogenic disorders，PGT-M）助孕，以避免子代遗传。而对于显性遗传或X连锁遗传模式致病基因的患者，遗传风险为子代或隔代中男性50%发病，建议选择PGT-M避免子代遗传。

尽管进一步查明畸形精子症的病因有一定难度，然而查明病因对指导畸形精子症的治疗有重要的意义。

【治疗】

（一）一般治疗

患有畸形精子症的男性应戒烟、戒酒。对从事放射、高温和接触化学有毒物品的职业者劝其更换岗位。停服某些导致精子畸形的药物。防止睾丸高温，不要穿紧身裤和洗桑拿。

（二）对因治疗

凡因生殖道和生殖腺体的病原微生物感染而造成精子畸形率高的患者可选用抗生素治疗，对有条件的医院或专科应做药敏试验，为正确选用抗生素提供依据。尽量选用广谱抗生素，治疗周期不宜过长，可以考虑抗生素的联合用药缩短治疗周期。服用某些抗生素或服用时间过长可能导致精子畸形或加重畸形。

精索静脉曲张引起的畸形精子比率增高可采用手术治疗。

（三）抗氧化治疗

过氧化物或氧自由基常常是导致精子畸形的直接损伤因子，因此绝大多数畸形精子症患者使用抗氧化治疗能收到较好的疗效。常用的抗氧化剂有维生素E、维生素C、辅酶Q10和谷胱甘肽/硒（glutathione/selenium），后者是人体必需的营养物质，构成谷胱甘肽过氧化物酶，催化还原型谷胱甘肽成为氧化型，使有毒的过氧化物还原为无毒的羟基化物。硒的推荐摄入量为50μg/d。维生素C和维生素E的用量分别为：①维生素C 1 000~2 000mg/d；②维生素E 100~300mg/d。

（四）辅助生殖技术

1. **精子优化**　采用梯度离心法，挑选出形态正常的精子，做宫腔内人工授精或供其他助孕技术用，在女方排卵期，采用B超监测排卵，在卵泡>1.8cm时注射hCG 10 000单位后36小时将丈夫已优化处理过的精子行宫腔内人工授精。

2. **卵细胞质内单精子注射**　对于以圆头精子为主的畸形精子，常规体外受精治疗通常难以使卵子受精，可选用该法。

3. **胞质内形态学筛选单精子显微注射**　采用IMSI技术对运动的活体精子进行形态质量评价，选择头部无/少空泡且形态正常的精子用于显微注射，从而提高受精率、着床率、妊娠率以及降低流产率。

（五）中医药治疗

1. **肾阴亏虚型**　采用滋阴清热的方法，可选用知柏地黄丸。

2. **肾气不足型**　采用补肾固精的方法，可选用无比山药丸。

（熊承良）

第五节 死精子症

精液中精子经存活率检验后，精子存活率<54% 称为死精子症（necrospermia）。

对于精子来说，男性生殖道具有丰富的养料和充足的氧气，能使精子完成人体交给它们的神圣使命——繁衍。然而，这也使许多细菌容易在此生存。在人体青春期性活动开始后，生殖道成为一个对外开放的“窗口”，尿道的细菌时常会经过射精管潜入前列腺、精囊、输精管、附睾和睾丸，引起这些部位的炎症病变，如前列腺炎、精囊炎、输精管炎、附睾炎等。细菌在生殖道繁殖的同时，还分泌一些有害物质，破坏精子的身体；细菌繁殖还需要消耗大量的养料，使精子出现营养不良；细菌繁殖时还排泄大量的酸性产物，使男性生殖道的 pH 值下降，使精子发生酸中毒而表现出惰性；细菌繁殖还会消耗大量的氧气，使精子因缺氧而“窒息”。

精子生存的环境因细菌繁殖受到了严重的破坏，氧气变得十分稀薄，养料供应也非常贫乏，恶劣的生存环境摧残着精子的生存。在长时间缺氧和严重营养缺乏的状态下，不少精子慢慢死去，精子需要一个优良的生存环境，人体应该设法保护这个生存环境免遭细菌的侵害。保持生殖道卫生，纠正包皮过长，避免不洁性生活是预防生殖道感染的重要方法。一旦生殖道遭受了细菌的侵犯，就应该及早进行彻底治疗，以免精子因细菌繁殖而死亡，这样人类才能避免死精子症带来的困扰。

【病因】

（一）营养物质缺乏

果糖主要由精囊产生，是精子存活和活动所需的物质，当精囊腺存在炎症时，精囊液中所含果糖就会减少。细菌及炎症细胞浸润也可导致营养物质的消耗过多而引起缺乏。

（二）精液酸碱度改变

正常精液 pH 值为 7.2~7.8，若 pH 值<7 或 pH 值>9 时精子活力大大下降。死精子症时 pH 值往往低于 7.0，说明精液的酸性增高可能是造成精子死亡的原因之一。另外，生殖管道有炎症时，受细菌代谢产物及炎症分泌物影响，精液的 pH 值降低，可导致精子死亡。

（三）供氧不足

生殖器官炎症，尤其是前列腺炎和精囊炎，引起炎症充血、水肿、局部淤血、血流变慢均可导致局部供血不足。精子在通过这些畸形或有炎症的精囊、前列腺和输精管道时，可因缺氧而死亡。

（四）其他

解脲支原体感染，一方面可使精子活力减低或丧失，另一方面可侵犯前列腺、精囊腺，使精浆成分及分泌异常，引起精子死亡。精液中含血液或脓细胞时也可导致精子死亡率增加。精液中微量元素，尤其锌的异常也可影响精子活力导致精子死亡。

中医认为，本病大多由先天不足，肾气衰微；或房劳过度，肾阴亏耗；或后天罹病，精室受损；或脾运失畅，肝郁血瘀等原因所致。

【临床表现】

患者一般无自觉症状，部分患者可有头晕目眩、神疲乏力、腰脊酸楚、性欲下降等症状。有的患者或可问及高温、放射线接触史，及粗制棉籽油食用史。有的伴有睾丸炎、前列腺炎、精囊炎、精索静脉曲张，或有内分泌失调、精子免疫异常、神经衰弱、男性性功能障碍等疾病。

【治疗】

死精子症一般有如下几种治疗方式：①使用抗生素治疗引起死精子症的感染，包括细菌感染以及支原体、衣原体的感染；②使用非激素类消炎药，控制前列腺、精囊局部的炎症，改善局部充血症状，治疗死精子症；③抗氧化治疗，可以改善精囊微环境，减少精子氧化应激损伤；④中医中药治疗。

（张新华）

第六节　多精子症

多精子症（polyzoospermia）是指每次射出的精子总数或精子的浓度明显高于正常，通常精子数量 $>200\times10^6$。

因为多精子症常常伴有精浆生化中某项指标的轻度改变，精子的运动能力减弱，并且极有可能造成妊娠失败，所以，将多精子症患者精液几项常规检查指标结合分析，多精子症被认为是一种病理范畴的疾病。

多精子症患者的发病率很低，临床上罕见，Doefner 于 1962 年首次报道，所记录的多精子症患者总计不到 2 000 例。另外有作者报道对 1 374 例不育男性患者的精液进行细致分析，发现多精子症患者占不育人数的 38.7%，还有报道多精子症与自发性流产有关，其引起习惯性流产的原因可能是精子核成熟障碍，主要是不能将遗传信息准确无误地传给胚胎和不能很好地维持胚胎的正常发育。

【病因】

多精子症的发生与遗传、营养、物理等因素的关系还不太明确，因为有关研究并不多。有作者报道由于精浆果糖水平降低，或者是精浆中 α- 葡糖苷酶水平降低有关。另外，从理论上讲，多精子症是由于精子在附睾中成熟时间不够生理所需的天数，而不是禁欲时间过长所致。

【诊断】

多精子症的诊断主要依靠仔细的体格检查，准确的禁欲天数（2~7 天）和精液质量的分析操作中精子稀释液添加的严格程度，一般认为精子浓度超过 125×10^6/ml 为多精子症，其原因是近 30 年来全球性精子质量下降，正常的精子浓度诊断标准有所降低，这可能与环境污染有关；另外，在 1 万多例精液检查中，发现精子浓度大于 120×10^6/ml 者仅有十几例；三是按照精子浓度来划分比较客观。

【治疗】

（一）中医治疗

中医多将其分为肾气亏虚型和湿热下注型。

1. **肾气亏虚型**　此型为房劳过度或久病伤肾，肾气不足而使肾气亏损，腰膝酸软，检查发现是精子浓度增高而致妻子发生习惯性流产，或引起不育。

治疗主要是补肾气，如肾气药丸、济生肾气药丸等。

2. **湿热下注型**　该型也表现为精子浓度增高，伴有排尿不适，会阴部不适。

治疗首选败酱草合剂，大补阴药丸。

（二）中西医结合治疗

在上述治疗的基础上再加上维生素 E，每次 100mg，每日 3 次；维生素 A，每次 2.5 万 U，每日 1 次，一般 1 个月为一个疗程。

（三）有关多精子症的一些观点

多精子症作为一种精子的病理现象，在临床上不多见。根据世界卫生组织报告，结合近 30 年来全球性精子质量下降这一事实，以精子浓度超过 125×10^6/ml 为多精子症，是何原因引起精子提前释放，如果这种释放真是来自附睾，那么又如何确定这些精子不是来自生精小管？这一问题目前还未弄清。

多精子症患者的精子核成熟不完全是一突出的问题，精子核有两大功能，一是将亲代的遗传信息传给子代；二是维持胚胎的正常发育，因此，精子核成熟不完全而引起不育或是不能很好地维持胚胎发育应引起重视。

多精子症的治疗现在仍然值得研究，其治疗原则应从促使精子核成熟这一观点着手。

（张新华）

第七节　白细胞精液症

精液中白细胞数 $>1 \times 10^6$/ml，且以中性粒细胞为主时，称为白细胞精液症（leukocytospermia）或精液白细胞症，其在不育男性中的发生率约为 7%~32%。中性粒细胞约占白细胞的 50%~60%，巨噬细胞约占 20%~30%，淋巴细胞约占 2%~5%。

【病因】

白细胞精液症的确切病因尚不十分清楚，可能与下列因素有关：

1. **感染**　细菌性或非细菌性感染，如睾丸炎、附睾炎、精囊炎、前列腺炎等是精液中白细胞的主要来源。但欧洲泌尿外科协会（EAU）指南以及近年来的许多研究均表明，精液中白细胞增多与附属性腺感染之间并无直接关系。临床上白细胞精液症患者绝大部分无附属性腺炎症的表现，仅是精液中白细胞增多，精液质量低下。

2. **自身免疫**　如自身免疫性睾丸炎。

3. **其他疾病**　如精索静脉曲张、后尿道瓣膜等。

4. **精液异常**　白细胞精液症可能与精液中存在的异常精子有关，研究认为精液中白细胞的重要功能在于杀死、吞噬异常精子。

5. **其他因素**　包括吸烟、酗酒、接触刺激性有毒物质、经常热水浴、脊柱损伤等。

【机制】

精液中白细胞及其产物对精液质量的影响及其机制。

（一）精液中白细胞及其产物对精液质量的影响

1. 大多数研究表明，精液中的白细胞及其产物可损害精子，影响精液质量。其有害产物包括γ-干扰素、肿瘤坏死因子、淋巴因子、单核因子等。Wolff等研究表明，精液中白细胞数目增多与许多精液参数（包括初级参数：射精量、精子浓度、活动率、运动速度；次级参数：精子总数、活动精子总数、活动指数等）的下降有关。体外实验证实，与白细胞作用后的精子对金黄地鼠卵细胞的穿透能力、受精能力均有下降。

2. 但近年来许多研究表明，精液中白细胞增多对精液质量只有轻微损害，并且不影响男性生育。同时对体外授精（IVF）、卵胞质内单精子注射技术（ICSI）的妊娠率也无明显影响。甚至有研究表明，白细胞精液症不但与男性不育无关，而且有助于提高精子质量。Linson等对512例不育患者进行22个月的追踪研究，认为精液中的巨噬细胞和一些中性粒细胞可以"清除"不正常和变性的精子，从而维持正常形态的精子数目。

（二）精液中白细胞及其产物对精液质量影响的机制

白细胞对精子的损害除与白细胞数目有关，还可能与某些协同因素有关。

1. **活性氧的作用**　目前研究表明，白细胞精液症患者精液活性氧产物是影响精液质量的重要因素。精液中的吞噬细胞在吞噬时，转移单电子的还原型辅酶Ⅱ氧化酶含量增加，可产生一系列氧自由基，氧自由基可导致精子DNA碎片化率增加。氧自由基还可使精子细胞膜发生脂质过氧化而损害精子膜，脂质过氧化过程中生成的活性氧对酶和其他细胞成分会有损伤，脂质过氧化的分解产物对细胞及其成分也有毒性效应。

2. **直接吞噬作用**　精液中的吞噬细胞，即巨噬细胞、粒细胞等主要作用是吞噬细菌及异物。在抗精子抗体（ASAs）存在的条件下，也可通过抗体的调理作用吞噬精子，使精子数目减少及活力下降。

3. **白细胞产物细胞因子的作用**　Makler等采用电子显微镜观察经白细胞产物γ-干扰素作用后的细胞膜结构，发现细胞功能框架结构异常，细胞的新陈代谢障碍。Torti等研究发现，肿瘤坏死因子可通过抑制细胞蛋白的生物合成来影响精子成熟及其功能。Shimoya等发现白细胞精液症的男性不育患者精液中的白细胞介素-8（interleukin，IL-8）明显升高，IL-8具有趋化因子的作用，可引起粒细胞聚集，对精子有损害作用。

4. **蛋白酶的作用**　粒细胞含有大量的蛋白酶，包括过氧化物酶、弹性蛋白酶和胶原酶等，这些蛋白酶在杀伤细菌的同时，也会损伤精子。

5. **白细胞代谢产物的作用**　白细胞大量增殖时，其分泌的产物也随之增多，并密切、长时间地与精子接触，明显干扰精子的新陈代谢、精子膜的物质交换，造成精子的直接损害，严重影响精子功能。

6. **免疫细胞的作用**　大量的白细胞可刺激生殖道局部产生ASAs，可造成精子凝集、阻止精子运动。生殖道中的白细胞大量增殖并被激活时，其分泌的产物如淋巴因子、单核因子等也随之增多，这些细胞因子也可明显干扰精子功能。

【诊断】

白细胞精液症主要依靠实验室诊断，从病史中注意询问既往有无泌尿生殖道和生殖腺体的急慢性感染史。睾丸、附睾、输精管、前列腺的检查可发现慢性感染病灶或病损。

1. **精液常规分析**　精液参数结果主要提示弱精子症。

2. **Cytur试验（Cytur-Test）**　采用特制的Cytur-Test试纸检测，生精细胞不会使试纸呈蓝色反应，而白细胞精液症时试纸则呈清晰的蓝色。因而 Cytur-Test 可作为白细胞精液症快速而有用的诊断方法。

3. **过氧化物酶染色法**　过氧化物酶染色法可准确检测精液中主要的白细胞，即多形核中性粒细胞的含量，该法操作技术简便。目前较常用的方法有：①正甲苯胺蓝过氧化物酶染色法；②联苯胺过氧化物酶染色法；③邻甲苯胺过氧化物酶染色法。其中正甲苯胺蓝过氧化物酶染色法是 WHO 推荐的标准检测方法之一。

4. **精浆中弹性蛋白酶（elastase）浓度测定**　精液中白细胞数目与精浆中多形核白细胞弹性蛋白酶（PMN-elastase）水平之间有明显的正相关关系，因而精浆中 PMN-elastase 升高可用于白细胞精液症的诊断。

5. **精液微生物学检查**　包括普通细菌培养、支原体、衣原体、淋球菌、巨细胞病毒等病原微生物的检查。

6. **精浆中 IL-8 水平测定**　白细胞介素 -8（IL-8）存在于正常生育男性精液中，白细胞精液症的男性不育患者精液中 IL-8 明显升高，测定精液中 IL-8 的水平可作为白细胞精液症的诊断方法之一。精浆 IL-8 既可用于白细胞精液症诊断，也是疗效判断的良好指标。

7. **其他**　精液直接镜检法、免疫细胞化学法、荧光原位杂交技术、化学发光分析、精液中溶菌酶水平测定、流式细胞术等。其中，免疫细胞化学法和流式细胞术采用单克隆抗体进行染色，特异性更高且可分辨出白细胞亚群，是诊断白细胞精液症的金标准，但是由于检测费用高且周期长，临床上较少采用。

【治疗】

1. **改变不良生活习惯及治疗原发疾病**　戒烟、戒酒、避免接触有毒物质等；治疗精索静脉曲张和后尿道瓣膜等原发疾病。

2. **抗炎药物**　抗组胺药（如酮替酚）具有稳定肥大细胞的作用。环氧化酶 -2 抑制剂（如罗非昔布、戊地昔布）可抑制局部组织前列腺素合成，抑制炎症。在治疗 1~3 个月后可改善精子浓度、活力和形态。

3. **抗生素应用**　使用抗生素治疗，同时进行定期排精。抗生素的选择主要依据微生物的药敏试验。对没有条件做药敏试验的白细胞精液症患者可选用多西环素和甲氧苄啶联合使用磺胺甲噁唑治疗 4 周，有微生物感染者主张夫妻同治。

4. **精液体外处理**　应用梯度离心法或上游法处理精液，使精液中的白细胞与精子有效地分离。也可使用玻璃纤维过滤去除精液中的白细胞，然后行宫腔内人工授精（IUI）的辅助技术进行治疗。

5. **中医药治疗**　采用调元清精饮与益元强精饮分期论治白细胞精液症不育症，有较好的临床效果。解毒益精汤、五味消毒饮以及妇科千金片对于白细胞精液症也有较好的疗效。

（王　涛）

第八节　精液液化异常

正常情况下，精液排出体外很快凝固，一般在 15~30 分钟开始液化，如果射精后 60

分钟内未能完全液化或超过 1 小时才开始液化，称之为精液液化异常（semen abnormal liquefaction）或液化迟缓，它是引起男性不育的常见病因之一。

【病因】

精液的凝固与液化主要由前列腺和精囊腺分泌的液化和凝固这一对因子来平衡调节。精液排出体外后呈凝固态与精囊腺分泌的凝固因子相关，5~15 分钟精液开始液化，是前列腺液中蛋白水解酶等液化因子起了作用，已知与液化有关的酶有 α- 淀粉酶、糜蛋白酶、尿激酶、氨基肽酶和透明质酸酶等。常见的病因是慢性前列腺炎和精囊炎，当前列腺炎或生殖道感染时，前列腺液中蛋白水解酶含量下降，酶活性会受到不同程度的抑制。不能水解精液中的纤维蛋白，导致精液不液化，从扫描电镜中可以发现不液化的精浆中可见到细长的纤维蛋白并相互网织，使精子的活动空间减少，精子被牵制，同时还见到粗纤维被许多细纤维连接成网络。

【诊断】

精液液化异常不难诊断，精液排出体外后，将精液放置在 37℃水浴箱或温箱内，当超过 1 小时精液仍呈胶冻状或块状，有时可能表现为黏稠度极高，均可以诊断为精液液化异常。

【治疗】

（一）病因治疗

精液液化异常者多半伴有生殖道感染，因此要进行抗感染治疗，根据感染的部位和感染微生物的不同选用不同的抗菌药物，伴有慢性前列腺炎的患者注意要选用脂溶性好的抗菌药物，例如米诺环素和喹诺酮类药物。

（二）药物治疗

1. **糜蛋白酶**　5mg/ 次，每日 1 次，深部肌内注射，连续 15~20 天。

2. **透明质酸酶**　1 500 单位 / 次，每日 1 次，肌内注射，连续 15~20 天。

3. **阴道局部用药**　应用 5% 的 α- 淀粉酶混悬液做性交前阴道冲洗，或用阴道栓剂，将 α- 淀粉酶 50mg 与可可脂制成阴道栓剂，在性交后立即将 1 枚药栓塞入阴道，帮助精液液化。

4. **维生素 C**　0.6~1.0g/ 次，每日 3 次。

（三）辅助生殖

1. **夫精人工授精**　将精液在体外先进行预处理，然后行夫精人工授精（artificial insemination by husband，AIH）。这种预处理可以是物理方法，用 18 或 19 号针头加压将稠度高的精液注入玻璃容器内，反复 5~6 次，直至精液呈液体态而又不损伤精子的情况下，再行夫精人工授精；另外一种方法可以在不液化的精液中加入糜蛋白酶或透明质酸酶，混匀，置 37℃水浴箱中约 5~10 分钟液化，再行 AIH。

2. **体外受精**　不液化精液经上述方法处理后，再按上游法处理精液，行 IVF-ET。

（四）中医治疗

中医中药对精液液化异常的治疗常常能收到很好的疗效。

中医讲究辨证施治。肾阴虚型，可选用知柏地黄汤；肾阳不足型选用右归丸加减；湿热蕴结，选用萆薢分清饮加减；痰湿阻滞，选用导痰汤加减；中成药可选用六味地黄丸、金匮肾气丸、龙胆泻肝丸等。

（熊承良）

第九节　男性氧化应激性不育症

男性氧化应激性不育症(male oxidative stress infertility,MOSI)是指由精液中氧化应激异常所导致的男性不育症。

精液的活性氧(reactive oxygen species,ROS)主要由白细胞或异常和未成熟的精子产生,是氧化代谢途径以及胞质和质膜氧化酶的天然副产物。ROS 也是精子细胞线粒体内产生三磷酸腺苷(ATP)的天然副产物。需要少量的 ROS 来保证正常的细胞生理功能,包括精子发生和受精前的各种精子功能,如获能和顶体反应。当 ROS 水平上升到病理水平时,机体使用饮食和内源性产生的抗氧化剂使系统恢复稳态。当 ROS 超过抗氧化剂时,这两种对立力量之间的不平衡会导致氧化应激(oxidative stress,OS)发生,从而可能通过多种途径损害精子质量,从而对男性生育力造成负性影响。

男性氧化应激性不育症发生率较高,有 30%~80% 的男性不育症患者精液中 ROS 的含量超过了正常范围。

【病因】

1. **精索静脉曲张**　患者睾丸和精液样本中的 ROS 水平增加。精索静脉曲张的患者精液中一氧化氮的含量也增加,这与精子的功能障碍相关。精索静脉曲张患者精液中 ROS 形成是由于黄嘌呤氧化酶的过表达,它是来源于扩张静脉中的黄嘌呤酶作用底物和氧化亚氮的一种超氧阴离子。

2. **白细胞精液症**　白细胞精液症患者精液中的白细胞主要是不正常的精液白细胞、多形核中性粒细胞和巨噬细胞。白细胞可以潜在改变精子的发生,导致精子 DNA 损伤或间接影响 ROS 水平。

3. **生殖道感染**　睾丸的感染和附睾产物的 ROS 主要损害精子,归因于缺少抗氧化剂的保护系统。精子功能可能直接被前列腺和精囊腺中存在的 ROS 刺激。

4. **不良生活方式**　如吸烟、饮酒、营养不良、肥胖症、焦虑等。

5. **环境因素**　如环境污染、重金属污染、温度过高、辐射、环境塑料化合物等。

6. **医源性因素**　如隐睾手术、药物等。

【诊断】

患者一般无自觉症状。有的患者有高温、辐射等接触史。有的伴有睾丸炎、前列腺炎、精索静脉曲张等疾病。

氧化应激性不育症主要根据精液分析、氧化应激指标评估结合病史询问和体格检查做出诊断。精液分析可能表现为活力降低、畸形率升高、精子浓度下降、DNA 完整性下降等。氧化应激检测指标和方法主要有:①流式细胞仪检测细胞内的活性氧;②采用硫代巴比妥酸法检测丙二醛(malondialdehyde,MDA)含量;MDA 是评价人体氧化应激最常用的指标;③采用黄嘌呤氧化酶法和邻苯三氯自氧化法检测超氧化物歧化酶(superoxide dismutase,SOD)活性;④人单精子 ROS 检测仪定性和定量检测细胞内 ROS。

其他检查包括细菌培养、B 超等。

氧化应激性不育症要与弱精子症相鉴别，主要通过氧化应激指标和精子活力进行判断，氧化应激性不育症主要是氧化应激指标异常，不一定伴有精子活力下降；而弱精子症必须是活力低于 30%，不一定伴有氧化应激指标异常。

【治疗】

主要根据引起氧化应激性不育症的病因进行治疗，然后给予抗氧化药物治疗或其他治疗。

1. **抗感染治疗**　如果是感染引起的，应先进行抗感染治疗，最好根据微生物培养的结果有针对性地使用抗生素。对生殖道感染，如睾丸炎、附睾炎、前列腺炎等进行相应治疗。

2. **抗氧化药物治疗**　常用的抗氧化药物有维生素 C、维生素 E、左卡尼汀、辅酶 Q10；注意补充微量元素，服用含锌和硒的药物。治疗周期应至少 3 个月。

3. **手术治疗**　如果是精索静脉曲张引起的，应进行精索静脉结扎手术治疗。

4. **精液体外处理**　应用精子优选技术，挑选未受氧化应激损伤的精子进行辅助生殖技术治疗。

5. **改变不良生活方式、注重环境因素的改善**　如改善饮食、戒烟酒、锻炼、减肥和减少环境毒素接触等。

（夏　伟）

第三章　性功能障碍

第一节　早　泄

早泄（premature ejaculation，PE）是一种常见的男性性功能障碍，由于目前尚无统一的诊断标准，PE 的发病率在不同的研究中有较大差异。PE 病因不明，不仅影响患者的性生活，还影响患者的情绪，甚至导致心理疾病。目前，学术界对 PE 的定义尚有争议，其中国际性医学会（international society for sexual medicine，ISSM）将 PE 分为终身性 PE 和获得性 PE。终身性 PE 是指从初次性交开始，常常在插入阴道 1 分钟左右射精；获得性 PE 是指射精潜伏时间显著缩短，通常在 3 分钟内射精。两者均表现为控制射精的能力差，总是或几乎总是不能延迟射精，并对身心造成消极的影响，如苦恼、忧虑、沮丧和 / 或躲避性生活等。终身性和获得性 PE 的患病率分别为 2%~5% 和 20%~30%。

【病因】

传统观点认为 PE 大多是心理性原因所致。近年来研究发现，这类患者还存在阴茎感觉高度敏感，或由包皮阴茎头炎、前列腺炎、甲状腺功能亢进等疾病诱发。

近来有研究显示 5- 羟色胺（5-hydroxytryptamine，5-HT）受体在射精的中枢控制中起关键作用，5-HT 受体亚型与射精的阈值有关。

【诊断】

PE 的诊断应该基于患者的用药史和性生活史。通过病史问询，可以将 PE 分为终身性 PE 或获得性 PE，并确定患者 PE 是否是受情境所影响。应特别注意射精前持续时间、性刺激的程度、PE 对性生活和生活质量的影响以及是否存在药物的使用或滥用。区分 PE 和勃起功能障碍（erectile dysfunction，ED）十分重要，许多 ED 患者因为担心勃起而出现继发 PE，也有个别患者误以为射精之后出现的阴茎疲软属于 ED，错把 PE 当成 ED。

PE 的诊断需要考虑以下 3 方面因素：①射精时间；②对射精的控制力；③消极的影响，如痛苦、烦恼、沮丧、社交困难等。

ISSM 在 PE 诊疗指南（2014 年版）中提出了对于 PE 评价的推荐问题（表 3-1）。

多种量表被设计应用于 PE 的客观评价，目前最常用的是早泄诊断量表（premature ejaculation diagnostic tool，PEDT）和阿拉伯早泄指数（arabic index of premature ejaculation，AIPE）。

表 3-1　早泄评价的推荐问题

诊断早泄的推荐问题 插入后到射精(包括)隔了多长时间? 对于自己的早泄情况是否感到痛苦、烦恼和/或沮丧?
选择性问题:鉴别终身性 PE 和获得性 PE 第 1 次早泄是什么时间? 自从第 1 次性生活开始,每次或几乎每 1 次尝试,是否存在早泄?
选择性问题:评估勃起功能 勃起硬度是否足以插入阴道? 维持勃起直到射精是否有困难? 是否有匆忙性交?
选择性问题:评估伴侣关系 伴侣对于早泄问题有多失望? 是否存在伴侣逃避性生活的情况? 早泄问题是否影响到整体的生活关系?
选择性问题:治疗史 是否之前接受过早泄治疗?
选择性问题:对生活的影响 是否有回避性生活的经历? 是否因为早泄而感到焦虑、痛苦、烦恼、沮丧?

阴道内射精潜伏期(intravaginal ejaculation latency time,IELT)是一个可以测定的评价 PE 的重要指标,广泛地应用于 PE 的诊断和临床研究中。但由于 PE 和非 PE 男性中阴道内射精潜伏期的时间重叠性太大,单独应用其诊断 PE 是不够的。另一方面,人为测定阴道内射精潜伏期会对射精的自我控制感产生显著的直接影响,而对射精相关的心理行为不产生显著的影响。在临床实践中,单用阴道内射精潜伏期诊断 PE 有 80% 的特异度和 80% 的灵敏度,如果同时加上控制射精的情况、对性行为满意度以及由此导致的心理困扰和人际交往障碍中的某一条,其特异度就可以达到 96%。

对于 PE 患者,应该进行体格检查,以排查有无 PE 相关的一些疾病,如内分泌疾病、Peyronie 病、尿道炎、前列腺炎等。另外,神经电生理检查也有助于 PE 的诊断。

【治疗】

1. **治疗原则**　治疗前应首先鉴别是终身性 PE 还是获得性 PE。获得性 PE 常继发于 ED、甲状腺功能亢进、慢性下尿路感染、前列腺痛或慢性盆腔疼痛综合征,应该先进行病因治疗或与选择性 5- 羟色胺再摄取抑制剂(selective serotonin reuptake inhibitors,SSRIs)联合治疗。药物治疗是终身性 PE 治疗的首选,达泊西汀是许多国家唯一批准按需服用的治疗 PE 的药物。另外,多种行为治疗已被证实有效,适于服药副作用明显者,但行为治疗对于终身性 PE 患者效果欠佳。心理疗法也可用于 PE 的治疗,但其长期效果有待研究。

2. **行为治疗**　行为治疗主要包括 Semans 的“动 - 停”法和 Masers 与 Johnson 改进的“挤捏法”。“动 - 停”法是指伴侣帮助刺激阴茎,患者感到有射精冲动时即示意停止,待冲动消失后重新开始。“挤捏法”是指在患者射精前,伴侣用手挤压阴茎头。以上方法通常都需

3 个循环后再完成射精。对于青年男性，也可以性交前自慰，射精后阴茎脱敏，导致显著的射精延迟。如果存在与 PE 相关的心理因素如焦虑，则需相应治疗。

3. **药物治疗**　近年来 SSRIs 的应用取得了较好疗效。达泊西汀是第 1 个按需服用治疗 PE 的 SSRIs 类药物，其起效快、半衰期短，快速吸收 1.5 小时到达峰值。某些局部麻醉剂也可用于 PE 的治疗，利多卡因 / 丙胺卡因喷雾是第 1 个被欧盟批准应用于 PE 治疗的局部用药。表 3-2 中列出了常用药物的用量及服用方法。

表 3-2　治疗早泄药物一览表

药物	推荐剂量	服用时间	适应证	药物评价	证据等级
达泊西汀	30~60mg	按需服用，性交前 1~3 小时	终身性早泄 获得性早泄	在 50 多个国家被批准使用	高
帕罗西汀	10~40mg	每天 1 次	终身性早泄 获得性早泄		高
舍曲林	50~200mg	每天 1 次	终身性早泄 获得性早泄		高
氟西汀	20~40mg	每天 1 次	终身性早泄 获得性早泄		高
西酞普兰	20~40mg	每天 1 次	终身性早泄 获得性早泄		高
氯丙咪嗪	12.5~50mg	每天 1 次	终身性早泄 获得性早泄		高
	12.5~50mg	按需服用，性交前 3~4 小时	终身性早泄 获得性早泄		低
曲马多	25~50mg	按需服用，性交前 3~4 小时	终身性早泄 获得性早泄	有阿片类成瘾的潜在危险	低
局部用药：利多卡因 / 丙胺卡因	患者涂抹	按需服用，性交前 20~30 分钟	终身性早泄 获得性早泄		高
前列地尔	5~20μg	性交前 5 分钟注射进入海绵窦	终身性早泄 获得性早泄	有阴茎异常勃起和海绵体纤维化的危险	非常低
磷酸二酯酶 V 型抑制剂	西地那非 25~100mg 他达拉非 10~20mg 伐地那非 10~20mg	按需服用，性交前 30~50 分钟	拥有正常勃起功能的获得性或终身性早泄		非常低
			获得性或终身性早泄合并勃起功能障碍	与 SSRIs 联合用药能够增加治疗效率	中等

4. **手术治疗**　对于行为和 / 或药物治疗难以奏效的原发性 PE 患者，可采取手术治疗，手术方法包括选择性阴茎背神经切断术和透明质酸凝胶阴茎头增大术。基于目前报道的

PE 手术治疗的临床研究均为单中心小样本的非随机对照研究，缺乏大样本的循证医学证据和长期随访资料，而且外科手术可能导致阴茎感觉减退、ED 甚或阴茎勃起功能永久丧失，其风险远大于收益。因此，建议慎重采用，不做常规推荐。

（刘继红）

第二节 不射精症

不射精症（anejaculation）是指患者可保持正常的性欲和勃起功能，但是既没有顺行射精也没有逆行射精，精液不能从精囊、前列腺和射精管排入尿道。不射精的发病率约为0.14%。不射精是男性不育症的原因之一，约占性功能障碍所致不育的 72%。真正的不射精患者常有正常的性高潮。但在不完全脊髓损伤等少数情况下，这种性高潮的感觉可能会有所改变或减弱。真正的不射精常与中枢或外周神经系统功能障碍和某些药物有关。

根据患者平时有无遗精和 / 或通过自慰刺激能否射精可将不射精分为功能性不射精和器质性不射精。器质性不射精指的是由于器质性病变（如生殖器解剖异常、脊髓神经病变等）引起的不射精；功能性不射精是指性生活时不射精，但平时却有遗精现象或通过自慰等方法刺激可以射精。

根据患者是否曾有射精经历，功能性不射精症又可分为原发性和继发性 2 种。原发性不射精指的是在清醒状态下从未有过射精；继发性不射精指的是曾经有过在阴道内射精经历，以后因其他因素影响而不射精。

【病因】

射精是一种由神经系统、内分泌系统、泌尿生殖系统共同参与的复杂反射过程，其生理过程可分为精液泄入后尿道、膀胱颈关闭及后尿道的精液向体外射出 3 个过程，射精通路上任一环节发生功能性或器质性障碍均可导致射精障碍。

（一）功能性不射精的病因

1. **精神心理因素** 较常见，如对配偶不满意、新婚紧张、思想压力大、性生活环境不佳等，会影响性生活的各个环节，从而导致不射精。

2. **性刺激不足**

（1）过度自慰患者：自慰能射精而性交不能射精，是由于性交时阴道产生大量润滑液体，导致对阴茎刺激强度不如自慰时刺激强度大。

（2）异常排精习惯：从小形成一种特殊强刺激排精的习惯，如用大腿用力夹住勃起的阴茎才能射精，或俯卧位用阴茎与床板摩擦才能射精，久而久之形成条件反射。

（3）选择性不射精：与性伴侣和性环境的改变有关。

3. **性无知** 夫妻双方缺乏性知识，甚至对性有恐惧心理，如男方只是插入阴道而不快速抽动，导致不能达到射精阈值。

4. **性疲劳** 性交过频容易造成脊髓射精中枢功能紊乱引起不射精。

（二）器质性不射精的病因

1. **先天性因素** 如副中肾管囊肿、中肾管发育异常、梨状腹综合征等。

2. **神经源性损伤**　如脊髓损伤、马尾神经损伤、腹膜后淋巴结清扫术后、主动脉髂动脉或马蹄肾手术后、结肠直肠手术后、多发性硬化症、帕金森病、糖尿病自主神经病变等。

3. **药物相关性**　长期使用某些抗高血压药物、抗精神病药、抗抑郁药或慢性酒精中毒，均可抑制射精。

4. **其他器质性病变**　感染性病变如尿道炎、泌尿生殖道结核、血吸虫病等，内分泌疾病如性腺功能减退、甲状腺功能减退等均可造成不射精。

【诊断】

1. **采集病史**　不射精的诊断主要依据患者的病史，在询问病史时应详细询问患者性交时勃起状态、有无性高潮、射精感，有无遗精，既往的性生活经验、手术史、服药史及有无其他系统疾病如糖尿病、神经系统疾病等，同时应注意患者的性心理状态。

2. **体格检查**　重点检查患者的第二性征、睾丸、附睾、输精管、前列腺、精囊等有无异常情况，末梢神经试验包括阴囊、睾丸及会阴的敏感性，提睾肌及腹壁反射、跖反射等。

3. **特殊检查**　包括性心理评估、性激素测定、射精后尿液分析、尿流动力学检查，必要时可行经直肠超声、膀胱镜、自主神经病变检查、阴茎振动刺激试验及 CT 检查等。

4. **鉴别诊断**　主要与逆行射精相鉴别，通过询问患者的性交时间、性交过程中有无性高潮及射精感、是否有遗精以及性交后尿液中有无精子等可鉴别。

【治疗】

1. **心理及性教育治疗**　向患者夫妇同时传授性器官解剖、生理知识和性反应知识，并介绍性交姿势、方法、注意双方相互配合刺激，消除不良心理影响及错误观念，协调夫妻关系，使男方充分放松，消除顾虑，加强刺激强度，从而达到治疗的目的。

2. **性行为治疗**　主要通过性感集中训练，提高对性反应的自身感觉，减轻对性交的焦虑和恐惧。通过拥抱、抚摸、按摩等触觉刺激手段来体验和享受性的快感，解除患者对性交的焦虑和恐惧，充分享受性交的快感，达到治疗的目的。为了加强对阴茎的刺激，可以通过自慰、调整性交频率和时间以及改变体位，进一步诱导射精。

3. **药物治疗**　治疗不射精症的药物种类较少，且作用有限。左旋多巴可以激活脑内多巴胺系统、抑制 5- 羟色胺系统来提高射精中枢的兴奋性，用于高位射精中枢异常；麻黄素于性交前半小时服用，能增强输精管道平滑肌收缩，可促进射精，但高血压、冠心病及甲状腺功能亢进者禁用；其他如选择性去甲肾上腺素能再摄取抑制剂瑞波西汀、抗组胺剂赛庚啶、金刚烷胺、安非他酮、育亨宾等对于不射精患者也有一定效果。

4. **阴茎振动刺激（penile vibratory stimulation，PVS）取精**　PVS 适用于存在完整的射精反射弧（T_{10} 水平以上）的射精障碍，通过振动阴茎背神经，刺激位于脊髓胸腰段的射精反射弧，诱导射精。PVS 使用简单、无创，与电刺激取精相比无需麻醉，因此 PVS 被推荐作为射精障碍患者的首选。

5. **电刺激（electroejaculation，EEJ）取精**　电刺激取精由 Horne 等于 1948 年最早应用于人类，由 Bennett 和 Seager 创造手携式直肠探头电射精器械，发展了 EEJ 技术。其原理是用电刺激前列腺、精囊、精管膨大部位的神经而诱导泌精或射精来收集精液，以便用来人工授精，并非生理性射精。EEJ 适用于任何影响中枢和 / 或周围神经系统射精机制的射精功能障碍患者。EEJ 联合辅助生殖技术是治疗男性不射精导致不育症的有效方法，并且显示出良好的应用前景。但 EEJ 治疗时需要进行麻醉以防止患者出现不适感。

6. **中医治疗** 中医称不射精为精瘀证，是男性不育的重要原因之一。其病因主要为阴虚火旺、心肾不交、情志失调、肝失条达、心脾两虚、气血不旺、肾阳衰微、禀赋不足等，中医主张对其进行辨证施治。但目前临床上多将中医治疗作为一种辅助手段，或采用中西医结合的方法治疗。

（刘继红）

第三节 逆行射精

逆行射精（retrograde ejaculation）是指患者在性生活时可以随着性高潮而射精，但精液进入膀胱而未射出尿道口外。逆行射精是男性不育的原因之一，在不育男性中的发病率近 2%。

【病因及发病机制】

正常射精时，膀胱颈部会在交感神经的控制下收缩关闭，以防止精液逆流入膀胱；同时尿道外括约肌在副交感神经的控制下舒张，以保证精液可以顺利沿着尿道射出。膀胱颈的解剖异常或损伤以及支配下尿路的交感神经损伤均可能导致膀胱颈关闭不全，产生逆行射精。逆行射精的常见原因包括以下几种。

1. **先天性疾病** 包括先天性宽膀胱颈、尿道瓣膜症、先天性脊柱裂、膀胱憩室、射精管开口异常等。

2. **医源性损伤** 经尿道前列腺电切术可能会损伤膀胱颈而引起逆行射精。其他盆腹部手术如结直肠手术、动脉瘤切除术、腹膜后淋巴结清扫、腰交感神经切除术等可导致支配膀胱颈的神经损伤而引起逆行射精。

3. **其他疾病影响** 糖尿病、脊髓损伤等可因交感神经病变导致膀胱颈关闭功能受损。另外，严重的尿道狭窄可能导致精液无法通过，而被迫向后进入膀胱。

4. **药物影响** 肾上腺素能受体阻滞剂，如利血平、胍乙啶等，可以阻断交感神经，致使膀胱颈部括约肌收缩功能减弱，引起逆行射精。

5. **特发性因素** 有些逆行射精与上诉因素均无关，但确切病因不明。

【诊断】

患者多因不育而就诊。表现为阴茎可以正常勃起，且有性高潮和射精动作，但无精液从尿道外口流出。应询问患者的手术史，如前列腺电切或其他盆腹部手术等，了解患者是否有糖尿病、脊髓损伤等病史，是否有服用肾上腺素能受体阻滞剂等药物史。在射精后做尿液检查，若发现尿液中有大量精子和果糖，即可诊断为逆行射精。

逆行射精应与不射精相鉴别，不射精亦表现为无精子射出体外，但不射精患者无性高潮，且无射精动作，性交后尿液中无精子和果糖。

【治疗】

逆行射精治疗的主要目的是解决患者的生育问题。其治疗方法主要包括药物治疗、手术治疗、中医治疗以及辅助生殖技术治疗，其中辅助生殖技术是最有效的方式。此外，对于由其他疾病如糖尿病引起的逆行射精应积极治疗原发病，药物引起的逆行射精则应停药、换药或减药。

1. **药物治疗**　肾上腺素能兴奋剂，如伪麻黄碱、麻黄素等，可以使交感神经兴奋，从而增加膀胱颈的关闭能力；抗胆碱能药物，如苯吡丙胺等可以降低副交感神经的兴奋性，从而相对增加膀胱颈部括约肌的收缩能力；左旋多巴可以在体内合成去甲肾上腺素、多巴胺，既可以兴奋交感神经，又可以提高射精中枢的兴奋性；三环类抗抑郁药，如丙米嗪等，可以阻断神经末梢对去甲肾上腺素的重吸收，增强肾上腺素能活性。

2. **手术治疗**　对于存在解剖异常的患者，可以采用手术治疗。如膀胱颈瘢痕切除术、膀胱颈重建术等可以恢复膀胱颈的正常结构，增加膀胱颈阻力。尿道狭窄的患者可以行尿道扩张术。精阜增大者可以行经尿道精阜电切术。

3. **中医治疗**　中医治疗以通畅气机精道、补肾固脬为原则。常用的中药有畅脉胶囊、顺精汤、逍遥散等，也可采用针灸和中药联合治疗。

4. **辅助生殖技术**　药物和手术治疗无效而又有急切生育需求的患者可以从膀胱收集精子，借助辅助生殖技术实现生育。由于尿液的 pH 值较低，会影响精子活力，因此要碱化尿液，并尽量减少尿液与精子的接触时间。常用的方法为口服碳酸氢钠片碱化尿液，射精后将尿液排入缓冲液中，然后将尿液离心，收集精子。亦可于射精前排空尿液，将葡萄糖溶液注入膀胱内代替尿液，射精后排尿并提取精子。收集的精子可用于宫腔内人工授精（IUI）或卵细胞质内单精子注射（ICSI）。逆行射精患者最大的困扰是生育问题，辅助生殖技术虽然无法从根本上治疗逆行射精，但可帮助患者实现生育的愿望。

（刘继红）

第四节　勃起功能障碍

勃起功能障碍（erectile dysfunction，ED）是指阴茎持续不能达到和维持充分的勃起以获得满意的性生活。ED 在我国俗称阳痿，在西方国家曾被称为“性无能”，但两者均不能说明这一疾病的实质。

ED 并不会危及患者的生命，但会极大地影响患者（尤其对于青壮年患者）及其性伴侣的生活质量（quality of life，QoL），影响患者的自信心，甚至会危及患者的家庭稳定。

根据不同的标准可以将 ED 分为不同的类别。根据有无器质性病变可分为心理性 ED、器质性 ED 和混合性 ED。根据 ED 发生的病因又可以分为心理性 ED、动脉性 ED、静脉性 ED、内分泌性 ED、神经性 ED 等不同类型，其中动脉性 ED 和静脉性 ED 合称为血管性 ED。另外，由于 ED 可作为某些疾病的重要并发症，因此一些学者将其分为独立的一类，如老年性 ED、糖尿病性 ED、高脂血症性 ED、医源性 ED 等。

【流行病学】

由于 ED 相关的调查问题过于敏感，涉及患者的隐私，而且受文化、道德、宗教传统、心理等方面因素的影响，被调查者不愿意回答这方面的问卷或回答不尽真实，同时，ED 的发病率在不同年龄段也存在较大差异，因此目前尚无形成共识的 ED 发病率的确切资料，各家报道也不完全一致，但 ED 的发病率高得惊人是一个公认的事实。迄今为止，最规范、可信度最高的勃起功能障碍流行病学调查是美国马萨诸塞男性增龄研究（massachusetts male aging study，MMAS），该研究于1987—1989年在该州波士顿地区随机挑选了11个社区内1 709名40~70岁男性进行问卷调查，内容包括性活动频率、完全勃起频率、性交前或性交中是否出现勃起困难、性活动满意度等9个问题。结果显示，40~70岁男性的总体ED患病率为52%±1.3%，按程度分，轻、中、重度的发病率分别为17.2%、25.2%、9.6%。ED的患病率随年龄逐渐升高，70岁以上患病率接近70%。以此发病率结合同期人口资料推算，美国约有1 800万的男性患有ED。该研究的后期随访资料显示：美国每年近61万40~70岁男性罹患ED，ED患病率与经济、社会地位、健康状况、精神压力、生活习惯等因素有关。我国于1993—1994年在上海市进行了一项类似的研究，对1 582例40~70岁中老年男性进行的问卷调查结果显示，40岁以上人群ED的患病率为73.1%，其中40~49岁年龄组的患病率为32.8%，到了70岁以上，这一数据上升至86.3%。2004年，在我国北京、重庆、广州地区对2 226名20~86岁的成年男性进行调查，结果显示总体ED患病率为28.33%，其中40岁以上人群患病率为40.2%。另一组北京地区的大样本调查显示总体ED患病率为41.2%。

【危险因素】

ED的危险因素种类繁多，但对直接引起ED发病的因素尚无定论。常见的ED危险因素包括以下几种。

1. **年龄**　年龄是导致ED的首要危险因素，众多的流行病学研究已经表明ED的患病率随着年龄的增高而增高。MMAS研究显示：40~49岁的年发病率为12.4/1 000，50~59岁为29.8/1 000，60~69岁为46.4/1 000。但有学者认为老龄性ED的发生与老年人合并多种慢性疾病、服用多种药物等因素相关。因此，美国国立卫生研究院认为，年龄是导致ED发生的间接危险因素，它提高了直接危险因素造成ED发生的可能性，因而强调在分析其他致病危险因素时应该校正年龄因素。

2. **心血管疾病**　心血管疾病与ED存在许多共同的危险因素，如老龄化、肥胖、吸烟、精神紧张、高脂血症、代谢综合征、高尿酸血症等。研究显示阴茎勃起功能的改变可能是全身动脉粥样硬化的早期表现，凡是从髂内动脉到海绵体动脉这一血管灌流通道的任何部位发生动脉粥样硬化都会造成动脉的闭塞而导致动脉性ED的发生。

3. **糖尿病**　糖尿病是ED的重要危险因素，糖尿病患者ED患病率约为50%，是非糖尿病患者ED患病率的3~4倍，且糖尿病患者的ED发病年龄较非糖尿病患者显著提前。糖尿病并发ED的重要原因为：高血糖症可引起阴茎海绵体内皮功能障碍，诱导阴茎组织氧化应激与海绵体结构发生改变，引起阴茎勃起相关神经发生糖尿病神经病变，促使体内雄激素水平降低等。

4. **泌尿生殖系统疾病与手术**　前列腺癌患者行（开放、腹腔镜或机器人辅助腹腔镜下）根治性前列腺癌切除术（radical prostatectomy，RP）或行前列腺放疗后容易出现ED，可能与治疗时损伤阴茎海绵体神经血管束，导致阴茎海绵体内缺氧而发生细胞凋亡和纤维化有关。慢性前列腺炎、阴茎海绵体硬结症（Peyronie disease，PD）、小阴茎、阴茎肿瘤、尿道上/下裂、包茎、泌尿系结石、老年男性下尿路症候群（lower urinary-tract symptom，LUTS）、经尿道前列腺电切术（transurethrue resection of prostate，TURP）、经尿道前列腺气化电切术等可伴随ED的发生。

5. **内分泌疾病**　正常勃起的调节需要内分泌因素的参与，许多内分泌疾病往往都伴有较高的 ED 发生率。常见的与 ED 相关的内分泌疾病有：性腺功能减退症、甲状腺疾病、肾上腺疾病、高催乳素血症等。但 MMAS 研究中仅提示肾上腺素代谢产物硫酸脱氢表雄酮（dehydroepiandrosterone sulfate，DHEAS）与 ED 有较强的相关性。雄激素对男性性欲及性行为有明确的促进作用，但对勃起功能的影响无统一结论。

6. **神经系统疾病**　正常勃起反射弧的受损可并发 ED，包括大脑勃起中枢受累及勃起反射弧传导通路的损伤。常见的疾病有脑血管意外、帕金森病（Parkinson's disease）、阿尔茨海默病（Alzheimer's disease，AD）、脱髓鞘疾病、脑或脊髓肿瘤、骨盆骨折等。

7. **药物因素**　作用于中枢神经系统的药物（海洛因、可卡因、5- 羟色胺再摄取抑制剂、三环类抗抑郁药等）、抗雄激素药物及去势药物、抗高血压药（β 受体拮抗剂、噻嗪类利尿药等）和抗心律失常药物（胺碘酮、普罗帕酮、地高辛等）等多种药物均有抑制勃起功能的副作用。另外，还有许多其他的药物，如 H_2 受体拮抗剂、环磷酰胺、甲氧氯普胺、碳酸酐酶抑制剂均可以导致勃起功能障碍。

8. **心理因素**　正常性活动的完成，除了需要男女双方有健全的生理功能外，还必须有健康的精神心理状态。不良情绪可加重勃起功能异常并产生不良心理暗示。常见影响勃起功能的心理因素有：夫妻间日常关系不和谐、社会和家庭环境的影响、不良的性经历、不适当或不充分的性刺激、焦虑和抑郁。

9. **生活方式**　吸烟是勃起功能障碍发生的一个独立危险因素，常导致动脉性 ED 的发生。酒精可提高性欲，但长期酗酒可显著影响性功能，这种影响比吸烟造成的影响更不容易被纠正。长期吸毒可提高 ED 发生率，国内有人统计，吸食海洛因者 ED 的发生率约为 32.2%。经常运动可降低 ED 的发生率。

10. **其他**　维生素 D 缺乏、慢性肾病、风湿疾病、慢性阻塞性肺疾病等也是勃起功能障碍发生的危险因素。

【勃起生理与发病机制】

阴茎勃起是在神经系统调节下发生的内皮依赖性海绵体平滑肌舒张、阴茎动脉扩张、血流增加和静脉回流受阻等完整的血流动力学过程。

大脑对脊髓勃起通路的调节中枢位于下丘脑的视前叶内侧区和下丘脑旁核，它们均与阴茎勃起密切相关。调节阴茎勃起的交感神经起源于胸腰脊髓 T_{10}~L_2 的中间外侧灰质，在不同阶段与交感神经链的神经节细胞的突触连接，节后纤维参与形成盆神经、海绵体神经和背神经，分布在泌尿生殖道。交感神经系统控制阴茎的疲软。调节阴茎勃起的副交感神经中枢位于骶髓 T_2~T_4 阶段的中间外侧核，其节前纤维进入盆神经丛并发神经束参与海绵体神经组成，支配阴茎海绵体。副交感神经系统主要通过调节阴茎血管和阴茎海绵体平滑肌的松弛作用而调控阴茎勃起。

目前研究显示介导阴茎勃起最重要的神经递质是一氧化氮（nitric oxide，NO），当性刺激信号传至阴茎海绵体时，海绵体内非肾上腺能非胆碱能（non-adrenergic non-cholinergic，NANC）神经末梢和内皮细胞在一氧化氮合酶（nitric oxide synthase，NOS）的催化下合成并释放一氧化氮（nitric oxide，NO），NO 扩散进入海绵体平滑肌细胞激活鸟苷酸环化酶，促使 5- 鸟嘌呤三磷酸腺苷（guanosine triphosphate，GTP）转变为第二信使 3，5- 环磷酸鸟苷（cyclic guanosine monophosphate，cGMP）。cGMP 可激活蛋白激酶 G（protein kinase G，PKG），进而调控平滑肌细胞膜上钙离子和钾离子通道的活性，导致细胞内钙离子浓度降低及细胞超极化，从而引起平滑肌舒张和阴茎勃起。近年来陆续发现一些其他调节阴茎海绵体舒张的神经递质，如前列腺素（prostaglandin E，PGE）、环磷酸腺苷（cyclic adenosine monophosphate，cAMP）、乙酰胆碱、血管活性肠肽、降钙素基因相关肽、硫化氢、一氧化碳、缓激肽、多巴胺等物质可促进海绵体平滑肌舒张和阴茎勃起。

当海绵窦平滑肌在神经递质的作用下舒张时，动脉和小动脉扩张，入血阻力降低，海绵窦膨胀涌入大量血液。海绵窦贮存血液使阴茎快速增长、增粗，直至达到海绵窦的最大容量。同时，海绵窦膨胀挤压白膜下静脉丛，白膜层不均匀伸展挤压导静脉，使静脉流出量降低，导致阴茎勃起。阴茎充分勃起后，坐骨海绵体肌收缩，挤压阴茎海绵体近端，使海绵体内压超过收缩期血压，阴茎发生强直性勃起。

勃起的消退主要有赖于 cGMP 和 cAMP 分别被不同类型的磷酸二酯酶（phosphodiesterase，PDE）水解，变为无活性的 5'-GMP 和 5'-AMP。阴茎富含磷酸二酯酶Ⅴ型（PDE5），可特异性降解重要的第二信使 cGMP。因而 PDE5 特异性抑制剂（如西地那非、伐地那非和他达拉非）可以通过抑制 cGMP 的降解而改善 ED 患者的阴茎勃起功能。此外，内皮素、血管紧张素、精氨酸加压素等也可能参与了海绵体平滑肌收缩和阴茎疲软。

阴茎的勃起需要神经、内分泌、阴茎海绵体及心理因素的密切协同，其中任一方面的异常均会导致 ED。以上各种危险因素所诱发的 ED 均由多种致病机制共同导致，但均未明确阐明，其中常见的机制有：①勃起时阴茎海绵体内血液灌流不足，如动脉硬化导致阴茎海绵体动脉血流速降低；②调控阴茎勃起的神经功能障碍，如医源性海绵体神经损伤导致性刺激神经传导通路障碍，阴茎长期处于疲软状态而组织缺氧损伤；③抑制舒张平滑肌的相关信号通路，如诱导内皮功能障碍而抑制 NO-cGMP 通路的活性；④激活收缩平滑肌的相关信号通路，如激活内皮素 -RhoA-ROCK 信号通路；⑤引起阴茎海绵体组织结构的改变，如促进海绵体内胶原组织沉积和组织纤维化，从而导致海绵体平滑肌舒张受限和静脉瘘；⑥引起激素水平改变，如诱导体内低雄激素水平而降低性欲等。另外，心理性 ED 过去认为是心理因素导致的功能性 ED，现在一些证据表明心理性 ED 也与中枢神经递质失衡，大脑对脊髓勃起中枢抑制过度等器质性因素有关。

【诊断】

ED 可通过询问病史、体格检查、实验室检查和特殊检查进行准确的诊断和鉴别诊断，同时应注意潜在的共存疾病。

（一）询问病史

由于患者医学常识的缺乏，往往不能正确把握对 ED 的理解，一些患者把一两次的勃起失败或射精后阴茎疲软当成 ED 而就诊；而一些患者却将很严重的 ED 看成是增龄不可避免的自然现象而不予重视。因此，详细询问病史的重要任务是对患者的勃起功能进行基本的评价。因此，需要首先明确患者所说“ED”的真实含义，并了解患者及其性伴侣对性生活的满意程度。

询问病史，主要包括性欲、性生活史、疾病或手术史、药物史和个人不良嗜好史、精神心理及社会家庭因素等，基本上明确患者的 ED 是心理性、器质性还是混合性。另一方面，应尽可能地找出患者发生 ED 的病因。为了客观评估 ED 的严重程度，临床上多采用国际勃起功能问卷 -5（international index of erectile function 5，IIEF-5）来评估患者过去 3 个月中的阴茎勃起情况（表 3-3）。

表 3-3　国际勃起功能问卷 -5（IIEF-5）

	0 分	1 分	2 分	3 分	4 分	5 分
1. 对阴茎勃起及维持勃起信心如何？		很低	低	中等	高	很高
2. 收到性刺激后有多少次阴茎能坚挺地进入阴道？	无性活动	几乎没有或完全没有	只有几次	有时或大约一半时候	大多数时候	几乎每次或每次
3. 阴茎进入阴道后有多少次能维持阴茎勃起？	没有尝试性交	几乎没有或完全没有	只有几次	有时或大约一半时候	大多数时候	几乎每次或每次
4. 性交时保持阴茎勃起至性交完毕有多大困难？	没有尝试性交	非常困难	很困难	有困难	有点困难	不困难
5. 尝试性交有多少时候感到满足？	没有尝试性交	几乎没有或完全没有	只有几次	有时或大约一半时候	大多数时候	几乎每次或每次

注：各项得分相加，≥22 分为勃起功能正常，12~21 分为轻度 ED，8~11 分为中度 ED，5~7 分为重度 ED。

（二）体格检查

系统全面的体格检查可以为 ED 的诊断提供病因学方面的证据。为了发现可能存在的病变，应对第二性征、周围血管、生殖系统和神经系统的常见体征进行有针对性的重点检查。

1. **第二性征发育**　注意患者皮肤、体型、骨骼及肌肉发育情况，有无喉结，胡须和体毛分布与疏密程度，有无男性乳腺发育等。

2. **外周血管检查**　注意触摸股动脉、足背动脉及阴茎背动脉的搏动，其中阴茎背动脉较细小，需仔细触摸。患者取平卧位，将手指轻轻放在阴茎背侧根部即可触到动脉搏动。在动脉硬化、外伤和老年男性中搏动减弱或消失。

3. **生殖系统检查**　注意阴茎大小，有无畸形和硬结，睾丸是否正常。

4. **神经系统检查**　会阴部感觉、腹壁反射、提睾肌反射、膝反射、球海绵体肌反射等。球海绵体肌反射检查方法：患者膝胸卧位，检查者右手示指伸入肛门，了解肛门括约肌张力。待患者肛门括约肌松弛时以左手两指快速挤压阴茎头，位于肛门的右手示指可以感受到括约肌反射性收缩，若反射弱或无反射提示神经反射障碍。

（三）实验室检查

主要针对性地检查血常规、尿常规、血生化（血糖、肝肾功能、血脂）以及下丘脑 - 垂体 - 睾丸性腺轴功能检查[主要检测血清总睾酮（TT）、游离睾酮（fT）、催乳素（PRL）、卵泡刺激素（FSH）及黄体生成素（LH）水平]。

（四）特殊检查

特殊检查项目可用于口服药物无效者，或者要求明确 ED 病因及涉及法律与意外事故鉴定等。

1. **夜间阴茎勃起试验（NPT）**　NPT 现象是健康男性从婴儿至成年的生理现象，早在 1940 年就被 Halverson 首先观察到。一般认为影响勃起功能的情绪紧张、焦虑、心理压力等精神心理因素在睡眠时不起作用，能出现正常的NPT；而血管性、神经性、内分泌性ED患者，其器质性改变在睡眠时依然存在，NPT反应异常。因此，NPT是临床上鉴别心理性和器质性ED的重要方法。

2. **硬度测试仪（RigiScan）** RigiScan是一种能够连续记录夜间阴茎胀大程度、径向硬度、勃起次数及持续时间的装置，便于携带并可以在家中监测。RigiScan有2个环，分别记录阴茎根部和头部的勃起状态数据。正常人夜间8小时熟睡时阴茎发生有效勃起约2次以上，每次持续10分钟以上，勃起硬度>60%为正常勃起。由于该监测方法也受睡眠状态的影响，通常需要连续观察2~3个夜晚，以便更准确地了解患者夜间勃起情况。

3. **夜间生物电阻抗容积测定（nocturnal electrobioimpedance volumetric assessment，NEVA）** NEVA装置利用生物电阻抗来检测阴茎勃起前后的血流变化从而了解勃起情况。NEVA是将一个小的记录装置固定于大腿，3个电极垫粘于髋部、阴茎根部和头部。监测的主要参数有：阴茎血容积变化率、阴茎长度变化率、阴茎截面积变化率及勃起持续时间，其中血容积变化率为关键参数，血容积变化率>210%为正常，170%~210%为轻度异常，140%~170%为中度异常，<140%为重度异常。

4. **阴茎海绵体注射（ICI）** ICI又称化学假体试验，主要用于鉴别血管性、心理性和神经性ED。自从1984年海绵体内注射罂粟碱被应用于临床诊断血管性ED以来，学者们先后将多种血管活性药物如酚妥拉明、前列腺素E_1等应用于阴茎的ICI。注射药物的剂量一般为前列腺素E_1 10~20mg或罂粟碱30~60mg或酚妥拉明1~2mg。试验时选择一侧阴茎根部背侧方皮肤，避开浅表血管，选用皮试针头，垂直刺入单侧阴茎海绵体，并将血管活性药物注入。注药后7~10分钟开始测量阴茎长度、周径以及站立位时勃起阴茎与下肢轴线形成的角度。勃起角度>90°，持续30分钟以上为阳性勃起反应，表明ED是由心理性或神经性原因所致；若勃起角度<60°，提示有血管病变；60°~90°为可疑。注药15分钟后阴茎缓慢勃起，常表明阴茎动脉供血不全。若注药后勃起较快，但迅速疲软，提示阴茎静脉阻闭功能障碍。由于精神心理、试验环境和药物剂量均可影响试验结果，故勃起不佳也不能肯定有血管病变，需进行进一步检查。ICI试验可能出现的不良反应包括低血压、头痛、血肿、海绵体炎、尿道损伤和异常勃起等。需要注意的是，如果注药后阴茎勃起超过4小时患者应及时到医院就诊，避免因异常勃起给患者造成不可逆的损伤，如阴茎海绵体纤维化等。

5. **阴茎彩色双功能多普勒超声检查（colour duplex doppler ultrasonography，CDDU）** 血管性ED占所有器质性ED的60%~80%，而多普勒超声技术是探测血流信号的一种有效方法。CDDU使用高频探头（5~10MHz）显示阴茎海绵体、尿道海绵体及白膜的实时图像，并用实时彩色编码的方法显示血流，即以不同颜色显示不同的血流方向和流速，这样获得的图像不仅直观，而且具有很强的血流信号探测能力，无论在阴茎疲软还是处于勃起状态均可以清晰分辨海绵体动脉、尿道动脉、球部动脉和背动脉，在阴茎疲软时，动脉壁增厚使其产生的回声能够被探测到，在勃起状态，海绵体扩张并充满血液而显示为较低回声，动脉壁更容易被分辨。

检查时患者取仰卧位，超声探头先于阴茎背侧观察阴茎解剖结构，了解有无血管钙化、海绵体纤维化和硬结等。之后，观察注射血管活性药物前后阴茎血管和血流的变化。评价阴茎内血管功能的常用参数有：动脉收缩期最大血流速（peak systolic velocity，PSV），舒张末期血流速（end diastolic velocity，EDV）和阻力指数（resistance index，RI）。目前该方法尚无统一的参考值。一般认为，注射血管活性药物后阴茎海绵体动脉血管 PSV>30cm/s，EDV<3cm/s，RI 值>0.8 为正常。PSV<30cm/s 提示阴茎海绵体动脉供血不足。EDV>4.5~5cm/s 和 / 或 RI 值<0.8 常为静脉阻闭功能不全。

6. **阴茎海绵体造影术**　阴茎海绵体造影术用于诊断静脉性 ED。阴茎海绵体造影的适应证：①疑有阴茎静脉闭合功能不全，行静脉手术之前；②行阴茎动脉血管重建手术前，排除静脉阻闭功能不全；③怀疑阴茎海绵体病变者。造影方法：让患者仰卧于 X 线检查台，局部消毒后，将碟形针刺入一侧阴茎海绵体内，注入血管活性药物前列腺素 E_1 10~20mg 或罂粟碱 30~60mg 或酚妥拉明 1~2mg，5~10 分钟海绵体平滑肌松弛，快速注入 30% 泛影葡胺 40~100ml，通过监视观察阴茎海绵体形态，阴茎和盆腔静脉回流情况。在注入造影剂后于注射造影剂 30 秒、60 秒、90 秒、120 秒及 900 秒时分别摄正位和左右侧位片。正常的显影表现为：①双侧阴茎海绵体对称，显影均匀一致，边缘光滑；②海绵体间隔清晰，宽窄对称，仅前端稍大呈菱形；③双阴茎脚对称，阴茎脚与坐骨下支之间间隙清楚，呈“分离”状。静脉漏的 X 线表现：①阴茎背深静脉及前列腺周围静脉丛或背浅静脉显影；②阴部内、外静脉系统显影；③阴茎浅静脉显影；④阴茎头部以及尿道海绵体显影，说明阴茎海绵体与尿道海绵体交通，造影剂流入阴茎头；⑤若阴茎中有一异常静脉直接汇入一侧股静脉，则有可能使股静脉显影；⑥在海绵体纤维化、海绵体炎等疾病时海绵体显影不均，浓度浅淡，显影延迟甚至出现单侧显影，间隔增宽；⑦少数患者可发现会阴丛显影。多数患者可见两处以上的静脉异常显影。

7. **选择性阴茎动脉造影**　选择性阴茎动脉造影用于动脉性 ED 的诊断，尤其对于拟行手术者以了解阴茎动脉可能存在的病理改变的部位和程度，包括有无狭窄和 / 或梗阻，并明确其部位和范围，了解有无阴茎血管畸形如动静脉瘘等。然而，由于该技术并非绝对安全，可能造成出血或动脉内膜剥脱等并发症，所以要慎重采用。

8. **神经系统检查**　正常的勃起功能有赖于勃起反射弧的完整及正常功能，在这个反射通路中自主神经系统起着重要作用，涉及交感神经通路和副交感神经通路，尤其是盆腔神经丛在阴茎勃起的神经调节中起着核心作用。在骨盆外伤、手术后的 ED 患者以及糖尿病性 ED 患者中常有勃起神经传导通路的异常。神经系统检查有海绵体肌电图、尿道直肠反射潜伏期测定、海绵体反射潜伏期测定、阴部诱发电位、皮质运动诱发电位和脊髓运动诱发电位等，但并不常用。

9. **其他选择性检查**　海绵体氧张力测定是评价海绵体灌注状态的检查方法，有助于血管性 ED 的诊断。阴茎海绵体活检可直接评价受检者海绵体平滑肌的功能和胶原纤维的含量，从另一个方面反映勃起能力。但这些检查在临床中并未广泛应用。

【治疗】

在治疗方式的选择上，应与患者充分沟通，告知各种治疗方式的有效性、安全性及费用，并了解患者的需求和期望的治疗效果，达到个体化治疗。ED 患者在接受直接、针对性的治疗前，应先矫正可改变的危险因素。首先应戒烟、戒酒、戒除药物依赖，消除不良生活习惯对勃起功能的影响。其次，要加强原发疾病治疗，如糖尿病、高血压、阴茎硬结症、内分泌系统疾病等。第三，应加强性医学教育，树立信心，争取伴侣的理解和配合。第四，常用高血压药、抗心律失常药、抗精神病药、抗雌激素药及类固醇等影响勃起功能的药物时，应在病情允许的情况下调整剂量和种类，争取将药物对勃起功能的负面影响降至最低。

1. **PDE5 抑制剂** PDE5 抑制剂通过阻断 cGMP 降解而提高其浓度，促使海绵体平滑肌松弛，引起阴茎海绵体动脉扩张，海绵体窦膨胀而血液充盈，诱导阴茎勃起。目前市场上常见的 PDE5 抑制剂包括西地那非、伐地那非和他达那非。三者起效时间与有效维持时间各不相同。西地那非、伐地那非和他达那非达到峰值血浆浓度的时间分别为 0.8~1 小时、2 小时和 0.9 小时；药物半衰期分别为 2.6~3.7 小时、17.5 小时和 3.9 小时。PDE5 抑制剂治疗 ED 安全有效，是目前治疗 ED 的一线药物，对 ED 患者总体有效率 80% 左右。当一种 PDE5 抑制剂治疗无效时，可尝试另一种 PDE5 抑制剂治疗；当一次治疗无效，继续治疗也可能会有效；PDE5 抑制剂无效者，可改用其他治疗或联合其他药物或方法治疗；服用一段时间后可根据治疗效果与不良反应调整剂量。PDE5 抑制剂的副作用主要有一过性轻度头痛、头晕、颜面潮红等。由于其对外周血管具有轻度扩张作用，因此禁忌合用硝酸酯类药物；伴有心血管危险因素的 ED 患者限制使用 PDE5 抑制剂。目前常用的服用方法为按需服用，即根据不同药物的药代动力学特性在性交前服用。近来也有针对长期每日小剂量服用他达拉非的临床研究，结果显示其与按需服用方法有类似的疗效且安全有效。长期每日小剂量服用法可减少患者对药物依赖性的不利心理暗示，提高患者的自信。目前，每日 5mg 他达那非用法已被 FDA 批准用于 ED 合并良性前列腺增生的男性患者。

2. **真空负压勃起装置**（vacuum erection device，VED） VED 利用负压原理使海绵体大量充血，并使用阴茎根部压缩环将血液保留在海绵体内。VED 适用于不想采用药物治疗及药物治疗禁忌患者，通常临床有效率 60% 左右。常见的不良反应包括疼痛、不能射精、射精痛、勃起麻木感、皮下青紫瘀斑等。连续负压吸引不要超过 30 分钟。禁忌证包括患有出血性疾病或者正在接受抗凝治疗的患者。

3. **阴茎海绵体注射**（ICI） ICI 对轻中度血管性 ED 患者常可有效诱发勃起，并且简单、起效快。常用的注射药物为前列腺素 E_1，使用剂量为 5~20mg，通常 5~10 分钟可诱导勃起。罂粟碱（7.5~45mg）和酚妥拉明（0.2~0.5mg）也可用于 ICI 疗法，总体临床有效率 70% 左右。阴茎海绵体药物注射疗法可能发生的不良反应有头晕、疼痛、皮下淤血淤斑、海绵体纤维化等，严重并发症为缺血性阴茎异常勃起。需要特别注意的是，若用药后持续勃起一旦超过 4 小时以上，应立即急诊治疗，以免发生严重的并发症。

4. **经尿道给药** 经尿道给药具有局部药物浓度高且无需注射的特点，快速、安全、简便，虽疗效稍差，但为那些惧怕 ICI 治疗的患者提供了一种替代疗法。尿道内前列地尔（125~1 000μg）已被批准用于 ED 治疗，有效率约为 30%~65.9%，常见的不良事件包括局部疼痛、头晕、阴茎纤维化、阴茎异常勃起、尿道出血及泌尿系感染等。

5. **低能量体外冲击波**（low intensity-shock wave therapy，LI-SWT） LI-SWT 的能量仅为常规体外冲击波碎石能量的 10%，约为 0.08~0.28mJ/mm^2。LI-SWT 可用于治疗轻中度血管性 ED，是目前临床上有望治愈 ED 的新方法，主要机制包括刺激神经血管再生、血管扩张、干 / 祖细胞募集。

6. **盐酸阿扑吗啡含片** 阿扑吗啡是中枢神经系统多巴胺受体激动剂，通过增加 NO-cGMP 信号通路的活性而增强阴茎勃起功能。主要不良反应有恶心、头晕、出汗、嗜睡等，极少数情况下发生晕厥。阿扑吗啡对轻度到中度 ED 以及精神心理因素导致的 ED 患者有一定疗效。

7. **睾酮补充疗法** 睾酮水平较低的 ED 患者，如排除其他内分泌性睾丸功能衰退，采用雄激素补充或与 PDE5 抑制剂合用有一定效果。但应关注前列腺癌及肝功能损害等风险。

8. **可膨胀性阴茎假体植入术**　对于各种方法治疗无效的重度器质性 ED 患者，可通过手术在阴茎海绵体内植入阴茎起勃器，辅助阴茎勃起完成性交，是一种半永久性治疗方法。目前大多数患者偏好三件套可膨胀阴茎假体，包括两根圆柱体、液泵阀和液囊。植入三件套假体后，患者可随意使用液泵阀控制圆柱体的充盈程度，从而控制阴茎勃起的程度。阴茎假体植入具有较高的满意度（患者满意度 92%~100%，伴侣满意度 91%~95%）。阴茎假体植入手术治疗 ED 一般不影响阴茎感觉、排尿和射精功能，常见的手术并发症有感染和机械性故障等。

9. **阴茎血管手术**　包括阴茎动脉重建术及阴茎静脉结扎手术，适用于通过详细特殊检查，明确诊断为动脉性或静脉性 ED 的患者。经过 CDDU 和阴茎动脉造影确认的阴茎动脉血供异常病变，可选择阴茎血管重建术，目前成功率最高的是腹壁下动脉 - 阴茎背深动脉血管重建术。对于通过 CDDU 和阴茎海绵体造影确认的阴茎静脉瘘患者，可考虑阴茎静脉结扎手术，但远期效果有待证实。

10. **中医治疗**　中医治疗 ED 在我国具有一定地位，其关键在于辨证施治，归纳为以下几点：一是滋阴降火，改善全身状况；二是清热化湿，解除外界干扰；三是温补肾元，调整内分泌；四是疏肝理气，改善局部血运。同时，男性勃起功能障碍，看似“局部病变”，实与人体脏腑经络气血的盛衰有密切关系，治疗时必须从整体出发，因人而异，知常达变，切忌用药偏废。

ED 是可以治疗的疾病，甚至是可以治愈的疾病。ED 的治疗需要有计划，强调综合治疗和对诱发 ED 原发病的控制，并要注重对患者的精神心理支持。ED 是夫妻双方需要共同面对的问题，女性是男性 ED 的被影响者和治疗后的受益者，因此也应加强对女性伴侣的关注，将其纳入 ED 的诊治规划。

【随访】

由于没有哪一种治疗适合所有的 ED 患者，因此通过随访了解治疗的有效性及安全性非常重要，以便于及时调整治疗方案或药物用量。

（王　涛）

第四章　女性不孕症

不孕症(infertility)是指夫妻婚后未采取任何避孕措施,男方生殖功能正常有规律性生活至少 12 个月未能获得临床妊娠。

女性不孕症的病因分两大类:第一类包括基因性、内分泌性及免疫性因素,是不孕症的核心因素;第二类主要是感染性和医源性因素,包括盆腔炎性疾病、性传播疾病等,这类因素具有可预防性,故全球各国间不孕症的发病率差异很大。

不孕在临床上又可分为原发性不孕和继发性不孕。婚后从未妊娠者称原发性不孕;曾有过妊娠,未避孕 1 年未妊娠者称继发性不孕。育龄夫妇中不孕的发病率为 10%~15%,其中女性不孕因素占 60%。生育力(fertility)与年龄密切相关,据资料显示,生育力正常的夫妇未避孕,12 个月内的受孕机会为 85%。女性的生育能力在 30 岁以后开始下降,超过 35 岁的女性有 1/3 发生不孕,40 岁以后下降更为明显,约 1/2 发生不孕。

第一节　女性不孕症的病因

生育有三个必备条件:①有正常的生殖细胞(精子和卵子);②精子和卵子经正常结合而构成受精卵;③受精卵正常顺利着床和发育。所以任何可能影响卵巢排卵,受精卵形成、运输、着床以及胚胎发育的因素,都可能成为女性不孕的原因。

排卵因素占女性不孕病因之首,但自 20 世纪 80 年代以来,性传播疾病(sexually transmitted disease,STD)迅速在全球蔓延,特别是衣原体、支原体以及淋病奈瑟球菌的感染,造成输卵管炎和输卵管堵塞增加,输卵管因素导致的不孕比重逐渐增加。发达国家不孕人数增多,一方面由于生活成本以及养育子女费用升高使得晚婚晚育家庭增多,另一方面则归因于对生育有负面影响的生活模式及个人习惯,如肥胖、吸烟、酗酒等。而发展中国家不孕多由 STD 引起。

值得注意的是,不孕的发生与年龄有着密切的关系,目前因不孕求诊的患者增多与职业女性推迟婚育年龄有很大关系。

一、内分泌因素

在所有不孕症中由内分泌因素所致者占 20%~40%。多由排卵障碍和黄体功能不足而致，它是女性不孕的主要原因之一。

(一) 排卵障碍

1. 下丘脑性

(1) 精神刺激、环境改变、激烈运动等均可引起促肾上腺皮质激素释放激素分泌增加，进而增加内源性阿片肽分泌，导致促性腺激素释放激素（gonadotropin releasing hormone，GnRH）及促性腺激素（gonadotropin）分泌低下；激烈运动时体内睾酮和脱氢表雄酮升高，反馈作用于下丘脑 - 垂体 - 卵巢轴，引起功能性紊乱影响卵巢排卵。

(2) 神经性厌食（anorexia nervosa）：是一种进食性行为障碍，多见于少女。因进食障碍导致体重明显下降，体内脂肪减少，下丘脑 - 垂体 - 卵巢轴、下丘脑 - 垂体 - 肾上腺轴、下丘脑 - 垂体 - 甲状腺轴功能失调，引起排卵障碍。

(3) 卡尔曼综合征（Kallmann syndrome）：是一种下丘脑 GnRH 先天性分泌缺陷，继发性腺功能减退，伴嗅觉丧失或减退的一种疾病，由 Kallmann 首先报道而得名。表现为卵巢发育不全而致的原发性闭经、性征发育差等引起不孕，同时伴嗅觉丧失或减退。

(4) 颅咽管瘤（craniopharyngioma）：是最常见的下丘脑肿瘤，发生于蝶鞍上的垂体柄漏斗部前方，肿瘤沿垂体柄生长，压迫垂体柄，影响下丘脑 GnRH 和多巴胺向垂体转运，使促性腺激素水平降低，影响排卵。

(5) 颅底创伤、头颈部放疗、脑外伤均可累及垂体柄或下丘脑，引起下丘脑 - 垂体 - 卵巢轴功能失调，使得排卵障碍。

(6) 颅内感染：各种原因引起的脑炎、脑膜炎等影响中枢下丘脑对卵巢的调控。

(7) 弗勒赫利希综合征（Frohlich syndrome）：又称肥胖生殖无能综合征，病因有颅内肿瘤、损伤及炎症等，除影响了促性腺激素释放激素的神经内分泌调节外，同时也可使摄食中枢受累。临床表现为多食、肥胖、第二性征发育差，内生殖器发育不良。

(8) 药物引起的中枢性排卵障碍：抗精神病类药物如氯丙嗪、奋乃静等多巴胺受体拮抗剂等，可使血浆中催乳素（prolactin，PRL）增高，GnRH 分泌减少。而利血平、地西泮等药物也可通过抑制下丘脑催乳素释放抑制因子（prolactin release inhibiting factor，PIF）而增加血中催乳素含量，影响下丘脑 - 垂体 - 卵巢轴功能，影响排卵。

2. 垂体性

(1) 希恩综合征（Sheehan syndrome）：由于产后出血和休克，腺垂体急性梗死、缺血坏死，导致垂体功能不全，而引起的一系列症状，由 Sheehan 首先报道而得名，由于垂体功能减退，可出现闭经、性欲减退。

(2) 空蝶鞍综合征（empty sella syndrome）：由于鞍膈先天发育不全或因肿瘤及手术被破坏，充满脑脊液的蛛网膜下腔向蝶鞍延伸，腺垂体受压，蝶鞍被脑脊液充盈，称空蝶鞍。脑脊液压迫垂体柄，使下丘脑分泌的 GnRH 和多巴胺经垂体门脉循环向垂体的转运受阻，而出现闭经、溢乳、高催乳素血症、肢端肥大症、垂体性矮小症。

(3) 单一性促性腺素缺乏症（isolated gonadotropin deficiency）：是指垂体其他功能均正常仅促性腺激素分泌功能低下，影响卵泡发育和排卵。

(4) 生长激素缺乏症：是指垂体前叶生长激素分泌不足，青春期后内外生殖器官及第二性征不发育。

(5) 垂体肿瘤：是引起肿瘤性不孕的原因之一，在催乳素瘤、生长激素分泌细胞肿瘤、促肾上腺皮质激素分泌细胞瘤及促甲状腺激素分泌细胞瘤中以催乳素瘤最常见。肿瘤影响正常分泌细胞的功能，使促性腺激素分泌减少，而催乳素瘤同时使催乳素分泌量增加，抑制GnRH分泌和卵巢对促性腺激素的敏感性，导致排卵障碍。

3. **卵巢性**

（1）多囊卵巢综合征（polycystic ovary syndrome，PCOS）：是一种以持续性无排卵、高雄激素血症为主要临床特征的内分泌异常综合征，发病原因尚不明确。1935年Stein和Leventhal首次报道，故又称Stein-Leventhal综合征。

（2）早发性卵巢功能不全（premature ovarian insufficiency，POI）：是指40岁前由于卵巢内卵细胞耗竭或被破坏而引起的卵巢功能衰竭，其特征是月经周期紊乱（月经稀发或闭经）并伴有促性腺激素水平升高和雌二醇水平降低。病因包括染色体异常、自身免疫性疾病、手术和放化疗所致的医源性因素等，还有部分患者病因不明，属不明原因或特发性POI。

（3）卵巢不敏感综合征（insensitive ovary syndrome，IOS）：又称卵巢抵抗综合征（resistant ovary syndrome，ROS）或Savage综合征，临床表现为内源性促性腺激素水平升高，但卵巢对外源性促性腺激素刺激不敏感。超声下可见卵巢具有原始卵泡和初级卵泡，但成熟卵泡较少。

（4）未破卵泡黄素化综合征（luteinized unruptured follicle syndrome，LUFS）：排卵期出现黄体生成素（luteinizing hormone，LH）高峰后卵泡不破裂释放卵子。临床上虽出现排卵障碍，但黄体期仍可出现基础体温升高，孕酮升高，子宫内膜有分泌期改变。

（5）卵巢肿瘤：引起排卵障碍的原因是多方面的，如肿瘤本身可破坏卵巢组织结构；采用手术、放射等治疗肿瘤也可破坏卵巢组织；部分具有分泌功能的肿瘤能分泌雌激素（颗粒细胞瘤、卵胞膜细胞瘤）、绒毛膜促性腺激素（卵巢原发性绒毛膜癌）、雄激素（支持细胞-间质细胞瘤），影响了正常生殖轴的调节，抑制卵巢排卵。畸胎瘤因来源于多个胚层，可同时具有多种分泌功能，从多方面干扰内分泌功能。

4. **其他**　其他内分泌代谢方面的疾病如肾上腺与甲状腺功能失调、功能亢进、功能低下均影响下丘脑-垂体-卵巢轴，导致排卵障碍。糖尿病胰岛功能异常可引起组织糖类和脂类代谢失调。

（二）黄体功能不足

黄体功能不足（inadequate luteal function）是指排卵后黄体发育不良或过早退化，孕酮分泌不足或子宫内膜对孕酮反应性降低而引起的子宫内膜发育迟缓或停滞，或基质和腺体不同步引起的一组表现为月经失调和生理功能障碍的症候群。

10%~40%的不孕症和复发性自然流产与黄体功能不足有关。引起黄体功能不足的原因：①卵泡期卵泡发育不良；②排卵高峰LH分泌不足；③排卵峰后LH低脉冲缺陷。特点为月经周期缩短；黄体期<11天；基础体温呈双相，但排卵后体温上升缓慢、上升幅度偏低。因黄体功能低下，子宫内膜发育迟缓，与胚胎的发育不同步，影响胚胎植入，导致不孕。

二、感染因素

1. **外阴炎和阴道炎**　外阴、阴道感染后，阴道内环境改变，阴道酸碱度发生变化影响精子活力，缩短精子存活时间，使进入子宫颈和子宫腔内的精子数量降低，影响受孕。大量微生物如淋病奈瑟球菌、沙眼衣原体、解脲支原体、滴虫等的代谢产物还可诱发巨噬细胞和中性粒细胞生成诱生型一氧化氮合成酶，并产生一氧化氮，作为局部细胞毒因子可杀死精子和抑制精子的活力。而因炎症死亡的精子和大量精子抗原的释放，促进了阴道内抗精子抗体的产生并影响精子的成活率、活力和穿透力，导致不孕。

2. **子宫颈炎** 子宫颈阴道部直接与阴道上皮相连，易受阴道炎影响而致感染，子宫颈管黏膜为单层柱状上皮，抵抗感染能力差，易在分娩、流产、刮宫等手术时造成机械损伤而并发感染。以淋病奈瑟球菌、沙眼衣原体所致感染最常见。炎症可造成局部环境的改变，其分泌物改变了子宫颈黏液的性状，同样也引起子宫颈免疫功能异常，影响精子的活动而致不孕。

3. **子宫内膜炎** 子宫内膜炎多由外阴、阴道感染上行蔓延所致。炎症可导致内膜对性激素反应低下，引起月经失调；炎症细胞浸润和炎症介质的渗出不利于精子存活和受精卵着床；严重子宫内膜炎或子宫内膜结核破坏了子宫内膜，瘢痕愈合严重者可造成宫腔粘连，使受精卵植入或胚胎发育受阻；病毒感染所致子宫内膜炎可通过胎盘垂直感染胚胎或胎儿造成流产。子宫内膜息肉是子宫内膜炎的一种特殊类型，息肉可阻碍受精卵着床，合并感染时可改变宫腔内环境，亦影响受孕。

4. **输卵管炎和盆腔炎** 输卵管病变是引起不孕的重要原因，约占不孕病因的1/3，而病变主要是炎症。常由生殖道感染后上行累及输卵管，形成慢性输卵管炎而致输卵管管腔狭窄或梗阻；或输卵管周围组织器官炎症而继发输卵管炎，使管壁僵直或扭曲，输卵管伞部粘连，失去了伞部的拾卵功能。常见病原体：细菌、病毒、沙眼衣原体、解脲支原体。输卵管结核占女性生殖系统结核的90%~100%，输卵管结核导致输卵管结构和功能异常是不孕症的常见原因。结核破坏输卵管内膜、浆膜和肌层，使输卵管粗大僵直，管腔狭窄或梗阻，失去正常功能。

盆腔炎症，常见的病原体有淋病奈瑟球菌、结核分枝杆菌和沙眼衣原体等。盆腔炎症以及盆腔手术后粘连导致的输卵管梗阻、粘连、积水，均可影响输卵管功能，从而影响受孕。

5. **卵巢炎** 输卵管炎或严重盆腔感染可波及卵巢组织导致卵巢炎，卵巢周围形成炎性包裹影响排卵；卵巢结核、幼年腮腺炎并发卵巢炎，可破坏卵巢组织结构，造成卵泡数量减少、性激素合成分泌不足，而丧失卵巢功能。

三、免疫学因素

1. **抗精子抗体** 精子具有自身免疫和同种免疫抗原属性，因此它在男性和女性体内都能刺激机体产生免疫应答，产生抗精子抗体（anti-sperm antibodies，ASAs）。正常情况下精浆内存在免疫抑制物，抑制免疫反应发生，当女性生殖道黏膜破损或精液中的免疫抑制物质受到破坏时，精子抗原通过生殖道上皮下淋巴细胞产生ASAs，包绕精子后使精子制动、凝集或产生“颤动现象”，阻止了精子穿过子宫颈黏液，或作用于受精卵使其着床受阻。在原因不明的不孕症患者中约30%可检测到ASAs。

2. **抗透明带抗体** 透明带是由糖蛋白组成的，覆盖于卵母细胞及着床前受精卵外。透明带在受精及着床前胚胎发育中具有重要作用：精卵识别及获能精子与卵子结合，阻断多精受精，保护受精卵至着床前发育成胚胎，并能激活精子，诱导顶体反应的发生。透明带具有很强的免疫原性，能诱发机体产生局部与全身的细胞与体液免疫，导致抗透明带抗体产生。

抗透明带抗体（anti-zona pellucida antibody，AzpAb）导致女性不孕的主要机制有：①透明带抗体与透明带结合影响精卵识别与结合；②阻碍精子穿透透明带；③阻碍胚胎孵出。

3. **抗磷脂抗体**　抗磷脂抗体（anti-phospholipid antibody，APA），是靶向体内带负电荷的磷脂产生的获得性抗体，抗心磷脂抗体（anticardiolipin antibody，ACA）是其中重要的一种。正常条件下，心磷脂抗原不被机体识别，但在组织炎症、损伤、粘连等病理条件下，心磷脂抗原就刺激机体产生抗心磷脂抗体，它是强烈的凝血活性物质，能激活血小板，使其黏附、聚集、释放血栓素，引起微血管血栓，造成胎盘缺血和梗死，干扰胚胎着床、发育，使胎儿窘迫及胚胎死亡。

抗磷脂抗体综合征（antiphospholipid antibody syndrome，APS）是以抗磷脂抗体持续阳性、反复动静脉血栓、多发自发性流产为特征的疾病。血清中含有的抗磷脂抗体对排卵、受精和早期胚胎发育均产生重大影响，约有 15% 的孕早期复发性流产患者中可检测出抗磷脂抗体阳性。

4. **子宫内膜局部免疫**　子宫内膜中存在大量免疫细胞如 $CD56^+$ 淋巴细胞，它们在胚胎种植中可协助滋养层细胞植入子宫内膜，并帮助绒毛实现免疫逃逸。同时自然杀伤细胞（natural killer cell，NK 细胞）产生的细胞因子还能抑制滋养层细胞的 DNA 合成，限制细胞的无限增殖，起到对滋养层细胞的免疫监视作用。当免疫细胞如 NK 细胞、T 细胞、B 细胞功能异常时则导致胚胎种植失败。

5. **自身免疫性卵巢炎**　卵巢早衰被定义为与高促性腺激素状态相关的青春期至 40 岁之间的持续性闭经。临床表现与雌激素丧失有关，包括继发性闭经、血管舒缩不稳定、心理症状、阴道和尿道萎缩、骨质疏松症和不孕症。

大量证据表明，卵巢功能不全可由针对卵巢卵泡的类固醇生成细胞的自身免疫过程引起。类固醇细胞抗体阳性的卵巢早衰患者的卵巢组织病理学提示其卵巢呈现淋巴细胞性卵巢炎，有大量 $CD4^+$ 和 $CD8^+$T 淋巴细胞和浆细胞浸润。

6. **其他免疫因素**　抗甲状腺抗体、抗核抗体、抗麦胶蛋白抗体等自身抗体，也均可导致不良妊娠结局。

四、遗传因素

女性 X 染色体数目和结构的改变与不孕症有一定的关系。一些常见的性染色体综合征可导致女性不孕。

1. **Turner 综合征**　又称为先天性卵巢发育不全。因 1938 年 Turner 首次报道得名。据统计，约 98% 的胚胎于胎儿期自然流产，活婴中的发病率约为 1/2 500~1/5 000。本病患者身材矮小（120~140cm）、智力一般正常、后发际低、肘外翻，部分患者有蹼颈，青春期无第二性征，乳房不发育，乳间距宽，原发性闭经，卵巢呈条索状，子宫发育不全，外生殖器幼稚，阴毛、腋毛稀少或缺如，通常没有生育能力。

Turner 综合征患者的典型核型是 45，X0 和 45，X0/46，XX。嵌合型患者临床症状的严重程度取决于异常细胞系所占的比例，比例越大，症状越重，比例越小，症状越轻。少数嵌合型患者可能有生育能力。

2. **X 三体和多 X 综合征** 临床上称 X 三体和多 X 综合征为“超雌”现象。X 三体综合征患者通常外表如正常女性,但伴有月经失调或间歇性闭经,乳腺发育不良,卵巢功能障碍,阴毛稀少,肥胖,轻度智力障碍甚至精神异常症状。患者核型大多为 47,XXX,也可为 46,XX/47,XXX。异常核型来自母方生殖细胞形成过程中 X 染色体不分离。

除 X 三体外,尚有核型为 48,XXXX 或 49,XXXXX 的患者。其症状与 X 三体相似,但随着 X 染色体数目越多,症状也越严重,以致重度智力缺陷、多发畸形、不孕等。

3. **X 染色体的结构异常** 常见的 X 染色体结构异常有缺失、等臂染色体和环状染色体等。

(1) X 短臂缺失:患者核型为 46,XXp−,身材矮小,具有 Turner 综合征特征,性腺发育不全。

(2) X 长臂缺失:患者核型为 46,XXq−,缺失的范围不同症状也不相同。若为末端缺失,一般仅有原发性闭经,性腺发育不全,而身材不矮小;若整条长臂缺失,症状除性腺发育不全外,还伴随其他体征。

(3) X 短臂等臂:患者核型为 46,X,i(Xp),表型似 45,X0 型,卵巢呈条索状,第二性征发育不良,但身材正常。

(4) X 长臂等臂:患者核型为 46,X,i(Xq),临床多见此结构异常。表型似 45,X0 型,但症状较轻。

(5) X 环状染色体:患者核型为 46,X,r(X)。X 染色体长臂和短臂部分缺失,首尾相连形成环状。环的大小表明其缺失程度,也决定其症状的严重程度。环越小,症状越似 45,X0 型。

4. **睾丸女性化综合征** 患者社会性别常为女性,而核型为 46,XY。一般因原发性闭经、不孕等原因就诊被发现。主要临床表现是:①原发性闭经;②先天性无子宫、无卵巢;③多数情况阴道盲端;④有睾丸,常位于腹腔内、腹股沟内或大阴唇内。本病病因是靶细胞对雄激素的反应不敏感而使其在发育时性征趋于女性化,属于 X 连锁隐性遗传。

五、先天发育异常

(一) 先天外阴、阴道发育异常

1. **处女膜闭锁**(imperforate hymen) 又称处女膜无孔。处女膜是阴道腔化后残留的膜状结构。发育过程中,阴道末端的泌尿生殖窦组织未腔化形成先天无孔处女膜,发生率约 0.015‰,或因炎症导致继发性处女膜粘连闭锁。由于处女膜闭锁使阴道与外界隔绝。

2. **先天性无阴道**(congenital absence of vagina) 阴道由副中肾管和泌尿生殖窦结节形成的阴道板发育后形成。如副中肾管发育不良及阴道板腔化障碍导致先天无阴道,发生率为 0.2‰~0.3‰。此类患者常伴有子宫、输卵管发育不良,但第二性征及外生殖器发育正常,卵巢发育正常。

3. **阴道闭锁**(atresia of vagina) 副中肾管发育正常,泌尿生殖窦未能参与形成阴道下段称先天性阴道闭锁,如闭锁位于阴道下段为部分性阴道闭锁,阴道上段、子宫颈、子宫可发育正常。而完全性阴道闭锁则常伴有子宫颈或子宫发育异常。严重的阴道炎症、外伤后畸形愈合及放射、手术创伤后可继发完全性或部分性阴道闭锁。

4. **阴道横隔**(transverse vaginal septum)　由胚胎发育过程中两侧副中肾管会合后的尾端与尿生殖窦相接处未腔化或未完全贯通所致。可发生于阴道任何部位,以阴道中、上段交界处最常见。有完全横隔和不完横隔两种,临床以不完全横隔多见。

5. **阴道纵隔**(longitudinal vaginal septum)　双侧副中肾管会合后,尾端纵隔未消失或部分消失导致阴道纵隔形成。可分为完全性纵隔和部分性纵隔两种。完全性纵隔常同时伴有双宫颈、双子宫。

(二) 子宫、输卵管发育异常

1. **宫颈闭锁症**(cervical atresia)　胚胎发育过程中副中肾管尾部延伸与泌尿生殖窦接触形成子宫颈,如延伸过程发生障碍则形成宫颈闭锁。宫颈闭锁常伴有阴道闭锁。

2. **先天性无子宫**(congenital absence of the uterus)　为双侧副中肾管形成子宫段未发育或未融合所致。常伴有先天无阴道,但卵巢发育正常。

3. **始基子宫**(primordial uterus)　因双侧副中肾管融合后不久即停止发育所致。子宫多无宫腔或有宫腔无子宫内膜。子宫极小,长 1~3cm。

4. **幼稚子宫**(infantile uterus)　双侧副中肾管融合形成子宫后发育停止所致。子宫小,子宫体与子宫颈比例为 1∶2,月经量极少。

5. **单角子宫**(unicornuate uterus)　仅一侧副中肾管正常发育,另一侧副中肾管完全未发育或未形成管道,故形成单角子宫。同侧卵巢发育正常,而对侧卵巢、输卵管和肾脏往往同时缺如。

6. **残角子宫**(rudimentary horn of uterus)　一侧副中肾管发育,另一侧副中肾管中、下段发育缺陷,形成残角子宫。残角子宫根据宫腔发育情况可分为:①残角子宫有宫腔,并与单角子宫腔相通;②残角子宫有宫腔,但与单角子宫腔不相通;残角子宫为无宫腔实体,仅以纤维带与单角子宫相连。

7. **双子宫**(uterus didelphys)　两侧副中肾管未融合各自发育成两个子宫和两个宫颈,形如两个单角子宫,常伴有阴道纵隔或斜隔。

8. **纵隔子宫**(septate uterus)　由双侧副中肾管融合后,中隔吸收过程受阻所致。是子宫发育异常中最常见的类型,约为 75%。

9. **弓形子宫**(arcuate uterus)、**双角子宫**(bicornuate uterus)　为两侧副中肾管融合不良所致。如宫底部融合不全,形成双角子宫;而宫底部发育不良,中间凹陷,宫壁略向宫腔突出,称弓形子宫。

10. **己烯雌酚所致子宫发育异常**　妊娠早期服用己烯雌酚,可导致副中肾管的发育异常,造成女性胎儿泌尿生殖系统发育异常,如狭小 T 型宫腔、子宫狭窄带、子宫下段增宽及宫壁不规则等。

11. **输卵管发育异常**　胚胎发育过程中,两侧副中肾管头端不融合而发育成输卵管,如副中肾管发育障碍则导致输卵管发育异常。如输卵管缺失、输卵管发育不全(单侧或双侧输卵管细长弯曲,肌肉发育不全,无管腔或管腔部分通畅)。

(三) 卵巢发育异常

1. **先天卵巢未发育或发育不全**　原始性腺皮质分化为卵巢,单侧或双侧卵巢未发育罕见。单侧或双侧卵巢发育不良则呈灰白色,细长索状,又称条索状卵巢。

2. **异位卵巢**　卵巢形成后未下降至盆腔内,仍停留在原生殖嵴部位。虽卵巢发育正常，但受精过程障碍，常需借助助孕技术妊娠。

六、其他

（一）子宫肿瘤

子宫肌瘤性不孕约占女性不孕的1%~5%。以黏膜下肌瘤、肌壁间肌瘤影响最大。引起不孕的机制：①肌瘤，特别是黏膜下肌瘤使子宫腔形态变异，阻碍受精卵着床；②子宫肌瘤是激素依赖性肿瘤，内分泌紊乱改变子宫内环境；③子宫内膜和肌层血管扩张，微循环功能失调；④宫颈癌、子宫内膜癌等肿瘤破坏了子宫的正常结构，干扰胚胎着床。

（二）创伤因素

1. **子宫创伤** 宫颈宫腔粘连（adhesion of cervical and uterine cavity），又称阿什曼综合征（Ashman syndrome）。多因损伤或感染破坏子宫内膜而致，例如人工流产、刮宫、放射治疗、内膜结核等。根据粘连的范围可分为完全性粘连和部分性粘连。由于子宫内膜的破坏降低了容受性，影响受精卵着床和胎盘植入，内膜组织学变化也影响精子获能和储存；慢性宫颈炎物理治疗后亦可造成宫颈狭窄粘连闭锁。

2. **输卵管创伤** 输卵管妊娠手术后、输卵管结扎术后复通等使输卵管的解剖结构受到破坏或输卵管管腔狭窄，导致拾卵、输送受精卵障碍。

3. **子宫内膜异位症**（endometriosis） 简称内异症，是指子宫内膜组织（腺体和间质）出现在子宫体以外的部位。迄今为止本病的发病原因尚未完全明确，但该病与不孕关系则相当密切。内异症患者的不孕率达高40%。研究认为内异症导致不孕不育与下列因素有关。①盆腔解剖结构异常：异位病灶可导致卵巢、输卵管周围广泛粘连，使卵巢排卵障碍或引起输卵管变硬或扭曲后蠕动异常，甚至输卵管伞端粘连，影响拾卵和对受精卵的运输。②盆腔内环境改变：内膜异位症患者腹腔液中前列腺素水平升高，腹腔液中的多种细胞因子、肿瘤坏死因子、血小板活化因子及抗卵巢抗体等物质均影响卵泡发育和排卵。③免疫功能异常：异位的内膜被体内免疫系统识别为“异物”，激活体内免疫系统，产生抗原抗体反应，再激活补体系统，细胞因子增多。多种细胞因子和补体系统造成的损伤反应造成不孕。④卵巢功能异常：内异症常合并高催乳素血症，抑制卵巢颗粒细胞对人类绝经期促性腺激素（human menopausal gonadotropin，hMG）的反应，导致血清雌、孕激素水平低下，卵泡液中催乳素水平增高，卵泡发育不良，排卵受阻，引起黄体缺陷或黄素化卵泡未破裂综合征；催乳素有抗促性腺激素的作用，抑制卵泡刺激素的分泌，而卵泡刺激素的减少可能导致卵巢内黄体生成素受体形成减少，致使卵巢对黄体生成素不敏感，导致黄体分泌不足，影响受孕。⑤自然流产率增加：内异症患者妊娠后自然流产发生率约为40%。流产的发生与前列腺素刺激子宫收缩、干扰受精卵着床和黄体分泌不足有关。

（三）不明原因不孕症

有规律、未避孕的性生活1年以上，通过不孕症常规诊断评估仍未能发现明显不孕原因可诊断为不明原因不孕症。这是一种生育力低下状态，可能包括免疫因素、卵母细胞异常、受精异常、胚胎着床发育异常、遗传缺陷等，但目前临床缺乏有效的检测手段，难以确定病因。

（相文佩　何俊琳）

第二节　女性不孕症的诊断

不孕症检查的目的是寻找不孕的病因。需系统地从病史着手，然后针对性地选择需要的检查方法，明确病因。

一、病史询问

1. **现病史**　详细了解不孕年限、有无避孕、避孕的时间及方式、性生活频率等情况；有无白带异常、月经异常；有无盆腹腔疾病及手术史；有无情绪、睡眠、饮食、运动、体重的显著变化；有无泌乳、头痛、视野改变、多毛、痤疮、黑棘皮等症状。了解患者既往诊治经过以及相关辅助检查。

2. **月经史**　明确患者月经初潮年龄、月经周期、经期时间、经量、有无痛经等。

3. **婚姻史**　包括结婚年龄、是否近亲结婚、同居时间、性生活状况、两地分居否、夫妻双方健康状况等。

4. **生育史**　包括妊娠史、流产史、刮宫史、异位妊娠史和分娩史，既往有无缺陷儿生育史。

5. **既往史**　是否有性传播疾病、生殖系统疾病和结核病病史，是否有其他内分泌或代谢性疾病、自身免疫性疾病、先天性遗传性疾病病史，是否有外伤史、盆腹腔手术史等。

6. **个人史**　了解患者的职业、不良环境接触史、冶游史、烟酒嗜好、吸毒史等。了解患者压力、焦虑、抑郁病史。

7. **家族史**　了解是否存在家族遗传性疾病病史，家族中有无不孕不育及出生缺陷史等。

二、全身检查

检查患者的身高、体重、体重指数、体脂分布等基本体格发育情况；检查第二性征的发育情况，有无乳房肿块、乳房泌乳、毛发分布异常等；检查甲状腺大小、质地、活动度及有无结节；检查有无异常皮肤改变，如痤疮、多毛、黑棘皮等。

三、妇科检查

了解内外生殖器的发育情况，有无病理异常。依次检查阴毛分布、阴唇阴蒂发育；检查阴道形态及内壁有无红肿、渗液、分泌物等；观察子宫颈有无异常、有无举痛、接触性出血等；检查子宫大小、质地、位置、活动度等；检查附件区有无压痛、包块等；检查下腹及直肠子宫陷凹有无异常包块或触痛结节等。

四、排卵检查

1. **基础体温（basal body temperature，BBT）测定**

（1）基础体温定义及意义：基础体温是指经较长时间（6~8 小时）睡眠，醒后未进行任何活动之前所测得的体温。可以反映机体在静息状态下的能量代谢水平。月经周期中，随不同时期雌、孕激素分泌量的不同，基础体温呈周期性变化。在月经后及卵泡期基础体温较低，排卵后因黄体形成，产生的孕酮作用于下丘脑体温调节中枢，使体温上升 0.3~0.5℃，一直持续到月经前 1~2 日或月经第 1 日，体温又降至原来水平。

（2）测量方法：每晚睡觉前将体温表水银柱甩至 36℃以下，置于伸手可取的地方。第 2 日清晨取体温表放于舌下，测口腔温度 5 分钟。每天测体温的时间最好固定不变。将测得的结果逐日记录于基础体温上，并连成曲线。将生活中有可能影响体温的情况如月经期、性生活、失眠或感冒等也随时记在体温单上。一般需连续测量至少 3 个月经周期以上。

（3）目的：测量并记录基础体温，主要是了解卵巢有无排卵及黄体功能状况。正常月经周期，将每日测得的基础体温画成连线会呈双相曲线，而无排卵性月经周期，基础体温无上升改变而呈单相曲线。双相体温曲线只能说明有成熟卵泡，并不能一概认为绝对发生排卵（例如未破卵泡黄素化综合征），排卵时间也只能说在双相体温转变期前的 2~3 天内，而不能断定在哪一天。不过，单相型体温一般认为无排卵及无黄体形成。此法简单实用，但要求严格，否则不能了解卵巢功能情况。

2. **宫颈黏液检查**　宫颈黏液是子宫颈腺体的分泌物。正常育龄妇女在卵巢性激素影响下，宫颈黏液的性状呈周期性变化。月经净后，子宫内膜增殖期早期，雌激素水平低，黏液量少；随雌激素水平增加，黏液量也增加，排卵期黏液量最大，含水量最高，延展性最大，故此时宫颈黏液稀薄、透明，拉丝度可达 10cm 以上；排卵后在孕激素作用下，宫颈黏液分泌量减少，变得浑浊、黏稠，拉丝度仅为 1~2cm。将宫颈黏液制成涂片，干燥后可观察到结晶，宫颈黏液中无机盐与蛋白质是形成结晶的物质条件，排卵期呈典型羊齿植物叶状结晶；排卵后或妊娠期由于孕激素作用，结晶断裂小块，呈椭圆体。常见的结晶有 4 型，①Ⅰ型：典型羊齿植物叶状结晶，主梗直而粗，分支密而长；②Ⅱ型：较典型结晶，但主梗弯曲较软，分支少而短，犹如树枝着雪后的形态；③Ⅲ型：为不典型结晶，树枝形象模糊，分支少而疏，呈离散状；④Ⅳ型：主要为椭圆体或梭形物体，无羊齿植物叶状结晶。椭圆体或梭形体顺同一方向排列成行，比白细胞长但窄，透光度大。

（1）检查方法：患者取膀胱截石位，用阴道窥器暴露子宫颈，先观察宫颈黏液性状，用棉球拭净子宫颈及阴道穹窿的分泌物，用干燥长钳伸入子宫颈管内约 1cm 取黏液。缓慢分开钳柄，观察其拉丝度，再将黏液涂于玻片上，待其干燥后，低倍光镜下观察。宫颈黏液结晶的检查，应结合月经周期，多次取材观察其动态变化。

（2）临床意义：正常月经周期中，一般在月经第 8~10 日出现Ⅲ型结晶体。随着体内雌激素水平升高，转变为Ⅱ型，至排卵期见Ⅰ型典型的结晶。排卵后又转变为Ⅱ型及Ⅲ型，约在月经周期第 22 日左右转变为排列成行的椭圆体。一般在排卵期如果见不到典型羊齿状结晶，则提示无排卵。

3. **B 超监测卵泡发育及排卵**　超声监测卵泡发育直观准确，又可连续观测，目前已经取代其他检查方法成为首选。

（1）正常周期卵泡发育的超声观察：根据患者的月经周期，从预计排卵前4~5天起每日定时超声检查1~2次，直至排卵。检查方法可根据需要选择经腹部或经阴道超声检查。

正常的成熟卵泡声像图具有以下特征：①卵泡最大直径大于或等于20mm，范围为18~24mm，卵泡直径小于18mm者为未成熟卵泡，多不能排卵；②卵泡外观饱满，壁薄而清晰；③卵泡位置移向卵巢表面，向外突出，一侧无卵巢组织覆盖，卵泡的增长速度一般为1~3mm/d，临近排卵时增长快，可达3~4mm/d，排卵前5小时可增长7mm。

已经排卵的超声征象：①卵泡消失或缩小，同时伴有内壁塌陷；②在缩小的卵泡腔内出现中低回声，随后卵泡腔增大，其内回声增强，提示已有早期黄体形成；③直肠子宫陷凹有少量积液。

（2）异常周期卵泡发育的超声观察：超声在监测卵泡发育的过程中，发现月经规律的育龄妇女中，有15%~30%的周期为异常周期，其中大部分异常周期属偶然发生，仅少数为持续发生，这种持续发生的卵泡发育和排卵异常可直接导致不孕。常见的异常周期有以下几种类型：

1）无排卵周期：连续超声监测无优势卵泡发育。

2）小卵泡周期：排卵前卵泡直径小于18mm者为小卵泡周期。在连续超声监测过程中，发现卵泡大小及日平均增长速度均明显小于正常周期，卵泡张力低、壁厚以及形状不规则，停止发育较早。

3）卵泡发育过度：指优势卵泡在排卵前短期内迅速增大，一般认为卵泡的大小与其成熟度有密切关系，但过度增大的卵泡常出现卵子老化或闭锁现象，从而降低受孕率。这种现象可见于自然排卵周期，但以药物诱发排卵周期更为多见。卵泡发育过度在自然排卵周期中的声像图表现为卵泡明显增大，排卵前直径超过32mm，日平均增长速度大于3mm，少数患者可同时伴有盆腔少量积液。在药物诱发排卵周期中，轻者声像图表现为卵巢增大，卵巢内可见多个较大的卵泡，盆腔可见少量液体。重者卵巢明显增大，其内可见数个至数十个较大卵泡，盆腔甚至胸腹腔可见大量液体。故在药物诱发排卵的周期中，超声可监测有无卵巢过度刺激综合征，指导临床用药。

4）未破卵泡黄素化综合征（luteinized unruptured follicle syndrome，LUFS）：是指卵泡发育未成熟或成熟后卵泡未破裂而颗粒细胞已发生黄体化。声像图表现为优势卵泡形成后卵泡继续增大，直径可达40mm以上；预计排卵日以后数日仍无排卵的超声征象，部分患者卵泡可持续存在至下次月经来潮前后；在预计排卵日以后，卵泡壁开始增厚、模糊，腔内出现少许中低水平回声，少数可充满中等或较强水平回声。

5）多囊卵巢综合征（PCOS）：是女性常见的内分泌与代谢性疾病之一。声像图表现为，双侧卵巢均匀性增大，轮廓清晰；卵巢切面内可见多个小囊泡样卵泡结构，囊性卵泡大小不等，直径为2~9mm，数目在12个以上；经阴道超声可见卵巢髓质面积增大，回声增强，卵泡被挤向卵巢周边，与髓质回声形成明显对比；月经周期中连续超声观察无优势卵泡发育，无排卵现象。

6）卵巢早衰（premature ovarian failure，POF）：超声检查可用于评估月经周期中特定时期的窦卵泡数目，从而反映卵巢的储备功能。月经第2~4天进行窦卵泡计数（antral follicle counting，AFC），若直径小于10mm的卵泡少于5个则提示卵巢储备功能减退。卵巢容积也是反映卵巢储备功能的重要因素。卵巢早衰女性卵巢的超声下表现接近绝经后女性，卵巢较小且卵泡无活力，仅卵巢皮质周围见一些小于 1mm 的卵泡。

4. **经前子宫内膜活组织检查**　在月经前或月经来潮 12 小时内进行子宫内膜活检，将子宫内膜送病理检查。病理结果可分为 3 种类型：①正常分泌期或月经期子宫内膜提示有排卵，黄体功能正常；②如果为增殖期子宫内膜，说明无孕激素作用，提示无排卵；③分泌期子宫内膜组织学改变较正常周期推迟 1~2 天，或腺体与间质反应不同步，可能为黄体功能不足的一种表现。未破卵泡黄素化综合征时，虽然子宫内膜呈现分泌期改变，但并无排卵。子宫内膜活检也可以对子宫内膜结核做出诊断。

5. **阴道细胞学检查**　受到体内雌、孕激素水平的影响，阴道上皮细胞呈现周期性变化，雌激素水平越高，阴道上皮细胞越成熟。正常月经周期中，排卵前受高水平雌激素的影响，阴道涂片中出现大量核致密固缩而细胞质嗜酸的上皮细胞，细胞平铺、排列均匀、背景清洁；排卵后受孕激素影响，阴道涂片中出现多量核呈网状而细胞质呈嗜碱性的中层细胞，细胞呈梭形排列成堆，背景不清洁。但应注意，阴道细胞学检查结果可受炎症的影响。未破卵泡黄素化综合征时也出现孕激素作用的表现，因此应结合其他检测手段判断有无排卵。

五、内分泌学检查

在女性不孕症的诊治过程中，主要测定的激素有卵泡刺激素（FSH）、黄体生成素（LH）、催乳素（PRL）、雌二醇（estradiol，E_2）、孕酮（progesterone）、睾酮（T）、抗米勒管激素（anti-Müllerian hormone，AMH）和抑制素 B（inhibin B）等。激素测定的主要目的是寻找不孕、闭经或内分泌失调的病因，评估卵巢功能，并且监测卵泡发育、排卵及治疗效果。激素水平随卵泡发育在整个月经周期中呈现周期性变化，通常在月经周期第 2~3 天取血测定基础值，月经周期第 22 天，取血测定雌二醇及孕激素，了解排卵及黄体功能。血中的激素水平很低，临床应用的测定方法有化学发光免疫测定（chemiluminescent immunoassay，CLIA）、放射免疫测定（radioimmunoassay，RIA），酶联免疫吸附试验（enzyme-linked immunoadsordent assay，ELISA）。未来的发展趋势是使用无放射性核素的免疫分析系统。

1. **垂体促性腺激素测定**　FSH 和 LH 是垂体分泌的促性腺激素，它们的分泌受促性腺激素释放激素（GnRH）和雌、孕激素的调节。下丘脑、垂体和卵巢之间形成的神经内分泌系统称为下丘脑 - 垂体 - 卵巢轴（hypothalamic-pituitary-ovarian axis，HPO 轴），生育期女性中这些激素随月经周期出现周期性变化。FSH 的生理作用主要是促进卵泡成熟及促使颗粒细胞合成、分泌雌激素。LH 的生理作用主要是促进女性排卵和黄体生成，维持黄体功能，以促进孕激素和雌激素的合成分泌。

垂体促性腺激素的水平除了反映垂体功能外，还反映卵巢的储备能力。FSH 的基础值为 5~15IU/L，排卵前峰值为基础值的 2 倍以上。LH 的基础值为 5~15IU/L，排卵前可升高至 2 倍以上。

（1）测定 LH 峰值：可以估计排卵时间及了解排卵情况，卵泡早期 LH 处于较低水平，至排卵前达到高峰，LH 峰值可以达到 40~200IU/L，约 97% 的排卵发生在 LH 峰值后的 24 小时以内。一般尿 LH 峰比血 LH 峰晚出现 3~6 小时，国内多采用尿 LH 峰测定来推测排卵时间，排卵一般发生在尿 LH 峰出现后 12~24 小时。

(2)预测卵巢储备功能：基础 FSH>20IU/L，提示卵巢储备功能下降。

(3)测定 LH/FSH 比值：如果 LH/FSH>3 表明 LH 呈高值，FSH 处于低水平，有助于诊断多囊卵巢综合征。

2. **雌激素测定**　雌激素主要由卵巢、胎盘产生，少量由肾上腺产生。雌激素(estrogen，E)可分为雌酮(estrone，E_1)、雌二醇(estradiol，E_2)及雌三醇(estriol，E_3)。雌激素中以 E_2 活性最强，是卵巢产生的主要激素之一，对维持女性生殖功能及第二性征有重要作用。在正常月经周期中，E_2 随卵巢内分泌的周期性变化而波动。卵泡早期雌激素处于低水平，E_2<184pmo1/L(50pg/ml)，随卵泡发育 E_2 迅速上升，排卵前 1~2 天达到峰值，排卵后 E_2 水平迅速下降，黄体形成后再次上升形成第二次峰值 459~918pmo1/L(125~250pg/ml)，黄体萎缩后逐渐下降到卵泡早期水平。

测定血中的 E_2 或 24 小时尿总雌激素水平可监测卵巢功能，有助于寻找不孕的原因。

(1)判断闭经原因：激素水平符合正常月经周期变化，表明卵泡发育正常，应考虑为子宫性闭经；激素水平偏低，闭经原因可能为原发或继发卵巢功能低下或药物影响了卵巢功能，也可见于下丘脑 - 垂体功能失调、高催乳素血症等。

(2)诊断无排卵：雌激素无周期性变化，常见于无排卵型功能失调性子宫出血、多囊卵巢综合征。

3. **孕激素测定**　人体孕激素由卵巢、胎盘和肾上腺皮质产生。孕激素的测定有助于不孕症病因的诊断。

(1)了解卵巢有无排卵：正常月经周期血中孕激素的水平呈周期性变化，卵泡期处于最低水平，排卵前 1~2 天开始上升，与排卵前 LH 峰的上升同步，至排卵前可达 6.36nmol/L(2ng/ml)。孕酮的起始上升为临近排卵的重要标志；排卵后黄体形成，孕酮分泌量迅速增加，排卵后 7 天左右达到高峰，以后又迅速下降，范围为 15.6~95nmol/L(5~30ng/ml)。血孕酮>15.6nmol/L(5ng/ml)，提示有排卵。若孕酮符合有排卵，而无其他原因的不孕患者，需配合 B 型超声检查观察卵泡发育及排卵过程，以排除未破卵泡黄素化综合征。原发或继发性闭经、无排卵性月经或无排卵性功能失调性出血、多囊卵巢综合征均有血中孕酮水平下降的表现。

(2)了解黄体功能：黄体期孕激素>15.6nmol/L(5ng/ml)表明有黄体形成，黄体中期即排卵后 7 天左右孕激素>32nmol/L(10ng/ml)，可以证明功能性黄体的存在；若孕激素<32nmo1/L(10ng/ml)提示黄体功能不足；月经来潮 4~5 日孕酮仍高于生理水平，提示黄体萎缩不全。

4. **催乳素测定**　催乳素(PRL)由垂体促乳激素细胞(mammotropic cell)分泌，受下丘脑催乳素释放抑制素(prolactin release inhibiting hormone，PRIH)的调节，在人体内可能还存在其他一些刺激或抑制因子，如促甲状腺激素释放激素(thyrotropin-releasing hormone，TRH)、雌激素及 5- 羟色胺等，对其均有促进作用。PRL 的主要功能是促进乳房发育及泌乳，与卵巢类固醇激素共同作用促进分娩前乳腺导管及腺体发育。PRL 还参与机体的多种功能，特别是对生殖功能的调节。在整个月经周期中 PRL 变化不大，非妊娠期 PRL 正常水平在 444~1 110pmol/L(10~25ng/ml)，如果 PRL>4 440pmol/L(100ng/ml)，应进行颅脑 CT、MRI 等检查，排除垂体肿瘤。闭经、不孕及月经失调者，无论有无泌乳均应测 PRL 以除外高催乳素血症。垂体肿瘤患者，伴 PRL 异常增高时应考虑有垂体催乳素瘤。

5. **睾酮测定**　女性体内的雄激素来自卵巢及肾上腺皮质，卵巢可产生少量的雄激素。

睾酮水平升高要考虑多囊卵巢综合征、分泌雄激素的卵巢肿瘤及肾上腺疾病的可能。

6. **抗米勒管激素**　抗米勒管激素（anti-Müllerian hormone，AMH）是一种由两个 72kDa 的二聚体单体通过二硫键连接组成的糖蛋白，它属于转化生长因子 -β 家族。女性出生后，AMH 主要由卵巢颗粒细胞产生，少量由窦前及窦卵泡产生，直到绝经期后则检测不到，可能是评估卵巢功能衰退最好的内分泌指标，具有预测女性生殖年限的潜能。AMH 具有调节细胞发育及分化、促进米勒管退化等重要作用。近年研究发现，AMH 在调控卵泡生长和发育中发挥一定的作用，AMH 水平与卵巢内卵泡数量和卵泡的初期发育相关，在优势卵泡选择方面也起到了潜在的作用。因此，AMH 可作为评估卵巢储备能力的指标。

7. **抑制素**　在女性，抑制素 B（inhibin B）主要由颗粒细胞合成分泌，对生殖细胞具有经典内分泌、自分泌和旁分泌作用，在人类配子发生中具有重要调节作用。抑制素 B 主要为卵泡早期在 FSH 刺激下由颗粒细胞分泌，不受 GnRH、雌激素、雄激素等诸多因素影响，能直接反映窦卵泡的发育情况，因而在评价卵巢储备功能及反应性时具有很高的临床诊断价值。颗粒细胞的抑制素 B 表达可反映细胞自身的功能状态，颗粒细胞功能减退是卵巢反应减低、发育卵泡数目减少的主要原因之一。在实施辅助生殖技术（ART）时，抑制素 B 可用于预后评估，指导医生采取最佳超促排卵方案，提高妊娠率，具有较大的临床指导价值。

血清 AMH 和抑制素 B 水平与卵巢储备功能密切相关，结合窦卵泡计数及基础内分泌指标的检测能更准确地评估卵巢储备功能。

六、微生物学检查

1. **白假丝酵母菌**　白假丝酵母菌是一种真菌，为条件致病菌，约有 10% 非孕妇女及 30% 孕妇阴道中有此菌寄生，并不引起症状。若在阴道分泌物中找到假丝酵母菌的芽孢或假菌丝即可确诊。可用 0.9% 氯化钠溶液湿片或 10% 氢氧化钾溶液湿片法或革兰氏染色检查分泌物中的芽生孢子或假菌丝。若有症状而多次湿片法检查为阴性；或为顽固病例，为确诊是否为白假丝酵母菌感染，可采用培养法。pH 值测定具有重要鉴别意义，若 pH 值<4.5，可能为单纯假丝酵母菌感染；若 pH 值>4.5，可能存在混合感染。白假丝酵母菌感染急性期白带增多，白色稠厚呈凝乳状或豆腐渣样，可妨碍精子的存活或穿过，可影响受孕。

2. **阴道毛滴虫**　阴道毛滴虫（trichomonas vaginalis）是一种寄生虫，呈梨形，长为 10~30μm，头部有 4 根与虫体等长的鞭毛，肉眼看不见，在显微镜下可以清楚看到。由于滴虫患者白带多，可妨碍精子的存活，且毛滴虫可以吞噬精子，又能阻碍乳酸的生成，因此久患毛滴虫性阴道炎可引起不孕。

典型病例容易诊断，若在阴道分泌物中找到滴虫即可确诊。检查滴虫最简便的方法是悬滴法，在有症状的患者中，其阳性率可达 80%~90%。

3. **解脲支原体**　解脲支原体（Ureaplasma urealyticum，UU）在分类学上属于人支原体科脲原体属，是人类泌尿生殖系统常见的寄生微生物之一，当人体免疫力下降或泌尿生殖道黏膜受损时可引起泌尿生殖系感染，造成的生殖道炎症、粘连与梗阻，是引起不孕症的重要原因之一。

由于患者常常无特异性表现，因此一般需要依靠实验室确诊。常规方法为消毒外阴，将无菌棉拭子插入子宫颈内停置 3 秒，旋转数周，置培养试管中待检。将采集的标本用无菌方法直接种于UU选择性培养瓶中，置37℃孵育24~48小时，分别观察结果。当有UU生长，分解尿素和精氨酸引起pH值上升，而使得UU培养基中的酚红指示剂由黄色转为红色，为阳性；黄色的培养基没有变化为阴性。

4. **沙眼衣原体**　沙眼衣原体（Chlamydia trachomatis，CT）是一类在真核细胞内寄生生活的微生物，CT感染不仅能引起宫颈炎，还能继续上行感染引起子宫内膜炎和输卵管粘连、梗阻，引起不孕。

CT感染患者临床上也没有特异性症状，需依据实验室检查。CT培养是诊断的金标准。直接免疫荧光抗体检测法、酶联免疫吸附试验这两种方法均有快速、简单、灵敏度高的优点，缺点是死菌也可被检测到，易出现假阳性。目前常用的是分子生物学技术，包括核酸探针检测法、聚合酶链式反应，培养法由于难度较大，应用受到限制。

5. **淋病奈瑟球菌**　淋病奈瑟球菌（Neisseria gonorrhoeae）简称淋球菌，是常见的性传播疾病之一。淋球菌感染最常引起淋菌性宫颈炎，在未经治疗或治疗不彻底的情况下，淋球菌有可能上行感染，引起输卵管内膜炎、输卵管积脓或输卵管卵巢脓肿。随着病期延长，输卵管炎症由急性转为慢性，久治不愈，反复发作，使输卵管组织纤维化，输卵管内膜上皮组织被破坏，管腔粘连，出现输卵管狭窄或梗阻，引起不孕症。

根据接触史、临床表现及实验室检查综合分析可确定诊断。

（1）涂片检查：取患者尿道分泌物或子宫颈分泌物，做革兰氏染色，在多形核白细胞内找到革兰氏阴性双球菌。对有大量脓性分泌物的单纯淋菌性前尿道炎患者，涂片法阳性率在90%左右，可以初步诊断。女性子宫颈分泌物中杂菌多，灵敏度和特异度较差，阳性率仅为50%~60%，且有假阳性，因此世界卫生组织推荐用培养法检查女患者。

（2）培养检查：淋球菌培养是诊断的重要佐证，培养法对症状很轻或无症状的男性、女性患者都是较敏感的方法。只要培养阳性就可确诊，在基因诊断问世以前，培养检查是世界卫生组织推荐的筛选淋病的唯一方法。

（3）抗原检测：固相酶免疫测定（enzyme immunoassay，EIA）可用来检测临床标本中的淋球菌抗原，在流行率很高的地区而又不能做培养或标本需长时间运送时使用，可以用来诊断淋球菌感染。可通过淋球菌外膜蛋白Ⅰ的单克隆抗体做直接免疫荧光试验，但灵敏度不高，特异性差，加之实验人员的判断水平不一，故该实验尚不推荐用来诊断淋球菌感染。

（4）基因诊断：随着基因诊断技术的不断改进，聚合酶链式反应（polymerase chain reaction，PCR）与连接酶链式反应（ligase chain reaction，LCR）将会在淋球菌的检测中成为常规方法。

另外，淋球菌感染尚需要与非淋菌性尿道炎、念珠菌性阴道炎、滴虫性阴道炎以及细菌性阴道炎进行鉴别诊断。

七、遗传学检查

当不孕女性患者出现下列情况之一时，应建议其进行外周血染色体检查：①原发性闭经或继发闭经；②外生殖器发育异常；③性腺发育不全；④先天性无子宫、无阴道。

经过染色体核型分析检查，可准确诊断由于染色体数目或结构异常引起的女性不孕症。

八、腔镜检查

由于宫腹腔镜技术在临床的普及，目前腔镜检查（endoscopic examination）在女性不孕症的检查、诊断与治疗方面得到广泛应用。输卵管通液术不仅对输卵管通畅度有一定诊断作用，同时还可对部分输卵管梗阻进行治疗，但单纯的输卵管通液术结果判断存在主观性，因此，目前临床上广泛采用的是超声引导下输卵管通液术、宫腔镜插管通液术、腹腔镜通液术及宫腹腔镜联合输卵管通液术。

（一）腹腔镜检查（laparoscopy）

通过腹腔镜可直接观察到子宫、卵巢以及输卵管的外观情况。包括卵巢排卵情况、卵巢血体、黄体形成等征象。腹腔镜检查不仅可以探查盆腹腔情况，还可以进行诊断并同时给予治疗，但由于腹腔镜是微创手术，因此不是首选的不孕症的检查方法。

腹腔镜下输卵管通液术往往联合宫腔镜检查一同进行，是输卵管检查的金标准，同时可行粘连分离术、造口术，甚至是体外受精（in vitro fertilization，IVF）前的输卵管积水处理和结扎术等。一般先行子宫输卵管造影，明确输卵管梗阻的部位，子宫有无畸形、粘连或宫腔占位性病变后，再选择宫腹腔镜手术。输卵管通畅试验提示输卵管远端病变或盆腔粘连，或其他相关检查均提示正常而仍未怀孕者，可做腹腔镜检查进一步了解盆腔情况。

当镜下观察到子宫、输卵管、卵巢有病变时，可根据术前影像学检查及术前预核情况，包括与患者的知情交代，给予相应的处理；例如要注意评估子宫肌瘤对后续妊娠的影响及核出后避孕间隔时间与患者期待妊娠的希望时间，取最佳方案处置。对卵巢子宫内膜异位囊肿行囊肿剔除术，并仔细观察卵巢表面、盆腔腹膜等处的子宫内膜异位结节，给予电凝或小病灶切除处理，必要时在病变处取活检。

腹腔镜下分离盆腔、输卵管周围等各处粘连，并可结合输卵管通液术，经阴道经子宫颈置入通水器，向宫腔内注入液体（内加亚甲蓝），于腹腔镜直视下观察伞端蓝染情况，确定输卵管是否通畅，也可行宫腔镜下选择性输卵管插管通液术。当诊断输卵管伞部梗阻、输卵管积水时可行造口术或成形术；当输卵管病变严重或积水严重时可行输卵管切除术。

（二）宫腔镜检查（hysteroscopy）

近年来应用宫腔镜检查除了可进行选择性插管通水之外，主要是了解子宫腔内情况，特别是对于超声提示子宫腔内异常的女性，可经宫腔镜检查并结合子宫内膜活检，发现并诊断子宫内膜异常增生、息肉、黏膜下肌瘤，以及宫腔粘连、子宫畸形等，并可通过宫腔电切镜实施手术，对不孕症的检查有实用价值。

（三）输卵管镜检查（falloposcope）

因镜体非常纤细，近年来使用较少，常被宫腹腔镜联合检查所代替。输卵管镜主要应用于女性不孕不育患者的检查，在宫腔镜腔道内将输卵管镜经子宫输卵管开口送入输卵管，可直接观察并评估输卵管腔内各段黏膜及病变，发现输卵管狭窄、梗阻等病变的病因，为后续治疗方法的选择做准备。它可在宫腔镜引导下进入，并在腹腔镜下观察，至经过伞端，进入盆腔即检查结束，对输卵管病变诊断准确性较高。

宫腔镜检查可达到疏通输卵管近端梗阻的目的，同时能够了解宫腔内状态，腹腔镜检查能直观准确地观察子宫及输卵管的形态、输卵管蠕动性、盆腔粘连情况，尤其适用于输卵管远端梗阻以及辅助生殖技术前的辅助治疗，宫腔镜联合腹腔镜手术，广泛地适用于盆腔及输卵管病变同时存在宫腔病变的不孕症患者。宫、腹腔镜联合方法解决了两者单独使用的局限性。

九、影像学检查

1. **盆腔超声检查**（pelvic ultrasonography） 是针对女性不孕症的常规检查，一般推荐行经阴道超声检查。

(1) 卵巢检查：可对卵巢基础状态进行评估（测量卵巢的体积、窦卵泡数、优势卵泡的直径等），同时可确认卵巢是否存在异常回声，并提示有病变存在的可能（如细小点状回声提示子宫内膜异位囊肿可能；卵巢肿瘤需要与卵泡囊肿或黄体相鉴别）。另外可行超声排卵及子宫内膜的动态监测，了解卵巢周期中卵泡发育及排卵情况，监测子宫内膜随卵泡发育逐渐增厚的周期性变化，在成熟卵泡阶段厚度可达到 9mm，卵泡期的子宫内膜"三线征"清晰。

(2) 输卵管检查：监测卵巢外有无异常回声，如有腊肠状或串珠状不规则无回声区，需关注输卵管积水可能。还需注意包裹性积液等。此外，还需鉴别输卵管卵巢囊肿、盆腔输卵管脓肿等。

(3) 子宫（腔）形态的检查：检查内容包括子宫位置、大小、形态、子宫肌层的结构、子宫内膜的厚度和分型。还可发现子宫形态或结构的异常（子宫肌瘤、腺肌瘤等占位性病变与子宫腔的关系；宫腔粘连的程度等），包括子宫畸形和发育异常的可能（子宫纵隔、双子宫、单角子宫及无子宫等）。必要时可行三维超声检查或 MRI、宫腔镜检查进一步确诊。

2. **输卵管通畅试验**（tubal patency test） 输卵管病变是女性不孕症的常见因素，输卵管病变所致不孕症约占女性不孕症的 20%~50%。当前临床常用检查手段有 X 线子宫输卵管造影、输卵管超声造影术及输卵管通液检查等输卵管通畅检查方法。

(1) 经 X 线子宫输卵管造影（X-ray hysterosalpingography，X-HSG）：目前依然是评估输卵管通畅度首选的检查手段，X-HSG 可显示子宫腔形态、大小，输卵管梗阻部位及通畅程度。输卵管造影还能对子宫、输卵管的内部形态结构进行显影，若患者存在子宫卷曲增粗、僵直、结节串珠状、积水等微小宫腔病变也能被检出，可对输卵管功能进行准确的评价，在不孕症检查中具有较高的阳性率。同时输卵管造影还具有消除炎症、疏通输卵管的效果。该项检查结束后需避孕 1~3 个月。

(2) 子宫输卵管对比超声造影术（hysterosalpingo-contrast sonography，HyCoSy）：经阴道经子宫颈向宫腔内注射超声造影剂的超声检查，称为超声输卵管造影术、超声子宫输卵管造影术或子宫输卵管对比超声造影术。超声引导下输卵管造影术是较为安全且有效的方式之一，术后可当月妊娠，无须进行避孕措施，作为检查方式可重复进行。该技术除了可评估输卵管通畅度以外，还可实时诊断子宫、卵巢等占位性病变，相较于碘油造影技术，不会给患者带来辐射和过敏等不良事件，目前已在临床上得到广泛应用。其中输卵管通畅的显示为：输卵管能够快速地全程显影，在注入造影剂后能够顺利无阻，造影剂微泡通过匀畅，在直肠子宫陷凹明显可见造影剂。但应注意，由于输卵管各段走向为不同的平面，液体在通过时输卵管不能在同一平面上显示，图像具有一定的局限性，因此在检查过程中需要全方面多角度进行检查。三维超声子宫输卵管造影利用实时三维超声诊断技术，可动态观察造影剂可否顺利通过输卵管并弥散至盆腔，以此评估输卵管通畅程度。该检查手段能实时、直观、立体地观察输卵管走行方向及扭曲程度，从而为临床诊断提供重要依据。可诊断患者是否发生粘连与积水，清楚显示病灶的病变性质与位置，并对手术效果进行评价。

十、其他检查

1. **性交后试验**（postcoital test，PCT）　选择在预测的排卵期进行检查，目的在于了解精子对宫颈黏液的穿透能力，同时还可以了解宫颈黏液性状、精液质量及性交是否成功等有关情况。检查前男方禁欲 3~7 天，女方避免阴道灌洗。性交后 6~12 小时取阴道后穹窿黏液检查有无活动精子，如有精子证明性交成功。然后取子宫颈管黏液检查有无活动精子。如每高倍视野有 20 个活动精子即为正常；如果初试结果阴性或不正常，应重复进行性交后试验。如果精子穿过黏液能力差或精子不活动，应怀疑有免疫问题。

2. **免疫因素检查**（immunological examination）　女性妊娠过程类似于同种异体种植过程，通过一系列复杂的机制使母体耐受方能成功妊娠，而一些免疫因子可能起到破坏作用，最常见抗磷脂抗体综合征（APS），APS 及其相关抗体（抗心磷脂抗体和狼疮抗凝血抗体）可能直接抑制胎盘形成，破坏黏附分子和促进胎盘血管系统血栓形成。组织特异性抗体，如抗精子抗体、抗子宫内膜抗体、抗 hCG 抗体等表达增强均可能导致不孕，但目前尚存在争议。

（相文佩　杨 清）

第三节　女性不孕症的治疗

一、内分泌及促排卵治疗

促排卵治疗常应用于因内分泌异常引起的女方排卵障碍的不孕症。随着医学发展，辅助生殖技术越来越多地应用于虽然排卵正常，但由于配子运输障碍、子宫内膜异位症、男方少弱精症以及不明原因性不孕妇女进行助孕技术时控制性超促排卵周期。促排卵药物种类较多，通过不同机制产生效应。

（一）枸橼酸氯米芬

枸橼酸氯米芬（clomiphene citrate，CC）又称氯底酚胺，为临床应用最广泛的促排卵药，用法简单，价格便宜，无致畸作用。CC 的化学结构式与雌激素相类似，对于雌激素受体有弱激动及强拮抗的双重作用。CC 与下丘脑的雌激素受体结合从而使下丘脑受体被占据，干扰内源性雌激素的负反馈，刺激内源性促性腺激素释放激素（GnRH）释放，促使垂体卵泡刺激素（FSH）、黄体生成素（LH）分泌增加，刺激卵泡发育。

临床应用的 CC 主要为其消旋混合物枸橼酸盐，适用于排卵障碍及无排卵性功能失调性子宫出血等患者。低雌激素患者对 CC 无反应。单纯应用 CC 促排卵不能改善卵母细胞质量，因此对有规律排卵的妇女并不能改善其妊娠率。

用法：自然月经或人工诱发月经周期第 2~5 天开始，起始剂量 50mg/d，共 5 天，如卵巢无反应，下一个周期逐渐加大剂量到 100~150mg/d，共 5 天，用药量的增加与患者的激素水平无关，而与患者的体重明显相关，用药后可超声监测排卵，指导同房或人工授精助孕。无条件超声监测患者可应用尿 LH 试纸或基础体温等估测同房试孕。如应用 150mg 的周期仍无排卵，可能 CC 无效，可考虑其他方案促排卵。应用促排卵药可能有多个卵泡发育排卵，特别是无超声监测时应警惕卵巢过度刺激综合征（ovarian hyperstimulation syndrome，OHSS）及多胎妊娠的发生。尽管 CC 促排卵的排卵率很高，平均 80%，但妊娠率只有 40%，而自然流产率高达 10%~33%。研究表明枸橼酸氯米芬可能直接影响子宫内膜对激素的反应，降低雌孕激素受体含量，并使内膜前列腺素 E_2（prostaglandin E_2，PGE_2）和前列腺素 $F_{2\alpha}$（prostaglandin $F_{2\alpha}$，$PGF_{2\alpha}$）分泌增加，导致黄体功能不足。枸橼酸氯米芬对子宫颈黏液的影响也是妊娠率低的一个原因。在排卵前后加用适量的雌激素制剂以增加内膜厚度及改善子宫颈黏液的质量，有利于精子的进入、胚胎着床。此外，因为未破卵泡黄素化综合征（LUFS）患者的基础体温及子宫颈黏液等指标均与正常排卵相似，所以加用超声监测后才了解到 LUFS 是 CC 高排卵率低妊娠率的原因之一。和自然周期比较，用 CC 后卵泡不破裂发生率从 10% 上升到 31%。所以卵泡发育到 18~20mm 时可给予人绒毛膜促性腺激素（hCG）促进排卵。

CC 的副作用较少，但偶有面部潮红、腹胀或酸痛、乳房不适、恶心、呕吐，约有 1.5% 的人出现视力障碍，包括视力减退、眼前闪光或出现黑点、对光敏感，常在停药后 1~2 周消失，原因尚不清楚。

（二）芳香化酶抑制剂

常用的芳香化酶抑制剂是来曲唑（letrozole），可阻断体内雄激素转化为雌激素，降低雌激素水平，解除对下丘脑和垂体的负反馈作用，从而增加 FSH 和 LH 的分泌，促进卵泡发育；在卵巢内引起雄激素积聚，从而增强 FSH 受体的表达，扩大 FSH 效应。同时，卵泡内雄激素的蓄积可刺激胰岛素样生长因子（insulin-like growth factor，IGF）及其他自分泌和旁分泌因子的表达增多，在外周水平提高卵巢对激素的反应。用法：月经第 2~5 天开始，初始剂量为 2.5mg/d，共 5 天，如无效，下个周期增加至 5mg/d，最大剂量不超过 7.5mg/d。来曲唑可用于 CC 抵抗患者，在 CC 抵抗者中，来曲唑促排卵成功率为 62%，妊娠率为 14.7%。由于来曲唑无抵抗雌激素受体作用，因此不影响子宫内膜及子宫颈黏液。

（三）人类绝经期促性腺激素

人类绝经期促性腺激素（hMG）是从绝经后妇女的尿中提取的 FSH 和 LH 的混合制剂，每支 hMG 含 FSH 和 LH 各 75IU，应用枸橼酸氯米芬治疗无排卵或有排卵但未妊娠者，可单独应用 hMG 或与 CC 或来曲唑联合应用。可自月经周期第 2~6 日开始，推荐 hMG 起始剂量不超过 75IU/d，隔日或每日肌内注射；B 超监测排卵，根据卵泡发育情况调整 hMG 用量，一般应用 7~14 天卵巢无反应，逐渐增加剂量（递增剂量为原剂量的 50% 或 100%）。当卵泡直径达 18~20mm 时可肌内注射 hCG 5 000~10 000IU 诱导排卵，36~38 小时进行助孕手术或 hCG 注射日及后 2 日自然性交。hMG 应用后排卵率及妊娠率均增高，但同时多胎率增高，且 OHSS 风险增加，需密切监测及预防。

（四）卵泡刺激素

FSH 在卵泡期可促进卵泡生长，常用于进行体外受精胚胎移植术（IVF-ET）的超促排卵治疗。从理论上讲,单纯 FSH 促排卵会取得更佳疗效,因为在排卵前只需要少量的 LH,但近年来越来越多的研究也发现 FSH 促排卵时根据患者情况酌情添加 LH 可能会取得更好的效果。

常规方案:超促排卵的起始剂量通常为 150~300IU,根据患者卵巢反应调整剂量,最大卵泡直径达到 18mm 时,5 000~10 000IU hCG 肌内注射诱发排卵。高反应风险人群也可应用小剂量 FSH 渐增方案,月经第 2~5 天起,即初剂是 75IU/d,若无反应,每日加用 37.5IU,可以确定 FSH 阈值,降低 OHSS、多胎妊娠的发生风险。

(五)促性腺激素释放激素

GnRH 是 1971 年 Schally 和 Guillemin 从羊和猪的下丘脑中分离出的一种 10 肽激素,目前临床应用的为促性腺激素释放激素类似物,包括 GnRH 激动剂(GnRH agonist,GnRH-a)及 GnRH 拮抗剂(GnRH antagonist,GnRH-A)。

GnRH-a 为 10 肽,于第 6 位及第 10 位去甘氨酸。不同分子结构的 GnRH-a 的生物学效价存在显著差异,是天然 GnRH 效价的 25~100 倍,常用的制剂有戈那瑞林、亮丙瑞林、曲普瑞林、布舍瑞林、组氨瑞林等。由于其高亲和力,给药初期使垂体 Gn 大量释放,产生一过性血浆促性腺激素高峰,即为激发作用(flare-up),又因其抗降解力强,持续给药时大部分 GnRH 受体被占据移至细胞内造成 GnRH 受体降调节,导致卵泡停止生长发育,此时再应用外源性的大剂量 Gn 以使多个卵泡同步发育成熟,并且由于垂体处于抑制状态,避免了由于多个卵泡发育,雌激素水平升高导致的 LH 峰提前出现,以免卵泡提前排卵或黄素化。

IVF 促排卵周期应用 GnRH-a 有 4 种方案。

1. **长方案** 从月经周期的第 1 天或者黄体中期开始使用,14~21 天后垂体达到降调节水平后开始应用外源性 Gn(hMG、FSH)。Gn 的启动剂量需要根据患者的年龄、AFC、基础 FSH、AMH 及体重综合评定,GnRH-a 根据激素等情况可用到注射 hCG 前。垂体达到满意降调节标准为:B 超无>10mm 直径的卵泡,卵巢内无功能性囊肿,LH<5IU/L,E_2<185pmol/L(50pg/ml),内膜<5mm。临床应用的 GnRH-a 包括短效制剂及长效制剂。长方案中可以应用短效制剂,开始予以 Gn 后可酌情减半,也可应用长效制剂以避免多次注射,但存在垂体过度抑制、Gn 应用时间及总剂量增加的风险。

2. **短方案** 利用 GnRH-a 先刺激及后抑制的作用,月经第 2 天开始每日给予 GnRH-a,同时或月经第 3 天起给 Gn(FSH、hMG),一直到 hCG 注射日。

3. **超短方案** 于周期 2、3、4 天用 GnRH-a,周期第 3 天开始 Gn,利用 GnRH-a 的激发作用。

4. **超长方案** 通常月经第 1~3 天注射长效 GnRH-a,28~35 天后根据 FSH、LH 和 E_2 水平,超声卵泡直径及数量启动 Gn 促排卵。此方案主要应用于子宫内膜异位症、子宫腺肌病及子宫肌瘤等患者。

GnRH-A 与垂体 GnRH 受体竞争性结合,产生抑制效应,抑制过早的 LH 峰。它的抑制效果呈剂量依赖型;可在卵泡期的任一时间给药,没有用药初期的激发作用,占据受体位点后不产生受体脱敏反应,能立即发挥抑制性腺轴和性激素释放的效应,目前临床常用的药物有西曲瑞克和加尼瑞克。

GnRH-A 方案:GnRH-A 对 LH 的抑制作用呈剂量依赖性,并且可被大剂量 GnRH 或 GnRH-a 所逆转,触发垂体产生内源性 LH 峰,代替 hCG 诱发卵泡的最后成熟,降低 OHSS 风险。拮抗剂方案的优点主要包括抑制作用快,无起始的激发作用,可降低卵巢高反应发生

OHSS 的风险，且不会诱发卵巢囊肿形成，在卵泡早期对内源性 Gn 无抑制作用，因此应用 Gn 的时间及剂量明显减少，停药后垂体功能迅速恢复，可应用 GnRH-a 进行诱发排卵。拮抗剂方案包括 2 种：①固定给药方案，在给予 Gn 后的第 5~7 日加用拮抗剂；②灵活给药方案，根据监测过程中卵泡的大小和 LH 水平加用拮抗剂，一般选择在主导卵泡直径达 14mm 或者 LH ≥ 10IU/L 时加用。

（六）黄体支持

孕激素是妊娠建立及维持必不可少的甾体激素，可使增生期子宫内膜向分泌期转化；诱导内膜间质细胞增生、分化，促进子宫内膜蜕膜化；通过负反馈抑制 FSH、LH 分泌，使妊娠期生理性无排卵；提高子宫平滑肌兴奋阈值，抑制子宫收缩维持妊娠；直接参与母胎界面免疫调节。黄体支持及补充的适应证包括应用辅助生殖技术助孕后、复发性流产、先兆流产等。在超促排卵中垂体降调节过程干扰了黄体期孕激素产生的量及时间，高雌激素有溶黄体作用，且取卵手术吸取卵泡液可能使得卵巢颗粒细胞同时被吸出，因此 IVF 助孕后常规建议予以黄体支持。黄体支持主要的药物包括黄体酮、hCG 及 GnRH-a，给药途径有口服、肌内注射及阴道给药。

1. **黄体酮** 肌内注射黄体酮为油剂，无肝脏首过效应、生物利用度高，疗效确切且价格低廉，现常规剂量为 20mg/d 肌内注射，缺点是每日注射操作不方便，且存在过敏、注射部位疼痛、刺激、易形成局部硬结的不良反应，偶有局部无菌性脓肿，吸收恢复需较长时间。阴道用黄体酮包括缓释凝胶剂、微粒化黄体酮胶囊，具有“子宫首过效应”，子宫局部孕激素浓度高，使用方便、痛苦小，不良反应少，在一些国家已经成为黄体支持的首选方式。推荐剂量：黄体酮缓释凝胶 90mg/d；微粒化黄体酮胶囊 200~300mg/d，分 2 次给药。口服黄体酮剂型包括黄体酮胶囊和地屈孕酮，均存在肝脏首过效应。黄体酮胶囊常规剂量 200~300mg，每日 1~2 次口服，可能出现头晕、眩晕等不良反应。地屈孕酮易吸收，不良反应小，生物利用度高，代谢产物仍具有孕激素活性，有效剂量为 10~20mg/d。

2. **人绒毛膜促性腺激素** hCG 黄体支持的主要机制是延长黄体寿命，持续刺激黄体分泌雌、孕激素及产生与内膜转化和胚胎植入、发育相关的因子，因此卵巢黄体存在是 hCG 起作用的首要因素。但 meta 分析显示，在 ART 周期中，临床妊娠率、持续妊娠率、活产率及流产率与应用黄体酮无差异，但增加了卵巢过度刺激综合征的风险，故卵巢高反应患者 ART 周期中不推荐其作为常规黄体支持药物，可用于非 OHSS 高风险 GnRH-a 扳机方案或特殊患者改良黄体支持方案的补充添加。

3. **GnRH 激动剂** 近年多项研究显示，在激动剂长方案或者拮抗剂方案中，黄体支持添加 GnRH-a 可以提高胚胎种植率和活产率，亚组分析发现在高 FSH 基础水平和较少成熟卵子的患者有更多获益，显著改善妊娠结局。同时，也有研究显示添加 GnRH-a 对妊娠结局并无影响。目前关于 GnRH-a 作为黄体支持的详细机制尚不清楚，GnRH-a 可能通过促进下丘脑垂体分泌 LH 作用于黄体，促进雌、孕激素的分泌，进而促进胚胎的种植发育。另有假说认为 GnRH-a 可以直接作用于子宫内膜上的 GnRH-a 受体而发挥作用。添加 GnRH-a 改善妊娠结局的临床研究文献数量和级别不够，需要更多高质量临床研究来证实。

（七）生长激素

近年来对卵巢自分泌、旁分泌的研究越来越深入，已经证明卵巢除了接受来自垂体的促性腺激素的调节外，本身的自分泌 / 旁分泌因子也起着重要作用。生长激素（growth hormone,GH)是一个由191个氨基酸组成的单链多肽,由垂体前叶的生长激素细胞产生、储存及分泌,生长激素刺激肝脏分泌胰岛素样生长因子1(insulin-like growth factor-1,IGF-1),进而通过调节颗粒细胞的增殖、雌激素和抑制素的分泌以及LH受体的合成,来增强FSH的生理作用,另外其对卵母细胞的发育也起到一定的作用,卵泡液中GH浓度增高,胚胎的卵裂速度增快,形成优质胚胎比率增高,胚胎种植力加强。有研究显示对于未筛选的IVF患者,GH添加与否,妊娠结局及不良事件发生率无显著差异,然而针对卵巢反应不良患者,GH治疗后,活产率和妊娠率均有显著性提高,一般自促排卵周期2~3天开始,每日或隔日注射4~5IU,直至扳机日;也有文献指出在Gn启动前1~2个月开始应用GH,隔日2~4IU,直至应用Gn,改为每日4~5IU,5~7天后停药。GH在促排卵中的作用还需进一步研究。

(八) 溴隐亭

溴隐亭(bromocriptine)是麦角碱衍生物,作用于下丘脑神经元,抑制多巴胺受体降解,是一种多巴胺受体激动剂。下丘脑多巴胺浓度增加可抑制垂体合成和释放PRL,增加促性腺激素的释放,改善卵巢对促性腺激素的敏感性,诱发排卵。溴隐亭临床常用于高催乳素血症的治疗。

(九) 促排卵药物对子宫内膜组织学及子宫内膜受体的影响

超促排卵过程改变人体内分泌环境,超生理雌激素和孕激素水平升高可改变子宫内膜组织结构、激素受体含量、基因及分泌因子的表达,可能负面影响子宫内膜容受性。预防卵泡期孕激素水平上升、合理降低卵巢高反应是改善子宫内膜容受性的关键。若孕激素已升高至危险阈值,可考虑冷冻全部胚胎,后续再解冻移植助孕。

在枸橼酸氯米芬促排卵周期中,黄体期做子宫内膜活检,发现部分子宫内膜分泌不良、内膜基质发育不良、腺体少、内膜薄、成熟度延迟3~7天,可能是枸橼酸氯米芬的抗雌激素作用的结果。

子宫内膜的周期性变化需要雌、孕激素联合作用,而雌激素受体(estrogen receptor,ER)和孕激素受体(progesterone receptor,PR)是雌、孕激素发挥作用的桥梁。在自然周期,ER、PR含量在增殖期逐渐升高,至排卵期和黄体早期最高,然后逐渐减少。促排卵周期排卵时取子宫内膜活检,与自然周期相比较,促排卵周期ER、PR含量均低于自然周期;黄体早期和黄体晚期的内膜活检中,均发现PR受体含量降低。因此认为应用促排卵药物高排卵率、低妊娠率等可能与药物对子宫内膜组织学及雌、孕激素受体的影响有关。

二、抗感染治疗

(一) 阴道炎的治疗

根据不同类型对症治疗。滴虫性阴道炎需全身用药,主要治疗药物为甲硝唑。不能耐受口服药物的患者可选择阴道局部用药,性伴侣也应同时治疗,患者及性伴侣治愈前应避免无保护性行为。外阴阴道假丝酵母菌病,应消除诱因,局部应用抗真菌药,如克霉唑栓剂、制霉菌素栓剂,不愿局部用药的也可口服抗真菌药物治疗;细菌性阴道病,选用抗厌氧菌药物,主要有甲硝唑、克林霉素口服或局部治疗。

(二) 宫颈炎的治疗

急性宫颈炎治疗主要针对病原体应用抗生素治疗。淋菌性宫颈炎治疗的原则是及时、足量、规范性应用抗生素，常用第三代头孢菌素，如有衣原体感染常用大环内酯类抗生素。慢性宫颈炎如有症状可考虑应用物理治疗，如激光、冷冻、微波等方法。

（三）盆腔炎症的治疗

急性盆腔炎主要应用抗生素治疗，抗生素控制不满意的盆腔脓肿考虑手术治疗；盆腔炎性疾病后遗症导致的输卵管梗阻、积水，抗生素治疗是无效的，如有生育要求可考虑行腹腔镜手术治疗或辅助生殖技术助孕，其他详见前述输卵管因素不孕的治疗。

（四）生殖器结核

采用早期、联合、规律、适量、全程的原则应用抗结核药物治疗；加强营养，注意休息，用药期间应避孕。

三、免疫性不孕的治疗

免疫性不孕是指由免疫因素导致的不孕，包括抗精子抗体等免疫抗体阳性等。但因为检测手段所限，假阳性率偏高，所以临床治疗争议较大，尚需高质量临床研究验证及规范。传统治疗手段包括以下几种。

（一）避免抗原刺激

采用避孕套局部隔绝法，避孕 3~6 个月，避免因精子与女性生殖道接触，刺激女性体内持续产生抗精子抗体。可与其他治疗方法联合应用。

（二）人工授精

当患者宫颈黏液中存在抗精子抗体干扰时，可通过非性交方式将精液放入女性生殖道内，常用方法为宫腔内人工授精（IUI），此方法避免了宫颈黏液中抗精子抗体对精子通过的限制作用。男性生殖道内的抗体大部分在射精过程中结合到精子表面，通过缓冲液洗涤精子，有助于避免抗体的干扰。精液经过洗涤处理后，将 0.5~0.8ml 精子悬液通过导管注入子宫腔。

（三）免疫抑制剂应用

肾上腺皮质激素类药物具有抗炎、干扰巨噬细胞、降低补体对精子的细胞毒性作用，可用于治疗免疫性不孕，特别是合并免疫性疾病的患者。但免疫抑制剂用药可能伴有其他风险，需严格把握指征，必要时与内科医生合作指导用药。

四、输卵管性不孕的治疗

（一）输卵管通液术

在月经净后 3~7 天行输卵管通液术，为期 3 个月左右。所用液体含链霉素 1g，地塞米松 5mg，糜蛋白酶 4 000 单位及妥布霉素 8 万单位。Salomy 报告 40 例患者应用该办法，32% 获得妊娠。

（二）宫腔镜下输卵管疏通术

宫腔镜下找到输卵管开口，将导管、导丝或硬膜外导管，插入输卵管近端“梗阻”部位；疏通无形物质和轻微管腔粘连，继而通液或直接经插入的导管通液，以期恢复单侧或双侧输卵管通道，达到受孕目的。

（三）输卵管重建术

输卵管重建术成功的重要先决条件是选择适当的患者。手术前评估最重要的检查是子宫输卵管造影和腹腔镜检查，子宫输卵管造影可以显示子宫腔和输卵管管腔情况，腹腔镜检查可观察这些器官及腹膜内其他结构的外部情况。输卵管梗阻手术复通成功率取决于梗阻的病理变化与手术的方法和技术。输卵管破坏比较大、范围比较广的，成功率极低。有些情况破坏虽比较严重，但范围未累及整个输卵管，尤其远端及其周围比较正常，复通成功率较大。

一些输卵管病变行输卵管复通术效果较差，如结核性输卵管炎；严重纤维变性坚硬的输卵管；节段性输卵管切除术或输卵管伞成形术后输卵管缩短；输卵管活动性炎症或复发性输卵管炎已引起紧密粘连或较大范围的输卵管积水。

常用的输卵管重建术包括以下几种。

1. **输卵管吻合术** 输卵管峡部或壶腹部端-端吻合术适用于：①输卵管结扎绝育后生育能力重建；②异位妊娠施行输卵管部分切除术后恢复生育能力；③纠正因炎症疾病或子宫内膜异位症引起的部分输卵管梗阻。

2. **输卵管子宫角吻合术** 适用于因炎症疾病引起的输卵管梗阻，子宫内膜异位症、结节性输卵管或输卵管峡部息肉，也可在绝育术或异位妊娠手术后进行。

3. **在子宫角处输卵管子宫植入术** 其适应证同输卵管子宫角吻合术。主要用于输卵管间质部梗阻者。

4. **粘连松解术** 适用于输卵管与卵巢之间以及附件、盆腔壁、肠管、网膜等有炎症或子宫内膜异位粘连等。

5. **输卵管伞成形术** 输卵管伞成形术适应证包括因炎症引起的输卵管周围炎所致的尚有输卵管伞并能辨认出、有部分或完全输卵管伞梗阻和输卵管伞末端闭锁或伞内翻者。

6. **输卵管造口术** 适用于输卵管完全梗阻，伞段不可辨识者，例如输卵管积脓和输卵管积水。

为重建生育力进行显微外科吻合术之后，有40%~85%的病例自然受孕且为宫内妊娠，平均为58%。壶腹-壶腹吻合术妊娠率最低，为42%，而峡-峡吻合术最高，为75%。用钳或环绝育者及输卵管结扎不到5年者重建生育力效果特别好，总计为85%。传统输卵管子宫植入术后妊娠足月者达31%，与之相比，应用显微外科进行输卵管子宫角吻合术者为53%。传统的输卵管造口术后，有8%~35%获得足月妊娠，进行显微外科手术之后有30%。

五、腔镜治疗

（一）输卵管性不孕的腔镜治疗

1. **近端输卵管疾病的治疗** 近端输卵管损伤占输卵管疾病的10%~25%，通常采用宫腔镜下输卵管导丝疏通术，通过宫腔镜检查找到输卵管开口，将导丝插入输卵管近端“梗阻”部位，通液恢复单侧或双侧输卵管通道达到受孕目的，85%的近端输卵管梗阻可以通过宫腔镜下导丝疏通得到解决。

2. **中段输卵管疾病的治疗** 中段输卵管疾病是指输卵管中间部位梗阻或缺失性改变，引起中段输卵管疾病最常见的原因为输卵管妊娠和输卵管绝育。

输卵管吻合术（tubal reanastomosis）是指在腹腔镜下切除输卵管梗阻部分并吻合输卵管断端。国外报道输卵管吻合手术后妊娠率为 74%~81%，宫外孕发生率为 4.8%。

3. **远端输卵管疾病的治疗**　远端输卵管疾病包括输卵管远端闭锁性损伤、闭锁性损伤与子宫内膜异位症等引起的输卵管远端微小病变。

（1）输卵管远端闭锁性病变：输卵管造口术（salpingostomy）是解决输卵管远端梗阻所致不孕的常用方法之一。适用于输卵管完全梗阻、伞段不可辨识者，例如输卵管积脓和输卵管积水，由于梗阻的输卵管常伴有输卵管管腔的纤毛组织破坏及输卵管肌层运动能力损伤，术后妊娠率为 30% 左右。

（2）输卵管远端非闭锁性病变：输卵管伞成形术（fimbrioplasty）是指还没有完全闭合形成积水的输卵管伞端粘连的松解或扩张狭窄的输卵管。相对来讲，这部分患者输卵管损伤较完全闭锁或积水形成者明显轻微，手术效果好。如果没有明显的输卵管、卵巢周围粘连，分离后输卵管伞端黏膜好，80% 的患者可以在术后获得宫内妊娠。

4. **输卵管卵巢粘连松解术**　输卵管、卵巢粘连分解术（salpingoovariolysis）是指分解卵巢、输卵管之间以及一切附件周围的粘连。文献报道，输卵管、卵巢周围粘连分解术后累计妊娠率增加 3 倍。

（二）其他手术治疗

腹腔镜检查在诊断、治疗女性不孕症中具有独特的优点，即诊治结合。通过腹腔镜技术对输卵管、卵巢周围粘连组织进行松解、伞端造口成形等，使输卵管恢复正常功能；在子宫内膜异位症引起的不孕症诊治中，腹腔镜不仅可以明确子宫内膜异位症的类型、病变范围，进行分期及评估不孕预后，而且可将病灶清除，重建盆腔正常解剖结构，增加妊娠率；而多囊卵巢综合征患者在促排卵药物治疗效果欠佳的情况下行卵巢打孔术，术后可引起自发排卵或增加卵巢对枸橼酸氯米芬的敏感性，进而妊娠率增加。

六、中医治疗

传统的中医治疗在治疗女性不孕方面也有一定专长，立足于月经周期进行序贯中医药治疗，因势利导，对卵巢功能减退、多囊卵巢综合征、子宫内膜异位症、输卵管炎症、免疫性不孕和反复流产有独到的优势。同时，中医外治法包括针灸推拿法、中药灌肠法、中药贴敷法、中药离子导入法、宫腔注药法等，对治疗排卵障碍性疾病、输卵管性不孕、盆腔炎性疾病等具有简单便捷、直达病所的特点。其中，作为特色外治法的针灸疗法能够有效调节机体下丘脑 - 垂体 - 卵巢轴功能，从而进一步调整月经周期、提高卵巢功能、促进排卵、缓解紧张焦虑情绪；同时，针灸疗法可改善局部微循环和子宫内环境，促进着床。近年来，越来越多的研究提示中药、针刺和经皮穴位电刺激仪（transcutanclus electrical acupoint stimulation，TEAS）作为辅助手段，在 IVF-ET 的治疗中具有提高卵巢低反应、降低卵巢过度刺激综合征的发生率、提高子宫内膜容受性等作用，从而改善妊娠结局。

七、物理治疗

物理疗法能促进盆腔局部血液循环，松解粘连、控制感染、缓解疼痛，提高机体的免疫功能，从而改善盆腔微环境，常用的有中频脉冲治疗、红外线照射、微波治疗、超短波治疗等。随着现代科学技术的发展，盆腔炎治疗仪，光子治疗仪和超声波治疗仪等也相继出现，临床常将中药、针灸和/或药物等治疗手段结合运用于子宫腺肌病、输卵管炎性不孕和盆腔炎性疾病的治疗，有报道选择超短波、直流电离子导入及脉冲磁疗 3 种物理因子综合治疗与药物治疗相结合，对于慢性盆腔炎症，特别是其造成的输卵管性不孕，较单独用药有更好的疗效。然而，如何更有效地利用物理治疗，提高临床疗效，使理疗仪器在不孕症领域更具智能化、多元化是未来的研究方向。

八、辅助生殖技术

辅助生殖技术（ART）是指将精子、卵子和胚胎在体外进行操作处理后，送入体内以帮助不孕夫妇生育的一系列技术，包括人工授精、体外受精胚胎移植以及相关衍生技术等，近年来从常规体外受精胚胎移植、卵细胞质内单精子注射，到植入前遗传学检测，再到细胞核移植、胚胎干细胞培养技术的发展给不孕患者带来了福音。

（一）人工授精

人工授精（artificial insemination，AI）是指通过非性交方式将精液放入女性生殖道内，分为夫精人工授精（artificial insemination with husband sperm，AIH）和供精人工授精（artificial insemination by donor，AID）两种。人工授精应用于临床已有 200 年历史，开始主要应用于男性生殖系统解剖异常导致的不孕，如严重尿道下裂、逆行射精以及阳痿、早泄等。常规适用于轻度少精子症（10×10^6/ml ≤ 精子浓度 < 16×10^6/ml）、轻度弱精子症（20% ≤ 前向运动精子百分率 < 32%）以及精子不液化的情况。人工授精在女性不孕治疗时主要应用于精子在女性生殖道运行障碍，即子宫颈因素和免疫性不孕女性，也可应用于不明原因性不孕，但前提是至少要保证女性一侧输卵管是通畅的，常用方法为宫腔内人工授精（IUI）。女方监测排卵或促排卵，经监测卵泡成熟出现 LH 峰或破卵后，将男方精液洗涤，上游法处理，去除精浆，应用移植内管吸出 0.3~0.6ml 精子悬浮液至 1ml 无菌注射器中，根据子宫的前后位置顺着子宫颈的弯曲进入子宫腔，将移植内管顺外套管进入宫腔，距宫颈外口大约 6cm，缓慢注入精子上游液。但可能会有卵巢过度刺激综合征、多胎妊娠、流产、盆腔感染及女性生殖道抗精子抗体形成等风险。

AID 主要适应证为：不可逆的无精子症、严重的少精子症、弱精子症和畸形精子症；输精管复通失败；射精障碍；男方和/或家族有不宜生育的严重遗传性疾病；母儿血型不合不能得到存活新生儿。严重的少精子症、弱子精症和畸形精子症、输精管复通失败、射精障碍患者，须向其交代，通过卵细胞质内单精子注射技术也可能使其有自己血亲关系的后代，如果患者本人仍坚持放弃通过卵细胞质内单精子注射技术助孕的权益，则必须与其签署知情同意书后，方可采用供精人工授精技术助孕。

（二）体外受精胚胎移植术

体外受精胚胎移植术（IVF-ET）俗称“试管婴儿”技术，是指将精子与卵母细胞在体外进行受精及早期胚胎发育，最晚至囊胚期移植入子宫腔内，在母体内继续生长发育的技术。主要适应证为输卵管梗阻性不孕、排卵异常、子宫内膜异位症、男性因素不孕、卵巢储备功能下降、不明原因不孕症等。

1. IVF-ET 的主要步骤　药物刺激卵巢超促排卵、监测卵泡至发育成熟，hCG 注射扳机，经阴道超声介导下取卵，将卵母细胞和精子在模拟体内环境的培养液中受精，受精卵在体外培养箱中继续培养 2~5 日，形成卵裂期胚胎或囊胚，继而进行子宫腔内胚胎移植，并同时使用黄体酮进行黄体支持。胚胎移植 2 周后测血 hCG 水平确定妊娠，移植 4~5 周后阴道超声检查确定临床妊娠。常用的超促排卵或控制性刺激排卵方案包括：GnRH 激动剂方案，例如超长方案、长方案、短方案、超短方案；拮抗剂方案；微刺激方案、自然周期等其他方案。

2. IVF-ET 的常见并发症

(1) 卵巢过度刺激综合征：指诱导排卵药物刺激卵巢后，导致多个卵泡发育、雌激素水平过高及颗粒细胞的黄素化，引起全身血流动力学改变的病理情况，在接受促排卵药物的患者中，约 20% 发生不同程度的卵巢过度刺激综合征，重症者约 1%~4%，主要的病理改变为全身血管通透性增加，血液中水分进入体腔，血液成分浓缩，hCG 会加重发病。轻度仅表现为腹部胀满、卵巢增大；重度表现为腹部膨胀，大量腹腔积液、胸腔积液，导致血液浓缩、重要脏器血栓形成和功能损害、电解质紊乱等严重并发症，严重者可引起死亡。治疗原则以增加胶体渗透压扩容为主，防止血栓形成，改善症状为辅。近年来逐渐得到重视的卵巢温和刺激和自然周期的方案，可以大大减少该并发症的发生。

(2) 多胎妊娠：诱导排卵药物导致的多卵泡发育，及多个胚胎移植，致使多胎妊娠发生率高达 30% 以上。多胎妊娠可增加母婴并发症、流产和早产的发生率以及围产儿患病率和死亡率。目前国内规范限制移植的胚胎数目在 2~3 个以内，有些国家已经采用了单胚胎移植的概念和技术，减少双胎妊娠，杜绝三胎及以上妊娠。对于多胎妊娠可在孕早期施行选择性胚胎减灭术。

（三）卵细胞质内单精子注射

卵细胞质内单精子注射（intracytoplasmic sperm injection，ICSI）俗称第二代“试管婴儿”，指应用显微操作系统将单个精子直接注射入一个成熟卵母细胞的细胞质内以使卵细胞受精的技术。1992 年 Palermo 等使用该技术诞生了人类首例 ICSI 受孕的婴儿。ICSI 技术旨在克服因男性因素造成的不育或不明原因引起的受精失败，通过此技术获得受精卵并培养成胚胎后再移植入母体子宫内以达到妊娠的目的。

ICSI 的适应证包括：

1. 严重的少、弱、畸形精子症患者。
2. 常规体外受精受精失败（受精率 ≤ 20%）。
3. 梗阻性无精子症。
4. 生精功能障碍。
5. 男性免疫性不孕。
6. 精子无顶体或顶体功能异常。
7. 需行卵母细胞体外成熟的患者。
8. 需行植入前遗传学检测的患者。

近年来，ICSI 在非男性因素不孕症中的使用率大幅增加，但多个研究发现使用 ICSI 治疗非男性因素不孕症时，每个周期的受精率或活产率并没有增加。此外，ICSI 技术自身存在着潜在危害，包括对所孕育后代健康的不确定性（先天性畸形、神经发育延迟、表观遗传疾病、染色体异常、癌症等）和对卵母细胞或胚胎的机械性损伤。ICSI 的过度使用不仅是对资源的误用，也使患者的经济成本增加，同时增加了胚胎学家的时间负担。因此，应严格评估ICSI的适应证，在没有男性因素不育或既往受精失败史的情况下，现有证据不支持对所有卵母细胞常规使用ICSI，但对于需进行植入前胚胎遗传学检测或冷冻保存卵母细胞受精者，建议使用ICSI。

(四) 植入前遗传学检测

植入前遗传学检测(preimplantation genetic testing，PGT)既往称为胚胎植入前遗传学诊断(preimplantation genetic diagnosis，PGD)。为了规范生殖领域术语的使用，2017年美国生殖医学学会(American Society for Reproductive Medicine，ASRM)、欧洲人类生殖与胚胎学学会(the European Society of Human Reproduction and Embryology，ESHRE)等20个国际组织共同建议，用PGT的总称代替PGD和植入前胚胎遗传学筛查技术(preimplantation genetics screening，PGS)，现在PGT涵盖了目前所有类型的胚胎基因检测。PGT是在IVF-ET的基础上，在进行胚胎移植前，对胚胎或卵母细胞的极体进行活检，通过分析其遗传物质，推测判断胚胎或卵母细胞的染色体或基因状态，选择正常的胚胎进行移植。根据检测疾病类型不同，PGT分为非整倍性PGT(PGT for aneuploidies，PGT-A)、单基因病PGT(PGT for monogenic/single gene defects，PGT-M)、结构变异PGT(PGT for chromosomal structural rearrange-ment，PGT-SR)。PGT-A能筛选整倍体的胚胎，从而降低植入失败、异常妊娠和流产的风险。PGT-SR主要用于染色体结构重排携带者。可以避免不平衡染色体胚胎的植入，从而帮助这些夫妇生育染色体整倍体后代。PGT-M能为家庭中携带有遗传性单基因疾病的夫妇提供临床服务，使这些夫妇可生育正常或隐性致病基因携带者的子代。不仅避免了遗传性疾病，还可以使因遗传问题而不能生育的夫妇顺利生育健康的后代。

PGT有其临床应用的价值和巨大潜力，但是也存在一定的风险，比如胚胎活检的侵入性、胚胎检测的准确性以子代的安全性等。随着辅助生殖技术及分子诊断技术的不断发展，PGT对提高人口素质、改善IVF-ET临床结局有重要意义，但这种创伤性检查方法的安全性仍有待进一步研究。

(五) 卵母细胞体外成熟

体外成熟培养(in vitro maturation，IVM)技术是将获得的未成熟卵母细胞经体外培养成熟，进而用于受精、胚胎培养及移植的技术。主要用于卵泡发育和成熟障碍，尤其是顽固性多囊卵巢综合征患者，避免了大剂量Gn的应用以及OHSS的发病风险，早期报道在自然周期取卵，但获卵少。以后进行了改进，使用一定量的Gn后再行IVM，临床获卵率、妊娠率有明显的提高。

不同样本量研究报告的IVM治疗妊娠结局变异较大，临床妊娠率为16%~40%。但IVM获得的卵母细胞的成熟率、受精率、妊娠率都无法达到体内成熟卵母细胞的水平，技术有待进一步提高，其安全性仍需大样本的观察研究来验证。多项研究表明，与IVF相比较，IVM的多胎妊娠发生率、妊娠并发症、新生儿Apgar评分、出生缺陷发生率等无明显增加。目前的证据表明IVM治疗的婴儿和儿童与其他辅助生殖技术或自然妊娠的婴儿和儿童在围产期结局以及后期的生长发育方面没有明显的差异。

但IVM技术目前仍被认为是试验性技术。2013年，美国生殖医学学会和辅助生殖技术学会实践委员会宣布，IVM治疗只能作为一种试验性的研究，在进行有效性和安全性评估的情况下严格筛选纳入患者。在临床应用过程中，必须签署明确告知IVM治疗较IVF治疗有较低的着床率和妊娠率以及只作为可供选择方案的知情同意书。随着 IVM 治疗成功率的提高，对于 PCOS 患者而言，IVM 治疗可能是一个安全、经济、方便和有效的选择。

九、心理治疗

大量研究证明，心理干预可以有效减轻不孕症患者的焦虑和抑郁症状，缓解患者压力，放松心情，提高妊娠率，从而对不孕的治疗起到积极作用。国外的心理干预发展相对成熟，通称为心理治疗，例如瑞士明确规定在 IVF-ET 治疗前、治疗中和治疗后必须为不孕症患者提供心理支持。但至目前为止，我国尚缺乏针对不孕症患者的规范化、系统化的心理干预体系。

（乔 杰）

第五章　几种常见的引起女性不孕的疾病

第一节　多囊卵巢综合征

多囊卵巢综合征（polycystic ovarian syndrome，PCOS）是常见的妇科内分泌疾病之一，其主要表现为月经稀发或闭经、无排卵性不孕、高雄激素血症，常常伴有胰岛素抵抗、肥胖、糖脂代谢异常等问题，增加糖尿病、高血压、心血管疾病、子宫内膜癌的风险，严重影响妇女的生殖健康。育龄期女性患病率高达 5%~10%，大样本、多中心流行病学调查研究显示，我国育龄期女性 PCOS 患病率为 5.6%。早在 1845 年 Chereaic 就描述了一种硬化囊性变卵巢；1904 年由 Stein 和 Leventhal 首次报道了与无排卵有关的综合征，描述了 7 例有闭经、多毛和卵巢多囊性增大的患者（其中 4 例过度肥胖），患者经过卵巢楔形切除术后均恢复了规律月经，其中 2 例妊娠。通过对该综合征进行的大量研究，总结出多囊卵巢综合征——闭经、多毛、肥胖及不孕四大主要病症，也称为 Stein-Leventhal 综合征（S-L 综合征）。经过近百年的临床观察和基础研究，虽逐渐揭开了多囊卵巢综合征的面纱，但对于其发病机制仍不完全清楚，治疗也多为对症治疗。

【病因】

PCOS 发病机制尚不十分清楚，普遍认为与遗传、环境、营养失衡、慢性炎症、心理因素等密切相关。

有研究发现 PCOS 呈家族群居现象，患者的父亲多有多毛、痤疮、脂溢性皮炎、早秃，母亲及姐妹月经稀发、不孕的发生率亦高。家系分析得出结论，遗传因素在 PCOS 发病中起着重要的作用，PCOS 以常染色体显性和 X 染色体连锁显性等不同方式遗传，但不完全遵循孟德尔遗传定律。迄今为止，尚未发现特异的 PCOS 主导基因，文献已报道 PCOS 有 100 多个易感候选基因，主要涉及甾体激素合成及调节基因、性激素及促性腺激素合成及调节基因、胰岛素及胰岛素受体相关基因、慢性炎症因子相关基因 4 个方面。另外临床上并非所有患 PCOS 的单卵双胎的同胞都患病，这也提示有非遗传因素作用。

研究显示子宫内激素环境影响成年个体内分泌状态，孕期暴露于高浓度雄激素的雌性大鼠，成年后会发生不排卵和多囊卵巢；环境内分泌干扰物可通过直接或间接的方式进入人体，影响机体内分泌网络，如塑料制品中的双酚 A 可打破人体雌激素和雄激素的平衡，成为 PCOS 的高危因素。

青春期营养失衡、生活方式异常对 PCOS 发生也有较大的影响，高热量高糖饮食通过导致肥胖及增加循环中游离脂肪酸来影响血液中胰岛素浓度，进而影响 PCOS 的发生；轻度 PCOS 患者体重增加后代谢及生殖异常明显增加；久坐不动也会导致代谢紊乱，增加 PCOS 的风险；PCOS 患者外周血中的一些炎症因子（如肿瘤坏死因子 α、C 反应蛋白、白介素 -6 等）水平增高，表明自身免疫及低度慢性炎症可能在 PCOS 的发展中发挥作用。近些年 PCOS 患者心理障碍问题逐渐受到关注，其抑郁、焦虑的发生率显著高于正常人群，因而 PCOS 更像是多个基因作用的结果，同时可能存在环境因素，尤其是宫内因素和营养因素的作用。

【病理生理】

PCOS 病理生理改变范围广泛，涉及神经内分泌、糖、脂肪、蛋白质代谢及卵巢局部调控因素异常，病理变化涉及生殖内分泌系统、心血管系统、消化系统、等诸多系统，但导致这些变化的原因，目前尚不清楚。

1. **下丘脑 - 垂体 - 卵巢轴调节功能紊乱**　研究显示 PCOS 患者下丘脑 GnRH 脉冲发生器对雌二醇和孕酮负反馈敏感性下降、GnRH 脉冲发放频率增高，垂体对 GnRH 敏感性增加。激素脉冲分泌的频率和幅度的改变，可以对同一类效应细胞产生不同的反应，较高频率的 GnRH 脉冲，更多地促进 LH 分泌，因此 PCOS 患者常常出现血清 LH/FSH 比值增大，目前越来越多的学者赞同使用 LH/FSH 比值作为 PCOS 的补充诊断依据。过量 LH 可影响卵泡发育、导致排卵障碍，可促进卵巢间质细胞及卵泡膜细胞分泌过多的雄激素。

2. **高雄激素血症**　女性体内的雄激素主要有雄烯二酮（androstenedione，A），睾酮（testosterone，T），脱氢表雄酮（dehydroepiandrosterone，DHEA），硫酸脱氢表雄酮（dehydroepiandrosterone sulfate，DHEAS）及双氢睾酮（dihydrotestosterone，DHT）。雄烯二酮和睾酮绝大部分来源于卵巢和肾上腺，两者各占一半；脱氢表雄酮和硫酸脱氢表雄酮几乎都来源于肾上腺；双氢睾酮和部分睾酮经皮肤的 5α- 还原酶作用转化而来。研究显示 PCOS 患者高雄激素血症可能源于卵巢及肾上腺，可能的原因如下：① GnRH/LH 分泌增多。对 PCOS 患者进行 GnRH 激动剂兴奋试验时，雄烯二酮、睾酮和 17α- 羟孕酮明显升高，说明增高的 GnRH/LH 分泌可以增强卵泡膜细胞的雄激素合成限速酶——细胞色素 P450c17α 羟化酶的活性，致使雄激素产生增多。由于 P450c17α 羟化酶既能在肾上腺表达，又能在卵巢表达，似乎可以解释 PCOS 同时有卵巢和肾上腺源性的雄激素增多。②体内外实验均表明 PCOS 患者卵泡膜细胞的 P450c17α 羟化酶活性异常增高，不论 LH 刺激与否，都分泌过多的甾体激素。当给予 PCOS 患者 hCG 刺激时，其 17α- 羟孕酮和雄烯二酮的分泌均亢进，提示 PCOS 患者卵泡膜细胞上的甾体激素合成系统可能存在某种自身缺陷。

适量雄激素促进卵泡发育，过高的雄激素将干扰 LH 对颗粒细胞的作用和卵泡成熟，抑制卵泡发育成熟并加速卵泡闭锁，使得卵巢内多个小卵泡持续分泌较低水平的雌二醇；同时可使卵巢基质增生、卵巢被膜增厚，抑制肝脏合成性激素结合球蛋白（sex hormone-binding globulin，SHBG），促使睾酮和雄烯二酮在外周组织中转化为双氢睾酮和雌酮，导致女性痤疮和多毛。雌酮与雌二醇比例失衡作用于下丘脑与垂体，加剧性腺轴激素分泌紊乱，进一步促使 LH 分泌，形成“恶性循环”。

3. **胰岛素抵抗与高胰岛素血症**　胰岛素抵抗（insulin resistance，IR）和高胰岛素血症（hyperinsulinism）是许多 PCOS 患者的一个显著特征。IR 是指外周组织对胰岛素敏感性降低，使其生物效能低于正常，导致胰岛素分泌代偿性增加而出现高胰岛素血症。PCOS 患者

IR 的机制并非是胰岛素受体数量和结构异常，而是胰岛素受体后信号转导通路分子的表达受干扰；高雄激素、炎症因子及脂肪因子等均可抑制胰岛素信号通路分子的表达。

目前研究表明胰岛素抵抗可能在 PCOS 的发病中起着早期和中心的作用，亦是 PCOS 的基本病理特征。胰岛素通过自身受体增强细胞色素 P450c17α 羟化酶的活性，直接作用于卵巢和肾上腺，促进甾体激素合成，增强垂体 LH 释放，增高的胰岛素抑制肝脏 SHBG 合成。研究显示，胰岛素增敏剂二甲双胍（metformin）可以降低 P450c17α 羟化酶活性，改善高雄激素血症。

4. **肥胖** 体重指数（body mass index，BMI）即体重 / 身高 ^{2}（kg/m^2），>25kg/m^2 为肥胖，约 50% 的 PCOS 患者合并肥胖，其中许多患者在临床 PCOS 症状出现前表现为体重快速增长。增多的脂肪多集中分布于上身，尤其腹部和内脏明显，腰臀比 >0.83，形成向心性脂肪分布。肥胖与 PCOS 互相促进，青春期的肥胖可引起月经不调及稀发排卵，从而促进 PCOS 发生，PCOS 且伴有肥胖的患者常常出现更严重的高雄激素血症、胰岛素抵抗及其他内分泌紊乱。研究已经证明肥胖可降低 PCOS 患者肝脏合成 SHBG，血清游离睾酮水平增高，雄激素作用被放大；雄烯二酮在外周脂肪组织芳香化为雌酮增多，产生无周期变化的高雌酮环境，加重不排卵；导致高甘油三酯血症和高极低密度脂蛋白胆固醇血症，促进脂质代谢紊乱和动脉粥样硬化形成。研究证实排卵障碍的发生随着 BMI 的增加而增加，降低体重可以改善排卵。

5. **卵巢局部调控因子异常** 原始卵泡发育到初级卵泡的早期，不受垂体促性腺激素的控制，其发育取决于卵泡的内在因素。PCOS 的各期卵泡，包括窦前卵泡都比正常卵巢增多，这一现象提示 PCOS 患者的卵巢与正常卵巢之间存在不同。抗米勒管激素（AMH）是转化生长因子 β 超家族中的一种糖蛋白，女性的 AMH 由窦前和小窦状卵泡（直径 ≤4mm）的颗粒细胞产生，AMH 在卵泡的启动和选择生长中发挥重要的作用。PCOS 患者血清 AMH 水平显著升高，提示 AMH 可能与 PCOS 的发生有着密切的联系，AMH 过度分泌可能是导致 PCOS 卵泡发育障碍的重要原因。研究表明，AMH 可能是 PCOS 患者改善代谢治疗或促排卵治疗效果的预测指标。

【诊断】

PCOS 多在初潮以后发病，是一种临床表现和生化检查均具有高度异质性的疾病，主要临床表现为无排卵和闭经（占 75%~80%）、不孕（占 75%）、毛发生长过多（占 70%）、肥胖（占 50%），还可表现为黑棘皮病、痤疮、脂溢性皮炎、声音改变、阴蒂增大及体形改变等。PCOS 占继发性闭经患者的 30%，并已成为目前无排卵型不孕症的最主要原因之一。主要根据病史、体格检查、影像学及实验室检查情况进行评估，另外也可进行腹腔镜检查协助诊断，但很少单纯将腹腔镜检查用于诊断。

国际上先后有 3 种诊断标准，分别为 1990 年美国国立卫生研究院（National Institutes of Health，NIH）诊断共识、2003 年欧洲人类生殖与胚胎学学会（ESHRE）和美国生殖医学学会（ASRM）诊断标准（鹿特丹诊断标准）以及 2006 年美国雄激素学会（Androgen Excess Society，AES）制定的诊断标准。虽然各个指南的侧重点有所不同，但均是围绕着排卵障碍 / 月经异常、高雄激素血症 / 临床表现以及卵巢形态学特点三方面展开的，应用最广泛的是鹿特丹（Rotterdam）诊断标准，以下 3 条至少具备 2 条即可诊断 PCOS：①稀发排卵或无排卵；②高雄激素血症或高雄激素的临床表现；③超声诊断卵巢多囊样改变，一侧或双侧卵巢均有≥12个、直径2~9mm的小卵泡和/或每侧卵巢体积增大超过10ml(排除囊肿及优势卵泡)。大量流行病学研究显示,亚洲PCOS患者在雄激素水平和代谢等方面与欧美人群间存在明显的种族差异,2011年我国制定的PCOS诊断标准更加强调卵巢功能障碍,以月经稀发、闭经或不规则出血为必需条件,再具备以下至少1条:高雄激素血症(临床或生化特征)或卵巢多囊样表现。诊断时需除外其他引起月经改变或高雄激素血症的原因(如先天性肾上腺皮质增生、库欣综合征、高催乳素血症、分泌雄激素的肿瘤、下丘脑性闭经、原发性卵巢功能不全等)。

其中,稀发排卵或无排卵包括初潮2~3年不能建立规律月经、闭经(停经时间超过3个以上月经周期或≥6个月)、月经稀发[周期≥35天且每年3个月不排卵者(世界卫生组织定义为Ⅱ类无排卵)]。但有规律的月经并不能作为有排卵的证据,监测基础体温、B超监测排卵、月经后半期孕酮测定等方法有助于判断是否排卵。

高雄激素血症:多毛、痤疮和雄激素性脱发是高雄激素血症典型的临床表现。在合并肥胖的PCOS患者中还可见到黑棘皮病。痤疮常位于额部、双颊、鼻、下颌、背部和胸部等部位,最初表现为粉刺,以后可演变为脓疱、结节、皮脂囊肿、瘢痕等,临床上不少患者因面部痤疮过多就诊;阴毛分布呈男性型、浓密,也可见上唇细须,或乳周出现长毛等。雄激素性秃发(androgenetic alopecia,AGA)是指因雄激素增高而导致的头顶部弥漫性或前额部毛囊暴露。雄激素性秃发在PCOS患者中比例差异较大,占PCOS人群的3.2%~34.8%。

人体内有生物活性的3种主要的雄激素是睾酮、脱氢表雄酮和雄烯二酮。睾酮是最重要的雄激素,它在5α-还原酶的作用下转化为有生物学活性的脱氢表雄酮。总睾酮测量包括结合和游离睾酮,故不能准确地反映发挥组织作用的雄激素含量。目前认为游离雄激素指数(睾酮 ×100/性激素结合球蛋白水平)可以用来间接评价游离睾酮的水平。

【鉴别诊断】

主要的鉴别诊断包括卵巢产生雄激素的肿瘤、先天性肾上腺皮质增生、库欣综合征、家族性多毛症等。为除外其他疾病,应进行催乳素(PRL)、卵泡刺激素(FSH)、黄体生成素(LH)、促甲状腺素的检查,如果考虑患者有肾上腺源性雄激素分泌过多,应测定促肾上腺皮质激素(adrenocorticotropic hormone,ACTH)刺激试验或过夜地塞米松抑制试验后24小时尿皮质醇水平,50%的患者硫酸脱氢表雄酮升高。另外,考虑肾上腺源性雄激素增多者还应进行肾上腺MRI或CT检查。

1. **卵巢产生雄激素的肿瘤** 门细胞瘤、支持-间质细胞瘤可产生大量雄激素,患者可出现男性化表现,如喉结大、阴蒂增大、血雄激素水平较高,可行B超、CT协助诊断。

2. **先天性肾上腺皮质增生症**(congenital adrenal hyperplasia,CAH) 是一种常染色体隐性遗传病,由皮质醇生物合成过程中酶缺陷所致,其中以21-羟化酶缺陷最常见。可引起17α-羟孕酮和雄激素水平增高,对ACTH兴奋试验反应亢进。

3. **库欣综合征**(Cushing syndrome) 是由于各种原因导致肾上腺皮质功能亢进,促使皮质醇及雄激素过量分泌的临床症候群。主要临床症状为向心性肥胖、满月脸、颈背脂肪沉积(水牛背)、紫纹增加。实验室检查提示血浆皮质醇失去正常昼夜节律,尿游离皮质醇增高,过夜小剂量地塞米松抑制试验是筛选本病的简单方法。

【治疗】

PCOS需重视长期管理,治疗目标包括调整月经周期,控制高雄激素血症及胰岛素抵抗，预防远期并发症，对有生育要求者诱导排卵治疗不孕。

1. 生活方式调整　肥胖是 PCOS 的常见表现，肥胖 PCOS 患者较非肥胖者存在更严重的内分泌及代谢紊乱，且与无排卵、治疗反应不良、流产及妊娠中晚期并发症（先兆子痫、妊娠糖尿病等）密切相关。饮食运动调节和控制体重是 PCOS 患者，尤其是肥胖的 PCOS 患者的一线治疗方式。控制体重对生育和严重的代谢紊乱均有影响，促排卵结局与 BMI 相关，表明体重可以影响妊娠结局，BMI 下降可以改善妊娠结局，高胰岛素血症（空腹和餐后）与无排卵关系的研究也显示胰岛素水平降低是影响排卵恢复的原因。体重减轻后，轻型或早期多囊卵巢综合征患者多出现临床综合征好转及月经恢复的表现。降低体重可降低血中胰岛素浓度，增加性激素结合球蛋白和胰岛素样生长因子结合蛋白的浓度，进而导致卵巢雄激素分泌减少及血中游离睾酮下降。体重下降 5% 则可减轻高雄激素症状。

进行规律锻炼有益于长期身体健康、提高排卵率和妊娠率。良好的饮食习惯和运动可以促进体重减轻，提高治疗反应，使妊娠率提高、治疗费用降低，是一种简单的治疗生育能力低下的方法。饮食控制的目的是通过减少食物中的热量以减轻体重；饮食方案为降低糖类和脂肪的摄入比例，包含适量蛋白质、高纤维素、低碳水化合物、全麦食品、水果、蔬菜等。运动作为减轻体重的一种方法，通过外周组织利用葡萄糖使胰岛素浓度降低，运动方式主要为中等运动量的有氧运动，每次不少于 30 分钟，每周>5 次。此外，戒烟、限酒、改变久坐不动等生活方式对于 PCOS 的治疗也非常重要。

2. 促排卵药物的应用　促排卵药物是针对排卵障碍的 PCOS 不孕患者助孕的最主要方法，包括口服枸橼酸氯米芬、来曲唑，注射促性腺激素、促性腺激素释放激素激动剂等。

(1) 枸橼酸氯米芬（CC）：是 PCOS 患者促排卵治疗的一线药物，是一种三苯乙烯衍生物，结构和己烯雌酚相似，兼有雌激素和抗雌激素的特性，竞争性结合下丘脑和垂体的雌激素受体，解除内源性雌激素对垂体分泌促性腺激素的负反馈，促进 FSH 和 LH 的分泌，从而促使卵泡发育。于自然周期或孕激素撤退出血的第 2~5 天开始应用，50mg/d，共 5 天；若无效可于下一周期加量，每次加 50mg/d，最大剂量不超过 150mg/d。用药期间通过基础体温测定、B 超监测来确定是否排卵，当卵泡直径达 20mm 时，肌内注射人绒毛膜促性腺激素（hCG）5 000~10 000IU 以诱发排卵，更有益于获得妊娠机会。如患者体重过大，CC 用量可加至 150mg/d，共 5 天，排卵多发生在停药后 7 天左右。CC 具有价格低廉、应用方便、使用安全、不良反应少等优点，但抗雌激素作用可能影响子宫内膜生长及子宫颈黏液的分泌。用药后排卵率在 60%~80%，妊娠率为 30%~40%，6 个周期的累积妊娠率为 60%~70%，约有 20%~25% 的患者 CC 治疗无效。对于 CC 治疗无效的患者可选用其他促排卵药物，可能会取得良好的治疗效果。

(2) 来曲唑（LE）：是第三代选择性非甾体芳香化酶抑制剂，可阻断体内雄激素转化为雌激素，降低雌激素水平，解除雌激素对下丘脑和垂体的负反馈作用，从而增加 FSH 和 LH 的分泌，促进卵泡发育。用法同 CC，于自然周期或孕激素撤退出血的第 2~5 天开始应用，初始剂量为 2.5mg/d，共 5 天，如无效，下个周期增加 2.5mg/d，最大剂量不超过 7.5mg/d。LE 可用于 CC 抵抗患者，在 CC 抵抗者中，LE 促排卵成功率为 62%，妊娠率为 14.7%。由于 LE 无抵抗雌激素的作用，因此不影响子宫内膜及子宫颈黏液，较 CC 有更好的临床妊娠率。

(3) 促性腺激素：是 PCOS 患者促排卵治疗的二线用药，利用卵泡发育 FSH 阈值的理论，采用低剂量促性腺激素诱导排卵。包括尿源性、纯化尿源性和基因重组促性腺激素 3 种类型。人类绝经期促性腺激素(hMG)是从更年期或绝经期女性尿中提取的,每支含FSH、LH各75IU。纯化FSH(pure follicle stimulating hormone,pFSH)及基因重组FSH(recombinant human follicle stimulating hormone,rFSH)为患者诱发排卵提供了优越条件。常规应用小剂量FSH缓慢渐增方案(step-up)以达到单卵泡发育,减少多卵泡发育及卵巢过度刺激综合征(OHSS)风险。在月经的第3~5天,B超监测子宫内膜厚度<6mm且无卵巢囊肿,开始治疗。起始剂量采用hMG或FSH 37.5~75IU/d,共5~7天,根据B超监测结果,如无反应则每7日增加37.5~75IU,当卵泡直径达18~20mm,予以hCG 5 000~10 000IU肌内注射诱导排卵。当3个或以上卵泡直径>16mm、4个以上卵泡直径>14mm或血清雌激素水平超过5 000pmol/L时,应停用hCG,以避免OHSS及多胎妊娠发生。hMG也可和CC联合应用,以促进卵泡发育。

(4)促性腺激素释放激素激动剂(GnRH-a):GnRH-a是一种GnRH九肽类似物,开始应用时可使FSH、LH释放增加,持续应用可抑制LH峰,避免颗粒细胞过早黄素化。GnRH-a与hMG合用,促使卵泡发育,改善卵细胞质量,提高妊娠率。

3. 高雄激素血症治疗

(1)口服避孕药:内含雌、孕激素,可抑制卵巢和肾上腺合成雄激素,增加血SHBG水平,并可抑制5α-还原酶的活性,对多毛和痤疮有效,但需服用较长时间。治疗高雄激素血症首选口服避孕药为炔雌醇环丙孕酮片,其每片含醋酸环丙孕酮(cyproterone acetate,CPA)2mg和炔雌醇(ethinyl estradiol,EE)35μg。CPA具有较强的抗雄激素作用,可与雄激素受体结合,抑制卵泡膜细胞高水平雄激素的生成;抑制垂体LH的分泌,使得LH与FSH比值趋近正常;此外,可抑制5α-还原酶,加快睾酮的清除;同时EE可以增加肝脏雄激素结合蛋白,减少游离雄激素水平,抑制雄激素活性,促使雄激素水平保持稳定,能很快地改善多毛、痤疮等高雄激素血症的临床表现,并可直接作用于子宫内膜,抑制内膜过度增生、调节月经周期。当前研究显示炔雌醇环丙孕酮片可能对PCOS患者糖脂代谢有一定的影响,仍需进一步证实。通常在月经第1~5天服用,每日1片,连续服用21天。

(2)螺内酯:是拮抗醛固酮的利尿剂,同时具有抑制卵巢和肾上腺合成类固醇的作用,可以与双氢睾酮竞争结合雄激素受体发挥拮抗雄激素作用,改善高雄激素血症的临床表现,用法为每日口服50~200mg。

4. 胰岛素抵抗治疗　胰岛素抵抗是PCOS代谢紊乱的中心环节,改善胰岛素抵抗是重要的治疗目标。二甲双胍为胰岛素增敏剂,主要用于治疗伴有胰岛素抵抗、高胰岛素血症的PCOS患者。其能减少肝脏糖异生,抑制小肠吸收葡萄糖,显著提高外周对胰岛素的敏感性,保护胰岛细胞功能,改善胰岛素抵抗、高胰岛素血症及糖脂异常,而且可改善慢性炎症状态、降低雄激素水平,有助于恢复排卵。二甲双胍还可以通过提高腺苷酸激酶活性,增强线粒体内的脂肪酸氧化,进而降低胆固醇、甘油三酯及低密度脂蛋白水平,改善脂质代谢。对于合并糖耐量受损或代谢综合征且生活方式调整无效的PCOS患者,美国临床内分泌医师学会(American Association of Clinical Endocrinologists,AACE)推荐加用二甲双胍。临床研究已证实,促排卵过程中,联合二甲双胍够提高患者的排卵率和受孕率。

二甲双胍一般从小剂量开始逐渐递增,为避免胃肠道反应,可在餐后即服或餐中服用。其不良反应是胃肠道症状,如恶心、呕吐、腹泻、厌食及胃肠道胀气,乳酸酸中毒是非常少见但严重的并发症。

噻唑烷二酮类药物同样为胰岛素增敏剂，治疗 PCOS 的疗效与二甲双胍相当，其可能导致钠水潴留引起体重增加、引发稀释性贫血、产生不良的心血管事件及骨密度下降，由于肝毒性和可能的胚胎致畸作用，应用时需监测肝功能和避免怀孕。

5. 手术治疗

(1) 卵巢楔形切除术（ovarian wedge resection，OWR）：1935 年 Stein 和 Leventhal 报道应用卵巢楔形切除术治疗 PCOS 患者，取得了很好的效果，术后 95% 的患者月经周期恢复，86.7% 的患者自然妊娠，血清性激素水平恢复正常。手术范围要至少切除 1/3 的卵巢组织，深达卵巢髓质。该方法主要在 20 世纪 40~50 年代开展，然而由于术后盆腔粘连发生率高、卵巢组织丢失导致卵巢储备功能降低，加之枸橼酸氯米芬诱发排卵成为更安全有效的选择，目前已基本不采用卵巢楔形切除术。

(2) 腹腔镜卵巢打孔术（laparoscopic ovarian drilling，LOD）：1967 年由 Palmer 和 Brux 首先报道，在 PCOS 患者的卵巢上进行多点活检后应用单极电凝止血，术后发现有 60% 的患者恢复排卵，20% 临床妊娠。这种方法逐渐发展成为腹腔镜下应用电能源行卵巢打孔术，现多采用电热能或激光（CO_2 激光、氩气、Nd：YAG 等）。LOD 术后卵巢内分泌状态得到改善，排卵恢复，其具体作用机制不清楚。可能包括卵巢内雄激素的急剧下降导致 FSH 分泌的增加，以及卵泡内环境更加利于自然卵泡的成熟和排卵。LOD 主要用于无排卵枸橼酸氯米芬抵抗、因其他疾病需腹腔镜检查盆腔（如输卵管粘连、梗阻，子宫内膜异位症等）以及随诊条件差、不能进行促性腺激素治疗监测者，建议选择 BMI $\leq$ 34kg/m^2，LH > 10IU/L，游离睾酮水平高的患者作为治疗对象。其主要合并症仍是盆腔粘连，偶尔会发生卵巢功能减退。

文献报道，术后血清 LH 和雄激素水平下降，而 FSH 升高，LH 脉冲幅度也下降，但频率不变，LOD 术后 6 个月内的排卵率在 54%~76%，自然妊娠率为 28%~56%，术后 12 个月的排卵率在 33%~88%，自然妊娠率为 54%~70%。大约 30% 的 PCOS 女性对 LOD 反应不良，临床表现为术后 8 周内无排卵、无月经来潮。现研究显示，不孕超过 3 年，基础 LH < 10IU/L，睾酮水平 > 4.5nmol/L 以及 AMH > 7.7ng/ml 的患者可能对 LOD 反应差。术前充分评估，识别反应不良因素，对于改善治疗结局至关重要。

(3) 超声引导下未成熟卵泡穿刺（immature follicle aspiration，IMFA）：PCOS 患者基础窦卵泡数多，卵巢体积大，经阴道超声引导下穿刺抽吸未成熟小卵泡，不但可以减少窦卵泡数量，降低雄激素水平，反馈调节下丘脑 - 垂体 - 卵巢轴，在短期内改善机体内分泌状态，促进自然排卵恢复，还可以在抽吸出来的卵泡液中寻找未成熟卵进行体外成熟培养，获得的成熟卵即可进行体外受精胚胎移植术助孕。

(4) 肥胖患者减重手术：生活方式管理是 PCOS 患者的一线治疗方式，不幸的是，部分患者很难达到或维持足够的体重下降程度，减重手术对于肥胖症患者具有显著且持续的减轻体重功效，因此对 PCOS 患者是一种有效的治疗措施。Skubleny 等对 2 130 例患者减重手术术后为期 12 个月随访的 meta 分析显示患者术前平均 BMI 为 46.3kg/m^2，术后降低至 34.2kg/m^2；术前 PCOS 的发病率为 45.6%，在 12 个月后的随访时显著下降到 6.8%；术前月经不规律患者占 56.2%，12 个月后降至 7.7%；术前不孕患者占 18.2%，术后不孕率降至 4.3%。研究证实减重手术对于生育期 PCOS 患者肥胖、胰岛素抵抗、多毛、闭经、不孕等症状有良好的改善作用。常采取的减重手术包括胃旁路术、可调束胃带、胆胰分流术、袖状胃减容术及胃垂直折叠术。手术可通过引发如胃饥饿素、脂联素、瘦素、胰高血糖素样肽、酪肽等一系列胃肠激素的改变，从而缓解胰岛素抵抗、减轻体重，效果显著且持久。手术可通过腹腔镜进行，具有操作简单、并发症少等特点。

6. **子宫内膜病变的防治**　多囊卵巢综合征患者因长期无排卵，子宫内膜单纯受雌激素刺激，约有 30% 的 PCOS 患者有子宫内膜增生，而子宫内膜增生与子宫内膜癌密切相关。有文献报道，PCOS 患者子宫内膜癌的发生率是正常人群的 3~10 倍。当患者年龄>35 岁，或月经持续 10 天以上，月经淋漓不净，应常规取子宫内膜病理检查，以期及早发现子宫内膜增生病变。降低 PCOS 患者罹患子宫内膜癌风险的方法包括以下几种。

(1) 口服避孕药：可建立规律的月经周期，有效防止子宫内膜增生。适用于月经稀发者，可服 3 个月，停 3 个月，间断应用。

(2) 促排卵药：如枸橼酸氯米芬可诱发排卵，可使子宫内膜不致长期受单一雌激素刺激，也可间断应用。

(3) 孕激素：PCOS 的长期管理最好能保证至少 2 个月月经来潮一次，防止子宫内膜增生过度。可于月经后半期应用黄体酮撤退出血，如醋酸甲羟孕酮，10mg/d，连用 10 天，停药后月经来潮。

【诊治流程图】

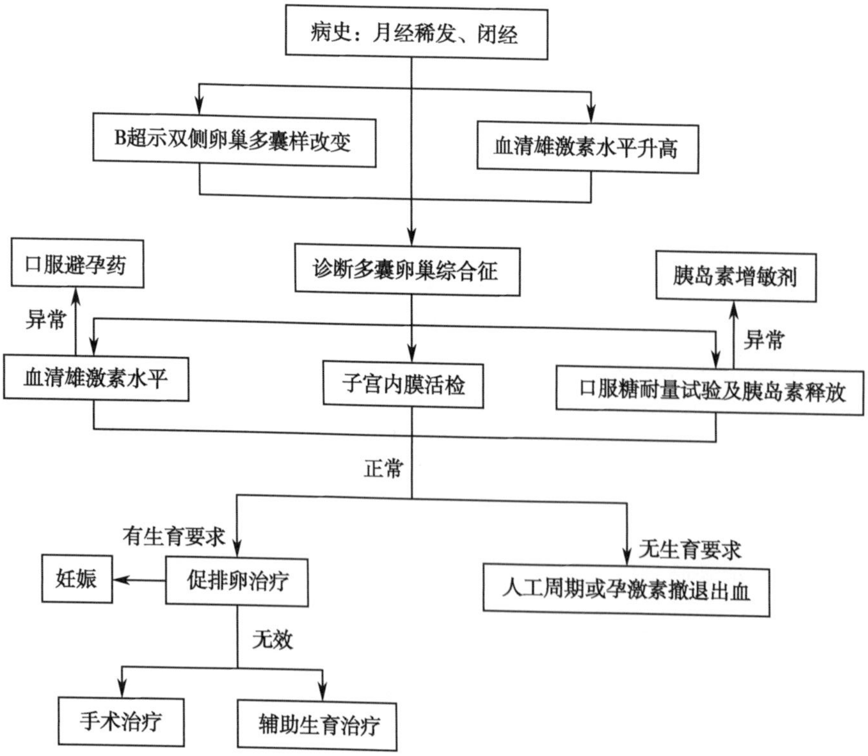

（乔　杰）

第二节　高催乳素血症

各种原因引起外周血清催乳素（prolactin，PRL）水平持续高于正常值的状态称为高催乳素血症。女性 PRL 水平高于男性，正常育龄期妇女血清 PRL 水平一般低于 25ng/ml。

高催乳素血症是年轻女性最常见的妇科内分泌疾病之一。不同人群高催乳素血症的发生率不尽相同。在未经选择的正常人群中，约有 0.4% 的人患高催乳素血症；在计划生育门诊人群中，高催乳素血症的发生率为 5%；在单纯闭经的患者中，约有 15% 存在高催乳素血症；而在闭经伴有溢乳的患者中，约有 70% 存在高催乳素血症；月经正常伴溢乳的妇女中 27% 存在高催乳素血症；15% 的无排卵妇女同时患有高催乳素血症，而伴有溢乳者发生率高达 43%；约 6%~20% 的多囊卵巢综合征患者伴有 PRL 升高。

垂体腺瘤是常见的颅内功能性肿瘤，约占所有颅内肿瘤的 10%~15%。催乳素瘤是最常见的垂体腺瘤，约占全部垂体腺瘤的 45%，是临床上病理性高催乳素血症最常见的原因。催乳素瘤多为良性肿瘤，以直径 10mm 为界分为微腺瘤和大腺瘤，以微腺瘤常见。

【病因】

高催乳素血症的原因可归纳为生理性、药理性、病理性和特发性 4 类。

1. **生理性高催乳素血症**　垂体分泌 PRL 为脉冲式，频率约为 90 分钟 1 次，在入睡后 60~90 分钟血清 PRL 水平开始上升，早晨醒前达峰值，醒后 1 小时内迅速下降，上午 9~11 时为全天水平最低状态，睡眠时间改变 PRL 分泌的节律随之改变。血清 PRL 水平在不同的生理时期亦有所改变，月经周期中期血清 PRL 水平达峰，黄体期保持较高水平，妊娠期血 PRL 水平可升高 10 倍，不哺乳者产后 3~4 周恢复至正常水平，哺乳者因吸吮刺激促进 PRL 分泌，将在产后 6~12 个月恢复正常，延长哺乳时间则高 PRL 状态相应延长。此外，许多生理因素会影响血清 PRL 水平，如体力运动、精神创伤、情绪紧张、低血糖、寒冷、进食、性交、乳房及胸壁受到刺激，均可导致 PRL 暂时性升高，但升高幅度不会太大，持续时间不会太长，也不会引起有关病理症状。应激状态下，PRL 水平可升高 2~3 倍，持续小于 1 小时。

2. **药理性高催乳素血症**　多巴胺（dopamine，DA）是最主要的 PRL 释放抑制因子（prolactin release inhibiting factor，PIF），任何影响多巴胺代谢的药物（受体拮抗剂、耗竭剂、转化抑制剂、重吸收阻断剂等）都可能促进 PRL 分泌导致高催乳素血症，但一般都在 100ng/ml 以下，这些药物详见表 5-1。而甲氧氯普胺、利培酮、酚噻嗪类药物可使得 PRL 超过 200ng/ml。多巴胺 D_2 受体基因变异的患者，服用这类药物后可出现更严重的高催乳素血症。服用含有较多雌激素的口服避孕药，可以使得血清 PRL 轻度升高，但无需治疗。

3. **病理性高催乳素血症**　常见的导致高催乳素血症的病理原因有：

(1) 下丘脑激素分泌异常或下达至垂体的通路受阻：使垂体 PRL 细胞所受的正常抑制性调节解除，常见于下丘脑或垂体柄病变，常伴全垂体前叶功能减退，或垂体柄由于外伤或手术而受损，如脑膜炎、颅咽管瘤、类肉瘤样病、神经胶质细胞瘤、空蝶鞍综合征、损伤、手术、动静脉畸形、帕金森病、精神创伤等。

表 5-1　影响血催乳素水平的常用药物

种类	药物
多巴胺受体拮抗剂	酚噻嗪类、丁酰苯类(氟哌啶醇)、甲氧氯普胺、多潘立酮、舒必利等
多巴胺耗竭剂	甲基多巴、利血平
多巴胺转化抑制剂	阿片肽、吗啡、可卡因等麻醉药
多巴胺重吸收阻断剂	诺米芬辛
苯二氮䓬类衍生物	苯妥英、地西泮等
组胺和组胺 H_2 受体拮抗剂	西咪替丁等
单胺氧化酶抑制剂	苯乙肼等
激素	雌激素、口服避孕药、抗雄激素类药物、促甲状腺激素释放激素
其他	异烟肼等

(2) 原发性或继发性甲状腺功能减退：导致 TSH 水平升高引起 PRL 细胞增生，PRL 分泌增多。

(3) 获得自主性高功能的 PRL 分泌细胞单克隆株：见于垂体 PRL 腺瘤、生长激素腺瘤(50% 的生长激素腺瘤可以伴有高催乳素血症)、ACTH 腺瘤等，以及未分化支气管肺癌、肾上腺样瘤等肿瘤。

(4) 胸壁炎症性疾病：如乳头炎、皲裂、胸壁外伤、带状疱疹、结核、创伤性及肿瘤性疾病等，可能通过神经刺激调节 PIF 等的分泌。

(5) PRL 降解异常：见于慢性肾衰竭或肝硬化，透析并不能改变血清 PRL 水平，肾移植后 PRL 可以恢复正常。肝性脑病时，假神经递质形成，从而 PIF 作用减弱。

(6) 妇产科手术：如人工流产、引产、子宫全切术、输卵管结扎术、卵巢切除术等可刺激 PRL 增高。

(7) 多囊卵巢综合征：因持续雌激素刺激，PRL 分泌细胞敏感性增高，可能出现溢乳及轻度血清高 PRL。

(8) 子宫内膜异位症：21%~36% 的子宫内膜异位症患者血 PRL 水平轻度升高，尤其是伴不孕者，可能由痛经、不孕造成精神应激所致。

4. 特发性高催乳素血症　此类患者与妊娠、服药、垂体肿瘤或其他器质性病变无关，多因患者的下丘脑 - 垂体功能紊乱，从而导致 PRL 分泌增加。其中大多数 PRL 轻度升高，病程较长，约 30% 的特发性高催乳素血症患者可以自行恢复到正常的 PRL 水平。当无内科原因、头颅 MRI 未能发现腺瘤，则可确定特发性高催乳素血症的诊断。但对部分伴月经紊乱而 PRL 高于 100ng/ml 者，需警惕隐性垂体微腺瘤的可能，应密切随访，不到 10% 的特发性高催乳素血症患者最终可以找到垂体微腺瘤，但极少会发展成大腺瘤。另一种高催乳素血症是巨分子催乳素血症。巨分子催乳素血症的主要临床特点是血清中的 PRL 水平与临床表现不一致。这种大分子 PRL 免疫活性不变，其分子量大，不能通过毛细血管壁，不能与靶细胞受体结合，故在体内没有生物学效应，但因其半衰期长，易于在循环中累积，造成血清 PRL 增多。

此外还有报道，癫痫发作后的 1~2 小时内也会有高催乳素血症；抗 PRL 自身抗体也被认为可能是高催乳素血症一种可能的病因。

【诊断】

高催乳素血症的诊断包括两步：首先确定诊断存在高催乳素血症，其次需要确定病因。由于 PRL 并非常规的筛查项目，所以医生通常通过特异的临床表现或其他疾病检查过程中检查 PRL 水平而发现可疑患者，进而经过综合分析临床表现和血 PRL 水平而确诊高催乳素血症。

1. 临床表现

(1) 月经紊乱：90% 高催乳素血症患者有月经紊乱，以继发性闭经多见，也可表现为月经量减少、月经稀发；原发性闭经、月经频发、月经量多及不规则出血较少见。

(2) 不孕不育：育龄期高催乳素血症患者表现为不孕不育约占 33.5%。当 PRL 轻度升高时，表现为黄体功能不足引起不孕或流产；中度升高时常为月经稀发、受孕困难；当 PRL 极度升高时表现为闭经、无排卵性不孕。

(3) 低雌激素状态：引起生殖器官萎缩、性欲减低、性生活困难；可能出现进行性骨痛、骨密度减低、骨质疏松。

(4) 异常泌乳：非妊娠期及产后停止哺乳大于 6 个月仍有溢乳者，首先需考虑到高催乳素血症患者异常泌乳发生率约 90%，同时出现闭经及溢乳者占 75.4%，需与乳腺管内多发性乳头状瘤或乳腺癌患者的乳头溢液相鉴别，同时应排除因长时间刺激乳房引起的溢乳。

(5) 垂体瘤的压迫症状：催乳素腺瘤是导致病理性高催乳素血症的最常见病因，与其他垂体肿瘤一样，因所在位置的不同而引起相关临床症状，特别是垂体大腺瘤。包括头痛、视力下降、视野缺损（因压迫视交叉，常出现典型的双颞侧视野缺损）和其他脑神经压迫症状、癫痫发作、脑脊液鼻漏等。15%~20% 的患者存在垂体腺瘤内的自发出血，其中 1/3 的患者出现垂体卒中，即突发剧烈头痛、呕吐、视力下降、眼肌瘫痪等神经系统症状。

2. 血 PRL 异常升高　由于血 PRL 水平受许多生理因素和应激的影响，因此确诊高催乳素血症有严格的采血要求：早晨空腹或进食纯碳水化合物早餐（高蛋白 / 高脂饮食明显影响 PRL 分泌），上午 9~11 时测定，测定前需静坐半小时，采血过程应避免过多的血管刺激。血清 PRL 测定技术已很成熟，显著高于正常者一次检查即可确定，轻度升高者，可以改天且间隔 15~20 分钟重复采血测定，以避免 PRL 脉冲分泌的影响，血清值大于 25mg/ml 则可诊断。怀疑应用药物所致高催乳素血症者，建议停药 3 天后复查。

【病因诊断】

通过详细询问病史，排除生理性或者药物性因素导致 PRL 水平升高，通过相应的实验室检查、影像学检查明确是否存在明确的病理性原因。其中最常见的病因为垂体腺瘤。

1. 病史采集　需要针对性地从高催乳素血症的生理性、病理性和药理性原因（具体见【病因】部分）三方面了解患者可能的相关病史。应询问患者异常阴道出血模式、泌乳情况、月经史、生育哺乳史、手术史和既往病史（甲状腺、肝、肾、胸壁、乳房、脑炎、脑外伤病史），有无服用相关药物史，采血前有无应激状态（如运动、性交、精神情绪波动或盆腔检查）等。

2. 体格检查　注意是否存在肥胖、高血压、多毛，有无面貌异常、肢端肥大，生殖器官萎缩程度及泌乳量。

3. 其他实验室检查　包括妊娠试验、血清性激素水平、甲状腺功能、肝肾功能等，根据病史进行选择，如可疑垂体腺瘤者，需评估垂体功能，完善肾上腺皮质激素、生长激素、皮质醇、抗利尿激素等测定。

4. **影像学检查** 经上述检查,证实为轻度高 PRL 而没找到明确病因,或血 PRL>100ng/ml 均应行头颅 / 蝶鞍的影像学检查(MRI、CT 或 PET),以排除或确定存在压迫垂体柄或分泌 PRL 的颅内肿瘤及空蝶鞍综合征等,蝶鞍区平扫及增强 MRI 检查是诊断垂体腺瘤的首选检查方法,不仅可明确肿瘤大小,还可对肿瘤与周围组织的关系进行评估,无明确病因者为特发性高催乳素血症。

【鉴别诊断】

1. **多囊卵巢综合征** 以高雄激素、高胰岛素血症为主要病理生理特征,症状以月经稀发最多见。非肥胖 PCOS 患者血 LH 水平升高,肥胖患者常有糖脂代谢异常、血雌二醇相当于中卵泡期水平。血 PRL 水平轻度升高。超声检查显示卵巢体积>10ml,鞍区影像学检查未见异常。应按 PCOS 处理,一般不需使用溴隐亭。

2. **其他垂体肿瘤** 生长激素瘤可有高催乳素血症及溢乳,但体形或面貌有特征性,血生长激素功能试验可以鉴别。垂体无功能瘤压迫垂体柄引起血 PRL 水平中度升高,多巴胺受体激动剂治疗后血 PRL 水平降低但瘤体不缩小,MRI 检查也有助于鉴别。

3. **空蝶鞍综合征** 临床表现与垂体瘤相仿,但程度较轻。2/3 的患者内分泌检查正常。鞍区 MRI 检查可鉴别。

4. **子宫内膜异位症** 可有轻度高催乳素血症。患者有痛经、盆腔结节或肿块。确诊需腹腔镜检查。

5. **特发性泌乳** 有异常泌乳但乳腺检查正常,其月经周期、排卵及血 PRL 水平均正常。

【治疗】

高催乳素血症的治疗目标是抑制 PRL 分泌及异常泌乳,恢复正常月经及排卵生育功能,改善其他症状,如头痛和视功能障碍等;预防复发及远期并发症。

在确定高催乳素血症后,首先要决定是否需要治疗,其次是决定治疗方案。对于治疗方案的选择,医生应该根据患者自身情况,如年龄、生育状况和要求,在充分告知患者各种治疗方案的优势和劣势的前提下,充分尊重患者的意见,帮助患者做出适当的选择。

生理性高催乳素血症需明确诱因,纠正后复查即可。导致高催乳素血症的药物以精神、神经方面居多,药物引起的高催乳素血症而无症状的患者,不需要治疗。对有症状疑为药物导致的高催乳素血症者,需与相关疾病治疗医师评估其用药方案的优缺点,在治疗方案允许的情况下,首先应考虑停药。其次,可以换用不引起高催乳素血症的药物。实在不能停药或换用药物时,可与患者的治疗医师协商加用多巴胺受体激动剂。

垂体 PRL 大腺瘤及伴有闭经、泌乳、不孕、头痛、骨质疏松等表现的微腺瘤都需要治疗;仅有血 PRL 水平增高而无以上表现,可随诊观察。对于垂体 PRL 腺瘤来说,不论是微腺瘤还是大腺瘤,都可以首选多巴受体胺激动剂治疗;对于那些药物疗效欠佳、副作用大及拒绝接受药物治疗的患者可以选择手术治疗。

1. **药物治疗** 多巴胺受体激动剂治疗适用于有月经紊乱、不孕、头痛、骨质疏松、泌乳、视交叉或其他脑神经压迫的所有高催乳素血症患者,包括垂体催乳素腺瘤。最常用的是溴隐亭(bromocriptine)、卡麦角林(cabergoline)和喹高利特(luinagolide)。

(1)溴隐亭:溴隐亭是第一个在临床应用的多巴胺受体激动剂。为了减少药物的副作用,溴隐亭治疗从小剂量开始渐次增加,即从 1.25mg 开始,餐中服用,递增到需要的治疗剂量。如果反应不大，可在几天内增加到治疗量。常用剂量为每天 2.5~10mg，分 2~3 次服用，大多数病例每天 5~7.5mg 已显效。剂量调整的依据是血 PRL 水平。达到疗效后可分次减量到维持量，通常每天 1.25~2.5mg。溴隐亭治疗可以使 70%~90% 的患者获得较好疗效，表现为血 PRL 降至正常、泌乳消失或减少、垂体腺瘤缩小、恢复规律月经和生育。

溴隐亭的副作用主要是恶心、呕吐、头晕、头痛、便秘，多数病例可在短期内消失。由小剂量起始逐渐加量的给药方法可减少副作用，如在增加剂量时出现明显不耐受现象，可减少递增剂量。大剂量时可能发生雷诺现象和心律异常。该药最严重的不良反应是初剂量时少数患者发生体位性低血压，个别患者可出现意识丧失，故开始服药时应避免可使血压下降的活动如热水淋浴或泡澡。溴隐亭治疗期间不要同时使用致血 PRL 升高的药物。

约 10%~18% 的患者对溴隐亭不敏感、疗效不满意，或有严重头痛、头晕、胃肠反应、便秘等持久不消失，不能耐受治疗剂量的溴隐亭，可更换其他药物或手术治疗。

（2）其他药物：卡麦角林和喹高利特是高度选择性的多巴胺 D_2 受体激动剂，是溴隐亭的换代药物，抑制 PRL 的作用更强大而副作用相对减少，作用时间更长。对溴隐亭抵抗（每天应用 15mg 溴隐亭效果不满意）或不耐受溴隐亭治疗的催乳素腺瘤患者改用新型多巴胺受体激动剂仍有 50% 以上有效。喹高利特每天服用一次，75~300μg/ 次；卡麦角林每周只需服用 1~2 次，常用剂量 0.5~2.0mg/ 次，患者顺应性较溴隐亭更好。

（3）药物治疗后的随诊：多巴胺受体激动剂只能抑制肿瘤细胞生长并使之纤维化，并不能消灭肿瘤细胞，治疗高催乳素血症、垂体催乳素腺瘤不论降低血 PRL 水平还是缩小肿瘤体积，都是可逆性的，短期用药停药后腺瘤会再生长复发，需定期随访。垂体微腺瘤患者在初始治疗后血 PRL 水平正常、症状好转或消失可开始药物减量。大腺瘤患者此时复查 MRI，确认 PRL 肿瘤已明显缩小（通常肿瘤越大，缩小越明显），PRL 正常后也可开始减量。减量应缓慢分次（1~2 个月一次）进行，通常每次每日减 1.25mg，用保持血 PRL 水平正常的最小剂量为维持量。每年随诊至少 2 次血 PRL，以确认血 PRL 正常。在维持治疗期间，一旦再次出现月经紊乱或 PRL 水平升高，应查找原因，如药物的影响、怀孕等，必要时复查 MRI，决定是否调整用药剂量。对小剂量溴隐亭维持治疗，PRL 水平保持正常、影像学检查提示肿瘤基本消失的病例，2 年后可试行停药，若停药后血 PRL 水平又升高，仍需长期用药。

若催乳素大腺瘤在多巴胺受体激动剂治疗后血 PRL 正常而垂体大腺瘤不缩小，应重新审视诊断，是否为非催乳素腺瘤或混合性垂体腺瘤，是否需改用其他治疗，如手术治疗。

治疗前有视野缺损的患者，治疗初期即复查视野，视野缺损严重的在初始治疗时可每周查 2 次视野（已有视神经萎缩的相应区域的视野会永久性缺损）。药物治疗满意，通常在 2 周内可改善视野；但是对药物反应的时间，存在个体差异。对视野缺损无改善或只有部分改善的患者应在溴隐亭治疗后 1~3 周内复查 MRI 以决定是否需要手术治疗缓解视交叉压迫。

2. 手术治疗　对于有急性肿瘤压迫症状、药物治疗无效或效果欠佳以及不能耐受或拒绝药物治疗、复发性垂体腺瘤的患者可以考虑外科手术治疗。有些患者药物治疗失败的原因与肿瘤囊性变、出血或肿瘤缺乏多巴胺受体有关。肿瘤的突然出血可能导致垂体卒中，这是一种少见的神经外科急症，需要外科手术治疗。不能耐受或拒绝药物治疗的垂体腺瘤患者也应该接受外科手术治疗。同样对于一些伴有精神症状的垂体腺瘤患者，多巴胺受体激动剂治疗会加重他们的精神症状时也应该考虑手术。

3. 放射治疗　与其他类型的垂体腺瘤相比，催乳素腺瘤需要进行普通放射治疗的病例愈来愈少；而随着立体定位放射外科（伽马刀、X 刀、质子射线）的发展，对部分选择性的催乳素腺瘤患者采用立体定向放射治疗的报道日渐增多。综合文献报道，放射治疗主要适用于大的侵袭性肿瘤、术后残留或复发的患者；药物治疗无效或不能耐受药物治疗副作用的患者；有手术禁忌或拒绝手术的患者以及部分不愿长期服药的患者。

放射治疗的方法分为分次放射治疗（包括普通放疗、适形放疗、调强适形放疗）和立体定向放射外科治疗。有研究发现，多巴胺受体激动剂可能具有放射保护作用。因此，建议在放射治疗催乳素肿瘤的同时停用多巴胺受体激动剂。

（乔　杰）

第三节　子宫内膜异位症

子宫内膜异位症（endometriosis，EMT）简称内异症，是指子宫内膜组织（腺体和间质）在子宫腔被覆内膜及子宫肌层以外的部位生长、浸润、反复出血，可形成结节及包块，引起疼痛、不孕等。内异症是生育年龄妇女的常见病、多发病，病变广泛、形态多样，具侵袭性和复发性，具有性激素依赖的特点。

异位子宫内膜可以侵犯全身任何部位，但最常见于盆腔脏器和腹膜，其中子宫骶韧带、直肠子宫陷凹及卵巢为最常见的发病部位，其次为子宫浆膜、输卵管、乙状结肠、直肠阴道隔、脐、膀胱、肾、输尿管、肺、胸膜、乳腺、淋巴结，甚至在手、臂、大腿等处，病变广泛是内异症的主要病理特点之一。

【流行病学】

内异症多发生于育龄期妇女，发病呈明显上升趋势，以 25~45 岁多见，发病率约 10%~15%，在痛经女性中，其发病率为 40%~60%，在不孕症女性中为 20%~52%，在绝经后全子宫双附件切除术后，仍有 2%~4% 的女性被证实有子宫内膜异位症，与子宫内膜异位症发病相关的因素包括：初潮早、月经周期短、经期长、经量多、产次少，较好的社会经济状况，运动少、二噁英及其类似物和电离辐射暴露等。

【病因】

1860 年 Von Rokitansky 首先描述了子宫内膜异位症，但其病因至今尚未阐明。本病的发病机制主要包括以下几个方面。

1. 组织学发生

（1）种植学说：种植学说是子宫内膜异位症发病机制中的经典学说，于 1921 年由 Sampson 首次提出。该学说认为异位的内膜来源于子宫内膜组织，这些组织转移到子宫腔以外的部位，并且种植和生长。支持此学说的依据有，①经期腹腔镜检查发现 70%~80% 的患者存在经血逆流。内异症病灶多见于盆腔最低位置，活动器官很少发生种植。闭经或输卵管梗阻患者内异症发病率下降。相反，子宫后倾或下生殖道闭锁经血排出不畅的患者内异症发病率明显增高。②剖宫产后发生腹壁切口内异症或分娩后会阴切口出现内异症，也可能是术时将子宫内膜带至切口直接种植所致。③不少学者认为子宫内膜可通过淋巴或血行播散，形成远离盆腔的内异症。1925 年 Halban 首次描述种植性子宫内膜异位症可经淋巴途径形成。1949 年 Javert 在显微镜下发现盆腔淋巴管和淋巴结内有子宫内膜。1952 年 Javert 观察到盆腔静脉内有子宫内膜组织。实验研究中，内膜组织能够被缝合于腹膜表面，形成内异症病灶，再次支持种植学说。

(2) 体腔上皮化生学说：19 世纪著名的病理学家 Robert Meyer 提出异位内膜细胞是盆腔腹膜的体腔上皮细胞化生而来，在 20 世纪 70 年代以后得到 Lauchlan 等第二米勒管系统理论的进一步支持。此理论认为卵巢表面、输卵管、子宫表面间皮、大网膜、盆腹腔的浆膜以及肠道表面浆膜等，组织学上互相移行，发生学上与米勒管发生的输卵管、子宫、宫颈以及阴道中上段黏膜一样，都起源于胚胎期原始体腔上皮，可称为第二米勒管系统。因此，在适当条件下，第二米勒管系统能够向米勒管组织分化，当其向子宫内膜分化时，可形成内异症病灶。此理论可解释胸膜腔内异症的发生。

(3) 干细胞起源学说：人体任何组织都是从干细胞分化而来，因此越来越多的学者提出子宫内膜异位症的干细胞起源学说。研究表明，子宫内膜组织中存在干细胞，这些干细胞同样大量存在于经血中，因此，这些“种子”能够随经血进入盆腔，继而形成内异症病灶。另外有研究表明，骨髓干细胞能够定植于在位或异位内膜组织，并分化为腺上皮。因此，骨髓干细胞可以成为内异症病灶的另一起源。

2. 内膜异位后能否形成内异症的相关因素

(1) 遗传因素：1980 年 Sampson 等对 123 例组织学证实的内异症患者进行研究，发现年龄 18 岁以上的女性，姐妹内异症的患病率约 6%(9/153)，母亲患病率约为 8%(10/123)，丈夫的女性一级亲属患病率仅 1%。姐妹或母亲患内异症的女性更容易患重度内异症，有一级亲属患病的重度内异症发生率为 61%(11/18)，而无一级亲属患病的重度内异症发生率仅为 23%(25/105)。研究结果表明，内异症是一种多因素、多基因疾病，是由多个基因位点与环境因素相互作用所致，目前已发现 60 余个与内异症易感性相关的基因，部分染色体改变以及基因片段丢失的患者合并有内异症，提示内异症与遗传相关。

(2) 免疫因素：内异症的发病可能与患者缺乏足够的腹腔免疫监视有关。许多证据表明，随着内异症腹腔内细胞因子的增加，巨噬细胞的吞噬能力下降，但活性增强。内异症妇女腹腔液中细胞因子、生长因子和血管生成因子的含量很高，能减弱异位组织的免疫监视。这些物质来自异位灶本身、巨噬细胞或其他免疫杀伤细胞的分泌物和排卵后的卵泡液。患者腹腔液中单核细胞化学趋化蛋白的浓度也增加，这可以解释子宫内膜异位症妇女腹腔活化巨噬细胞增多的现象。一些研究者提出腹腔液可通过脂质过氧化使异位内膜沉积生长，阻断细胞因子(包括 TNF-α 和 IL-6)活性及抗氧化，可能实现靶向治疗。噻唑烷二酮类(thiazolidinedione，TZD)为过氧化物酶体增殖物激活受体 -2(peroxisome proliferators-activated receptors，PPAR-2)的配体，在猫的内异症模型中有抑制单核细胞迁移的作用，也能抑制腹膜炎细胞的积聚，故成为内异症治疗的新药。

(3) 雌激素：子宫内膜异位症是雌激素依赖性疾病，然而，内异症患者与正常女性相比血清雌二醇水平无明显差异。进一步研究显示，内异症患者血清雌二醇浓度明显升高，内异症组织中雌激素合成芳香化酶升高，而正常内膜未检出该酶活性。因此，局部异常合成大量雌激素是促进内异症发展的因素之一。

(4) 子宫在位内膜异常：国内学者提出“在位内膜决定论”(determinant of uterineeutopic endometrium)，即不同人(患者与非患者)经血逆流或经血中的内膜碎片能否在“异地”黏附、侵袭、生长，在位内膜是关键，在位内膜的差异是根本差异，是发生内异症的决定因素。其理论基础是研究子宫内膜中的特殊细胞组成和分子，比较内异症患者和非内异症者子宫内膜的基因或蛋白表达的差异，以及在体外培养中内异症患者和非内异症者在位内膜对刺激的反应性差别等。在位内膜组织形态及超微结构的研究也表明，内异症患者子宫内膜功能活跃，血管增生及侵袭性强，易于迁徙及种植。在猕猴内异症动物模型建立过程中，也提示个体差异是内膜种植成功的关键，而免疫反应是继发的，是影响"内膜命运"或在"异地容受"的附加因素。

【病理】

黏附、侵袭、血管形成是内异症病灶形成的病理生理过程，称为"3A 程序"（attachment-aggression-angiogenesis）。在这一过程中，有多种相关因子及酶的参与，有激素、免疫反应以及局部微环境的影响。异位种植的子宫内膜随卵巢激素的变化而发生周期性出血，病灶局部反复出血和缓慢吸收导致周围纤维组织增生、粘连，出现紫褐色斑点或小泡，最后发展为大小不等的实质性瘢痕结节或囊肿。这一病理过程复杂多变，并在临床上表现为早期、活动性病变（红色病变），典型活动性病变（棕色、蓝色或黑色病变）及陈旧、不活动性病变（白色病变）。

1. 巨检

（1）卵巢子宫内膜异位症：是内异症中最常见的类型。卵巢的异位内膜病灶分为两种类型，①微小病变型，位于卵巢浅表层的红色、蓝色或紫褐色斑点或小囊，常导致卵巢与周围组织的粘连；②囊肿型，随着病变的发展，卵巢内的异位内膜生长、周期出血，形成单个或多个囊肿，称为卵巢子宫内膜异位囊肿。典型情况下，陈旧性血液聚集在囊内形成咖啡色黏稠液体，状似巧克力，故又称"巧克力囊肿"。如出血新鲜，囊内液也可为暗红色、稀薄状。囊肿大小不一，直径多在 5~6cm，大的可至 10~20cm，最大者可达 25cm。卵巢与周围器官或组织紧密粘连是卵巢子宫内膜异位囊肿的临床特征之一，并可借此与其他出血性卵巢囊肿相鉴别。由于其他卵巢囊性肿物发生内出血时也表现为巧克力样，最终诊断需组织病理学证实。

（2）腹膜子宫内膜异位症：分布于盆腔腹膜和各脏器的表面，以子宫骶韧带、直肠子宫陷凹和子宫后壁下段浆膜最为常见。分为两型，①色素沉着型，典型的紫蓝色结节或褐色腹膜异位结节；②无色素沉着型，为异位内膜的早期病变，较色素沉着型更常见，也更具生长活性，表现形式多种多样，包括白色混浊灶、火焰状红色病灶及腺样息肉灶等。依其外观，分为红色病变和白色病变。前者多认为是疾病的早期阶段，后者多为出血被吸收后形成的瘢痕组织。手术中为辨认病灶可进行热色试验（heat-color test，HCT），即将可疑病变部位加热，其内的含铁血黄素则呈现出棕褐色。无色素沉着的内膜异位病灶发展成典型的病灶需 6~24 个月。一些腹膜出现环状缺损、瘢痕样改变，既往曾被认为是炎症继发的病理改变，现得到显微病理支持认为是腹膜内异症病灶。

2. 镜检　异位内膜组织在显微镜下可见到 4 种成分，即子宫内膜腺体、子宫内膜间质、纤维素和红细胞 / 含铁血黄素。确诊需要 2 种以上成分。但典型的组织结构可因异位内膜反复出血被破坏而难以发现，故临床上常出现临床所见与病理报告不一致的现象。

3. 分类　子宫内膜异位症分为 3 种类型：腹膜型、卵巢型和深部浸润型（deeply infiltrating endometriosis，DIE）。

深部浸润型从广义上讲是指异位病灶发生在腹膜下，浸润深度超过 5mm 的内异症，即深部浸润型子宫内膜异位症(DIE)。DIE 发病的位置主要位于直肠阴道隔、膀胱腹膜、子宫骶韧带(uterosacral ligament,USL)及主韧带区域,也可出现在盆腔侧壁和卵巢窝中。

【临床表现】

1. 症状 内异症的临床表现呈多样化,与病变部位有关。症状主要包括疼痛、不孕和器官功能异常。

(1)痛经和慢性盆腔痛:70%~80% 的患者有不同程度的盆腔疼痛,与病变程度不完全平行。内异症最典型的症状为继发性痛经,进行性加剧。典型的痛经常于月经前 1~2 日出现,月经第 1 日最剧烈,月经后消失。少数患者长期下腹痛,经期加剧。常主诉经期下腹及腰骶部疼痛,呈持续性,有时疼痛加剧,伴肛门坠胀。病灶位于直肠阴道隔者,疼痛可向会阴、臀部及下肢放射。疼痛是由于异位病灶出血和释放前列腺素(prostaglandin,PG)所致,也可由深部浸润、组织损害、粘连形成和纤维化增厚引起。疼痛程度与病变大小、病灶总数及表浅病灶的数目不成正比,但与病灶深度有关。约 1/3 的内异症患者并无痛经发生。

(2)性交痛:约 30% 的患者出现性交痛。多见于子宫骶韧带、直肠子宫陷凹有异位病灶或因病变导致子宫后倾固定的患者。一般表现为深部性交痛,月经来潮前性交疼痛更加明显。

(3)月经异常:15%~30% 的患者有经量增多、经期异常或经前点滴出血。部分患者可出现排卵性疼痛及排卵期阴道出血。月经异常可能与病灶破坏卵巢组织,影响卵巢功能有关。部分患者可能与合并子宫腺肌病或子宫肌瘤有关。

(4)不孕:内异症与不孕关系密切。内异症患者不孕率高达 40%~50%,不孕妇女中内异症发生率占 20%~40%。不明原因不孕的患者中 40%~50% 是由内异症所致。内异症与不孕有密切相关性,尚无单一合理的解释说明内异症与不孕的直接关系。目前认为内异症可以通过多种机制协同影响而导致不孕症。

1)盆腔解剖结构改变和输卵管结构或功能异常:内异症很少侵犯输卵管的肌层和黏膜,这与输卵管炎症致病情况不同。输卵管多保持疏通性,但卵巢及输卵管周围粘连,输卵管粘连变硬变僵直,影响输卵管的蠕动。如周围病变严重还可导致输卵管伞端闭锁,可引起排卵、拾卵作用或精子的输卵管内运送障碍。然而,临床上内异症患者只有少数人伴有明显解剖学改变,大多数不孕症妇女仅伴有轻微的内异症,输卵管及卵巢均未受累。临床症状的轻重与病变的程度可以不呈正相关。

2)卵巢功能异常:内异症可伴有各种卵巢功能异常,如卵泡发育异常、无排卵、高催乳素血症、黄体功能不足、未破卵泡黄素化综合征(LUFS)等。经腹腔镜和/或组织学证实为内异症的患者中,不排卵或稀发排卵的发生率为 17%,推测腹腔液中 PG 含量升高影响卵泡的生长、排卵,以及抗卵巢抗体对卵巢产生损伤。内异症常合并高催乳素血症,而高催乳素血症直接抑制卵巢颗粒细胞对人类绝经期促性腺激素(hMG)的反应性,导致血清雌、孕激素水平低下,卵泡液中催乳素水平增高,卵泡发育不良,排卵受阻,引起黄体缺陷或 LUFS。催乳素有抗促性腺激素的作用,主要抑制卵泡刺激素的分泌,而卵泡刺激素的减少可能导致卵巢内黄体生成素受体形成减少,致使卵巢对黄体生成素不敏感,使黄体生成不良而影响受孕。内异症妇女中内分泌、旁分泌和自分泌环境不同,卵泡内环境的改变导致卵母细胞质量降低,并最终降低胚胎质量。许多研究发现内异症妇女胚胎质量受损。基于此假设,内异症妇女受精和着床的受损可能直接源于卵母细胞的缺陷。

异位的子宫内膜被体内免疫系统识别为“异物”，激活体内免疫系统和补体系统。多种免疫分子和细胞因子产生的损伤反应对精子、卵细胞和胚胎等造成不利影响导致受精和着床障碍。

PG 水平升高会干扰排卵前卵泡释放卵母细胞的时间，或可能以某种方式使卵泡脱敏，因而干扰了卵母细胞的释放。升高的 PG 会影响输卵管的活动力和卵子的运输，可使输卵管蠕动增加及节律异常，影响受精卵的运行，导致受精卵发育与子宫腔子宫内膜的蜕膜变化不同步，影响受精卵的着床。$PGF_{2\alpha}$ 是许多亚灵长类物种的生理性溶黄体素，$PGF_{2\alpha}$ 增多会影响黄体的功能。PG 有引起平滑肌收缩的作用，水平增高会刺激子宫收缩而导致自然流产。

3）对子宫内膜和胚胎着床的影响：不少研究提示内异症患者胚胎着床受损，这可能与子宫本身的缺陷、腹腔液或胚胎本身的质量下降有关。有专家认为内异症是原发的子宫疾病，其焦点在子宫内膜 - 子宫内膜下单位。内异症患者围着床期在位子宫内膜出现超微结构改变，细胞出现轻度变性，可能是其不孕的原因之一。

（5）急性腹痛：卵巢子宫内膜异位囊肿因为张力较大或囊肿壁厚薄不均，可在围月经期或性交时发生囊肿破裂，巧克力样囊肿液刺激腹膜引起急性腹痛。如破裂口小，囊肿破裂后立即被周围组织粘连而造成一过性的下腹部或盆腔深部疼痛。如较大卵巢子宫内膜异位囊肿出现大的破裂口，囊内液流入盆腹腔导致突发性剧烈腹痛，伴恶心、呕吐和肛门坠胀。

（6）其他症状：消化道子宫内膜异位症可以只有肠道症状或只有盆腔内异位症症状，或两者同时出现。肠道症状多为腹部可触及包块；直肠和乙状结肠内膜内异症患者可出现排便困难、腹泻、便秘、排便痛和血便；小肠的子宫内膜异位病灶常位于回肠末端，约 75% 的患者常发生中腹部痉挛性疼痛；阑尾内异症患者常无症状，也可因疼痛行阑尾切除术。严重的肠道内异症可因直肠或乙状结肠受压而出现肠梗阻症状。内异症发生在膀胱的患者，症状包括尿频、尿急、排尿困难、膀胱区疼痛和盆腔后背痛；20% 的患者特异性表现为周期性肉眼血尿。输尿管部位的子宫内膜异位症，症状较轻微，早期常无明显症状或似泌尿系感染症状，45% 的患者表现为腹痛、腰痛，后期表现为反复肾盂积水，肾功能损害，重者可有肾功能衰竭、高血压。肺部子宫内膜异位症多表现为周期性咯血、气胸。中枢神经子宫内膜异位症的典型表现为周期性蛛网膜下腔出血、周期性的头痛和癫痫发作。

2. 体征　内异症患者的早期体征并不明显，阴道检查往往无特殊发现。除巨大的卵巢子宫内膜异位囊肿，在腹部可扪及囊块和囊肿破裂时，出现腹膜刺激征外，一般腹部检查均无明显异常。

内异症的典型体征为妇科检查发现子宫后倾固定，阴道后穹窿、子宫颈峡部、子宫骶韧带及直肠子宫陷凹有 1 个至多个痛性结节，质地坚硬。子宫大小一般正常，合并子宫腺肌病或子宫肌瘤时可增大，多数因与直肠粘连而呈后倾，活动度差。一侧或两侧附件可扪及囊性肿块，囊壁与周围组织粘连不活动，可有轻度压痛。轻度内异症患者病理学检查时缺少体征，子宫位置升高是早期征象。若出现盆腔压痛、子宫骶韧带触痛、子宫后倾固定或卵巢增大，均提示内异症。

【诊断】

育龄妇女有继发性进行性加重的痛经和不孕史，盆腔检查发现触痛结节或子宫旁有不活动的囊性包块，应高度怀疑子宫内膜异位症。确诊首选腹腔镜检查。病理未发现异位内膜的证据时，如临床表现和术中所见符合内异症特征，也可诊断。

1. **病史**　重点是月经史、孕产史、家族史及手术史。特别关注疼痛及其与月经、剖宫产、人工流产术、输卵管检查等手术的关系。

2. **妇科检查**　除双合诊外，应特别强调进行三合诊检查。盆腔子宫内膜异位症时常扪及子宫后位，活动差或固定，子宫骶韧带和后穹窿有触痛结节；卵巢子宫内膜异位症时，在附件区可触及与子宫或阔韧带、盆壁相粘连的囊性包块，活动差，常有触痛。

3. **影像学诊断**　超声检查是内异症诊断时最常使用的影像学工具，对卵巢子宫内膜异位囊肿有重要的辅助诊断价值。但早期的内异症病灶影像学诊断多无特殊发现。盆腔CT和MRI对盆腔内异症的诊断价值与B超相当，但费用较高。

4. **血清及腹腔液标记物**　卵巢癌相关抗原（CA12-5）测定是公认的辅助检查内异症的非创伤性检查，灵敏度随内异症病情加重而升高。轻度内异症患者血清CA12-5多正常，卵巢子宫内膜异位囊肿病灶浸润较深、盆腔粘连广泛者血清CA12-5多升高，但多低于100IU/ml。CA12-5的测定也是开腹探查或腹腔镜手术前的一个常用检查指标，协助鉴别诊断，也常用于监测内异症病情的转归。此外，血清抗子宫内膜抗体、抗碳酸酐酶抗体等，对诊断内异症的价值有待于进一步研究证实。

5. **腹腔镜诊断**　腹腔镜检查是内异症诊断的“金标准”。腹腔镜下见到大体病理描述的典型病灶，诊断可基本成立。腹腔镜探查直视下可确定临床分期。对可疑病变进行活检行病理学检查可进一步明确诊断。虽然腹腔镜有放大作用，且较开腹探查更清楚，但仍然可能漏诊。目前，腹腔镜仍然是最理想的内异症诊断和治疗方法。

近年来，经阴道注水腹腔镜（transvaginal hydrolaparoscopy，THL）已用于内异症的诊断和治疗。THL经后穹窿穿刺进入盆腹腔进行检查，类似于宫腔镜检查，手术成功率高达95%，与腹腔镜诊断的符合率约为80%~90%，但由于重度内异症患者盆腔粘连较重，子宫多后倾固定，THL手术操作困难增加，盆腔脏器损伤的风险亦增加，导致其在内异症患者中使用受限。

6. **其他**　对不典型或隐匿性的内异症病灶，可以通过一些辅助诊断来发现。如使用热色试验（heat-colour test，HCT），其原理是内异症病灶中的含铁血黄素遇热（100℃）后发生组织化学反应而变成棕褐色。近年来，国外学者又发明了光动力诊断（photodynamic diagnosis，PDD）法，其原理是内异症病灶中的子宫内膜可选择性吸收光敏感物质5-氨基乙酰丙酸（5-aminolevulinic acid，5-ALA），在D光源系统照射下容易被看到。

【临床分期】

多采用1985年美国生殖学会（AFS）提出的“修正子宫内膜异位症分期法”。详细观察内膜异位病灶部位、数目、大小、深度和粘连程度，最后进行评分。此分期法对于评估疾病严重程度及选择治疗方案有一定价值，但对生育力的评价和不孕治疗的指导方面存在局限性。因而2010年提出“内异症生育指数（endometriosis fertility index，EFI）”的概念及量化表，便于对生育的评估和采取相应的对策。

【鉴别诊断】

子宫内膜异位症易与下列疾病混淆。

1. **卵巢恶性肿瘤**　早期无症状，有症状时多有持续性腹痛、腹胀，病情发展快，一般情况差，妇科检查除触及包块外，多伴有腹水，直肠子宫陷凹触及结节多较粗大，无触痛。B型超声图像显示肿瘤为囊实性或实性包块，彩色多普勒超声肿瘤内部血流丰富，且多为低阻血流（阻力指数<0.45）。CA12-5 多大于 100IU/ml。

2. **盆腔炎性包块**　多有急性盆腔感染和反复感染发作史，平时亦有下腹部隐痛，疼痛无周期性，可伴发热和白细胞增高等。妇科检查子宫活动差，双侧附件有边界不清的包块，抗生素治疗有效。

3. **子宫腺肌病**　痛经症状与内异症相似，但通常更严重，疼痛位于下腹正中。妇科检查子宫均匀性增大，呈球形，质硬，经期检查子宫触痛明显。本病常与内异症合并存在。

【预防】

内异症病因不清，组织学发生复杂，不能完全预防。根据可能的病因及流行病学结果，可从以下几方面进行预防。

1. **防止经血逆流**　及时发现并治疗引起经血逆流的疾病，如先天性生殖道畸形、闭锁、缩窄、宫颈粘连。

2. **药物避孕**　口服避孕药可抑制排卵、促使子宫内膜萎缩等，降低内异症发病风险。

3. **减少医源性子宫内膜异位种植**　月经期避免盆腔检查和子宫腔手术，切开子宫的手术应注意保护好腹壁伤口。

【治疗】

根据疾病的特征（疼痛、病灶及不孕），患者年龄，对生育的要求制订个体化的治疗方案。基本原则：症状轻者选用期待治疗；有生育要求的重症患者明确诊断后行保留生育功能的保守手术，然后积极助孕；年轻无生育要求的重症患者可行保留卵巢功能的手术并辅以药物治疗；症状及病变严重无生育要求的患者可选择根治性手术。

1. **期待治疗**　适用于轻度内异症且无严重症状的患者。

2. **手术治疗**

（1）腹腔镜手术：是治疗内异症的首选手术治疗方法。明确诊断的同时可行治疗，可选择保守性手术、子宫全切术、根治性手术；可去除、破坏病灶，输卵管疏通或整形，恢复正常解剖位置（分离粘连、巧克力囊肿等）治疗不孕、解除疼痛等；保守性手术后 20%~50% 复发，子宫全切术后 5%~20% 复发。各期内异症均适合行腹腔镜手术。对有生育要求的妇女，应行保守性手术，尽量恢复正常盆腔解剖关系。

（2）卵巢子宫内膜异位囊肿手术：无论是腹腔镜手术还是开腹手术，应剥除卵巢子宫内膜异位囊肿。二氧化碳激光治疗内异症，经循证医学证实其疗效肯定、安全性高，但因设备昂贵、手术速度慢和止血效果差等，近年来临床报道明显减少。目前，国内使用最多的仍是单极和双极电凝，还有应用微波和超声刀的报道，但这些新技术能否彻底破坏内异症病灶及其安全性如何均有待于进一步积累资料，加以证实。对较小、表浅的腹膜内异症病灶可行凝固术，而处理直径 5mm 以上的病灶时，需由浅至深连续烧灼破坏病灶或行病灶切除术。行卵巢子宫内膜异位囊肿剥除术时，应注意囊肿可能有多个，手术要彻底，但同时应尽量多地保留正常卵巢组织（尤其是对未生育者）；止血要充分，但应避免过度电凝，否则，可能对日后妊娠有不利影响。

近年来内异症病灶非典型性增生及恶变已引起人们的重视，因此，标本常规送病理学检查。

根据动物实验及临床经验，卵巢的创面无须缝合，直径<5cm 的囊肿剥除后的卵巢缺

损，可用激光或适度电烧灼法使创口缩小；对直径 5cm 以上的较大囊肿剥除后的卵巢缺损，当止血后可在卵巢间质内缝合。

3. **药物治疗** 包括对症治疗和雌激素抑制治疗。

(1) 对症治疗：多采用非甾体抗炎药以缓解慢性盆腔疼痛及痛经。对症治疗不能阻止病情进展。

(2) 假孕治疗（pseudopregnancy therapy）

1) 口服避孕药：连续服用口服避孕药可造成类似妊娠的长期人工闭经，引起异位子宫内膜组织蜕膜化和萎缩。因疗效肯定，副作用小，价格低且作用温和，目前推荐为治疗轻度内异症的一线药物。

2) 孕激素类药物：可抑制下丘脑及垂体促性腺激素的分泌物，抑制排卵。常用药有炔诺酮、甲地孕酮和醋酸甲羟孕酮等，可有效控制症状，可用于经济状况较差者或作为二线用药，GnRH-a 治疗后用其维持疗效。

(3) 假绝经治疗

1) 睾酮衍生物：如达那唑、孕三烯酮。达那唑是治疗内异症的传统、有效的药物，但因有明显的雄激素副作用，目前已少用。孕三烯酮疗效同达那唑，但副作用较小，在我国使用较多。

2) 促性腺激素释放激素类似物：是目前公认治疗内异症最有效的药物，可抑制促性腺激素、卵巢激素，达到“药物性垂体切除”或“药物性卵巢切除”的效果。每 28 天肌内注射 1 次，共 4~6 次，无男性化、肝功损害等副作用，疗效好，但价格贵，对雌激素低的患者易引起更年期症状和骨质丢失。根据内异症治疗的“雌激素窗口”学说，现多主张用“反向添加疗法”（add-back therapy），从用药第 2~3 个月开始，补充小剂量雌激素和孕激素（如结合雌激素 0.3mg/d 和醋酸甲羟孕酮 2mg/d 或替勃龙 1.25mg/d），既可防止骨质丢失，又减少了低雌激素的副作用，同时不影响对内异症的疗效。

用于治疗内异症的药物还有米非司酮、含左旋炔诺酮的宫内节育器、芳香化酶抑制剂和 GnRH 拮抗剂等，但内异症作为其适应证尚未通过国家药品监督管理局批准。药物治疗前应明确诊断，不建议试验性治疗。

4. **内异症相关不孕症的诊断和治疗**

(1) 内异症相关不孕症的检查：不孕症是一种特殊的疾病，对患者的健康影响很小，但延误治疗是引起焦虑的最常见因素之一。超过 35 岁的妇女自然受孕和辅助生育受孕能力均显著降低。所以检查速度要快而彻底，双方同时进行。在探查盆腔解剖情况前应排除其他不孕的原因，如男性因素不孕和无排卵性不孕。

腹腔镜检查作为检查技术有其不利的一面，如昂贵、麻醉和手术的风险。腹腔镜常作为内异症诊断的金标准，虽然经常不能发现明确的不孕原因，但尽早进行腹腔镜检查可以避免无效的治疗，腹腔镜检查的同时可进行手术治疗。腹腔镜检查时对轻微内异症病灶进行烧灼，有助于提高受孕能力。如 B 超检查发现较大的卵巢子宫内膜异位囊肿或其他附件包块，排除妊娠，建议进行腹腔镜检查。

(2) 内异症合并不孕症的治疗

1) 腹腔镜手术：无论轻度还是中重度内异症，腹腔镜手术均是首选诊断方法。轻微内异症行病灶剥除术，可以改变腹腔的环境，提高受孕能力。卵巢子宫内膜异位囊肿有不同的治疗方法，如囊肿剔除、穿刺引流、激光汽化等，取决于医生的技术和腹腔镜设备。囊肿剔除是最常用的方法，但结合患者具体病情，术中应注意保护卵巢储备功能。不提倡反复手术，因反复手术会损伤卵巢皮质，使超促排卵反应降低，有的甚至导致卵巢功能衰竭。

2）内异症合并不孕的辅助生殖技术：术后的药物治疗对内异症患者的受孕并无益处。内异症患者常用的辅助生殖技术包括宫腔内人工授精（IUI），体外受精胚胎移植术（IVF-ET）及其衍生技术。如输卵管正常，术中发现轻微病变，应行电灼术，然后等待 6 个月，期间有 30% 的受孕机会。如仍不妊娠可根据夫妇愿望、妇女年龄、经济条件和其他因素，选择促排卵 IUI 或体外受精（IVF）助孕。若年龄偏大或卵巢储备功能欠佳可直接行 IVF 助孕。

腹腔镜手术后 6 个月是助孕的最佳时期。中重度内异症患者应积极行助孕技术。有研究认为辅助生殖技术前应用 GnRH-a 治疗 3~6 个月能改善 ART 结局。

长期应用 GnRH-a 可使垂体细胞对内源性 GnRH-a 无反应而达到去敏感状态，使 LH 和 FSH 分泌减少，卵巢活性受到抑制，雌二醇水平降低，异位灶萎缩，抑制自身抗体产生，因而有助于胚胎着床。GnRH-a 预治疗导致延长闭经的内分泌环境与促性腺激素低下的性腺功能不良的环境相似。FSH 分泌减少，抑制原始卵泡向成熟卵泡池的转移。

IVF 中应充分清洗取出的卵冠丘复合体，以去除抽吸液，因腹腔液和卵泡液的污染对精、卵细胞均有毒性作用；处理精液、受精、培养过程中，尽量避免与患者血液或分泌物发生接触；卵细胞质内单精子注射不一定能解决问题，因为卵细胞的缺陷很可能存在于卵子的胞质内。

（乔　杰）

第四节　卵巢储备功能减退及卵巢早衰

卵巢储备（ovarian reserve，OR）指卵巢皮质区卵泡生长、发育，并形成可受精的卵母细胞的能力，此能力取决于卵巢内库存卵泡的数量和质量，因此可以反映女性的生殖潜能。自然情况下，卵巢中卵母细胞通过闭锁，自发性、渐进性减少并耗竭，因此，卵巢功能的衰退是一个连续变化的过程。卵巢储备功能减退（diminished ovarian reserve，DOR），又称卵巢功能减退，是指由于卵巢内残存的可募集卵泡数目变少、卵母细胞质量下降，进而导致生育能力下降，甚至不孕、月经稀发及经量减少的病症。卵巢储备功能下降到卵巢功能衰竭大约需要 1~6 年，因此，DOR 可能是卵巢早衰（premature ovarian failure，POF）的前驱阶段。

卵巢早衰指 40 岁之前由于各种原因导致卵泡发育破坏或耗竭而发生卵巢功能衰竭，并以闭经、高促性腺激素和低雌激素水平为特征的疾病。由于卵巢早衰描述的仅仅是卵巢功能的终结状态，且大约有一半以上的患者有间断或不可预知的排卵，临床普遍认为其不能准确体现疾病的特征和发展过程。因此，近年来国际上逐渐用早发性卵巢功能不全（POI）来替代卵巢早衰，其发生率约为 1%~3%。

DOR 及 POF 的发病率逐年上升，且出现低龄化趋势，严重影响女性的生殖健康和生活质量，约 10%~15% 的不孕与 POF 及 POI 相关，给家庭及社会带来了极大的困扰，成为妇科生殖内分泌领域的研究热点与难点。

【病因】

DOR 及 POF 均是高度异质性疾病，病因复杂，可能与遗传因素、免疫因素、酶缺陷、医源性因素、感染性因素、环境与心理等因素导致的卵泡生成障碍、卵母细胞储备减少、消耗过快相关。其发病机制尚未完全明了，目前仍有相当一部分 DOR 及 POF 患者未发现任何病因，诊断为特发性 DOR 或 POF。

1. **年龄**　年龄是卵巢储备功能的重要影响因素，虽然由于个体差异，卵巢年龄并不总是与生理年龄一致，但随着年龄增加女性生育力逐渐减退。其根本原因在于卵巢内存留的可募集卵泡数目减少及卵母细胞质量下降。女性出生时卵母细胞的数量将近 100 万 ~200 万，随后在女性不同发育阶段卵泡进行各级转化和闭锁，数目不断下降，青春期下降至 30 万 ~50 万。≥35 岁的女性卵泡闭锁加速，卵泡数量急剧减少，37 岁时下降至 2.5 万左右，到达绝经期时下降至 1 000，随后卵母细胞耗竭直至绝经。年龄>35 岁是国内外公认的女性生殖衰老的预测指标之一，美国妇产科医师协会（the American college of obstetricians and gynecologists，ACOG）2015 年“卵巢储备检测临床实践指南”中指出，年龄>35 岁有生育要求的女性，半年内未孕是 DOR 的高危人群，有必要进行积极的卵巢功能检测及采取干预治疗措施。

2. **遗传因素**　染色体异常或基因变异可能影响原始生殖细胞增殖与迁移、卵母细胞减数分裂和卵泡形成的过程。POF、DOR 以及早绝经均有较高的家族遗传倾向。约 10%（5.0%~37.5%）的 POF 患者具有家族史。研究显示，早绝经家族史、*FMR1* 基因前突变携带者是 DOR 的危险因子。

（1）性染色体异常：为维持正常的卵巢功能，需要拥有 2 条正常的 X 染色体，X 染色体的缺失或者功能区的突变将会影响卵巢功能，如 Turner 综合征（45，XO 及其嵌合型 45，XO/46）。45，XO 细胞系的比率多少与性腺发育不全的严重程度相关。脆性 X 智力低下基因 1（fragile X retardation-1，*FMR1*）位于 Xq27.3，脆性 X 智力低下基因 2（fragile X retardation-2，*FMR2*）位于 Xq28，两者突变均已证实为 POF 发病的危险因素，X 脆性染色体前突变携带者中 15%~20% 的妇女发展为 POF。基因工程学研究显示 Xq21.3~Xq27、Xq26.1~Xq27、Xq13.3~Xq21.1 是维持卵巢正常功能的基因位点，相应的突变、缺失可引起 POF、DOR 及早绝经。

（2）常染色体异常：卵泡的生长发育及卵巢功能的正常维系涉及整个机体的调控，主要取决于下丘脑 - 垂体 - 性腺轴功能的完善。任何一种激素、调控因子及其受体基因的异常，都有可能引起 POF 或 DOR。目前，超过 50 个基因已被发现与 POF 或 DOR 有关。如 FSH 受体基因、LH 受体基因、抑制素 B 基因突变可能引起原始卵泡的凋亡、数量减少，卵泡发育障碍及闭锁加速，进一步导致 DOR 及 POF。除此之外，研究证实与 DOR 及 POF 相关的基因还包括卵泡发育相关基因（*GDF9*、*BMP15*、*NOBOX*、*FIGLA*、*DAZL1*），生殖内分泌相关基因（*NR5A1*、*CYP17*、*CYP19A1*、*ESR1*、*ERα*、*ERβ*），减数分裂和 DNA 损伤修复相关基因（*MCM8*、*MCM9*、*CSB-PGBD3*），与其他遗传性综合征相关基因（*FOXL2*、*FOXO3*、*EIF2B*、*ATM*）等。

（3）线粒体功能缺陷：线粒体携带有母系遗传物质，卵母细胞内的线粒体出现结构或数目异常、线粒体分布异常、线粒体 DNA 拷贝数不足、线粒体 DNA 聚合酶突变，其编码的氧化磷酸化酶复合体蛋白质亚基的转录和翻译障碍、功能失调和三磷酸腺苷生成不足，均能引起卵母细胞的成熟、受精和胚胎发育障碍，影响女性生育潜能。

3. **酶缺陷**

(1)半乳糖血症：半乳糖血症是较早发现的与 POF 相关的酶缺乏疾病，此病患者缺乏位于染色体 9p13 的乳糖代谢的关键酶——半乳糖 -1- 磷酸尿苷酰转移酶(galactose-1-phosphate uridylyltransferase，GALT)。半乳糖或其代谢产物会对卵巢及卵母细胞产生直接损伤，使约 67% 的半乳糖血症患者发生 POF。同时半乳糖分子可改变激素的生物学活性，引起 FSH、AMH 水平的异常，使卵巢内卵泡闭锁速度加快。随着女性年龄的增长，几乎所有患者的卵巢功能都会受累，进而出现 DOR 及 POF。

(2)17α- 羟化酶 /17，20- 裂解酶缺陷症：细胞色素 P45017α 酶基因(*CYP17*)位于染色体 10q24.3，具有 17α- 羟化酶和 17，20- 裂解酶的活性，是性腺甾体激素合成的关键酶及限速酶。其突变引发性激素合成障碍、促性腺激素水平升高，从而产生高促性腺激素血症，导致卵泡闭锁速度加快。DOR 及 POF 患者可携带 *CYP17* 基因的错义突变。

(3)其他酶缺陷：类固醇激素脱氢酶及还原酶的缺陷、芳香化酶基因突变均可引起性腺功能低下，导致 DOR 及 POF。

4. **免疫因素** DOR 及 POF 患者常常合并自身免疫性疾病。免疫功能异常可导致神经 - 内分泌系统调节紊乱，直接或间接影响卵泡生长、发育和成熟，从而影响卵巢功能。45% 的 POF 女性可检测出自身免疫相关抗体阳性，主要包括抗核抗体、抗甲状腺球蛋白抗体、抗心磷脂抗体、抗颗粒细胞抗体、抗透明带抗体等。相应的抗体有可能加速卵泡闭锁，导致卵巢功能下降。此外，DOR 及 POF 患者免疫应答异常，外周血中 $CD8^+$、$CD16^+T$ 淋巴细胞数量增加，$CD4^+/CD8^+$ 细胞比例失衡，总补体活性升高，卵巢组织活检提示原始卵泡、初级卵泡及生长卵泡周围存在淋巴细胞和白细胞浸润，均可能导致卵母细胞损伤、凋亡及闭锁，从而发展为 DOR 及 POF。

5. **医源性因素**

(1)手术：卵巢切除、卵巢囊肿剔除、卵巢肿物切除术中电刀的使用，电凝止血等操作均有可能引起组织缺损或局部炎症，影响残存卵巢组织血供，导致卵巢储备功能下降。子宫全切术、输卵管切除术、子宫动脉栓塞术可能破坏子宫动脉的卵巢支，影响卵巢血供，进而导致卵巢功能下降并发展为 DOR 或 POF。术后 1~5 年是卵巢功能下降的高发时期。而对于子宫内膜异位症、卵巢巧克力囊肿患者而言，囊肿本身会破坏毗邻卵巢组织及其血供，导致血 AMH 低、窦卵泡数少，无论手术与否，均可能导致 DOR 及 POF。

(2)放化疗：放化疗主要通过抑制细胞增殖和干扰 DNA 结构与功能起作用。卵巢组织，尤其是卵母细胞对细胞毒性非常敏感，易受到放化疗损害，进而导致 DOR 及 POF。放疗可引起卵泡结构消失、组织纤维化、血管硬化及玻璃样变性。卵巢功能的损害与放疗的盆腔照射剂量有关，研究显示放疗剂量为 2.5~8Gy 可能减少 DOR 的发生或引起短暂性 POF，剂量 ≥ 8Gy 可能导致永久性 POF。化疗药物可以直接造成 DNA 断裂和链间交联而导致生长卵泡凋亡，同时通过破坏卵巢间质间接损害卵泡生长。生长卵泡的减少激活大量原始卵泡，导致卵泡耗竭。化疗药物的种类、累积量及持续时间与卵巢功能损害密切相关。其中烷基类和环磷酰胺毒副作用较强，对于处于快速分裂增殖的颗粒细胞及卵泡膜细胞影响大，进而影响卵母细胞的营养、微环境，启动凋亡信号，使得卵泡闭锁、组织纤维化，最终引起 DOR 及 POF。值得注意的是，放化疗对卵巢的毒副作用与患者年龄密切相关，越年轻的患者放化疗后卵巢功能恢复的可能越大。

6. **环境及心理因素**　随着社会的进步，环境污染越来越严重，有害物质可直接或间接地作用于人体，影响女性卵巢储备功能，如垃圾燃烧产生的二噁英、塑料制品释放的双酚物质、汞、砷等重金属物质、有机农药、杀虫剂、化妆品、色素、防腐剂、染发剂、手机辐射、空气污染、噪声等。其次，随着生活及工作节奏的加快，女性承受的压力越来越大。长期处于紧张、焦虑等不良应激状态，可影响下丘脑 - 垂体 - 卵巢轴功能，致使内分泌紊乱，抑制卵巢功能，导致排卵障碍，严重时可能发生 DOR 及 POF。此外，不良生活习惯对卵巢功能有重要的影响，如吸烟、酗酒、熬夜、吸毒等。烟草中含有大量的多环碳氢化合物，影响生殖细胞活性及功能；过多的酒精摄入会严重损害卵巢功能。

7. **特发性因素**　临床大多数 DOR 和部分 POF 患者未能发现明确的病因，为特发性因素。英国报道 42% 的 POF 患者未发现明确的病因。

【诊断】

1. 诊断标准

(1) 卵巢早衰 / 早发性卵巢功能不全（POF/POI）诊断标准：① 2008 年美国生殖医学学会（ASRM）诊断标准，40 岁以前出现至少 4 个月以上闭经；并有 2 次或 2 次以上血清 FSH>40IU/L（2 次检查间隔 1 个月以上）；雌二醇<73.2pmol/L。② 2016 年欧洲人类生殖与胚胎学学会（ESHRE）诊断标准，月经稀发或闭经至少 4 个月；两次 FSH>25IU/L（间隔 4 周检测）。③ 2017 年《早发性卵巢功能不全的临床诊疗中国专家共识》中，POI 定义为女性在 40 岁以前出现卵巢功能减退，主要表现为月经异常（闭经、月经稀发或频发）、FSH>25IU/L 以及雌激素水平波动性下降；而 POF 指女性 40 岁以前出现的闭经、FSH>40IU/L 和伴有不同程度的围绝经期症状，是 POI 的终末阶段。

(2) 卵巢储备功能减退（DOR）诊断标准：卵巢功能减退无确切的诊断标准，常指早卵泡期血清 FSH 水平在 10IU/L 以上或两侧窦卵泡数<5 个。

2. 临床表现

(1) 异常子宫出血：患者卵巢功能及激素水平波动，50% 的患者会出现月经稀发及无排卵性异常子宫出血，可表现为月经紊乱、经量增多。也可表现为原发性或继发性闭经。

(2) 低雌激素症候群：体内雌激素水平降低可导致血管舒缩功能异常，可出现潮热、盗汗等症状；自主神经调节功能失调可出现头晕、失眠、耳鸣、心悸等不适；精神神经系统症状包括注意力不集中、记忆力减退、激动易怒、焦虑抑郁、情绪和认知功能改变；泌尿生殖系统低雌激素可有阴道烧灼、干涩、性交疼痛及排尿困难等。

(3) 不孕：DOR 及 POF 患者卵巢内可募集的卵子数减少，卵母细胞质量下降，子宫内膜容受性下降，因此自然妊娠率低，患者常常因不孕就诊。而在 DOR 初期，由于偶发排卵，仍然有 5%~10% 的妊娠机会，但自然流产和胎儿染色体畸变的风险增加。

(4) 心脑血管疾病：低雌激素状态是女性心血管疾病的独立危险因素，其他危险因素包括 DOR 及 POF 所致的血管内皮功能障碍、自主功能障碍、胰岛素抵抗、脂质及碳水化合物代谢异常、代谢综合征等。已有大量事实证明早绝经可以增加心脑血管发病风险，欧洲心脏科医生与妇产科医生发表的联合声明强调了关注 DOR 和 POF 对心血管系统影响的重要性。

(5) 低骨量及骨质疏松：雌激素通过直接调节机制、旁分泌机制和细胞凋亡机制对成骨细胞和破骨细胞发挥作用，影响骨的代谢。雌激素缺乏将导致破骨细胞过度活跃，骨量丢失，增加骨质疏松及骨折的风险。

(6)糖代谢异常：DOR 和 POF 患者与正常绝经女性相比，患 2 型糖尿病的风险更高。虽然 DOR 和 POF 与 2 型糖尿病之间关联的机制尚未完全阐明，但低雌激素状态可能通过影响胰岛 β 细胞功能、胰岛素抵抗等方式发挥作用。

3. **实验室检查**

(1)临床上预测卵巢储备功能的主要指标包括抗米勒管激素(AMH)、早卵泡期卵泡刺激素(FSH)和基础窦卵泡数(AFC)，其他指标还有抑制素 B、卵巢体积及血流。2015 年美国生殖医学学会的专家共识认为 AMH 及 AFC 是卵巢储备功能最有前景的 2 个独立预测因素，其临界值分别为 AMH 0.5~1.1μg/L，AFC 5~7 枚，其水平下降预示着卵巢对促排卵药物的反应减退，生育潜能下降，但并不能准确预测妊娠结局。

(2)自身免疫性疾病筛查：对可疑合并自身免疫疾病的患者可筛查血沉、肾上腺抗体、类风湿因子、免疫球蛋白及相关的抗体。

(3)染色体及基因检测：对于原发性闭经患者需进行染色体核型分析，必要时筛查是否存在基因的变异。

(4)并发症监测：血糖、血脂、骨密度等。

【鉴别诊断】

需与妊娠、生殖道发育异常、多囊卵巢综合征、完全性雄激素不敏感综合征、Asherman 综合征、甲状腺疾病、空蝶鞍综合征、中枢神经系统肿瘤、功能性下丘脑性闭经、卵巢抵抗综合征等相鉴别。

【治疗】

由于 DOR 及 POF 均具有高度的异质性，且发病机制尚不十分清楚，到目前为止没有确切有效的方法恢复患者的卵巢功能。但患者心血管疾病风险增加、骨密度降低、骨折发生率高、性功能减退，还会导致不孕不育，对于患者造成严重的心理负担，甚至研究显示患者预期寿命明显缩短，因此，应针对 DOR 及 POF 进行系统性管理及治疗。

对于无生育要求的患者，主要治疗目的是改善生活质量，减少远期并发症，主要的方法包括生活方式调整、激素替代治疗、免疫调节、中医药治疗、心理治疗等。针对不孕问题，可考虑人工周期同时进行促排卵、体外受精胚胎移植术(IVF-ET)治疗，但妊娠率较低；赠卵 IVF-ET 是成功率较高的备选方案，但面临着伦理及法律问题。基因治疗、干细胞治疗有望成为新的治疗手段，但仍在研究阶段。

1. **生活方式调整** 研究证实，DOR 及 POF 患者生活方式的改变可降低心血管疾病和骨质疏松的风险。诊断后首先应指导患者建立良好的生活方式，避免接触有害物质，建议保持规律作息、戒烟限酒、保持心态平衡，适当的身体锻炼，保持健康体重。建议口服钙剂及维生素 D 减缓低雌激素水平导致的骨质疏松。

2. **激素替代治疗** 激素替代治疗(hormone replacement therapy，HRT)是治疗 DOR 及 POF 的主要方法之一，大量临床研究证实其疗效明确，可改善其症状，降低心血管疾病和骨质疏松等并发症的发生，防止生殖器官萎缩，改善性生活状态及保持规律月经。

对于 Turner 综合征或其他染色体异常引起的 DOR 及 POF，HRT 治疗应贯穿整个青春期、育龄期直至自然绝经年龄。对于未切除子宫者，HRT 方案中雌激素应联合孕激素治疗，孕激素可保护子宫内膜。方案分为雌孕激素序贯疗法和雌孕激素连续联合疗法，前者在使用雌激素的基础上，于后半周期加用孕激素，一般使用雌二醇 2mg/d（口服）、结合雌激素 0.625mg/d（口服）或经皮雌二醇 50μg/d，每周期应用 21 天，第 10~12 天加用孕激素，一般使用地屈孕酮 10mg/d（口服）或微粒化天然黄体酮 200mg/d（口服或阴道置药）；后者雌、孕激素合并应用。无子宫或已切除子宫者可单用雌激素。

由于 HRT 治疗时间通常较长，对要求生育的患者，应尽量选用天然或接近天然的雌激素及孕激素，以避免对乳腺、代谢及心血管等方面的不良影响。与炔雌醇和结合雌激素相比，雌二醇是治疗 DOR 及 POI 患者最佳的雌激素。睾酮可以作为激素替代治疗的补充药物，但是长期的疗效和影响未知。研究证实，对于无乳腺癌病史的患者，在自然绝经年龄前使用 HRT 并不增加女性患乳腺癌的风险，但乳腺癌患者禁止进行 HRT 治疗；*BRCA1/2* 突变预防性切除卵巢的患者，仍然可以进行 HRT 治疗。

子宫肌瘤、偏头痛及高血压都不是进行 HRT 的禁忌。不同的患者给药方式可能不同（口服和经皮），有高血压、静脉血栓风险高和肥胖患者建议经皮给药。

3. **助孕措施**　由于女性生育年龄的推迟和社会环境因素的影响，DOR 发病率日益增多，且成为助孕治疗中的特殊人群，卵巢低反应及 DOR 患者已达 5%~24% 之多。DOR 患者由于窦卵泡数目急剧减少，在实施 ART 过程中常表现为对促性腺激素刺激反应性低，周期取消率高，获卵数低，胚胎质量较差，妊娠结局不良，活产率仅有 6.8%~7.9%。POF 患者卵巢功能是否永久性衰竭一直存在争议，近年来有文献报道，约 33% 的 POF 患者在疾病早期卵巢内存在卵泡。Bidet 等发现 POF 患者中，24% 可以间歇性地自发恢复卵巢功能，其中 4.4% 可自然妊娠。

因此，对于有生育需求的 DOR 患者，建议积极采用辅助生殖技术助孕，需要正确评估卵巢储备功能后选择合适的促排卵方案。然而，目前仍存在治疗时间长、费用较高、临床结局不满意等问题，使得患者从时间、精神和经济上都承受巨大的压力。为患者提供高效而经济的治疗方案一直是辅助生殖的难题之一，而有效的促排卵药物方案是确保患者获得足够数量及质量卵子的重要方法，对提升患者的临床妊娠率具有十分重要的意义。目前可应用的方案包括经典的促排卵方案（长方案、短方案、拮抗剂方案）及非传统促排卵方案（微刺激方案、自然周期 / 改良自然周期方案、黄体期促排卵方案）。

（1）经典方案：①长方案。长方案是 IVF 治疗中最常用的方案，但是降调节过程中可能出现过度的垂体抑制，导致患者卵巢反应进一步下降，早期研究曾尝试加大外源性 Gn 用量（Gn 用量增加到 450~600IU/d），但结果显示，对于 DOR 患者，增加 Gn 用量不能增加获卵数、胚胎数，不能改善妊娠结局，且治疗费用有所增加。②短方案。理论上短方案通过 GnRH-a 的一过性升高作用，提高了早卵泡期的卵泡募集，减少了垂体的过度抑制。然而临床资料显示其获卵数、胚胎数、临床妊娠率及周期取消率与长方案、拮抗剂方案相比无差异。③拮抗剂方案。GnRH-A 不仅能有效地抑制早发 LH 峰，而且避免了对卵泡募集阶段的 FSH 及 LH 的抑制，使得卵泡的发育更接近于自然，虽然 meta 分析显示临床结局与长方案、短方案无差异，但缩短了 Gn 的应用时间，减少 Gn 的总用量。

（2）非传统方案：①微刺激方案。一般应用枸橼酸氯米芬 50~100mg/d 或来曲唑 2.5~5mg/d，可根据患者情况加用 Gn、GnRH-A，应用 GnRH-a 或 hCG 扳机。微刺激方案为当前国际上认可的针对 DOR 患者助孕的较好的选择，具有 Gn 用量少、周期短、治疗费用低、并发症较少等优势，但枸橼酸氯米芬可能影响子宫内膜容受性。②自然周期方案。根据月经周期的长短可在月经的第 6~8 天开始监测，监测过程中应随时关注性激素 LH、E_2、P 的变化，以决定扳机及取卵时机；改良自然周期方案适用于卵巢功能已濒临衰竭状态的 DOR 及 POF 患者，为促使卵泡生长和防止卵泡提前破裂，可以加用 GnRH 拮抗剂。③黄体期促排卵方案。有学者提出卵泡波理论，认为在同一月经周期中有 2~3 个卵泡波发育，因此在黄体期出现的卵泡不是闭锁而是另一批卵泡募集发育的开始，黄体期促排卵方案正是基于此理论。DOR 及早期 POF 患者联合卵泡期和黄体期方案促排卵能够在短期内获得较多的成熟卵母细胞和优质胚胎，可能提高妊娠概率。

据统计，≥40 岁的 DOR 患者不论采用何种促排卵方案，活产率仅 5% 左右，POF 患者情况更差。对于 DOR 及 POF 患者，没有适用于所有人的解决方案，应强调个体化治疗。对于卵巢功能稍差者可先尝试常规促排卵方案，失败后再逐步尝试微刺激和自然周期方案。而对于极差者，可直接进行微刺激或自然周期等方式。

4. 助孕前预处理 为提高卵巢对促排卵药物的敏感性，增加卵子的数量和质量，针对 DOR 及 POF 患者，在促排卵前常常进行预处理，常用的预处理药物有生长激素类药物、脱氢表雄酮、避孕药、雌激素、抗氧化剂、芳香化酶抑制剂、乙酰胆碱酯酶抑制剂等。

（1）生长激素（GH）：GH 是卵巢类固醇激素生成及卵泡生长重要的旁分泌和自分泌因子，可以促进甾体激素合成、促进雄激素向雌激素转化、增加颗粒细胞对 Gn 的敏感性、促进小卵泡发育、抑制卵泡闭锁，从而改善 POR 及 DOF 患者的卵泡募集及胚胎形成率，同时可以改善子宫内膜的容受性，有利于胚胎着床。Cochrane meta 分析结果显示，在非选择人群 IVF 治疗中，常规添加 GH 并未提高妊娠率和活产率；而 DOR 及 POF 患者应用 GH 治疗是可以获益的。一般自促排卵周期 2~3 天开始，每日或隔日注射 4~5IU，直至扳机日；也有文献认为在 Gn 启动前 1~2 个月开始应用 GH，隔日 4~24IU 直至应用 Gn，可改为每日 4~5IU，5~7 天后停药。

（2）脱氢表雄酮（DHEA）：研究显示血基础睾酮水平与 DOR 及 POF 患者 IVF 治疗妊娠结局呈正相关。低睾酮水平者胚胎移植率及妊娠率明显下降。DHEA 是内源性类固醇激素，为弱雄激素制剂，源自肾上腺的网状带皮质和卵巢卵泡膜细胞。在体内主要转化为睾酮，其次转化为雌激素。DHEA 改善卵巢功能可能的作用机制包括促进胰岛素样生长因子-1 的分泌，诱导颗粒细胞 FSH 受体生成，提高其对 FSH 的敏感性，改善卵母细胞线粒体功能，进而增加卵泡的募集、促进雌激素的合成及卵泡的生长发育。Casson 等于 2000 年首次报道对卵巢刺激反应不良的患者补充 DHEA，可有效提高卵巢刺激反应性。此后多项前瞻性对照研究显示，DHEA 不仅改善卵巢刺激的反应性、提高获卵数、优质胚胎数，并且改善了卵母细胞质量，最终提高了临床妊娠率，缩短了不孕症治疗时间。另有研究显示 DHEA 可减少非整倍体胚胎数，可有效地减少自然流产的发生。目前全球约有 1/3 的生殖医学中心已将 DHEA 运用于临床，一般治疗剂量约 75mg/d，IVF 治疗前至少服用 4 个月。但 2013 年 Narkwichean 等的 meta 分析认为 DHEA 预处理改善 IVF 促排卵结局的证据尚不充分，还需大样本、多中心的随机对照试验（randomized controlled trial，RCT）来进一步论证。2018 年中国香港的一项 RCT 也表明，在原发性卵巢功能不全的女性中，补充 DHEA 12 个月后卵巢功能没有任何显著改善。而 2020 年一项意大利的研究表明 DHEA 可改善 POR 患者的卵巢储备和自然妊娠率。

（3）口服避孕药（oral contraceptive，OCP）：20 世纪 80 年代初期，口服避孕药首次用于控制性促排卵方案中，目的在于安排取卵时间及预防卵巢囊肿，初期研究显示 OCP 能避免治疗期间妊娠、减少黄素化囊肿形成、减少 Gn 用量、降低患者的治疗费用。但有 RCT 研究和 meta 分析发现 OCP 预处理可能降低持续妊娠率，也有前瞻性 RCT 显示预处理可能对卵巢反应及妊娠结局无影响。在低反应患者中，因为晚黄体期过早升高 FSH 会促使卵泡提早发育，因此在早卵泡期卵泡大小差异很大。如果没有垂体抑制，将导致促排卵诱导大小不同的卵泡发育而优势卵泡数目减少。黄体期不管是用雌激素、避孕药还是 GnRH-A 来抑制 FSH，都能改善早卵泡期卵泡发育的同步性，改善短方案的卵巢反应性。

（4）抗氧化剂：氧化应激损伤和线粒体功能障碍可导致卵巢内代谢和能量调节异常，产生大量氧化中间产物，为导致衰老和疾病的重要因素。有研究发现抗氧化剂可能改善 DOR 及 POF 患者卵母细胞数目及卵子质量，降低胚胎非整倍体的发生率，但效应主要针对高龄患者。现在临床常用的抗氧化剂包括维生素 C、维生素 D、维生素 E、复合维生素以及辅酶 Q10、Omega-3 多不饱和脂肪酸等。其中，辅酶 Q10（CoQ10）为线粒体营养剂，在细胞能量代谢中发挥作用。CoQ10 抗氧化剂是线粒体内膜的脂溶性辅酶的必需结构，能够在线粒体呼吸和氧化磷酸化过程中进行电子传递，这对于三磷酸腺苷（ATP）的产生是必要的。Bentov 等的一项双盲、随机、安慰剂对照试验发现，给予>35 岁妇女口服 CoQ10，600mg/d，共 2 个月，可改善卵母细胞能量代谢状态，降低胚胎的非整倍体风险概率，但仍需进一步研究。

5. 特殊助孕措施

（1）体外激活（in-vitro activation，IVA）技术：尽管 POF 患者卵巢中可能仍有一些休眠卵泡，但这些卵泡很难自发生长，2010 年 Li 等报道了 IVA 技术，可通过人工激活残留的休眠卵泡使 POF 患者用自身卵子获得妊娠。其作用机制与海马肿瘤抑制通路有关，海马信号通路是调节细胞增殖和决定器官大小的重要细胞内信号系统，此通路的失调将导致组织器官的增长。YAP（Yes associated protein）和 TAZ（transcriptional coactivator with PDZ-binding motif）是 Hippo 信号通路下游最主要的效应器，它们作为转录共激活因子及多功能细胞内连接蛋白，参与细胞内信号的转导和对其下游靶因子的转录激活过程。有研究证明卵巢片段化，即对卵巢进行机械化处理，可使 YAP 蛋白磷酸化减少，导致下游 CCN 生长因子和 BIRC 凋亡抑制因子的上调，从而激活原始卵泡；磷脂酰肌醇 3 激酶（phosphoinositide 3-kinase，PI3K）激活剂通过激 PI3K-AKT-FOXO3 信号通路来激活休眠原始卵泡，IVA 主要通过结合卵巢碎片及 PI3K 激活剂来激活 POF 患者卵巢中剩余的卵泡，促进卵泡生长发育。到目前为止，文献报道通过 IVA 技术治疗的 POF 患者中，经体外受精或自然妊娠累计妊娠 26 例，活产 18 例，其中第 1 例分娩的儿童超过 8 岁。值得注意的是，IVA 技术可能能够改善一部分人群成熟卵母细胞的数量，但并不能改善年龄相关的卵母细胞质量下降。虽然已有成功案例，但新生儿远期影响不肯定，在更广泛的临床应用之前，需要进行进一步的研究。

（2）捐赠卵子体外受精助孕：1984 年 Lutjen 等报道了首例通过激素替代治疗及赠卵体外受精（IVF）助孕技术使得 POF 患者成功妊娠，为 POF 患者实现了生育的可能。此后赠卵技术越来越多地被应用于 DOR 及 POF 患者不孕症的治疗。在美国，约 10% 的 ART 周期是卵子捐赠周期。当前，每个赠卵周期约有 40%~50% 的成功率，但有研究发现，赠卵后妊娠的产科及新生儿并发症发生率较常规 IVF 后妊娠更高，如妊娠高血压、早产、低出生体重儿等。根据我国原卫生部规定，赠卵只限于使用人类辅助生殖治疗周期中剩余的卵母细胞，此外，在未知自己能否妊娠的情况下，大多数人不愿意将自己的卵子捐赠，且捐赠过程远较供精过程复杂。因为受伦理、道德及法律的影响，我国卵母细胞来源非常稀缺，成为此项技术难以突破的难点。

综上所述，DOR 及 POF 严重影响女性的生殖健康和生活质量，远期并发症显著上升，给家庭及社会带来了极大的困扰，成为妇科生殖内分泌领域的研究热点与难点。激素替代治疗是改善生活质量及生命结局的重要手段，对于有生育要求的患者建议在评估卵巢储备功能后，积极采用辅助生殖技术助孕，虽然有不同的促排卵方案及预处理措施，但仍存在治疗时间长、费用较高、临床结局不满意等亟待临床医师及实验室人员共同努力解决的问题。

（乔 杰）

第五节　盆　腔　炎

盆腔炎（pelvic inflammatory disease，PID）指女性上生殖道及其周围结缔组织、盆腔腹膜的炎性病变，主要包括输卵管炎（salpingitis）、输卵管卵巢炎（salpingo-oophoritis）、子宫内膜炎（endometritis）、盆腔腹膜炎（pelvic peritonitis）、盆腔结缔组织炎（inflammation of pelvic connective tissue）和输卵管卵巢脓肿（tubo-ovarian abscess，TOA）。炎症可局限于上述某一部位，也可同时累及多个部位，甚至整个盆腔脏器，最常见的是输卵管炎、输卵管卵巢炎。PID 有急性和慢性之分。急性者发病危急，症状严重，可因败血症、感染性休克而危及生命，也可因没能得到彻底治愈而转为慢性盆腔炎。慢性者症状时好时坏，反复发作，甚至导致异位妊娠、不孕，严重影响妇女身心健康，增加家庭和社会的经济负担。

随着性传播疾病（sexually transmitted disease，STD）发病率的增加，PID 发病率明显增加，性传播感染（sexually transmitted infection，STI）的病原体如淋病奈瑟球菌、沙眼衣原体是主要的致病微生物。一些需氧菌、厌氧菌、病毒和支原体等也参与 PID 的发生。引起 PID 的致病微生物多数是由阴道上行而来，且多为混合感染。

一、急性盆腔炎

【高危因素】

1. **年龄**　年龄可以作为 PID 独立高危因素，年轻妇女容易发生 PID 可与性活动频繁、子宫颈柱状上皮移位以及子宫颈黏液防御功能较差有关。

2. **性活动异常**　PID 绝大多数发生在性活跃期妇女，尤其是性活动异常者——有多个性伴侣、性伴侣有 STD、早年性交、经期性交、性交过频等。据美国近年来的报道，PID 和 STD 高发人群一致，多为 15~25 岁的年轻女性。

3. **下生殖道感染**　主要是下生殖道的 STD，如淋病奈瑟球菌性宫颈炎、衣原体性宫颈炎；以及非 STD 性阴道炎、宫颈炎，如链球菌、大肠埃希菌、各类厌氧菌所致的下生殖道炎症。

4. **生殖道内手术操作**　刮宫、放置宫内节育器、人工流产、输卵管通液术、子宫输卵管造影术、宫腔镜检查等，由于手术消毒不严格，外源性菌群的病原体侵入，或患者适应证选择不当，导致下生殖道内源性菌群的病原体上行感染。生殖道原有慢性炎症经手术干扰也可引起急性炎症发作。

5. **邻近器官炎症直接蔓延** 例如阑尾炎、腹膜炎等蔓延至盆腔，病原体以大肠埃希菌为主。

6. **慢性盆腔炎病史**

7. **其他** 吸烟妇女患病率是非吸烟妇女的2倍，可能是烟草中某些成分改变了子宫颈黏液性状，使致病微生物更容易上行感染。

【病理及发病机制】

1. **急性子宫内膜炎及急性子宫肌炎** 多见于流产、分娩后。

2. **急性输卵管炎、急性输卵管卵巢炎及输卵管卵巢脓肿** 主要由化脓菌引起，轻者输卵管仅有轻度充血、肿胀、略增厚；重者输卵管弯曲，纤维素性脓性渗出物增多，与周围组织粘连。急性输卵管炎因传播途径不同而有不同的病变特点。

(1)炎症经子宫内膜向上蔓延：首先引起输卵管黏膜炎——黏膜及间质充血、水肿，大量炎细胞浸润；重者输卵管上皮退行性变或成片脱落，引起输卵管黏膜粘连，管腔及伞端闭锁，若有脓性分泌物积聚于管腔内则形成输卵管积脓。淋病奈瑟球菌、大肠埃希菌、类杆菌以及普雷沃菌除直接引起输卵管上皮损伤外，其细胞壁脂多糖等内毒素引起输卵管纤毛大量脱落、减退甚至丧失了输卵管的运输功能。因衣原体的热休克蛋白与输卵管热休克蛋白有相似性，感染后引起的交叉免疫反应可严重损伤输卵管黏膜结构及功能，并引起盆腔广泛粘连。

(2)病原菌通过子宫颈的淋巴播散到子宫旁结缔组织：首先侵及浆膜层，发生输卵管周围炎，然后累及肌层，而黏膜层可不受累或轻度受累。病变以输卵管间质炎为主，其管腔常可因肌壁增厚受压变窄，但仍然保持通畅。

因卵巢白膜是良好的防御屏障，很少单独发生卵巢炎。当输卵管炎累及邻近的卵巢时，可发生卵巢周围炎，合称输卵管卵巢炎，也称附件炎(adnexitis)。炎症可通过排卵的破孔侵入卵巢实质形成卵巢脓肿，脓肿壁与输卵管腔穿通，形成输卵管卵巢脓肿。输卵管卵巢脓肿多位于子宫后方，阔韧带后叶与直肠之间，广泛粘连，可破入直肠或阴道，若破入腹腔则引起弥漫性腹膜炎。

3. **急性盆腔腹膜炎** 可由输卵管炎逐渐蔓延所致，也可因盆腔内脏器发生严重感染时炎症蔓延到盆腔腹膜，引起腹膜充血、水肿，并有少量含纤维素的渗出液，形成盆腔脏器粘连。当渗出液中含脓汁时，如积聚于粘连的间隙内，形成散在的小脓肿；积聚于直肠子宫陷凹处则形成盆腔脓肿。脓肿周围组织为子宫、附件、直肠、大网膜及其他肠管。脓肿可破入直肠、阴道，也可破入腹腔引起弥漫性腹膜炎。

4. **急性盆腔结缔组织炎** 内生殖器急性炎症，或阴道、子宫颈有创伤时，病原体经淋巴管进入盆腔结缔组织而引起充血、水肿及中性粒细胞浸润。其中以宫旁组织炎(parametritis)最常见，首先局部增厚，质地较软，边界不清，逐渐向两侧盆壁呈扇形浸润，若组织脓性变则形成盆腔腹膜外脓肿，可破入直肠或阴道。

5. **败血症及脓毒血症** 当病原体毒性强、数量多，患者抵抗力降低时，常发生败血症。多见于严重的产褥感染，感染性流产及播散性淋病。近年有放置宫内节育器、人工流产及输卵管绝育术损伤脏器引起败血症的报道，若不及时控制，往往很快出现感染性休克，甚至死亡。发生感染后，若身体其他部位发现多处炎症病灶或脓肿者，应考虑有脓毒血症存在，但需经血培养证实。

6. **Fitz-Hugh-Curtis 综合征** 无肝实质损害的肝包膜炎、肝周围炎，淋病奈瑟球菌及衣原体感染均可引起。肝包膜上有脓性或纤维性渗出物，早期形成肝包膜与壁腹膜之间的松软粘连，晚期形成琴弦样粘连。5%~10% 的输卵管炎可出现此综合征。

【临床表现】

（一）症状

根据炎症程度、累及范围及感染的病原体不同而有不同的临床症状。

1. **发热** 为常见症状，轻度输卵管炎、输卵管卵巢炎以及输卵管卵巢脓肿，盆腔脓肿未破入盆腹腔时，可有中等程度发热或低热；重度输卵管炎、输卵管卵巢炎、盆腔腹膜炎、附件脓肿或盆腔脓肿破入腹腔导致弥漫性腹膜炎时出现高热。淋病奈瑟球菌性盆腔炎发病急，可有高热；非淋病奈瑟球菌性盆腔炎发病较缓慢，发热不如淋病奈瑟球菌感染明显；衣原体感染可表现为长期低热；厌氧菌感染可表现为反复性发热。

2. **腹部疼痛** 下腹疼痛为常见症状。腹痛为持续性，活动或性交后疼痛。严重者可出现腹膜刺激征。衣原体感染表现为轻微下腹痛，并久治不愈。淋病奈瑟球菌感染下腹痛明显。同时合并右上腹疼痛者，应怀疑有肝周围炎。

3. **阴道分泌物增多** 可为脓性，脓血性。

4. **下腹包块及局部刺激症状** 炎性包块、脓肿位于子宫前方，可出现膀胱刺激症状；包块位于子宫后方可有直肠刺激症状；若在腹膜外可致腹泻、里急后重或排便困难。

5. **消化系统症状** 若有腹膜炎时可出现恶心、呕吐、腹胀、腹泻等消化道症状。

6. **月经改变** 月经期发病可表现为月经量增多，经期延长，月经淋漓不尽。

7. **败血症、脓毒血症、感染性休克** 急性盆腔炎病情最严重的程度。

（二）体征

患者体征差异较大，轻者无明显异常发现。典型的体征有如下改变：

1. **一般感染体征** 急性病容、体温升高、心率加快。

2. **腹膜刺激征** 下腹部压痛、反跳痛及肌紧张。重者表现为腹胀、肠鸣音减弱或消失。

3. **盆腔检查** 阴道充血，大量脓性臭味分泌物；子宫颈充血、水肿，脓性分泌物自子宫腔流出，提示子宫颈黏膜或子宫腔有急性炎症；穹窿触痛明显；子宫颈举痛；子宫体稍大，有压痛，活动受限；子宫两侧压痛明显。若为单纯输卵管炎，可触及增粗的输卵管，压痛明显；若为输卵管积脓或 TOA，则可触及包块且压痛明显、活动性差；宫旁组织炎时，可扪及宫旁一侧或两侧片状增厚，或两侧子宫骶韧带明显增粗，压痛明显；当盆腔脓肿形成且位置较低时，可扪及后穹窿或侧穹窿有肿块且有波动感，三合诊常能协助进一步了解盆腔情况。

【诊断和鉴别诊断】

根据病史、症状和体征可做出初步诊断。理想的诊断标准既要灵敏度高，可发现轻微病例，又要特异性强，避免非炎症患者应用抗生素。由于急性 PID 临床表现差异较大，临床诊断准确性不高（与腹腔镜相比，阴性预测值为 65%~90%），需要进一步辅助检查，如血常规、尿常规、子宫颈分泌物及后穹窿穿刺物检查。表 5-2 列出了 2015 年美国疾病预防控制中心（the centers for disease control and prevention，CDC）对于 PID 的诊断标准。基本标准为诊断 PID 所必需的；附加标准可增加诊断的特异度；特异标准基本可诊断 PID。腹腔镜诊断准确,并能直接利用感染部位的分泌物做细菌培养,但因属于有一定侵害性的检查手段、费用高等,临床应用有一定局限性。

表 5-2 PID 的诊断标准(2015 年美国 CDC 诊断标准)

最低标准(minimum criteria)
子宫体压痛和 / 或附件区压痛或子宫颈触痛
附加标准(additional criteria)
体温超过 38.3℃(口腔温度)
子宫颈或阴道异常黏液脓性分泌物
阴道分泌物湿片出现大量白细胞
红细胞沉降率升高
血 C 反应蛋白升高
实验室证实的子宫颈淋病奈瑟球菌或衣原体阳性
特异标准(specific criteria)
子宫内膜活检病理证实子宫内膜炎
阴道超声显示输卵管增粗,输卵管积液、伴或不伴盆腔积液、输卵管卵巢肿块,或腹腔镜检查发现 PID 征象

明确急性 PID 的诊断后,需进一步明确病原体。常用的检测方法包括:子宫颈管分泌物及后穹窿穿刺液的涂片,革兰氏染色、镜检,可查找淋病奈瑟球菌、阴道变异菌群、滴虫、真菌及其他杂菌;上述标本可经剖腹探查或腹腔镜直接取感染部位的分泌物培养,并行药敏试验。免疫荧光检测,主要用于衣原体检查;涂片、免疫荧光临床较实用,对明确病原体有帮助,培养特异性高,可明确病原体。

急性 PID 应与急性阑尾炎、异位妊娠、异位妊娠破裂、流产、卵巢囊肿蒂扭转或破裂等急腹症相鉴别。

【治疗】

原则:以抗菌药物治疗为主,正确、规范使用抗菌药物可使 90% 以上的 PID 患者治愈,必要时行手术治疗。

抗生素为急性 PID 的主要疗法。及时准确的抗生素治疗可清除或抑制病原体,改善症状及体征,绝大多数可彻底治愈,但少数未能彻底治愈者则形成慢性 PID,甚至留有一些后遗症。

根据药敏试验选用抗生素较为合理,但通常在获得实验室结果前即给予抗生素治疗,因此,初始治疗往往根据经验选择抗生素。由于 PID 常为混合感染(需氧菌、厌氧菌及衣原体),需氧菌和厌氧菌又有革兰氏阴性及革兰氏阳性之分,故抗生素采用联合用药。

(一) 门诊治疗

患者症状轻,有随访条件时,可在门诊治疗。常用方案:①氧氟沙星 400mg,2 次 /d 口服;或左氧氟沙星 500mg,1 次 /d 口服;同时可加服或不加服甲硝唑 400mg,2~3 次 /d,连用 14 日。②头孢曲松钠 250mg,单次肌内注射;或头孢西丁钠 2g,单次肌内注射;为了覆盖厌氧菌可以加用甲硝唑 400mg，每 12 小时口服 1 次，共 14 天；为了覆盖沙眼衣原体或支原体，可以加用多西环素 100mg，每 12 小时口服 1 次，连用 10~14 日，也可以使用米诺环素或阿奇霉素。

（二）住院治疗

患者病情严重或有盆腔腹膜炎、TOA、门诊治疗无效或诊断不清，均应住院治疗。

1. 支持疗法 卧床休息，半卧位有利于脓液积聚于直肠子宫陷凹而使炎症局限。给予高热量、高蛋白、高维生素流食或半流食，补充液体，注意纠正电解质紊乱及酸碱失衡，必要时少量间断性输血浆，红细胞悬液。高热时物理降温，胃胀时可行胃肠减压。尽量避免不必要的妇科检查，以免引起炎症扩散。

2. 抗生素药物治疗 给药途径以静脉滴注起效快，常用的联合用药方案如下：

(1) 头孢菌素类药物：头孢西丁钠 2g，静脉滴注，每 6 小时 1 次；或头孢替坦 2g，静脉滴注，每 12 小时 1 次；加多西环素 100mg，静脉滴注或口服，每 12 小时 1 次。

临床症状、体征改善至少 24~48 小时后改为口服药物治疗，多西环素 100mg，每 12 小时 1 次，口服 14 天；或米诺环素 100mg，每 12 小时 1 次，口服 14 天；或阿奇霉素 250mg，每日 1 次，口服 7 天。对于输卵管、卵巢脓肿者，需加用克林霉素或甲硝唑。

其他可选用头孢曲松钠、头孢塞肟钠、头孢唑肟等，但这些药物抗厌氧菌作用稍差，必要时需加用抗厌氧菌药物。

(2) 克林霉素与氨基糖苷类药物联合方案：克林霉素 900mg，每 8 小时 1 次，静脉滴注；庆大霉素先给予负荷量（2mg/kg），然后给予维持量（1.5mg/kg），每 8 小时 1 次，静脉滴注或肌内注射。

临床症状、体征改善后继续静脉用药 24~48 小时，克林霉素改为口服，每次 450mg，4 次 /d，连用 14 日，或多西环素 100mg，每 12 小时 1 次，口服 14 天。

(3) 青霉素或红霉素与氨基糖苷类联合方案：氨苄西林舒巴坦 3g，每 6 小时 1 次，静脉滴注；或者阿莫西林克拉维酸钾 1.2g，每 6~8 小时 1 次，静脉滴注。

加用多西环素 100mg，每 12 小时 1 次，口服 14 天；或米诺环素 100mg，每 12 小时 1 次，口服 14 天；或阿奇霉素 250mg（首剂加倍），每日 1 次，口服 7 天。

(4) 喹诺酮类药物及甲硝唑联合方案：氧氟沙星 400mg，每 12 小时 1 次，静脉滴注；或左氧氟沙星 500mg，每日 1 次，静脉滴注。甲硝唑 500mg，每 8 小时 1 次，静脉滴注。

由于喹诺酮类耐药性淋病奈瑟球菌株的出现，喹诺酮类药物已不作为 PID 的首选药物。若存在以下因素：淋病奈瑟球菌地区流行和个人危险因素低，头孢菌素不能应用等，可考虑应用喹诺酮类药物，但开始前必须进行淋病奈瑟球菌检测。

3. 手术治疗 主要用于抗生素治疗不满意的 TOA 或盆腔脓肿。手术指征有：

(1) 药物治疗无效：TOA 或盆腔脓肿经药物治疗 48~72 小时，体温持续不降，中毒症状加重或包块增大者，应及时手术，以免发生脓肿破裂。

(2) 脓肿持续存在：经药物治疗病情有所好转，继续控制炎症 2~3 周，包块局限，但未消失，应手术切除，以免日后再次急性发作或形成慢性 PID。据国外报道，25%~30% 的 TOA 因脓肿持续存在而行手术治疗。

(3) 脓肿破裂：若脓肿破裂未及时诊治，死亡率高。一旦怀疑脓肿破裂，需立即在抗生素治疗的同时行剖腹探查。

可根据病情、患者的经济承受情况选择经腹手术或腹腔镜手术。手术范围应根据病变范围、患者年龄、生育要求、一般状态综合考虑。原则以切除病灶为主。年轻妇女应尽量保留卵巢功能，以采用保守性手术为主；年龄大、双附件受累或附件脓肿屡次发作者，应行全子宫及双附件切除术；对极度衰弱者手术范围须依具体情况而定，同时，注意营养、支持、输血综合治疗。若盆腔脓肿位置低、突向阴道后穹窿时，可经阴道切开引流排脓，同时注入抗生素。

4. **中药治疗**　一些研究显示，在抗菌药物治疗的基础上，一些中医中药和物理治疗在PID的治疗中发挥一定的作用，特别是在减少慢性盆腔痛后遗症的发生等方面。中华医学会妇产科学分会感染性疾病协作组多中心临床试验显示，在抗菌药物的基础上辅以康妇消炎栓、桂枝茯苓胶囊、红花如意丸可以降低慢性盆腔痛后遗症的发生。

5. **PID患者性伴侣的处理**　PID患者出现症状前60天内接触过的性伴侣很可能感染淋病奈瑟球菌或沙眼衣原体，应对性伴侣进行检查及相应的治疗。如PID患者检测出STI相关的病原微生物，性伴侣需要同时接受治疗。PID患者治疗期间须避免无保护性交。

【随访】

对于药物治疗的PID患者，应在72小时内随诊，明确有无临床情况的改善，如退热、腹部压痛或反跳痛减轻、子宫及附件压痛减轻、子宫颈举痛减轻等。如果未见好转则建议进一步检查并调整治疗方案。

对于沙眼衣原体和淋病奈瑟球菌感染的PID患者，还应在治疗结束后4~6周重新检查上述病原体。

【预防】

1. 注意性生活卫生，减少或杜绝性传播疾病，禁止经期性交。
2. 严格掌握妇产科手术指征，充分术前准备，术时无菌操作，术后预防感染。
3. 做好经期、孕期及产褥期的卫生宣传。
4. 及时、彻底治愈急性PID，以免转为慢性PID。

二、慢性盆腔炎

慢性PID常为急性PID未能彻底治愈，或患者体质较差，病程迁延所致，但也可无急性盆腔炎病史，如沙眼衣原体感染所致输卵管炎。慢性PID病情较顽固，当机体抵抗力降低时，可有急性发作。部分慢性PID并无病原体，而仅有急性PID遗留的病理改变。

【病理】

1. **慢性子宫内膜炎**　慢性子宫内膜炎可发生于产后、流产后或剖宫产后，因胎盘、胎膜残留或子宫复旧不良，极易感染，也见于绝经后雌激素低下的老年妇女，由于内膜菲薄，易受细菌感染，严重者子宫颈管粘连形成宫腔积脓。子宫内膜充血、水肿、间质大量浆细胞或淋巴细胞浸润。

2. **慢性输卵管炎、输卵管积水、输卵管卵巢炎及输卵管卵巢囊肿**　慢性输卵管炎双侧居多，输卵管轻度或中度肿大，伞端可部分或完全闭锁，并与周围组织粘连。若输卵管伞端及峡部因炎症粘连闭锁，浆液性渗出物可积聚形成输卵管积水；有时输卵管积脓中的脓液逐渐被吸收，浆液性液体继续自管壁渗出充满管腔，也可形成输卵管积水。积水输卵管表面光滑，管壁甚薄，由于输卵管系膜不能随积水输卵管管壁的增长扩大而相应延长，故积水输卵管向系膜侧弯曲，形似腊肠或呈曲颈的蒸馏瓶状，卷曲向后，可游离或与周围组织有纤维膜样粘连。

输卵管炎波及卵巢，相互粘连，形成炎性肿块。输卵管伞端与卵巢粘连并贯通，液体渗出形成输卵管卵巢囊肿，也可由输卵管卵巢脓肿的脓液被吸收，并由渗出液替代而形成（图 5-1）。

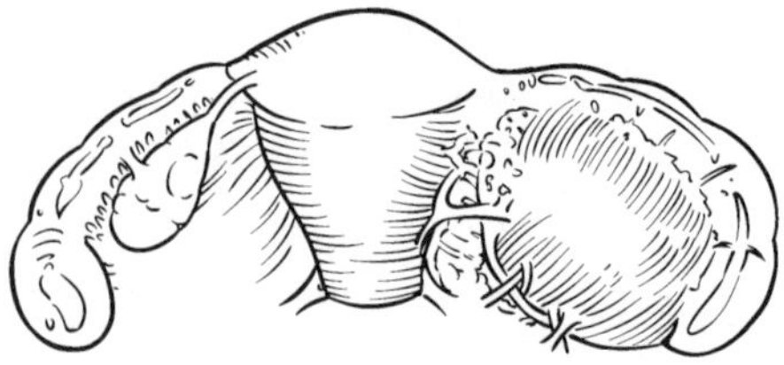

图 5-1　输卵管积水（图左）、输卵管卵巢囊肿（图右）

3. **慢性盆腔结缔组织炎**　多由慢性宫颈炎发展而来，由于子宫颈的淋巴管与子宫旁结缔组织相通，宫颈炎可蔓延至子宫骶韧带处，使纤维组织增生、变硬。若蔓延范围广泛，可使子宫固定，子宫颈旁组织增厚。

【临床表现】

1. **慢性盆腔痛**　有文献报道约 20% 的急性 PID 发作后遗留慢性盆腔痛。主要是因为盆腔充血，慢性炎症形成的瘢痕粘连牵拉，引起下腹部坠胀、疼痛及腰骶部酸痛，常于性交、劳累时及月经前后加剧。

2. **不孕及异位妊娠**　输卵管非特异性慢性炎症，造成了输卵管结构和功能的损害，可引起不孕及异位妊娠。慢性 PID 影响拾卵，运输卵子、精子、受精卵，精子卵子结合等多环节，进而引起不孕。卵巢因慢性炎症所形成的卵巢周围炎、输卵管卵巢囊肿，也影响卵巢内分泌功能，影响卵泡生长、发育、成熟及排卵，从而引起不孕。此外，慢性子宫内膜炎，也不利于孕卵植入、生长。急性 PID 后不孕发生率为 20%~30%。有文献报道盆腔炎发作 1 次、2 次、3 次，不孕危险分别为 13%、36%、60%~75%。

3. **月经异常**　慢性炎症致卵巢功能损害，进而可致月经失调；盆腔淤血可致经量增多；子宫内膜炎常表现为月经不规则。

4. **全身症状**　多不明显，有时仅有低热，易感疲倦。因病程时间较长，部分患者可出现神经衰弱症状，如精神不振、失眠、周身不适等。当患者抵抗力差时，易有急性或亚急性发作。

5. **体征**　子宫内膜炎，子宫增大，压痛；输卵管炎，在子宫一侧或两侧触到呈索条状增粗的输卵管，并有轻度压痛；输卵管积水或输卵管卵巢囊肿，在盆腔一侧或两侧触及囊性肿物，活动多受限；盆腔结缔组织炎，子宫常后倾后屈，活动受限或粘连固定，子宫一侧或两侧片状增厚、压痛，子宫骶韧带增粗、变硬、有触痛。

【诊断和鉴别诊断】

有急性 PID 病史以及症状和体征明显者，诊断多无困难。无明显急性 PID 病史及阴性体征，但自觉症状较多者，不可轻易确立慢性 PID 诊断。当盆腔充血或阔韧带内静脉曲张时也可产生类似慢性盆腔炎的症状。腹腔镜检查，可明确诊断。

慢性 PID 应与子宫内膜异位症相鉴别，子宫内膜异位症痛经呈继发性、进行性加重，若能触及典型触痛结节，有助于诊断。输卵管积水或输卵管卵巢囊肿需与卵巢囊肿相鉴别，前者有 PID 病史，肿块呈腊肠状，周围有粘连，而后者一般呈圆形或椭圆形、周围无粘连。附件炎性包块与周围粘连、不活动，需与卵巢癌相鉴别。前者有 PID 病史，包块多为囊性，有触痛，而卵巢癌为实性，多无明显触痛，B 型超声检查有助于鉴别。

【治疗】

根据病变部位,患者症状及有无生育要求采取综合治疗方法。一般性治疗包括解除患者思想顾虑、增加营养、锻炼身体,注意劳逸结合,提高机体抵抗力。

(一) 子宫内膜炎

对产后、流产后怀疑有胎盘、胎膜残留者,应用足量抗生素的同时,可口服米非司酮,促进胎盘胎膜蜕变后行刮宫术,也可在宫腔镜引导下针对性刮宫。全身应用抗生素治疗老年性子宫内膜炎,必要时全身应用或局部应用小剂量雌激素,若有宫腔积脓,需行扩宫术。

(二) 输卵管炎或输卵管卵巢炎

需要综合治疗。

1. **物理疗法**　物理疗法能促进盆腔局部血液循环,改善组织营养状态,促进新陈代谢,以利炎症吸收。常用方法:激光、短波、超短波、微波、离子透入(可加入药物如青霉素、庆大霉素)等。

2. **中药治疗**　按中医辨证施治的原则,可分为气滞血瘀、寒凝血瘀及肝郁血瘀3型。所以治疗上以调肝补肾、活血化瘀、通络为主。

3. **抗生素治疗**　对于反复急性发作需保留生育功能者,可联合应用抗生素,并加用抗衣原体的药物。

4. **其他药物治疗**　采用α-糜蛋白酶或透明质酸酶1 500U,肌内注射,隔日1次,7~10次为1疗程,以利于粘连松解,炎症吸收。

5. **手术治疗**　存在感染灶,反复引起炎症急性发作或伴有严重盆腔疼痛,经综合治疗无效者应行手术治疗,手术以彻底清除感染病灶、避免复发为原则。手术范围应根据患者年龄、有无生育要求、病变程度来决定。年龄大、病变广泛、严重者,可行单侧附件切除术或子宫全切术加双侧附件切除术,同时尽可能保留有功能的部分卵巢。对于年轻有生育要求的不孕症患者,原则上要采取保守性手术,行粘连分离术、输卵管成形术、输卵管复通术、卵巢成形术等。但由于慢性输卵管炎常有不可逆组织损害,多需要辅助生殖技术协助受孕。

(三) 输卵管积水或输卵管卵巢囊肿

其多为PID的后遗症,常无病原体,抗生素治疗无效,应行手术治疗。对年轻有生育要求者可行输卵管造口术或开窗术、卵巢囊肿切除术、卵巢成形术;对无生育要求者行患侧附件切除术。

【预防】

及时彻底治疗急性PID,锻炼身体,增强体质,注意个人卫生。

三、盆腔结核

由结核分枝杆菌引起的女性生殖器官炎症称为盆腔结核(pelvic tuberculosis,PT),又称结核性盆腔炎、生殖系统结核(genital tuberculosis)。一般发生在育龄期妇女,以20~40岁多见,但近年来结核发病年龄有推迟趋势,因此也可见于绝经后的老年妇女。在20世纪末期,基本同20世纪初期一样,结核病及盆腔结核的发病率仍然居高不下,其中发达国家逐年下降,而人口众多的发展中国家却有上升趋势。主要原因包括:对结核病预防、控制的松懈;耐多药结核;继发性结核随艾滋病发病率上升;诊断技术不断提高;经济、卫生条件差。由于抗结核药物的应用，手术的进一步发展，单纯性盆腔结核的预后并不像肺结核一样对人类生命构成极大的威胁，而是破坏女性生殖器官的结构和功能，成为女性不孕症的主要原因之一。

【传染途径】

大约 20% 的结核是肺外结核，盆腔结核是肺外结核的表现之一。约 10% 的肺结核伴有盆腔结核，另有肠结核、结核性腹膜炎、泌尿系统结核、淋巴结核及骨结核伴有盆腔结核。原发性盆腔结核病程缓慢，多数患者日后被诊断盆腔结核时，其原发病灶已痊愈。以下为盆腔结核常见的传染途径：

1. **血行传播**　为主要的传播途径。结核杆菌感染肺部后，短时间内即进入血液循环，传播至体内各器官，包括输卵管、子宫内膜、卵巢，侵犯子宫颈、阴道及外阴者较少。在输卵管可形成隐性传播病灶，处于静止状态可达 1~10 年，至机体免疫功能低下时，重新激活发生感染。

2. **直接蔓延**　结核性腹膜炎、肠结核与输卵管间可直接蔓延。输卵管结核可直接蔓延到子宫内膜、卵巢表面。子宫内膜结核可直接蔓延到子宫颈。

3. **淋巴传播**　较少见，多为逆行性传播，如肠结核通过淋巴管逆行传播至内生殖器官。

4. **性交传播**　较少见。多为男性附睾结核，通过性交感染至女性。

【病理】

盆腔结核大多数情况主要感染输卵管，其次为子宫内膜、卵巢，子宫颈、阴道及外阴少见。据 Schaefer 报道，发生在输卵管者占盆腔结核的 90%~100%；波及子宫者占 50%~60%；波及卵巢者占 20%~30%；子宫颈结核占 5%~10%；阴道结核占 1%。

1. **输卵管结核**　双侧性居多，但病变程度可能不一致。输卵管增粗变硬，伞端肿大明显，管口张开如烟斗状，是输卵管结核所特有的表现；有的为伞端封闭，管腔内充满干酪样物质，甚至形成输卵管积脓；有的管壁内有结核瘢痕结节，输卵管增粗；急性期输卵管腹膜面、盆腔腹膜、肠管表面及卵巢表面布满粟粒结节，可并发腹水型结核性腹膜炎。

2. **子宫内膜结核**　常由输卵管结核蔓延而来。病灶多首先出现在两侧子宫角。子宫形态、大小无明显变化。随着病情进展，子宫内膜受不同程度的结核病灶破坏——功能层破坏；基底层破坏；内膜完全破坏被瘢痕组织所取代，子宫腔粘连、缩小。

3. **卵巢结核**　主要由输卵管结核蔓延而来。病变多为双侧。因有白膜的屏障作用，常仅累及卵巢表面，形成卵巢周围炎。少数因血行传播致卵巢深部形成结节、干酪样坏死性脓肿。

4. **子宫颈结核**　常由子宫内膜结核蔓延而来。病变可表现为溃疡型、乳头型、间质型、子宫颈黏膜型。

5. **盆腔腹膜结核**　根据病变特征不同分为渗出型、粘连型和包裹性积液型。①渗出型：以渗出为主，腹膜及盆腔脏器浆膜面布满无数大小不等的散在灰黄色结节，渗出物为浆液性草黄色澄清液体，积聚于盆腔；②粘连型：以粘连为主，腹膜增厚，与邻近器官之间发生紧密粘连，粘连的组织常发生干酪样坏死，易形成瘘管；③包裹性积液型：粘连、渗出同时存在，一些粘连将渗出液包裹成多个积液区。

【临床表现】

临床表现因病情轻重、病程长短而异。有的患者无症状，有的患者则症状较重。多数患者因不孕就诊。

1. **不孕**　盆腔结核是女性原发性不孕的常见原因之一。输卵管结核和子宫内膜的结核是引起不孕的主要病变。由于输卵管管壁变硬、与周围组织广泛粘连，使之蠕动功能降低或消失；由于管壁结核的瘢痕结节，管腔封闭，管腔粘连、梗阻，致机械性阻碍；由于输卵管纤毛细胞和分泌细胞减少或完全破坏，使之运输功能降低或消失。子宫内膜结核妨碍受精卵的着床与发育，也可引起不孕。

2. **下腹坠痛**　由于盆腔结核性炎症或粘连，或形成结核性输卵管卵巢脓肿，可表现为不同程度的下腹坠痛，经期加重。盆腔腹膜结核时腹痛程度较重。

3. **月经异常**　为盆腔结核的常见症状。月经异常的类型与发病时间和病情程度有关。发病初期因子宫内膜溃疡、流血，可有经量增多；晚期因子宫内膜遭到不同程度的破坏而表现为经量逐渐减少乃至闭经。多数患者就诊时已为晚期。

4. **全身中毒症状**　轻者全身中毒症状不明显，有时仅有经期发热，但重症患者可有长期低热，甚至高热等全身中毒症状。若为结核活动期，可有结核病的一般症状，如发热、盗汗、乏力、食欲缺乏、体重减轻等。

5. **全身及妇科检查**　由于病变程度与范围不同，急性炎症与慢性炎症不同而有较大差异，多数患者无自觉症状及体征，因不孕就诊，经诊刮术、子宫输卵管造影及腹腔镜检查才明确诊断。妇科检查发现子宫活动受限，若附件受累子宫一侧或双侧触及僵硬呈结节状的索条状物，或表面不平、质硬、不活动的包块或组织增厚有小结节。宫颈及外阴结核可以直接观察到。严重的盆腔结核常合并腹膜结核，检查腹部时有柔韧感或腹水征。有包裹性积液时，可触及囊性肿物，边界不清、不活动。

【诊断和鉴别诊断】

盆腔结核常继发于身体其他部位结核，但原发病灶可保持多年无症状或已愈合，除原发结核病灶正处于急性发病期外，生殖器结核大多病程缓慢，缺乏明显症状及阳性体征，故诊断时易被忽略。为提高确诊率，应详细询问病史，如有无原发性不孕，月经由多量逐渐转变少量或闭经；低热、盗汗、盆腔炎或腹水；慢性盆腔炎久治不愈；既往有结核病密切接触史，或本人曾患肺结核、胸膜炎、肠结核、骨结核、淋巴结核等。结合临床表现、相关辅助检查可作出初步诊断。获得病原学或组织学证据即可确诊。常用的辅助诊断方法如下：

1. **病理组织学检查**　子宫内膜病理检查是诊断子宫内膜结核最可靠的依据。由于经前子宫内膜较厚，此时结核菌阳性检出率高，故应选择经前 1 周或月经来潮 6 小时内诊刮、病理组织学检查，同时行结核菌培养。为预防刮宫引起病灶扩散，诊刮术前 3 天、术后 4 天应用抗结核药物，如每日肌内注射链霉素 0.75g 及口服异烟肼 0.3g。子宫内膜结核多由输卵管结核蔓延而来，故刮宫应注意刮取子宫角部。在病理组织切口上找到典型结核结节，诊断即可成立，但阴性结果并不能排除结核的可能。如果子宫腔小而硬，无组织物刮出，应结合病史、临床表现及其他辅助检查，考虑为子宫内膜结核。如果子宫颈、外阴可疑结核，应行活检、病理组织学检查明确诊断。

2. **影像学检查**

(1) 胸部 X 线检查：应常规行胸部 X 线检查，以发现陈旧性肺结核或胸膜结核等原发性结核病灶。

(2) 盆腔 X 线检查：发现孤立的钙化灶，提示既往有盆腔结核病灶的存在。

(3)子宫输卵管造影:以往造影剂多用碘油,近些年多采用泛影葡胺行子宫输卵管造影,是诊断盆腔结核常用的方法。可能显示下列征象,子宫腔狭窄变形,边缘呈锯齿状;输卵管管腔细小僵直,或有多处狭窄,呈念珠状;造影剂进入子宫壁或子宫旁淋巴管、静脉丛。在相当于盆腔淋巴结、输卵管、卵巢的部位有钙化灶,应考虑有盆腔结核的可能。子宫输卵管造影对生殖器结核的诊断帮助较大,但也有可能将输卵管管腔中的干酪样物质及结核菌带到腹腔,故造影前后同刮宫术一样常规应用抗结核药物。

(4)B超和CT或MRI检查:可发现双侧输卵管积水,内膜增厚,盆腔内包块有分隔,肠曲或被包裹的卵巢输卵管组织,但缺乏特异性。

3. **腹腔镜和宫腔镜检查** 腹腔镜能直接观察子宫、输卵管浆膜面有无粟粒结节,并可在可疑病灶处活检,也可吸取腹腔液行结核菌培养,应注意避免损伤肠管;宫腔镜检查对子宫内膜结核的诊断有特殊意义,可直接观察子宫内膜及病灶,同时取活检,确诊率高。

4. **结核菌检查** 取月经血、子宫腔刮出物或腹腔液做结核菌检查,常用方法:①涂片抗酸染色查找结核菌;②结核菌培养,此法准确,阴性率在50%左右,但需6~8周时间;③PCR或连接酶链反应(ligase chain reaction,LCR)检测结核菌DNA,是一种简便、快捷、灵敏度高的诊断方法,且不受抗结核治疗的影响,但应注意假阳性的问题;④动物接种是一种可靠方法,但需时长,方法复杂,无法推广。

5. **结核菌素试验** 阴性表示未曾有过结核分枝杆菌感染,阳性表示曾有结核分枝杆菌感染,若为强阳性说明目前仍有活动性病灶。

6. **其他** 白细胞计数不高,分类中淋巴细胞增多,活动期红细胞沉降率增快。这些指标均非特异性,只作诊断参考。

盆腔结核应与非特异性慢性盆腔炎、子宫内膜异位症和卵巢癌相鉴别。诊断困难时可通过腹腔镜或剖腹探查确诊。

【治疗】

盆腔结核的治疗原则与其他结核病的治疗原则基本相同。以抗结核药物治疗为主,手术治疗和支持治疗为辅的原则。

1. **支持疗法** 保证充分休息,加强营养,增强免疫力。在活动性结核阶段,至少应休息3个月,根据全身情况逐渐开始低强度工作,适度活动,增强体质,增强免疫能力。

2. **药物疗法** 盆腔结核的治疗遵循一般的内科用药原则:早期、联合、规律、适量和全程。采用异烟肼、利福平、乙胺丁醇、吡嗪酰胺等抗结核药物联合治疗6~9个月。目前推行两阶段短疗程药物治疗方案,前2~3个月为强化期,后4~6个月为巩固期,常用的治疗方案:①强化期2个月,每日异烟肼、利福平、乙胺丁醇、吡嗪酰胺四种药物联合应用;后4个月巩固期每日连续应用异烟肼、利福平(简称2HRZE/4HR),或巩固期每周3次间歇应用异烟肼、利福平(2HRZE/4H3R3)。②强化期每日异烟肼、利福平、乙胺丁醇、吡嗪酰胺四种药物联合应用2个月,巩固期每日应用异烟肼、利福平、乙胺丁醇连续4个月(2HRZE/4HRE);或巩固期每周3次应用异烟肼、利福平、乙胺丁醇连续4个月(2HRZE/4H3R3E3)。第1个方案可用于初次治疗的患者,第2个方案多用于耐药或复发的患者。

3. **手术治疗** 有以下情况应考虑手术治疗:①治疗无效或治疗后又反复发作者;②盆腔包块经抗结核药物治疗后缩小,但不能完全消退者;③盆腔结核形成较大的包块或较大的包裹性积液者;④子宫内膜结核,子宫内膜遭严重破坏,药物治疗无效者。手术前后需应用抗结核药物治疗，以防感染扩散。对年轻妇女应尽量保留卵巢功能。

4. 不孕症的特殊处理　过去，因盆腔结核引起的原发性不孕症，在治疗上几乎是无希望的。目前，由于诊断盆腔结核更为早期，在输卵管、子宫内膜的损害尚未达到不可逆程度时即可获得及时的抗结核药物治疗，加之生殖医学和辅助生殖技术助孕的发展，年轻不孕症患者妊娠仍有可能。

(1)输卵管成形术：由于疗效不好，受孕率极低，即使妊娠也容易是异位妊娠，故目前不主张单纯应用。但是对于输卵管结构破坏较轻者，应考虑应用，同时去除卵巢等部位的结核病灶，分离粘连，术中放置防粘连的壳聚糖等，以争取术后自然受孕的机会。

(2)体外受精胚胎移植术(IVF-ET)：是治疗盆腔结核不孕症的主要方法。尽管盆腔结核卵巢储备少，所获卵母细胞和胚胎数明显减少，加之结核累及子宫内膜，宫内营养不良，使子宫对妊娠的接受能力受限，但是通过下列方法，有望提高 IVF-ET 的成功率。①全程抗结核治疗；②连续用雌激素 3~6 个月做子宫内膜准备；③腹腔镜和宫腔镜的应用，腹腔镜取卵，去除病灶，分离粘连；宫腔镜评价宫内的情况、松解粘连。

【预防】

做好卡介苗接种；加强饮食营养和环境卫生；积极锻炼身体，增强体质、提高免疫力；积极防治肺结核、淋巴结核、肠结核等。

（杨　艳）

第六节　复发性自然流产

反复妊娠丢失(recurrent pregnant loss，RPL)，又称反复自然流产(recurrent spontaneous abortion，RSA)，是指孕 20 周前连续自然流产 2 次或 2 次以上者，发生率为 5%。

近年来由于 β-hCG 检测的普遍应用，发现约 30%~40% 的患者有一过性血 β-hCG 升高，但超声检测无妊娠部位发现，临床常表现为月经周期正常或稍延迟、经血稍多或正常，称为生化妊娠，这进一步证实和解释了隐性流产(occult abortion)或称亚临床自然流产(subclinical spontaneous abortion)现象，但这类妊娠状态是否作为自然流产进行处理尚存在很多争议。2013 年和 2020 年美国生殖医学学会(ASRM)将复发性流产定义为 2 次及 2 次以上失败的临床妊娠，其中临床妊娠是指由超声确诊或组织病理学证实的妊娠，明确排除了生化妊娠。另外，这一诊断还需除外异位妊娠和妊娠滋养细胞肿瘤。

【病因】

复发性自然流产病因相当复杂，任何影响到胚胎生长或着床的因素，都可能导致复发性自然流产。

一、染色体异常

发生在孕早期的自然流产中，约 50% 是由染色体异常引起的。染色体异常约占 RPL 的 3%~8%。而一般人群染色体异常的发生率为 0.2%。

(一) 染色体数目异常

1. **非整倍体** 任何一个染色体均可发生三体型,多1条或2条染色体,总数达47条或48条染色体是最常见的染色体异常,其中以13、16、18、21及22号染色体最常见,随母体年龄的增加,异常的发生率亦增加。

2. **单体X** 是较常见的染色体异常,核型为45,XO。常由精子发生障碍,染色体不分离所致。X染色单体也是活产婴儿中唯一能见到的单体型染色体畸变。

3. **多倍体** 在多倍体染色体畸形中,常见三倍体、四倍体,其发生率分别为8%和2.5%,发生原因可能为双精子受精或受精卵核分裂异常。大部分三倍体、四倍体为致死性染色体异常,胚胎在发育早期即死亡流产。

(二) 染色体结构异常

1. **易位** 在流产的胚胎中染色体易位发生率约为2%,其中2/3为平行易位,常发生在6、7、9及16号染色体。如果夫妇中的一方为非同源染色体间的相互易位携带者,在减数分裂形成生殖细胞时,相关染色体经过分离与交换,理论上至少可产生18种类型的配子。它们分别与正常配子受精后所形成的受精卵中,仅一种是完全正常的,一种为表型正常的平衡易位携带者,其余16种均不正常。

罗伯逊易位携带者常发生在13、14、15、21及22号染色体。如果夫妇中任一方为同源染色体之间的罗伯逊易位携带者,如13/13易位、14/14易位、15/15易位、21/21易位、22/22易位,那么在配子形成中仅能产生2种配子,与正常配子结合后,则形成三体型和单体型两种受精卵,即后代中不可能出现正常儿。如果夫妇中任一方为非同源罗伯逊易位携带者,如14/21易位、13/14易位、15/21易位、21/22易位等,那么在配子发生过程中,不能正常配对而形成三价体,可产生6种配子,受精后则形成6种受精卵:1种为完全正常,1种为含有易位染色体的携带者,其余4种为染色体出现部分单体、部分三体等异常而引发流产或生出染色体病患儿。

2. **倒位** 染色体倒位有臂间倒位和臂内倒位两种类型。临床上多见9号、2号和5号染色体的臂间倒位携带者。在倒位中,一般没有遗传物质的丢失,所以倒位携带者本身没有明显的表型改变。但是,由于这条染色体包含了一段颠倒了的基因顺序,因此在形成生殖细胞的减数分裂中,根据同源染色体的联会规律,将形成一个特殊的倒位圈(环)。如果在倒位圈(环)内发生非姐妹染色单体交换,那么将产生四种配子:一种具有正常染色体,一种具有倒位染色体,其余两种均为带有部分重复和缺失的染色体。具有这种异常配子的个体,可出现流产、死产或不孕现象。一般来说,染色体上倒位的片段越短,则发生重复和缺失的片段就越长,可能出现流产和不孕的比例就越高。

二、生殖道畸形或疾病

(一) 子宫发育畸形

约占12%~15%。包括双角子宫、鞍状子宫、单角子宫及子宫纵隔等。导致流产的机制可能是畸形子宫宫腔小,适应性扩张能力低下;子宫纵隔可致子宫血运不良,影响孕卵植入及胚胎发育。

(二) 子宫肌瘤

流产与肌瘤的部位、大小和数目有关,可因子宫肌层不规则收缩或子宫腔形态改变造成流产，总体流产的发生率是非肌瘤孕妇的 2~3 倍，可达 20%~30%，其中以黏膜下肌瘤发生流产机会最多，发生流产的机制为黏膜下肌瘤引起子宫腔变形，部分子宫腔闭塞，子宫内膜异常及内膜血运障碍影响受精卵着床、植入或影响胚胎发育。

（三）子宫颈功能不全

复发性自然流产患者中子宫颈功能不全的发生率为 3%~5%，子宫颈功能不全时子宫颈不能有效地承受不断增加的子宫腔内压力和重量，子宫颈渐扩张，胎囊脱出导致流产。

（四）宫腔粘连

刮宫是引起宫腔粘连的主要原因。子宫内膜创伤或创伤后合并感染引起宫腔粘连，14%~40% 宫腔粘连者发生复发性自然流产。其发病机制：粘连引起宫腔变形、子宫内膜异常阻碍孕卵着床，或胚胎胎盘形成过程中血供不足、生长受限而流产。

三、内分泌异常

（一）黄体功能不足

黄体的主要功能之一是分泌孕激素，利于孕卵的植入和早期胚胎发育。黄体功能不足时体内孕激素水平低下，影响早期胚胎发育，约 25%~40% 的流产患者有黄体功能不足。妊娠 7~8 周后胎盘产生的孕激素渐增多而取代妊娠黄体，若胎盘功能低下亦可导致流产或死产。

（二）多囊卵巢综合征

33%~50% 的多囊卵巢综合征患者有复发性流产病史，其原因为黄体生成素异常影响卵泡发育和最终成熟以及子宫内膜的发育而导致流产的发生；雄激素分泌过多导致黄体功能不足；多囊卵巢综合征常合并高胰岛素血症，胰岛素对卵细胞和早期胚胎有直接的损害作用。

（三）子宫内膜异位症

子宫内膜异位症患者习惯性流产的发生率平均为 33%。其机制可能为：子宫内膜异位症患者前列腺素的合成及代谢异常，影响孕卵植入与胚胎发育；约有 45%~67% 的子宫内膜异位症患者合并有黄体功能不足；内膜异位症患者腹腔液中 PG 升高，含有的多种细胞因子、肿瘤坏死因子、血小板活化因子等物质均影响卵泡发育和排卵。

（四）甲状腺功能减退、未控制的糖尿病等代谢性疾病

甲状腺功能减退、糖尿病均可影响胎儿生长发育和子宫血管病变而致复发性自然流产。

四、免疫因素

免疫异常是导致复发性自然流产的重要原因之一，约 50%~60% 的复发性自然流产与免疫因素有关。免疫因素导致的复发性流产主要包括两种类型：自身免疫型和同种免疫型。

（一）自身免疫型

自身免疫型主要是指自身免疫性疾病，包括抗磷脂抗体综合征、系统性红斑狼疮、干燥综合征等，这些疾病产生自身抗体，导致凝血和免疫功能紊乱，进而导致妊娠失败。自身免疫性疾病合并复发性流产的患者妊娠前后需要与风湿科共同管理。

抗磷脂抗体综合征的发病是由抗磷脂抗体与自身抗原相互结合，与内皮细胞、滋养层细胞、自然杀伤细胞等相互反应，进而产生炎症相关因子，激活补体后的级联反应为核心的机

体免疫活动，进而导致血栓形成、滋养层细胞破坏及产科相关不良事件发生。

（二）同种免疫型

同种免疫型是指母体免疫平衡紊乱，胚胎不能形成良好的免疫耐受，反而激活免疫系统，攻击胚胎导致流产。①固有免疫紊乱：包括自然杀伤（NK）细胞数量及活性升高、巨噬细胞功能异常、树突状细胞功能异常、补体系统异常等；②获得性免疫紊乱：包括封闭抗体缺乏、T 和 B 淋巴细胞异常、辅助性 T 淋巴细胞（Th1/Th2）细胞因子异常等。由于同种免疫型缺乏明确的诊断指标，为排除性诊断，即除外其他已知病因，又称为不明原因复发性流产。

血型抗原系统：胎儿的一半基因来自父亲，胎儿红细胞可能携带来自父体的抗原，使得胎儿的血型可不同于父母。当胎儿的红细胞进入母体后，诱导母体产生抗体，抗体再通过胎盘进入胎儿血液循环系统，与胎儿红细胞结合，破坏胎儿红细胞，致胎儿溶血，而导致流产。在我国 ABO 血型不合是造成胎儿溶血的主要原因，母亲为 O 型、A 型或 B 型占发病 95% 以上。第 1 胎即可发生，因肠道寄生虫、某些免疫疫苗和动植物都有 ABO 血型抗原。另一种为 Rh 血型不合，Rh 血型共有 6 种抗原即 C 和 c、D 和 d、E 和 e。其中 D 抗原的抗原性最强，临床上 D 抗原阳性者称为 Rh 阳性，无 D 抗原者为 Rh 阴性，Rh 阴性比例在不同民族和人群差异较大，我国汉族占 0.34%。大多数在第 2 胎发生溶血，约有 1% 在第 1 胎发生溶血，可能是由于在妊娠前输注过 Rh 血型不合的血液或孕妇在胎儿期接触过 Rh 血型不合的母亲的血液。Rh 血型不合发生溶血出现早、病情重、流产率高。

封闭抗体（blocking antibody，BA）是人类白细胞抗原（human leukocyte antigen，HLA）、滋养层及淋巴细胞交叉反应抗原等刺激母体免疫系统所产生的一类 IgG 型抗体。正常的妊娠中，通过激活精子中的滋养层 - 淋巴细胞交叉免疫抗原，产生 IgG 封闭抗体，该抗体结合滋养细胞表面 Fc 受体，避免胚胎遭受母体的免疫攻击。主要有 HLA-A、B、C 和 D/DR。胚胎是母体的同种免疫移植物，发生流产的夫妇中具有共同 HLA 抗原的概率相当高，近年研究发现流产夫妇 HLA-DR 相同的频率显著增高。

五、感染因素

约 5% 的复发性自然流产与感染有关。

1. **支原体感染** 女性生殖道支原体感染以人型支原体（mycoplasma hominis，Mh）及解脲支原体（Ureaplasma urealyticum，UU）最常见。孕妇感染 Mh 或 UU 后，可在妊娠中期侵袭胎膜、胎盘造成绒毛膜羊膜炎，导致流产、早产或死产。

2. **衣原体感染** 沙眼衣原体有 18 个血清型，其中与生殖道有关的 D、E、F 型最常见。沙眼衣原体主要感染柱状上皮及移行上皮，引起宫颈黏膜炎、子宫内膜炎，影响受精卵着床或引起绒毛膜羊膜炎而导致流产。

3. **病毒感染** 风疹病毒、单纯疱疹病毒、巨细胞病毒、乙型肝炎病毒、人类免疫缺陷病毒，均可通过胎盘，影响胚胎发育，导致流产。

4. **原虫感染** 弓形虫或梅毒螺旋体等感染者，在胎盘部位形成病灶后感染胚胎或胎儿导致流产。

5. **其他病原微生物** 如革兰氏阴性双球菌等感染后均可通过生殖道感染子宫内膜引起子宫内膜炎或绒毛膜羊膜炎，以及细菌其代谢产物对胚胎的毒性作用等而致流产。

【临床特点及诊断】

复发性自然流产是流产的一种特殊类型。特点为流产常发生在同一妊娠月份；流产经过遵循流产一般规律，即先兆流产 - 难免流产 - 不全流产 / 完全流产。诊断要点：①有自然流产史；②停经史；③出现腹痛、阴道流血症状；④尿妊娠试验阳性；⑤ B 型超声提示宫内妊娠。

根据临床特点确定诊断并不困难，但明确导致复发性自然流产的原因需经诸多方面的检查。

1. **病史**　了解月经史、流产史，注意流产方式及经过；家族遗传史；内科疾病病史，如糖尿病、甲状腺疾病、自身免疫性疾病，同时了解疾病的治疗经过。

2. **体格检查**　系统的体格检查。妇科检查：外阴、阴道有无炎症；宫颈有无松弛及慢性炎症；子宫大小、位置、活动度及形态有无异常；附件有无异常。

3. **辅助检查**

(1) 遗传学检查：建议夫妇双方做外周血染色体核型检查。

(2) 基础体温测定：测基础体温的动态变化能反映卵巢功能状态。黄体功能不足者表现为，①高温相 $<$11 天；②高温相体温上升幅度 $<$0.3℃；③高温相体温波动 $>$0.1℃；④高温相上升和下降 $>$3 天。

(3) 超声检查：检查子宫有无器质性病变，如子宫肌瘤的大小、部位及数目。了解胚胎发育及子宫颈内口情况。通过 B 型超声测定胎囊大小、形态、有无胎心搏动来判断胚胎发育状况，预测妊娠结局。

(4) 子宫输卵管造影术（hysterosalpingography，HSG）：通过导管向子宫腔注入造影剂，X 线下透视摄片，根据造影剂在子宫腔及通过输卵管到盆腔的显影，了解子宫腔形态，是确定子宫畸形及类型、子宫颈内口是否松弛、宫腔粘连的常用方法。造影剂常用油酯类和水制剂两类，临床常用 76% 泛影葡胺液。注意在使用前应做过敏试验。如检查提示子宫腔大小、形态有改变，但充盈良好，边缘光整，见于各种类型子宫畸形；如子宫腔变形、不规则且边缘不光整，则提示宫腔粘连；子宫腔内有圆形光滑的充盈缺损，见于黏膜下肌瘤或息肉。

(5) 宫腔镜：应用宫腔镜直接观察或连于摄像系统在监视屏幕上观察图像，了解子宫腔状态，能明确诊断和确定子宫畸形及类型，有无纵隔、粘连、息肉及黏膜下肌瘤等，该技术是目前诊断子宫腔内病变的最佳方法。在宫腔镜直视下可行子宫内膜息肉、子宫黏膜下肌瘤及子宫纵隔切除术和子宫腔粘连松解术。

(6) 腹腔镜：将接有冷光源的内镜经腹壁插入腹腔，通过摄像系统在监视屏幕上观察盆腔、腹腔。该技术是诊断子宫内膜异位症的金标准。常用于治疗子宫肌瘤、子宫内膜异位症及生殖器官畸形矫治术等。

(7) 子宫内膜病理检查：子宫内膜活检行病理检查可了解子宫内膜对孕激素的反应。诊刮日期尽可能靠近下次月经期，目的在于了解子宫内膜对全部孕激素的反应。一般在月经来潮前或来潮 12 小时内取子宫内膜，如黄体分泌不足则表现为分泌反应不良，间质水肿不明显或腺体与间质发育不同步，分泌反应至少落后 2 日改变。

(8) 内分泌血清学检测：① hCG 测定。hCG 由合体滋养细胞产生，由 α、β 两个不同的亚基组成。α 亚基的结构与垂体分泌的 LH 的结构基本相似，可发生交叉反应，β 亚基则不同，无交叉反应，故临床检测 β-hCG 可准确反映体内 hCG 水平。hCG 在受精后第 6 日开始分泌，早期妊娠 β-hCG 值 2~3 日增长 1 倍，5~7 日重复检测，如递增缓慢或维持原有水平则流产可能性大。②血清孕酮测定。外周血中的孕酮主要来自排卵后的月经黄体，其含量随黄体的形成、成熟、萎缩而变化。黄体功能不足时孕激素分泌量下降，故测定外周血孕酮水平可反映黄体功能状态。黄体期血清孕酮值 15.9~63.6nmol/L，黄体功能不足者血清孕酮水平低于生理值。自妊娠第 7 周胎盘分泌孕酮的数量已超过卵巢黄体。妊娠早期、中期血清孕酮值分别为 63.6~95.4nmol/L、159~318nmol/L，连续测定血清孕酮值，动态观察孕酮的变化是监测胎盘功能的敏感指标之一。连续监测提示孕酮有下降趋势，则有发生流产的可能，血清孕酮≤15.6nmol/L，临床提示死胎（超声检查提示胚胎停育）。③甲状腺功能测定（TSH、T_3、T_4）及胰岛功能测定。甲状腺功能减退和胰岛功能异常，是发生复发性自然流产的高危因素之一。

（9）免疫学检测：抗心磷脂抗体（anticardiolipin antibody，ACA）或狼疮抗凝物（lupus anticoagulant）、抗 β_2 糖蛋白 -1 抗体的检测（以上抗体间隔 6 周测定 1 次，至少检测 2 次）及血型检查是复发性自然流产病因学检查的重要内容。在 ABO 血型不合的孕妇中，免疫性抗 A 或免疫性抗 B 抗体滴度达到 1∶64，可疑胎儿溶血；抗体滴度达到 1∶512，高度怀疑胎儿溶血。Rh 血型不合的孕妇中，抗 D 抗体滴度达到 1∶16，提示胎儿溶血严重。

（10）病原微生物检测：采集子宫颈分泌物、阴道分泌物、血、尿等，通过镜检法、培养法、分离病毒法、酶联免疫法、免疫荧光法、放射免疫法、核酸探针等方法，查找病原微生物。

【治疗】

复发性自然流产的治疗原则：积极查找流产原因，针对病因进行治疗。

1. **染色体异常**　应在妊娠前进行遗传咨询，正确估计染色体异常胎儿发生的风险概率，确定可否妊娠。

2. **生殖道畸形或疾病**　可通过手术治疗，如子宫纵隔、子宫内膜息肉、黏膜下肌瘤等可通过宫腔镜手术切除。宫腔粘连可在宫腔镜下行粘连分离术，术后置宫内节育器并给予人工周期 3 个月，以促进子宫内膜增生并预防再粘连。

3. **宫颈环扎术**　子宫颈内口松弛可在妊娠前行经腹宫颈环扎术。或在妊娠 14~18 周行经阴道宫颈环扎术，待临产前拆除缝线。如有流产或早产征象应及时拆除缝线，以免造成宫颈撕裂。

4. **补充孕激素治疗**　黄体功能不足者治疗时补充黄体酮 10~20mg，一日 1 次，口服或肌内注射，或 hCG 4 000U 隔日 1 次，肌内注射，至超过以往发生流产的月份。同时监测孕酮和 hCG 水平以指导用药。

5. **免疫治疗**

（1）自身免疫异常：如抗磷脂抗体、狼疮抗凝物阳性者可用小剂量阿司匹林、肝素或类固醇激素治疗。免疫抑制剂如类固醇药物可通过增加免疫球蛋白分解代谢而达到免疫抑制的作用，可抑制抗精子抗体及自身抗体的形成和活性而达到治疗目的。类固醇激素治疗，①低剂量维持法，泼尼松 5mg，1~3 次 /d，应用 3~12 个月。②大剂量冲击法，泼尼松 60mg/d，连用 7 日。③肝素治疗，肝素能降低母体过强的免疫反应，吸收和灭活血清中混合淋巴细胞阻断物，并可抑制母体混合淋巴细胞反应。常用肝素 500IU，皮下注射，2 次 /d，至孕 36 周。④低剂量阿司匹林 + 泼尼松治疗，低剂量阿司匹林可抑制血栓素的合成，恢复和维持正常的前列环素 - 血栓素的水平，泼尼松可抑制抗磷脂抗体的产生和活性。阿司匹林 75mg/d+ 泼尼松 60mg/d，服用至抗磷脂抗体转为阴性。

（2）同种免疫异常：可采取主动免疫，取丈夫或第三者淋巴细胞或白细胞，在患者前臂内侧或臀部做多点皮内注射，疗程从孕前开始，每疗程2~4次，每次剂量为12×10^7个淋巴细胞，间隔2周。妊娠早期加强免疫1~3次。

(3)被动免疫治疗：常用静脉注射免疫球蛋白(intravenous immunoglobulin，IVIg)，含有抗胎盘滋养层抗原的独特性抗体及抗独特型抗体，有利于自身抗独特型抗体产生不足的习惯性流产患者。一般在孕5周时给药300~400mg/kg，每隔2周用药1次，直至孕22~24周。抗精子抗体阳性的患者，使用避孕套3~6个月，防止抗体进一步产生，并使原有抗体滴度降低。

6. **抗感染治疗** 切断传播途径，针对不同致病性微生物对因治疗。如支原体、衣原体感染常用多西环素100mg，2次/d，连用7日，或阿奇霉素1g单次顿服。妊娠期间应选择最敏感、对胚胎发育影响最小的药物，宜用红霉素500mg，4次/d，连用7日；淋球菌感染首选头孢曲松钠，轻者或孕妇可单次给药1g肌内注射，严重者可用头孢曲松钠1g，每日1次，连用7天。性伴侣同时进行治疗。临床上约有25%~30%的淋球菌感染同时合并沙眼衣原体感染，故同时需抗衣原体治疗。TORCH感染者治疗见第五章 第七节 TORCH感染。

（李 蓉）

第七节 TORCH感染

TORCH一词来源于一组病原微生物英文名称的首写字母缩写，其中T指弓形虫(toxoplasma，Toxo)，R指风疹病毒(rubella virus，RV)，C指巨细胞病毒(cytomegalo virus，CMV)，H指单纯疱疹病毒(herpes simplex virus，HSV)，O指其他(others)，如梅毒螺旋体(Treponema pallidum，TP)、人类细小病毒B19(human parvovirus B19)等。TORCH感染可发生在妊娠前期和妊娠期，是导致不孕、自然流产、死胎、死产及胎儿先天畸形的原因之一。

【病原体及流行病学特点】

弓形虫病的病原体为刚地弓形虫，是人畜共患性原虫病，人群普遍易感，人、猪、牛、羊、马、兔、犬等为中间宿主，猫为终宿主。弓形虫在人体内仅有滋养体和包囊2种形态。不同发育时期的弓形虫抵抗力有明显不同，滋养体对温度和一般消毒剂敏感，加热到54℃可存活10分钟，1%来苏液中1分钟即可死亡，包囊的抵抗力较强。感染者多为食用了含有包囊的肉、蛋、水果、蔬菜等。

风疹病毒呈不规则球形，直径50~70nm，核心为单股正链RNA，对人体有抗原性，风疹病毒能在敏感细胞质中复制。病毒在体外生活力较弱，不耐热，耐寒和干燥，易被紫外线、脂溶剂灭活。人为风疹病毒感染的唯一宿主，故传染源仅为风疹患者，患者的血、尿、粪便及咽、鼻、眼部分泌物均带有病毒，可直接传播或通过呼吸道飞沫传播。

巨细胞病毒是一种广泛存在的DNA病毒，复制周期为36~48小时。在pH值<5的环境中生存1小时，紫外线照射5分钟可被灭活。此病毒可经感染者精液、唾液、尿、粪便、子宫颈分泌物及乳汁排出，主要通过性交及接触分泌物和排泄物传播。人为易感人群，潜伏的隐性感染可因妊娠而被激活。

单纯疱疹病毒呈圆形，内层为双链线状DNA构成的核心，外部为三层壳体结构，有Ⅰ型和Ⅱ型2种血清型，常为口腔黏膜、上身皮肤或器官疱疹，占10%~30%。生殖器疱疹主要由

Ⅱ型引起，占 70%~90%。易被紫外线照射、脂溶剂、消毒剂灭活。传染源为患者及携带者，主要通过性交传播。原发感染后少数病毒能长期潜伏呈隐性感染，因妊娠使孕妇体内病毒再活化而复发。孕妇发病率为非孕期的 2~3 倍。

梅毒的病原体为螺旋体，因无色透明，普通染料不易着色，故又称苍白螺旋体。镜下柔软纤细呈螺旋形，长 5~20μm，约有 6~12 个螺旋，41℃环境中可存活 2 小时，0℃可存活 1~2 天，-78℃可存活数年。在人体内可长期生存，在体外则很脆弱，不易生存，煮沸干燥、一般消毒剂均易将其杀死。主要通过性生活传播，亦可通过接吻、输血器械感染。

人类细小病毒 B19 是 DNA 病毒中体积最小，结构简单的一种病毒，其 DNA 为单链、线状分子，其名称中的 B19 来自最初发现该病毒的标本编号，病毒颗粒的直径为 20~25nm。病毒的核衣壳由 2 种结构蛋白组成，单个病毒颗粒所含的 DNA 为正链或负链 DNA。病毒在 60℃孵育 16 小时仍保持其感染性。这一病毒不能在常规细胞系和动物模型中生长，但可在体外来源于人类骨髓、脐带、外周血或胚胎肝的红细胞系祖细胞中复制。

【母儿感染途径】

孕妇是 TORCH 感染的易感人群，其感染途径与非孕人群相似，感染后可垂直传播导致胎儿或新生儿感染。

1. **孕期子宫内感染**　病原体经血行透过胎盘屏障直接感染胚胎或胎儿，或在胎盘部位形成病灶后感染胚胎或胎儿。病原体也可沿生殖道上行通过胎膜外胎盘感染胚胎或胎儿。

2. **分娩期感染**　临产后子宫颈扩张，病原体易通过生殖道导致羊膜腔内感染。分娩过程中通过被病原体感染的产道直接造成感染。

3. **产后感染**　产后新生儿通过母乳、唾液和血液等获得感染。

【对母婴的影响】

1. **弓形虫病**　孕妇感染后多无症状或症状轻微，约 90% 发生淋巴结炎，全身或局部淋巴结肿大，无粘连、触痛。若虫体侵犯多个脏器，可患全身弓形虫病，出现相应症状。通过垂直传播，胎儿宫内感染率为 0.5%~1.0%。对胚胎或胎儿的影响程度与孕妇感染弓形虫的时期密切相关。妊娠早期感染对胚胎影响严重，若胎龄小于 3 个月多可引起流产、死胎或发育异常。

2. **风疹**　孕妇感染后可出现低热、咳嗽、咽痛等上呼吸道感染症状，随即面颊部及全身相继出现浅红色斑丘疹，耳后及枕部淋巴结肿大，数日后消退，在临床上易被忽视。妊娠期感染风疹通过垂直传播可致胚胎或胎儿严重损害，常发生自然流产、胎死宫内、死产及先天性风疹综合征（congenital rubella syndrome，CRS）。CRS 儿有三大临床特征称三联症，即心血管畸形、先天性白内障和耳聋。对胚胎及胎儿的危害性主要取决于胎龄的大小，在孕 12 周前发生的风疹宫内感染所致胎儿出生缺陷率高达 90%，以后逐渐下降，在孕 20 周后感染风疹一般不会导致先天畸形，但可导致胎儿生长受限。

3. **巨细胞病毒感染**　妊娠期间多为隐性感染，无明显症状和体征，可长时间呈带病毒状态，可经唾液、尿液、乳汁、子宫颈分泌物排出巨细胞病毒，少数出现低热、无力、头痛、肌肉关节痛、白带增多、颈部淋巴结肿大等。孕妇复发性感染导致宫内传播及胎儿受累的情况少见。孕期初次感染可通过胎盘侵袭胚胎或胎儿，也可在分娩或产后经乳汁传播给新生儿。宫内感染导致新生儿出现后遗症的风险最大，而后两种方式的新生儿感染多无症状。大部分先天性感染的新生儿出生时无症状，如出现症状，主要包括黄疸、皮肤出血点、血小板减少、心肌炎、肝脾大等，先天性听力丧失是最严重的后遗症。

4. **单纯疱疹病毒感染** 孕期感染者可出现生殖器疱疹，表现为外阴部出现多发性、左右对称的表浅溃疡，周围表皮形成疱疹。初次感染的急性型病情重，再活化的诱发型病情轻。妊娠20周前患生殖器疱疹，感染胎儿流产率达34%，胚胎或胎儿在子宫内可由疱疹病毒通过胎盘而感染，发生自然流产、早产、死产及出生缺陷。有生殖道感染的产妇经阴道分娩垂直传播给新生儿的风险为30%~50%，故应在孕晚期进行病毒定量检测，以确定分娩方式。

5. **梅毒** 感染的孕妇如处于梅毒早期主要表现为硬下疳、硬化性淋巴结炎、全身皮肤黏膜受损（如梅毒疹、扁平湿疣、脱发和生殖器官黏膜红斑、水肿、糜烂等），如处于梅毒晚期则表现为永久性皮肤黏膜损害，并可侵犯心血管、神经系统等重要脏器。梅毒螺旋体经胎盘传给胎儿可引起流产、死胎、早产或胎传梅毒。胎传梅毒患儿在早期表现为皮肤大疱、皮疹、鼻炎、肝脾大、淋巴结肿大，晚期表现为楔状齿、鞍鼻、间质性角膜炎、神经性耳聋等。

6. **人类细小病毒B19** 孕妇感染后可引起传染性红斑和急性关节病，对于存在血液病和免疫受损者可出现再生障碍危象。发生垂直传播的风险约为17%~33%，虽然大多数情况下胎儿被人类细小病毒B19感染后无不良结局，但仍有可能发生自然流产、胎儿水肿、死胎等不良结局。

【诊断】

（一）病史及临床表现

1. 曾有TORCH感染史；反复流产史、死胎、死产史及无法解释的新生儿畸形史；孕前检查抗体全阴性的易感人群；从事易感染的高危职业，如幼师、动物饲养员或密切接触宠物以及有多次输血史的孕妇均可增加TORCH感染的风险。

2. 大部分孕妇感染后无明显症状或症状轻微，部分孕妇可表现出低热、乏力、关节酸痛、局部淋巴结肿大、生殖器官疱疹、阴道分泌物增多、急性关节炎、传染性红斑等相应的临床表现。

（二）实验室检查

1. **病原学检查** 通过直接镜检、分离培养等方法可查到病原体并确诊。

2. **羊水检测、绒毛活检** 羊水检测、绒毛活检方法可查到母婴感染的证据。

3. **血清学检测** 巨细胞病毒、单纯疱疹病毒、弓形虫、风疹病毒、人类细小病毒B19等感染可通过对孕期或非孕期受检者进行血清学检测来明确。检测结果的临床意义，① IgM（-）、IgG（-）：未感染，属易感人群，孕前应注射风疹疫苗；② IgM（-）、IgG（+）：既往感染，妊娠期需注意可能存在复发感染或再激活感染；③ IgM（+）、IgG（+）：原发感染、再激活或再感染，可补充检测亲和力指数（affinity index，AI）进行鉴别；④ IgM（+）、IgG（-）：假阳性、感染初期或长期携带者，2周后复查。复查结果若IgM（+）、IgG（-）为假阳性；若IgM（+）、IgG（+）为急性感染；若IgM（-）、IgG（+）为原发感染。

梅毒螺旋体在体内产生2种抗体，非特异的抗心磷脂抗体（反应素）和抗梅毒螺旋体特异抗体。非螺旋体试验包括快速血浆反应素试验（rapid plasma regain test，RPR test）、性病研究实验室试验（venereal disease research laboratory test，VDRL test）；螺旋体试验包括梅毒螺旋体颗粒凝集试验（treponema pallidum gelatin particle agglutination test，TPPA）、荧光密螺旋体抗体吸收试验（fluorescent treponemal antibody absorption test，FTA-ABS）、梅毒酶联免疫吸附试验（ELISA）等。非螺旋体试验抗体滴度测定对判断疗效有意义。假阳性反应可出现于有自身免疫性疾病、近期有发热性疾病、妊娠或药物成瘾的患者。螺旋体试验检测抗梅毒螺旋体IgG抗体，因感染梅毒后该抗体终身为阳性，故不能用于疗效、复发或再感染的判定。

【治疗】

1. **弓形虫病**　妊娠18周之前怀疑或确定感染时可应用乙酰螺旋霉素、乙胺嘧啶，磺胺嘧啶、甲酰四氢叶酸，妊娠早期服用可能有致畸作用；孕18周后怀疑感染或者提示胎儿感染（羊水PCR结果阳性）或者超声提示先天性弓形虫病时，可联合应用。

2. **风疹**　至今尚无特殊治疗方法。患者在感染急性期需卧床休息、多饮水，出现发热、咳嗽、头痛等症状应对症给予解热镇痛、镇咳祛痰等治疗。目前对宫内感染没有治疗方法，如果在孕早期发生原发感染应向患者交代胎儿感染概率和预后，知情选择。

3. **巨细胞病毒感染**　妊娠早期明确诊断巨细胞病毒感染者，目前尚无疗效高、副作用小的药物。目前不推荐宫内感染患儿使用抗病毒药，超免疫球蛋白的应用尚在研究中，向患者交代胎儿感染概率和预后，知情选择。

4. **单纯疱疹病毒**　妊娠小于36周的孕妇发生单纯疱疹病毒复发感染，不建议抗病毒治疗。而临床症状十分严重，抗病毒治疗无法避免时，治疗也应充分知情，制订个体化方案。妊娠晚期出现原发性生殖器疱疹时，新生儿获得单纯疱疹病毒感染的概率为30%~50%，孕妇采取剖宫产可减低感染风险，因此大于36周后使用抗病毒治疗可以降低其传染性，缓解临床症状，降低剖宫产率。充分告知，知情选择十分必要。

5. **梅毒**　妊娠合并梅毒的治疗原则为及早和规范治疗。治疗有双重意义，一方面对孕妇进行驱梅治疗，另一方面可预防或减少胎传梅毒的发生。

⑴一期梅毒、二期梅毒、病程不到1年的潜伏梅毒：首选苄星青霉素，也可选普鲁卡因青霉素G。苄星青霉素240万U，单次肌内注射，必要时可于1周后加给同样剂量1次。

病程超过1年或病程不清楚的潜伏梅毒、梅毒及心血管梅毒：苄星青霉素240万U，每周1次，肌内注射，连用2周，必要时于第3周加给同样剂量1次。神经梅毒：水剂青霉素300万~400万U，静脉滴注，每4小时1次，连续10~14天，之后继续应用苄星青霉素240万U，每周1次，肌内注射，连用3周。

⑵特殊情况：对青霉素过敏者，目前首选脱敏治疗后再予以青霉素治疗。是否应用头孢曲松钠、红霉素、阿奇霉素进行治疗目前尚无统一共识。治疗期间可能出现吉-海反应（Jarisch-Herxheimer reaction，JHR），表现为急性发热伴头痛、肌肉酸痛等，在首次用药后24小时内出现。吉-海反应可导致胎儿窘迫和早产等，但不应因出现吉-海反应而推迟或停止治疗。

6. **人类细小病毒B19**　感染病毒后，应采用超声监测胎儿有无腹水、心脏扩大、水肿、生长受限以及有无胎盘肿大等。如胎儿存在严重贫血应考虑宫内输血治疗。

【预防】

积极进行卫生知识的普及教育，提高对TORCH感染危害的认识，做好高危人群的管理，特别要监控和管理公共场所，避免接触传染。

所有妊娠或计划妊娠的妇女，应在妊娠期间详细了解预防孕期感染弓形虫的知识。对于确诊的弓形虫感染者，应避孕接受治疗后再计划妊娠。

对育龄妇女进行预防接种，孕前风疹病毒IgG抗体、IgM抗体阴性的妇女注射疫苗，避孕1~3个月后再妊娠。

未患生殖器疱疹的孕妇，应避免与有生殖器疱疹的性伴侣发生性接触。

孕妇均应在第1次产前检查时行梅毒血清学检查。

（王　冬　姜英雁）

第六章 不孕不育与遗传

第一节 配子发生与异常机制

配子发生(gametogenesis)是二倍体(2N)细胞通过减数分裂形成单倍体(1N)配子的过程。该过程经历1次DNA复制和2次细胞分裂。减数分裂开始于一个含有23对同源染色体的卵母细胞或精母细胞,每一对同源染色体都分别从父母双方继承而来。在第一次减数分裂前期粗线期会发生同源染色体重组,即通过DNA双链断裂(double strand break,DSB)使得同源染色体之间的遗传物质交叉互换,从而实现基因重组。交叉重组异常是流产和出生缺陷的主要原因。同源染色体重组还会产生新的等位基因组合,从而促进遗传多样性和进化。

在发育中的卵巢和睾丸中,生殖细胞在出生前进行有丝分裂增殖,但进入减数分裂的时间和减数分裂的持续时间在两性之间存在显著差异。①女性:在胎儿卵巢中,生殖细胞在短暂的有丝分裂增殖之后进入减数分裂前期,部分生殖细胞在此期间发生凋亡。在出生前,所有存活的卵母细胞都会进入一个延长的减数分裂停滞期,到出生时,所有静止的卵母细胞都被体细胞包围,形成原始卵泡。女性性成熟后,原始卵泡受到刺激,在整个生殖生命周期开始生长。通常情况下,每个月都会排出一个完全成熟的卵母细胞,而几个生长中的卵泡会变成闭锁卵泡。这个过程一直持续到女性进入更年期卵母细胞耗尽。②男性:在胎儿睾丸中,短暂的有丝分裂增殖期之后是有丝分裂停滞的延长时期。出生后,雄性生殖细胞或精原细胞恢复有丝分裂增殖,随着性成熟,细胞受到刺激进行减数分裂。由于精原细胞继续通过有丝分裂增殖,进一步形成精母细胞启动减数分裂,因此在雄性的整个生命周期中都保持着精子的产生。在整个减数分裂过程中,单个精母细胞通过细胞质桥保持连接。这些连接在精子发生减数分裂后丢失,精子发生过程包括染色质的紧密堆积、精子尾部的生长以及几乎所有细胞质脱落形成残留体。

一、配子发生特征及异常因素

(一)配子发生特征

配子发生始于胎儿发育时期,原始生殖细胞(primordial germ cell,PGC)迁移至生殖嵴后通过有丝分裂增殖形成卵原细胞或精原细胞,最终从有丝分裂过渡至减数分裂,形成卵子或精子。

1. **原始生殖细胞的发生** 在受精后2周,上胚层细胞在原肠发育初期受到胚胎外胚层分泌的BMP4等信号分子的刺激,获得成为PGC的潜力。在胚胎4~5周左右PGC开始向生殖嵴迁移并定植,在此过程中PGC持续增殖,生殖嵴也进而形成卵巢或睾丸。两性分化后,女性PGC进入减数分裂并停滞于减数分裂前期,而男性PGC则停滞在有丝分裂。

2. **卵泡的发育与卵子的生成** 卵泡及卵子的发育在女性出生前就已经开始了。在胚胎6~8周时,PGC不断增殖且体积增大,称为卵原细胞(oogonium)。胚胎11~12周时,卵原细胞开始进入第一次减数分裂,并停滞于前期双线期,称为初级卵母细胞(primary oocyte)。这段时间可持续数十年。在女性性成熟后,初级卵母细胞随着每次月经周期恢复减数分裂,在排卵前36~48小时完成第一次减数分裂,产生次级卵母细胞(secondary oocyte)并停滞于第二次减数分裂中期,直至受精。

(1)卵泡的发育与成熟:卵泡由卵母细胞及周围的卵泡细胞(又称为颗粒细胞)组成。卵泡发育始于原始卵泡到初级卵泡的转化,是一个连续的过程,包括以下阶段。①原始卵泡(primordial follicle),在胚胎16周至出生后6个月形成,由初级卵母细胞及其周围包绕的单层梭形前颗粒细胞构成。②窦前卵泡(preantral follicle),包括初级卵泡(primary follicle)及次级卵泡(secondary follicle),原始卵泡的单层梭形前颗粒细胞变为立方形,并增殖成多层,此时初级卵母细胞体积逐渐增大。在初级卵泡早期,卵母细胞与颗粒细胞之间形成一透明环形区,称为透明带(zona pellucida)。卵泡周围的结缔组织梭形细胞逐渐密集形成卵泡膜,随着卵泡生长分化为内膜层和外膜层。③窦卵泡(antral follicle),具有卵泡腔的次级卵泡即成熟成为窦卵泡,此时卵泡增大直径约达500μm。④排卵前卵泡(preovulatory follicle),是卵泡发育的最后阶段,为成熟卵泡。卵泡体积显著增大,卵泡向卵巢表面突出。从原始卵泡到窦前卵泡约需9个月时间,而从窦前卵泡到成熟卵泡约需85天,卵泡生长的最后阶段约需15天(即月经周期的卵泡期)。

排卵(ovulation)是指卵细胞及其周围的卵冠丘复合体(oocyte corona cumulus complex, OCCC)一起从卵巢排出的过程。排卵时间约在月经周期的第14日,排卵过程包括卵母细胞完成第一次减数分裂和卵子的排出活动。

新生儿两侧卵巢约有70万~200万个原始卵泡,至青春期约有30万~50万个。从青春期至绝经期这30~40年生育时期,在周期性分泌的促性腺激素的作用下,每隔28日左右有1个卵泡发育成熟并排出卵细胞,女性一生中约排卵400个。卵巢中绝大部分卵泡在卵泡发育各阶段逐渐退化,退化的卵泡被称为闭锁卵泡(atresic follicle)。

(2)卵母细胞的成熟:在初级卵母细胞阻滞于第一次减数分裂前期双线期时,此时已完成同源染色体的配对和交叉互换,这一状态可以持续几十年直至排卵。此时初级卵母细胞保留完整的核膜。排卵前,成熟卵泡分泌的雌二醇(E_2)在循环中达到对下丘脑起正反馈的峰值(≥200pg/ml)后促使下丘脑大量释放促性腺激素释放激素(GnRH),随后垂体释放促性腺激素,形成LH峰。LH峰促使初级卵母细胞恢复并完成第一次减数分裂,直至进展到第二次减数分裂中期(MⅡ)。在这一过程中,首先发生核膜破裂(nuclear envelope breakdown, NEBD),随后染色体凝聚为减数分裂做准备。纺锤体逐渐形成,染色体在NEBD后13小时左右定位于纺锤体赤道部。在第一次减数分裂后期,纺锤体迁移至卵母细胞皮质并将同源染色体拉到相反的两极。随后初级卵母细胞发生不对称分裂,一半的遗传物质和极少量的胞质排出形成第一极体。卵母细胞立即进入第二次减数分裂并停滞于第二次减数分裂中期（MⅡ期）。

上述过程为卵母细胞的胞核成熟，而卵母细胞的成熟包括胞质和胞核的成熟。受精及胚胎的早期发育需要卵母细胞在受精前达到理想的胞质、胞核的同步化成熟，一般胞核成熟早于胞质成熟。胞质成熟包括细胞器形态和位置的改变、mRNA 与蛋白质的积累以及细胞代谢方面的改变，其中，卵母细胞中线粒体和皮质颗粒的变化是细胞质成熟的重要反映指标。丝裂原活化蛋白激酶（mitogen-activated protein kinase，MAPK）、成熟促进因子（maturation promoting factor，MPF）及表皮生长因子（epidermal growth factor，EGF）等信号分子在卵母细胞胞质成熟中发挥重要的调控作用。胞质的成熟可影响卵母细胞受精和后续的胚胎发育。

3. **精子的发生与成熟** 精子发生是一个极其复杂的多步骤过程，生精细胞在生精小管中经过漫长的分裂和分化后形成高度分化的精子。睾丸支持细胞（sertoli cell，SC）位于管壁基底膜并延伸至生精小管管腔，为精子发生提供物理支持及稳定的微环境，也调节精子细胞的增殖、分化及凋亡等过程。睾丸不断产生精子细胞，但并非所有的生精小管区域都会同时产生精子细胞。一个未成熟的生殖细胞需要长达 74 天才能达到最终成熟。这个过程包括：精原干细胞的增殖与分化、精母细胞的减数分裂和精子形成这三个阶段。

（1）精原干细胞的增殖与分化：精原干细胞（spermatogonia stem cell，SSC）是指具有干细胞特性的精原细胞，位于生精上皮的基底部，可分为 A、B 两种类型。其中 A 型精原干细胞可自我更新。B 型精原干细胞分裂增殖为初级精母细胞，它们从生精小管的外部移动到靠中心的位置，并附着在支持细胞周围。精原干细胞一方面通过有丝分裂维持自身数量的稳定，一方面分化形成精母细胞，进入减数分裂。

（2）精母细胞的减数分裂：减数分裂中染色体仅复制 1 次而细胞连续分裂 2 次，最终产生染色体数目减半的单倍体精细胞。在第一次减数分裂过程，发生同源染色体配对及联会、遗传重组等过程，这也是减数分裂的基本特征。

（3）精子形成：精子形成是指圆形精子细胞经过一系列的形态学转化形成高度特化的精子的过程，包括细胞核的浓缩及延长、顶体形成、精子鞭毛的形成、线粒体鞘的形成和胞质残余体的去除。

（二）配子发生异常因素

1. **卵母细胞的非整倍性** 在有性真核生物减数分裂形成配子的过程中，染色体分离和同源重组相互协作，以确保基因组的稳定并产生可遗传的多样性。减数分裂染色体分离将同源染色体改组为每个配子中的新组合，而同源重组对于大多数物种的染色体分离都是必要的，并通过交叉（crossover，CO）和基因转换事件创建具有新等位基因组合的染色体。染色体同源重组及基因突变是个体适应和进化的重要力量。这些相互交织的过程确保了基因组的稳定性和变化，并且它们对遗传变异的模式和对选择的反应效率具有重要影响。

与有丝分裂、精子发生过程中的减数分裂以及其他生物体中的雌性减数分裂相比，人类卵母细胞的减数分裂更容易出现染色体分离错误。约 10%~30% 的受精的人类卵子具有“错误” 数量的染色体，其中大部分是三体或单体。临床上大约 1/3 的流产是非整倍体造成的，此外，非整倍体是导致足月胎儿发育障碍和出生后智力低下的主要遗传原因。通过对 100 多个人卵母细胞的减数分裂过程进行分析，确定了其染色体介导纺锤体组装机制是造成染色体分离错误的主要原因。人卵母细胞中不存在中心体和微管组织中心(microtubule organization center,MTOC),其纺锤体组装过程由染色体介导,时间长达16小时(小鼠卵母细胞纺锤体组装仅需要3~5小时),周期长、纺锤体不稳定、微管-着丝粒附着异常可能是导致人类卵子非整倍体率高的原因。最近也有证据表明,年轻女性(<20岁)的卵母细胞非整倍体倾向于由减数分裂I同源染色体不分离诱导产生,而高龄女性(>33岁)则倾向于由姐妹染色单体的预分离和反向分离诱导产生。减数分裂I染色体不分离,在年轻女性中较长的染色体容易形成非整倍体,但在高龄女性中,较短的近端着丝粒染色体容易通过姐妹染色单体的预分离和反向分离形成非整倍体。此外,还发现姐妹染色单体的预分离和反向分离比率随着母亲年龄的增长而增加,但第一次减数分裂时期染色体不分离的比率显示出一定的多样性。

人类女性减数分裂过程中染色体分离错误也是非整倍体受孕的主要原因,导致着床失败、反复妊娠丢失(recurrent pregnant loss,RPL)和先天性疾病。已经确定了许多可导致RPL的突变,其中*REC114*和*MEI1*基因突变可能会导致减数分裂异常的风险增加,从而导致非整倍体。此外,在RPL夫妇中,与可育男性相比,已发现男性性染色体非整倍体发生率是其2.7倍,是13、18或21号染色体的非整倍体率的3~6倍。

减数分裂中的另一个关键生物学过程——交叉重组,建立同源染色体之间的物理连接,保证染色体正确分离;同时会引起双亲遗传物质相互交换,使配子具有遗传多样性,从而增加物种的遗传多样性。2017年发表在*Cell*上的研究表明“交叉成熟缺陷”导致染色体分离错误频率高,最终导致高频率非整倍体胚胎的产生。紧接着2019年发表在*Cell*上的文章确定了减数分裂重组的一个新特征:每核协变(per-nucleus covariation),即交叉重组频率在同一减数分裂细胞的不同染色体之间协同变化,即同一细胞内如果一条染色体具有较高(低)的重组频率,那么该细胞内其余每条染色体都倾向于具有较高(低)的重组频率,最终导致该细胞具有较高(低)的重组频率。不同染色体之间交叉重组频率的协同变化,源于染色体轴长度的协同变化。进一步对单个减数分裂核中单个染色体上的交叉数量进行分析研究,具有较高重组频率的配子(交叉较多)含有较多新的基因组合,由其产生的个体将获得更多新的性状,在环境改变时具有更好的适应能力;具有较低重组频率的配子(交叉较少)能保持亲本的有益性状,由其产生的个体在环境稳定时能更好地生存繁衍。

综上所述,适当的基因组分布和重组事件的频率保证了减数分裂的保真度。过低的重组率或错位的重组事件会增加染色体分离错误和非整倍体的风险,而高重组率可能会促进异位交换,导致有害的基因组重排。

2. **精子的嵌合性** 精子是唯一一种将男性遗传信息传递给后代的细胞类型,每个细胞都包含数十种该细胞独有的突变,或者与其他精子细胞共享一部分突变。精子嵌合体(sperm mosaicism)特指携带遗传变异的精子细胞,但这些变异不是组成性地存在于男性基因组中。因为精子携带全部男性遗传信息给子代,单个精子中存在的变异会成为下一代基因组的一部分。因此,与其他形式的男性嵌合体不同,精子嵌合体具有对后代产生深远影响的潜力。

精子嵌合可分为3种类型:Ⅰ型出现在精子减数分裂期间,与年龄无关;Ⅱ型出现在精原细胞中,发生率随着男性年龄的增长而增加;Ⅲ型在男性胚胎发育过程中出现嵌合,男性成年后可持续产生嵌合精子。在Ⅰ型和Ⅱ型几乎没有复发风险的情况下,Ⅲ型可能会给子代带来可识别的风险。这些突变很可能是造成人类遗传多样性的最大因素。精子中存在的遗传变异可以在细胞成熟过程中的任何时间出现，最早在父亲的二细胞胚胎阶段到精子射出的那一刻。据推测，精子中可能发生任何类型的基因突变，包括单核苷酸变异（single nucleotide variant，SNV）、小插入或缺失（small insertions or deletion，INDEL）、拷贝数变异（copy number variant，CNV）或结构变异（structural variant，SV）、转座因子的转座（transposition of transposable element，TE）、重复扩增或收缩以及（亚）染色体非整倍体或易位。如果精子成功地使卵子受精并最终生产，这些精子嵌合体都有可能导致后代出现新发突变（de novo mutation，DNM）。研究表明，在整个基因组中，当父亲的平均年龄为 29 岁时，每个孩子都会出现大约 70 个新发 SNV 和 6 个新发 SV。虽然这些 DNM 中的大多数是中性的，但是如果存在一个单倍体不足基因的一个拷贝丢失或一个有毒的功能获得等位基因的产生，会导致后代先天性儿科疾病。此外，后代中 80% 的 SNV 出现在父本基因组上。而且其数量与父亲的年龄密切相关，即精子嵌合体比例与年龄呈线性依赖性关系。平均而言，年龄上每增加 10 年就会使后代增加至少十几个突变数量。由于卵母细胞发育的主要区别特征之一是没有有丝分裂活动，精原干细胞的青春期后增殖可能是父系与母系贡献明显不对称的主要原因。大量的精原细胞以每天 300 万～400 万个的惊人速度增殖，从而产生成熟精子，这可能是 DNA 聚合酶或其他有丝分裂错误导致的细胞周期或年龄依赖性突变的来源。尽管母本年龄依赖性 DNM 积累不如父本明显，但某些突变类型，例如非整倍体，在女性中更常见，这可能是由于卵母细胞减数分裂停滞时间较长。

二、卵成熟障碍的相关基因

卵母细胞成熟的过程是在成熟促进因子（maturation promoting factor，MPF）的控制下进行的。正常情况下，完全生长的哺乳动物的卵母细胞在两个阶段上保持停滞。第 1 个停滞点是生发泡（germinal vesicle，GV）阶段，此时卵母细胞正在等待促性腺激素信号或从抑制性卵泡环境中被释放。第 2 个停滞点是在第二次减数分裂中期（metaphaseⅡ，MⅡ），此时卵母细胞正在等待受精。报道的病例中，卵母细胞成熟异常包括以下几种类型：GV 期阻滞、减数第一次分裂中期（metaphaseⅠ，MⅠ）阻滞、MⅡ 阻滞和受精后卵激活异常。下面对已有文献报道基因进行详细描述。

1. *PATL2*　PATL2（PAT1-like protein 2）是酿酒酵母（S.cerevisiae）PAT1 的同源物，是一种 mRNA 结合蛋白（mRNA-binding protein，mRNP），与其他 mRNP 如 Xp54、xRAP55 和 CPEB 相关。*PATL2* 在卵母细胞生长和成熟过程中的至关重要，它调节编码卵母细胞减数分裂进程和早期胚胎发育的关键蛋白的 mRNA 表达，它的缺失导致人类卵母细胞减数分裂缺陷。2017 年，一项中国研究在受卵母细胞 GV 期阻滞影响的近亲家族中鉴定出了 *PATL2* 的纯合突变（c.784C>T，p.Arg262*）。后续研究发现，*PATL2* 突变主要导致卵母细胞 GV 期阻滞，但也存在不同表型，包括 MⅠ 阻滞及第一极体（first polar body，PB1）异常排出。

2. *TUBB8*　TUBB8（tubulin beta eight class Ⅷ）在人类卵母细胞和早期胚胎中特异性表达，主要参与人类卵母细胞纺锤体的组装，*TUBB8* 突变主要使卵母细胞停滞于第一次减数分裂。此外，*TUBB8* 突变可以表现出多种人类卵母细胞和早期胚胎的表型异常，例如卵母细胞 MⅠ 阻滞，可以排出 PB1 但卵母细胞受精障碍，MⅡ 卵母细胞可以受精但在早期胚胎发育阻滞，或早期胚胎植入异常。*TUBB8* 突变可以常染色体显性方式父系遗传，也可能是新发突变。但也有患者携带的变异基因是遗传自母亲，这表明这些变异可能存在不完全外显，或是同时存在一个修饰基因。

3. *TRIP13* TRIP13（Thyroid hormone receptor interactor 13）广泛表达于包括生殖细胞在内的各种组织。*TRIP13* 在减数分裂重组的早期发挥作用。据报道，*TRIP13* 是 HORMA 蛋白（包括 HORMAD1 和 HORMAD2）的一个负调控因子，它通过将 HORMAD2 从突触的染色体轴上移开，在染色体联会中起着关键作用。雄性和雌性 *TRIP13* 基因敲除的小鼠都是不育的。对不孕女性的研究发现了 *TRIP13* 的纯合和杂合错义突变可导致卵母细胞 MI 阻滞。

4. *WEE2* WEE2（WEE2 oocyte meiosis inhibiting kinase）是一个重要的卵母细胞特异性激酶，同时在小鼠卵母细胞的 GV 阶段和 MⅡ 阶段发挥作用。在人类研究中，确定了 *WEE2* 的不同纯合突变，通过降低 WEE2 蛋白水平和损害 WEE2 丝氨酸磷酸化和 Cdc2 酪氨酸磷酸化而导致卵源性的受精失败，该表型遵循孟德尔隐性遗传模式。

5. *CDC20* CDC20（cell division cycle 20）是有丝分裂过程中无胚胎促进复合体 / 环状体（anaphase-promoting complex/cyclosome，APC/C）的共同激活物，通过调节纺锤体组装检查点在维持基因组稳定方面发挥作用。在卵母细胞中，CDC20 对 APC/C 的激活是同源物分离和从减数第一次分裂过渡到减数第二次分裂的一个关键步骤。通过测序在不孕妇女中发现了 *CDC20* 的 2 个纯合错义突变（c.683A>G，p.Tyr228Cys 和 c.1316T>G，p.Leu439Arg），遗传方式为隐性遗传。不同 *CDC20* 突变个体之间存在表型差异，包括卵母细胞成熟障碍和受精失败。

6. *TLE6* TLE6 是哺乳动物中 Groucho/transducin-like enhancer of split（TLE）转录共阻遏基因家族的成员。在 3 名复发性 IVF/ICSI 失败的患者中发现了 *TLE6* 中的两个纯合错义突变 c.1226G>A（p.Arg409Gln），c.1621G>A（p.Glu541Lys），和复合杂合错义突变 c.388G>A/c.1507G>A（p.Asp130Asn/p.Val503Ile）。来自突变个体的大多数卵母细胞未能受精。只有少数卵母细胞虽然能正常受精，但都未能发育成正常胚胎。

7. *ZP* 人类透明带（zona pellucida，ZP）由 4 种糖蛋白（ZP1、ZP2、ZP3 和 ZP4）组成，在生殖中具有重要作用。一些诊断原发性不孕的患者的异常卵子缺乏透明带包围，在该家族中检测到 *ZP1* 纯合移码突变，导致过早产生终止密码子（I390fs404X），该突变遵循常染色体隐性遗传模式。研究表明该突变阻止了卵子周围透明带的形成。通过对以复发性空卵泡综合征为特征的不孕女性进行测序，确定了一个 *ZP3* 的反复错义突变 c.400 G>A（p.Ala134Thr），该突变可能会破坏透明带的组装并导致卵母细胞变性，产生空的卵丘 - 卵母细胞复合体。后续研究陆续发现了 *ZP2* 杂合错义突变（c.2092C>T）和 *ZP3* 杂合移码突变（c.1045_1046insT）；*ZP3* 的杂合突变（c.763C>G）。近期在一个不孕家族中对其中 17 位女性进行测序，在空卵泡综合征患者的 *ZP3* 基因中发现了一个新的杂合突变（p.Ser173Cys，c.518C>G），该突变可能会影响 ZP3 蛋白透明带结构域中二硫键的稳定性，并可能影响 ZP3 与其他透明带蛋白之间的相互作用。

8. *PANX1* 泛连接蛋白 1（Pannexin 1，PANX1）是 pannexin 家族的成员之一，是一种通道蛋白，在细胞通讯中发挥重要作用。研究人员在 4 个独立的家庭发现一种以卵母细胞死亡为特征的家族性和散发性女性不孕症，是由 *PANX1* 的突变引起的，遵循常染色体显性遗传传模式。这些突变改变了 PANX1 的特定的糖基化模式，影响了 PANX1 在体外的亚细胞定位，并导致 PANX1 通路激活异常，膜电生理特性改变，以及卵母细胞中 ATP 释放异常，这些影响导致卵母细胞死亡。

三、精子发生与成熟障碍的相关基因

(一) 非梗阻性无精子症

无精子症的特点是在射出的精液中完全不存在精子。大约 60% 的无精子症病例是由原发性或继发性性腺功能减退引起的，称为非梗阻性无精子症（non-obstructive azoospermia，NOA）。NOA 是男性不育最严重的表现，约占男性的 1% 和不育男性的 10%。NOA 的定义是在没有任何生殖道梗阻的条件下，射精时完全缺乏精子，这可能与生精过程失败有关。遗传疾病或局部睾丸损伤，这些疾病可能导致精子发生障碍或下丘脑 - 垂体 - 睾丸（hypothalamus-pituitary-testes，HPT）轴中断，进而引发 NOA。

NOA 的病因极其多样化（影响不同的过程，如性腺分化、下丘脑 - 垂体轴功能和精子发生），因此 NOA 是一种高度异质性的疾病。约 25% 的 NOA 患者与单基因异常（包括染色体畸变和点突变）有关，其余患者被归类为特发性。特发性 NOA 具有多因素病因，其中环境和遗传因素都可能导致疾病的发生。遗传易感性很可能是由人类基因组的共同变异引起的。

1. 核型异常　NOA 患者的非整倍体率比梗阻性无精子症患者高 10 倍。事实上，性染色体非整倍性是 NOA 最常见的病因，如 Klinefelter 综合征（47，XXY）。该综合征影响约 0.15% 的男性，表现为睾丸萎缩和功能障碍，这与青春期时输精管玻璃化、生殖细胞丢失和睾丸间质细胞增生有关。

2. Y 染色体微缺失　Y 染色体长臂（Yq）基因组区域在精子发生中发挥关键作用。多项研究表明，Yq 的几个末端和间质微缺失与 NOA 有关，由此确定了 3 个对男性生育至关重要的不同间隔区域，称为无精子症因子（AZF）a、b 和 c（分别位于 Yq11 的近、中、远亚区）。Yq 微缺失是染色体内非等位同源重组事件的结果，它存在于 5%~10% 无精子症患者中。对男性生育能力的不良影响是精子发生的几个关键调节基因的缺失，如 *USP9Y*、*EIF1AY*、*RPS4Y2*、*KDM5D* 和 *DAZ*。

（1）*USP9Y*：*USP9Y* 编码肽酶 C19 家族的一个成员，它通过去泛素化，增强生殖细胞生存中参与泛素结合的蛋白的稳定性。其表达仅限于精子细胞，该基因的点突变可导致与精子细胞流动性和浓度降低有关的男性不育的不同临床表型，包括精子细胞成熟停滞、少精症或弱精症。

（2）*EIF1AY*：*EIF1AY* 是位于 AZFb 区域内的一个基因。在精子发生过程中，其编码的蛋白在翻译起始机制的起始密码子识别中起重要作用。*EIF1AY* 表达的缺失还可能有与 NOA 的发生有关。

（3）*RPS4Y2*：*RPS4Y2* 的表达具有睾丸特异性，被认为是生殖细胞发育过程中转录后调控的关键分子。*RPS4Y2* 定位于 AZFb 区域，与男性不育密切相关。

（4）*KDM5D*：KDM5 蛋白作为转录抑制因子催化基因组中组蛋白 H3K4me 的去甲基化过程。*KDM5D* 编码组蛋白去甲基化酶家族的一种保守蛋白，在基因表达的表观遗传调控中具有重要作用。在精子发生方面，*KDM5D* 似乎直接参与减数分裂过程中染色质的重塑和凝聚过程，并与 DNA 修复因子 MSH5 协同作用。

(5) *DAZ*: *DAZ* 是从常染色体基因 *DAZL* 进化而来的。*DAZ* 有 4 个拷贝分布在 2 个不同的簇（*DAZ1/2* 和 *DAZ3/4*），它们在睾丸中特异性表达。它编码一种 RNA 结合蛋白，参与 XY 生殖细胞性别分化过程中的 RNA 翻译，是减数分裂开始时所需的一种必需蛋白 NANOS 的拮抗剂。

3. **常染色体单基因因素** 目前的基因检测基于核型分型、AZF 区域分析和筛查与先天性促性腺激素功能低下型性腺功能减退症（congenital hypogonadotropin hypogonadism，CHH；一种极罕见的疾病，以促性腺激素缺乏和性类固醇激素水平低为特征）、梗阻性无精子症相关的基因突变，仅能解释约 20% 的无精子症病例。*AR*、*NR6A1*、*TEX11*、*TEX14*、*TEX15*、*NPAS2* 均为对 NOA 具有潜在诊断价值的基因。

(1) *AR*: *AR* 是一个 X 染色体连锁基因，它编码类固醇激素激活受体家族的一个转录因子，该转录因子与激素配体结合后调节雄激素应答基因的表达。雄激素是一种重要的类固醇激素，通过与 *AR* 结合，对男性的性功能发育、男性生殖器官的维持和精子发生都有重要作用。

(2) *NR5A1*: *NR5A1* 属于核受体家族，在组织发育和内分泌功能的许多方面发挥着核心作用。该基因的表达最初定位于成年小鼠的主要甾体生成组织（肾上腺皮质、睾丸和卵巢），与甾体的合成有关，它在促性腺激素的合成以及性腺分化和肾上腺发育中也发挥了重要作用。不同的临床疾病与 *NR5A1* 常染色体显性突变相关，包括原发性肾上腺功能不全、原发性卵巢功能不全和男性性发育的不同改变，如 46，XY 性逆转、无睾丸症、尿道下裂、睾丸发育不良和生精障碍。

(3) *TEX11*: *TEX11* 编码一种高度保守的减数分裂特异蛋白，参与前期染色体重组过程中突触复合体的组装和维持。*Tex11* 突变小鼠表现出双链断裂修复和染色体交叉受损。

(4) *TEX14* 和 *TEX15*: *TEX14* 和 *TEX15* 为精原细胞特异性基因，*TEX14* 编码的蛋白激酶几乎只在男性精原细胞中表达，它参与分化调节，而 *TEX15* 在睾丸和卵巢中表达，其编码的蛋白质的功能与 *TEX11*（双链 DNA 断裂修复和染色体联会）类似。敲除这 2 个基因的小鼠表现出不同水平的生精失败（*Tex14* 缺失小鼠在第一次减数分裂完成前精子发生中断，*Tex15* 缺失小鼠减数分裂受阻）。

(5) *NPAS2*: *NPAS2* 编码的转录因子主要在中枢神经系统表达，它似乎通过与昼夜运动输出周期失调蛋白的相互作用参与调节生物周期节律，该基因突变的致病作用可能与类固醇生成的中断有关。

（二）畸形精子症相关遗传基因

畸形精子症是一种以精液中存在大量形状异常的精子为特征的病症。精子由头部、体部、尾部三部分组成，这三个部分均可发生畸形。畸形精子症又包括大头精子症、圆头精子症、无头精子症和精子鞭毛多发性异常等。然而，畸形精子症发病的分子机制尚不清楚。

1. **大头精子症** 大头精子症是指精子头部体积大于正常精子头部，具有多条鞭毛，几乎全部为四倍体，通常伴随少精症出现。它是一种罕见的不育病因，在不育症患者中占比不到 1%。目前，只有 *AURKC*（aurora kinase C）基因被证实是大头精子症的遗传学病因。

AURKC 编码减数分裂细胞中染色体分离所需的丝氨酸和苏氨酸蛋白激酶成分，对于减数分裂染色体分离和胞质分裂至关重要。大多数大头精子症是由于 *AURKC* 基因 3 号外显

子中胞嘧啶的纯合缺失（c.144del C）。该突变导致蛋白质的截短而缺少激酶结构域，从而影响减数分裂，并且当两次减数分裂都受到影响时，精子为四倍体。

2. 圆头精子症　圆头精子症的特征是产生圆头、无顶体的精子。高尔基复合体产生前顶体囊泡，前顶体囊泡融合在核膜附近形成顶体。精子顶体含有的多种水解酶对于精卵结合及整个受精过程至关重要，因此当精子头部顶体缺陷时将导致严重的男性不育。圆头精子症非常少，仅影响 0.1% 的不育男性。在人类中，仅 4 个基因（*DPY19L2*、*SPATA16*、*PICK1* 和 *ZPBP*）的突变被证明与该疾病有关。

其中，*DPY19L2*（dpy-19 like 2）突变是圆头精子症最常见（60%~80%）的遗传缺陷，该基因编码的蛋白是精子发生过程中头部延长和顶体形成所必需的，其功能缺失将导致这些过程的阻滞。*DPY19L2* 在患者中最常见的突变方式是整个基因的完全缺失。为了探究该基因缺失导致圆头精子症的分子机制，有研究通过高通量蛋白质组学分析 *DYP19L2* 缺失的圆头精子与正常精子之间的蛋白表达差异，发现 SPACA1、IZUMO1、ZPBP 和 PLCZ1 等多个参与精子变形与功能的蛋白表达异常，为人类圆头精子症的发生机制提供了线索。

3. 无头精子症　无头精子症（acephalic spermatozoa，AS）是男性不育症中最严重的类型之一，无头精子症患者的精液中大部分是无头的精子，还有少部分是头尾连接异常的精子。根据超微结构观察精子颈部的断裂位点，可分为Ⅰ、Ⅱ、Ⅲ 3 种亚型：Ⅰ型 AS 是在 2 个中心粒之间断开的，但相关基因尚未被报道，仍有待研究。Ⅱ型的断裂点在细胞核与近端的中心粒之间，目前已证实 *SUN5*、*PMFBP1*、*HOOK1* 3 个基因的突变与Ⅱ型 AS 的发生有关。Ⅲ型无头精子的断裂点在远端中心粒和精子鞭毛中段之间，如 *BRDT* 突变导致 AS。

（1）*SUN5*：*SUN5* 在动物与人类中突变均可导致Ⅱ型 AS。SUN5 是基底小体（basal body）对面核膜上的跨膜蛋白，具有促进植入窝与基底小体之间的连接和相互作用，确保头部锚定在精子尾的作用。*SUN5* 突变可造成无头精子的形成。

（2）*PMFBP1*：*PMFBP1* 是另一个Ⅱ型 AS 基因，其蛋白在植入窝与基底小体上均有表达。PMFBP1 蛋白定位于 SUN5 与 TSGA10 之间，三者形成的结构在精子颈部作为蛋白支架起到连接头尾的作用。当三者之间无法正常相互作用时，便会导致 AS 的发生。

4. 精子鞭毛多发性形态异常　精子鞭毛多发性形态异常（multiple morphological abnormality of sperm flagella，MMAF）是最常见的精子畸形，它是精子鞭毛缺失、过短、不规则或卷曲等症状的总称。精子鞭毛超微结构的稳定对维持鞭毛的形态和功能至关重要。精子鞭毛的多个结构发生异常，均可导致 MMAF。根据文献查阅汇总，目前已发现与 MMAF 表型相关的基因有 26 个，包括 *DNAH1*、*DNAH2*、*DNAH6*、*DNAH8*、*DNAH10*、*DNAH17*、*CFAP43*、*CFAP44*、*CFAP58*、*CFAP65*、*CFAP69*、*CFAP70*、*CFAP91*、*CFAP251*、*AKAP3*、*AKAP4*、*AK7*、*AMRC2*、*CEP135*、*QRICH2*、*SPEF2*、*FSIP2*、*TTC29*、*TTC21A*、*DZIP1*、*CCDC39*。下面针对其中几个基因进行详细介绍。

（1）*CEP135*：*CEP135*（centrosomal protein 135）是与中心体缺陷的相关基因，它编码一种中心体蛋白，目前仅报道 1 例 MMAF 患者与 *CEP135* 突变有关，并且该患者的精子无法通过 ICSI 与卵子形成正常受精卵，研究认为这与精子中心体参与调控受精卵第一次分裂有关。最近有研究在 2 名 MMAF 患者中发现 *DZIP1*（DAZ interacting zinc finger protein 1）突变也会导致中心粒功能障碍，造成精子尾部鞭毛的缺失，并在小鼠模型中得到验证。

（2）*CFAP251*：放射辐（radial spokes，RS）是二联微管的 A 型微管向中央微管发出的丝状结构。RS 将中央微管与周围的二联管连接起来。*CFAP251* 是 RS 缺陷的相关致病基因。CFAP251 蛋白主要定位在 RS，2018 年 Kherraf 等首次在 78 名 MMAF 患者的队列研究中鉴定到 7 人携带 *CFAP251* 突变。越来越多的证据表明 *CFAP251* 突变是导致 MMAF 的原因之一，如 Auguste 等报道 3 名 MMAF 患者携带 *CFAP251* 突变，伴随线粒体鞘（mitochondrial sheath，MS）结构异常。Li 等在 65 名汉族 MMAF 患者中证实 3 人携带 *CFAP251* 突变导致 MMAF。

（3）*QRICH2*：*QRICH2* 在睾丸中特异表达，可以维持精子发生功能蛋白的稳定性。在成熟精子中，QRICH2 蛋白与 Tubulin 一起沿着精子鞭毛分布。进一步研究发现，QRICH2 蛋白可以通过抑制泛素化通路提高 AKAP3、TTSK4 蛋白的稳定性，而这两种蛋白的缺失会导致精子尾部缺陷。

（闫丽盈）

第二节　胚胎发育与异常遗传病因

有性生殖动物生命发育的起点来源于精子和卵母细胞结合而形成的受精卵。后经受精卵不断的增殖、分化、附植、迁移、排列及生长，最终形成一个复杂的生命体。受精卵形成以后，胚胎发育过程即被激活，随后进入连续分裂的卵裂期，卵裂期的胚胎细胞周期较短，几乎不存在分裂间期。先后经过二细胞、四细胞、八细胞以及十六细胞等有丝分裂过程后，形成类似于桑葚形状的实心细胞团，卵裂球之间的界限开始慢慢变得不清晰，此时期的胚胎称为桑葚胚。桑葚胚之前的分裂过程中整个胚胎的体积并无太大差别及明显增大。桑葚胚内部液体汇聚形成腔体，受精后的第 5~7 天形成囊胚，囊胚进一步分化出滋养层细胞和内细胞团 2 种细胞类群。囊胚阶段，胚胎与子宫内膜黏附并逐渐植入子宫内膜。囊胚的滋养层细胞最终会发育为胎盘，连接母婴之间的营养及其他信号沟通。囊胚内细胞团则会进一步发育为整个胎儿。胚胎发育过程受到转录和表观水平的精密调控。

一、胚胎发育特征及关键基因

1. **早期胚胎发育转录组**　受精后的早期胚胎正常发育需要依赖卵母细胞胞质中所存储的母源物质。在受精卵形成后，母源因子会将父本与母本的染色质进行重编程，进而实现胚胎合子基因组激活并使胚胎获得全能性。随着发育过程中母源物质的消耗和降解，胚胎则需要依赖合子基因组激活（zygote genome activated，ZGA）并产生新的转录产物与蛋白来维持下一阶段的正常发育，此过程即为母源型基因调控模式向受精卵型基因模式转变。

人类合子基因组的第 1 次激活是在四细胞时检测到的，此时的雄原核比雌原核的转录活性高，这些转录通常称为小规模基因组转录。随后，当胚胎发育到八细胞时期，这种转录活性大大增强，这一次的整体转录组激活被称为合子基因组激活或者大规模的合子基因组激活。例如，此时一些对于染色质形成具有重要作用的着丝粒附近的卫星序列在胚胎发育早期被激活并大量表达。合子基因组激活的成功与否对胚胎发育发挥着关键作用，当合子基因组激活出现问题时，胚胎发育停滞或异常。

随着近年来单细胞转录组学技术的进步，已经构建完整的发育细胞转录组图谱，并逐步解析了人类早期胚胎发育过程中的转录特征。通过整合胎儿生殖细胞、卵母细胞及植入前早期胚胎细胞的转录组数据，鉴定了胚胎发育过程中的两类重要的母源基因：一类在早期卵泡中低表达，在窦状卵泡期、成熟卵母细胞、四细胞期前胚胎中高表达，包括 *MOS*、*NR3C1* 等基因；另一类从原始卵泡开始，表达水平逐渐升高，并持续到四细胞期，包括 *NME*、*PELP1* 等多个基因。此外，还确定了参与调节 ZGA、囊胚内细胞团和外滋养层细胞特异性转录的调控网络。

2. **早期胚胎发育的表观遗传修饰**　表观遗传学研究是指在不改变基因组 DNA 基本序列的前提下研究相关基因的转录能力及表观遗传特点在遗传性方面的变化。在哺乳动物胚胎发育过程中父系和母系基因组必须经历表观遗传重塑及转录模式的改变才能使得胚胎进行正常的发育。目前研究的表观遗传学修饰热点包括 DNA 甲基化、组蛋白修饰、染色质重塑等。配子及胚胎基因组范围内的 DNA 甲基化在发育的不同时期存在明显的变化。其主要分为 2 个阶段：第一阶段是精子与卵子 DNA 中印迹基因的去除和重新确立所必需的；第二阶段是精卵结合形成受精卵后，胚胎获得全能性并且发育成完整个体所必需的。

第一阶段的甲基化大幅度变化发生在卵母细胞与精子的成熟及发育过程中。首先，雌性动物的原始生殖细胞在进入第一次减数分裂双线期时发生大规模化的 DNA 去甲基化，随着子宫内的胚胎发育至第 13 天左右，这个过程的去甲基化基本完成，雌性个体在出生后卵子发生及成熟阶段又开始发生基因组 DNA 的重新甲基化。此次甲基化波动是建立卵母细胞印迹、维持卵母细胞受精功能所必需的。在雄性动物中，雄性生殖细胞在减数分裂前的二倍体精母细胞及胚胎发育的第 15 天左右开始发生从头甲基化。

第二阶段的 DNA 甲基化波动发生在精卵结合后植入前胚胎的早期发育过程当中。哺乳动物雌雄配子结合几小时后，父源基因组 DNA 经历了不依赖于有丝分裂的去甲基化进程，这可能与母源因子中去甲基化相关的关键蛋白作用有关。母源 DNA 甲基化水平一直维持到受精卵分裂才开始发生变化。随着早期胚胎发育过程中每一次有丝分裂的进行，父源和母源的基因经历一次复制依赖性被动的去甲基化过程。雌雄配子基因组上的 DNA 甲基化印记大程度地被擦除，囊胚期时达到低 DNA 甲基化的状态。同时，胚胎基因组在去甲基化的同时伴随着重新甲基化，父母源的 DNA 甲基化动态变化模式呈不平衡分布，在胚胎中母源基因组保留了更多的表观遗传记忆。

3. **早期胚胎发育的关键基因**　研究早期胚胎的一个关键挑战是样本量小，起始材料有限。之前受限于技术，对早期哺乳动物胚胎中代谢的了解仍然有限，并且很少有研究以空间、时间或特定细胞类型（如滋养外胚层和内细胞团之间的异同）来剖析胚胎发育特征。但是随着分子生物学发展，自 2007 年开始发现早在四细胞期，不同卵裂球之间就已经出现了差异。随着技术的进步和多功能组学工具的开发，可以直接从早期胚胎分析单细胞的基因组、转录组、表观遗传和染色质可及性等特征，这些研究发现了一系列调控早期胚胎发育和细胞分化的关键基因。

（1）*TET2*：早期胚胎丢失、胎儿出生后的发育异常均与早期胚胎的 DNA 甲基化水平异常有关。以 DNA 甲基化为代表的表观遗传调控对胚胎的发育起到了至关重要的作用。胚胎期异常的甲基化水平在一定程度上与 DNA 主动去甲基化酶 *TET2* 有关，*TET2* 对胚胎发育过程中 5- 甲基胞嘧啶（5-mC）向 5- 羟甲基胞嘧啶（5-hmC）的转变发挥重要作用。*TET2*

缺失会导致胚胎 DNA 甲基化水平异常升高并且影响胚胎的正常发育。

(2) *OCT4*：早期哺乳动物胚胎发生由控制多能性和分化之间平衡的机制控制。*OCT4* 在人胚胎早期发育中发挥着关键作用，靶向 *OCT4* 会降低人类囊胚的质量。*OCT4* 失活后，部分胚胎停滞到八细胞阶段，此时在停滞胚胎中检测到有 83% 的染色体丢失或增加，部分发育到囊胚，所有 *OCT4* 失活的囊胚都有一个可辨别的囊胚腔，但只有一些具有小型紧凑的内细胞团（inner cell mass，ICM）的囊胚保留了厚厚的透明带，同时滋养层分化相关基因 *CDX2*、*HAND1*、*DLX3*、*TEAD3*、*PLAC8* 和 *GATA2* 等表达下调，影响囊胚质量。

(3) *SOX2*：转录因子（transcription factor，TF）与 DNA 结合是基因调控的基础，转录因子在发育过程中调节基因表达和细胞命运。在小鼠胚胎四细胞阶段，就出现 Sox2-DNA 结合的异质性；在囊胚中，控制多能性的 TF Sox2 在内细胞团中比在滋养层细胞中结合 DNA 更稳定。H3R26me2 和 Carm1 水平二细胞卵裂球之间没有差异，但在四细胞阶段出现异质性，Carm1 介导的 H3R26 甲基化调节 Sox2 与 DNA 的结合。此外，Carm1 下调降低了与多能性相关的 Sox2 靶标的 mRNA 和蛋白质表达，包括 *Oct4*、*Nanog*、*Kcnh8* 和 *Pin2* 等，最终导致囊胚中内细胞数量减少。

(4) *YAP1*：人类桑葚胚阶段的外部细胞中，细胞极性启动滋养层细胞分化。*GATA3*、*TEAD4* 和辅因子 *YAP1* 共定位在人类桑葚期胚胎极化的外侧细胞中，非典型蛋白激酶 C（aPKC）将 AMOT 隔离在顶端区域，使 Hippo 信号通路处于不活跃状态；YAP1 随后移至细胞核，与 TEAD4 共同促进 TE 程序的转录激活，以促进胚胎空腔化和囊胚的形成。因此，在桑葚胚极化的外侧细胞中，Hippo 通路不活跃，YAP 存在于细胞核中。*TEAD4* 结合 *YAP* 促进 *TE* 基因表达。在细胞内部，Hippo 通路是活跃的，并使 YAP 磷酸化（p-YAP），p-YAP 被 14-3-3 家族的蛋白质隔离在细胞质中，不能再与 TEAD4 相互作用，这影响了滋养外胚层细胞（trophectoderm，TE）细胞分化相关基因的激活。

二、胚胎染色体嵌合

近年来，随着各种检测手段的发展，大量证据表明有丝分裂错误在早期胚胎发育过程中也很常见，这些错误会在单个胚胎内产生 2 个或多个核型不同的细胞谱系，这种现象称为胚胎的染色体嵌合。多项研究表明胚胎的染色体嵌合会影响胚胎的发育潜力，导致着床失败、流产和异常胎儿的诞生。植入前遗传学筛查（preimplantation genetic screening，PGS）技术于 20 世纪 80 年代后期逐渐开展起来，其初衷是通过分析胚胎的染色体倍性来指导临床医生移植染色体倍性正常的胚胎，从而提高试管婴儿辅助生殖技术的成功率。PGS 技术在极大程度上促进了人类对嵌合胚胎的认识。早期的 PGS 是在受精后第 3 天的卵裂期胚胎中对单个卵裂球进行活检，但随着辅助生殖技术的不断进步，发展为在受精后第 5 或第 6 天取囊胚的 5~10 个滋养外胚层细胞来检测。

（一）嵌合胚胎的发生原因

体外胚胎培养过程中的异常卵母细胞、异常精子、外源干扰因素等都会导致胚胎细胞染色体异常分离。卵母细胞为精卵结合之后的早期胚胎发育提供线粒体、mRNA 和合适的细胞环境。精子在受精过程中只有头部进入卵母细胞，形成以中心体为中心的精子星体，介导雌雄原核的融合和第 1 次卵裂。在卵子形成过程即减数分裂过程中发生的染色体分裂错误形成的非整倍体，是导致育龄妇女年龄相关生育能力下降的主要原因。研究表明，嵌合胚胎的发生与精液参数有关，不育男性精子介导的胚胎有丝分裂更容易出现异常的染色体分离，弱精子症患者嵌合胚胎的发生率高于精子活力差的患者。

（二）嵌合胚胎的形成机制

染色体异常分离导致嵌合胚胎形成的主要机制有：染色体不分离、分裂后期延迟、内部复制。实际上，这些机制本质上也是细胞分裂过程中染色体异常分离的主要机制，并不是形成嵌合胚胎的特有机制。

1. **染色体不分离** 染色体不分离是指姐妹染色单体在有丝分裂时不分离，被纺锤丝牵引到同一个后代细胞，在同一个胚胎中形成三体 - 单体 - 二倍体嵌合。性染色体最常在胚胎发育早期不分离，而常染色体不分离后丢失的单个细胞一般无法正常发育，在胚胎发育过程中会被选择性清除，最终形成三体 - 二倍体细胞系嵌合胚胎。如果这种分裂错误发生在受精之后胚胎细胞开始分化之前，就会形成一个嵌合胚胎。这种异常分离的细胞将分布在全身各组织器官中，异常细胞的比例受发生错误的时间与器官的特异清除机制的影响。如果胚胎细胞分化后在特定细胞谱系中发生分裂错误，则形成局限性嵌合体。局限性嵌合体的异常细胞仅分布于特定组织器官，如局限性胎盘嵌合（confined placental mosaicism，CPM）。CPM 的异常细胞只分布在胎盘组织中，胎儿组织中没有异常细胞。染色体不分离的分子机制尚不清楚。研究表明，多种蛋白在维持正常有丝分裂中起着重要作用，SMC3、RAD21、STAG1、NIPBL 和 PLK1 等蛋白与有丝分裂的关联性均有研究报道。

2. **分裂后期延迟** 分裂后期延迟是指姐妹染色单体未能有效结合纺锤体，或姐妹染色单体与纺锤体结合但未能成功进入后代细胞而丢失，导致在同一胚胎中形成单体 - 二倍体细胞系嵌合。分裂后期延迟是嵌合胚胎形成的主要机制。国外学者通过对废弃胚胎第 5 天的研究发现，单体 - 二倍体嵌合体比三体 - 二倍体嵌合体类型的嵌合胚胎多 7 倍。此外，晚期延迟机制也是三体 - 二倍体细胞系嵌合胚胎的自我修正机制，三体细胞可以通过晚期延迟机制清除多余的一条染色体，这种机制被称为“三体性拯救”。

3. **内复制** 内复制指有丝分裂开始后迅速结束，染色体复制完成但胞质分裂未完成，或有丝分裂刚刚结束，子代细胞的一条或多条染色体再次复制但不分裂。内复制将导致多体 - 二倍体细胞系嵌合胚胎的出现。这样的胚胎也会有染色体正常但表型异常的单亲二倍体，经过“三体”机制自我修正后，形成单亲二倍体胚胎（uniparental disomy，UPD）。UPD 是指同一个胚胎中的 2 条同源染色体来自同一个亲本。UPD 最常见于 7、11、15 和 16 号染色体。它在人群中发病率低，但可造成严重的发育迟缓和智力低下，给家庭和社会带来沉重负担。

4. **断裂 - 融合 - 桥式循环** 这种异常分离会导致复杂的染色体重排和嵌合，即染色体片段融合形成双着丝粒染色体。在有丝分裂过程中，每个着丝粒被拉向相反的纺锤体两极形成桥，然后染色体在新的位置断裂，断裂的染色体片段被复制然后融合，开始新的循环。

（三）嵌合胚胎的检测

由于囊胚期嵌合现象发生率低，囊胚活检对胚胎发育潜力的损害较小，目前生殖中心倾向于选择第 5 天或第 6 天的囊胚进行滋养外胚层活检。囊胚期活检相对于卵裂期活检的优势在于，滋养外胚层细胞活检不会损伤囊胚期的内细胞团，对胚胎的发育潜力几乎没有损害。大量文献指出，活检细胞数量控制在 5~10 个细胞，对胚胎着床率几乎没有影响。欧洲人类生殖与胚胎学学会(ESHRE)指南提到嵌合胚胎的发生率为40%~60%,嵌合胚胎的检出率取决于不同的检测方法和检测平台。以往文献报道的嵌合胚胎检出率差异很大,30%~90%不等。荧光原位杂交技术(FISH)是最早应用于PGT的检测方法,可以对单个细胞进行基因检测。但FISH依赖于特定的检测探针,无法筛选所有染色体,且操作方法复杂,检测错误率较高。不同生殖中心的实验室内环境(温度、pH值、湿度等)也会影响FISH的检测结果,因此目前在PGT中已很少使用。随着染色体综合筛查技术的发展,单核苷酸多态性分析微阵列(single nucleotide polymorphism array,SNP array)、微阵列比较基因组杂交(micro-array comparative gene hybridization,aCGH)和二代测序技术(next generation sequencing,NGS)也已经应用在胚胎的遗传学诊断中。与其他技术相比,NGS具有灵敏度和准确度高的优点,可以对单个细胞的24条染色体同时进行检测,更有利于嵌合胚胎的检测。

(四) 嵌合胚胎的临床结局及遗传咨询

1. 嵌合胚胎移植的临床结局 诸多研究报道了嵌合胚胎移植的临床结果,但关于嵌合胚胎的争论仍然很激烈。据报道,嵌合胚胎移植后的持续妊娠率为15%~41%,与对照组相比显著降低。胎盘中的嵌合也可能具有更高的产前和围产期并发症风险。一项全球性的调查报告称,20%的受访辅助生殖单位进行过染色体异常的胚胎的移植,其中49.3%的辅助生殖技术(ART)周期持续怀孕或流产率低(9.3%)。这些结果同时也表明,嵌合胚胎也有可能发育成正常核型的后代,在决定是否丢弃时应该更加谨慎。

2. 遗传咨询 尽管移植嵌合胚胎具有着床率低、流产率高、有先天缺陷的风险,但嵌合胚胎的移植最终也可以正常妊娠并活产,因此,其应用价值已经得到一定程度的肯定,并不是所有的患者都会在遗传咨询后选择丢弃嵌合胚胎。然而,如何充分利用这种特殊的胚胎类型,需要更严格的临床对照研究。在遗传咨询过程中遗传咨询师应充分告知患者一些导致误诊的因素,例如NGS无法有效识别非整倍体和整倍体细胞染色体错误互补的胚胎,可导致检测假阴性;细胞周期阶段异质性,可导致检测假阳性。通过PGS诊断出的正常或低水平嵌合胚胎实际上可能是完全的非整倍体胚胎,而诊断出异常的胚胎也可能完全正常并被错误丢弃。由于单倍体胚胎无法存活(45,X0除外),部分三倍体胚胎会导致胎儿生理或认知障碍,所以对于最终选择移植嵌合胚胎的患者,植入前遗传学诊断国际协会(Preimplantation Genetics Diagnosis International Society,PGDIS)推出了嵌合胚胎的遗传咨询指南。指南建议:①与二倍体-三倍体细胞系嵌合体相比,应优先移植二倍体-单倍体细胞系嵌合体。②选择移植二倍体-三倍体细胞系嵌合胚胎时,应根据嵌合程度和受影响染色体选择最佳胚胎,优先移植包括1、3、4、5、6、8、9、10、11、12、17、19、20、22、X和Y染色体的嵌合三体胚胎;与单亲二倍体(14、15号染色体)相关的嵌合三体胚胎优先级次之;与宫内发育迟缓相关的嵌合三体胚胎(2、7、16号染色体)的优先级再次之;可移植的嵌合三体胚胎(13、18、21号染色体)的优先级最低。同时,充分告知患者嵌合胚胎结局的不确定性,流产、胎儿畸形、必要时终止妊娠等各种可能的风险以及孕14周产前诊断。一旦在移植嵌合胚胎后确定怀孕,应要求夫妻此后定期进行产前诊断来追踪结局,通过羊膜腔穿刺术(amniocentesis)染色体检测确认胎儿核型。

(五) 总结

胚胎嵌合现象是胚胎发育过程中染色体异常分离引起的一种特殊现象。其形成机制及不同类型胚胎嵌合体对胚胎发育的具体影响尚不清楚。随着 PGT 技术的发展，NGS 对于嵌合的诊断更灵敏，检出率更高。嵌合胚胎具有一定的存活潜力，但其着床率和妊娠率低于整倍体胚胎。在对患者进行 PGT 遗传咨询后，少数患者选择移植无整倍体的嵌合胚胎。成功怀孕后，需要进行羊膜腔穿刺术来检测胎儿是否正常，并且需要对新生婴儿进行长期随访。在没有可以移植的整倍体胚胎的情况下，建议临床医生只考虑移植二倍体 - 非整倍体细胞系嵌合胚胎。

三、胚胎发育阻滞的相关基因

辅助生殖技术的迅速发展，帮助了很多不孕的患者。辅助生殖技术最关键的步骤是体外的胚胎培养，胚胎在植入前需要体外培养 5~7 天，选择最具发育潜力的胚胎进行移植。在体外培养的过程中，部分胚胎表现为发育阻滞，特征是代谢活性的下调和胚胎停止分裂，超过 24 小时没有显示有丝分裂征象的胚胎应被定性为胚胎发育阻滞。胚胎发育阻滞可能发生在胚胎的不同发育阶段，如阻滞在受精卵时期、二至八细胞期、桑葚胚或囊胚时期。胚胎发育阻滞是多因素导致的，包括胚胎内在因素如胚胎质量和外在因素如体外培养实验室的条件等。许多不同的基因在植入前胚胎发育中发挥重要作用，参与关键过程和分子途径，与胚胎发育阻滞相关。在胚胎发育过程中，发育阻滞的胚胎与有活力的胚胎相比，表现出不同的基因表达模式。

1. DNA **复制与细胞分裂相关基因**　胚胎发育过程即胚胎细胞进行有丝分裂的过程，主要包括 DNA 的复制以及细胞的分裂，相关基因的突变或缺失可以导致胚胎发育阻滞。骨形态发生蛋白质（bone morphogenetic protein，BMP）是一组高度保守的功能蛋白，属于 TGF-β 家族，在不同种属间有较高的同源性，能刺激 DNA 的合成和细胞的复制，除了参与骨骼的调节，还对胚胎发育起到重要作用。骨形态发生蛋白质 15（BMP15）与生长分化因子 9（GDF9）均属于卵母细胞分泌因子（oocyte secreted factors，OSF），在卵泡发育过程中起到重要的作用，并与胚胎质量显著相关。BMP15 在正常胚胎中的表达量显著高于发育阻滞的胚胎，可能是判断胚胎发育潜能强有力的指标。DNA 损伤修复对于维持染色体的稳定至关重要，广泛的 DNA 损伤可以导致胚胎发育阻滞。在阻滞的胚胎中，DNA 修复和端粒维持相关基因呈低水平表达，包括乳腺癌基因（*BRCA*）、端粒重复结合因子 1（*TERF1*）、核苷酸切除修复交叉互补组 1（*ERCC1*）、X 射线修复交叉互补蛋白 6（*XRCC6*）等。

细胞分裂周期蛋白 20（*CDC20*）含有 7 个 WD40 重复序列，是泛素连接酶 APC/C 的共激活剂，参与蛋白质之间的相互作用。*CDC20* 中的等位基因突变可以导致卵母细胞成熟障碍与胚胎发育阻滞。卵母细胞生发泡破裂自发恢复第一次减数分裂的前提是钙振荡的发生，具有产生钙活动和钙依赖性成熟的发育特征。1，4，5- 三磷酸肌醇受体（IP3R）是位于内质网上的细胞内钙释放通道家族，在哺乳动物中由 3 个不同的亚型 IP3R1、IP3R2 和 IP3R3 组成，分别由 *Itpr1*、*Itpr2* 和 *Itpr3* 三个基因编码。IP3R 是启动钙振荡的主要受体，对胚胎的存活至关重要，*IP3R1* 和 *IP3R2* 缺失会导致心血管缺陷和胚胎死亡。

2. **表观遗传与转录相关基因**　染色体表观遗传修饰和转录基因的错误表达也可能导致更高的胚胎阻滞发生率，如 DNA 甲基转移酶 3（DNMT3）、组蛋白去乙酰化酶 1/2（HDAC1/2）、甲基胞嘧啶双加氧酶（TET）以及阴阳 1（YY1）等。DNA 甲基化是表观修饰的一种模式，是真核生物基因表达调控的一种方式，通过在 DNA 胞嘧啶的第 5 个碳原子上加甲基，形成 5- 甲基胞嘧啶（5-mC），从而抑制该基因的表达，这一过程的关键酶为 DNA 甲基转移酶（DNMT）。DNMT 家族包括 DNMT1、DNMT2、DNMT3α/β。DNMT 在人类、灵长类以及啮齿类动物中呈现相似的表达谱变化。DNMT1 主要参与 DNA 复制过程中原有甲基化的维持，DNMT2 与 DNA 结合形成耐变性复合体，DNMT3 与生殖细胞和胚胎发育中的从头甲基化相关。DNMT3α 和 DNMT3β 的任一变异都可导致胚胎发育阻滞。DNMT3α 在人原始卵泡及次级卵泡中均有表达，DNMT3β 在人 MⅡ期卵母细胞到囊胚阶段持续表达。缺乏 DNMT3α 的小鼠 3~4 周死亡，缺乏 DNMT3β 的小鼠表现为胚胎发育阻滞，DNMT3α 和 DNMT3β 双变异的胚胎则最多发育至原肠胚。组蛋白乙酰化是另一种表观修饰模式，组蛋白去乙酰化酶（HDACs）是基因表达的重要调节因子。这些酶作为多蛋白复合物的一部分被招募到染色质，控制组蛋白乙酰化状态和其他染色质相关因子。HDAC1 和 HDAC2 是复合物的核心催化成分，在细胞增殖中具有重要的多效性作用，并通过维持关键多功能转录因子的表达来调节胚胎干细胞的自我更新。

甲基胞嘧啶双加氧酶（TET）是 DNA 去甲基化过程中的一种重要的酶，对于维持干细胞的多能性有重要作用。人 TET 蛋白家族有三个成员，分别为 TET1、TET2 和 TET3，3 种 TET 蛋白均具有将 5-mC 转化为 5-hmC 的能力，从而介导 DNA 发生去甲基化。*TET* 基因的突变可以引起多种疾病，尤其是造血系统肿瘤。此外，TET 可以通过调节亚端粒甲基化水平在胚胎干细胞的端粒维持和染色体稳定中发挥重要作用。早期胚胎中亲本基因组的重编程对于全能性的建立非常重要，在胚胎发育过程中，TET 介导的 DNA 去甲基化与 DNMT 介导的甲基化共同作用，调控基因组的甲基化水平。精子与卵母细胞具有不同的 CpG 甲基化水平。受精后，大部分从配子继承的 DNA 甲基化标记在发育过程中被清除，由 TET3 缺陷的卵母细胞形成的胚胎表现出高频率的形态异常，所有 3 个 *TET* 基因全部失活会导致原肠胚形成缺陷。

转录因子调节基本的细胞过程，在生长、增殖、凋亡、分化以及癌变过程中均涉及转录因子的复杂网络，发育缺陷、疾病与多种转录调节因子的失调相关。阴阳 1（YY1）是一种含锌指的转录因子，在生物体内广泛表达并高度保守。YY1 作为一种多功能蛋白，可以通过与多种其他转录因子、激活子和抑制子作用，表现出转录抑制或转录激活的活性，在控制胚胎细胞生长、增殖、凋亡和分化方面起到重要作用。*YY1* 缺失可以诱导细胞因子衰竭和细胞周期阻滞，此外，YY1 已被证明可与 c-Myc 和 E1A 肿瘤蛋白相互作用，并控制抑癌基因 *p53* 的稳定性。在胚胎发育、形态生成和器官生成方面，YY1 亦具有重要作用，YY1 水平的降低会以剂量依赖的方式损害胚胎生长和生存能力，在胚胎发育的晚期，*YY1* 突变可造成神经方面功能的缺陷。

3. **自噬与泛素化相关基因** 胚胎在发育过程中，除了有新蛋白的生成，还存在着蛋白质的降解，主要包括自噬与泛素化修饰。相关基因的表达不足，也可能导致胚胎发育阻滞，如自噬相关基因 5（*ATG5*）、泛素特异性肽酶基因（*USP*）、*Cullin3*（*CUL3*）等。自噬在植入前胚胎发育中起着至关重要的作用，自噬在受精后不久被激活，储存在卵母细胞中的母体蛋白质降解，由合子基因组编码的新蛋白质合成，而未受精卵母细胞的自噬水平则较低。自噬相关基因 5（*ATG5*）在胚胎自噬过程中起到重要作用，*ATG5* 缺陷将导致胚胎发育异常，小鼠中 *ATG5* 纯合突变胚胎阻滞在四至八细胞期。

泛素-蛋白酶系统是另一种降解自身蛋白质的途径，需要多个步骤反应过程以及多种不同蛋白质的参与，被降解的蛋白质首先被泛素标记，然后被蛋白酶体识别进而降解，通过这种方式，细胞能够以高度特异性的方式降解不需要的蛋白质。许多基因对这一过程起到调控作用，重要基因的突变或缺失可能导致胚胎的发育阻滞。泛素特异性肽酶21（USP21）是一种高效的去泛素化酶，可对核蛋白和细胞质蛋白进行去泛素化修饰，此外还调节中心体和微管的相关功能。Nanog在早期胚胎发育的转录网络中起着至关重要的作用，控制着胚胎外胚层与原始内胚层分化，Nanog可以被泛素连接酶E3、FBXW8泛素化，然后降解，促进胚胎干细胞的分化。USP21可以通过逆转Nanog的泛素化并稳定Nanog蛋白，阻止其降解，在胚胎干细胞的维持和分化的平衡中起到重要作用。在减数分裂到有丝分裂的过渡期，CUL3对于某些蛋白的降解是至关重要的，CUL3的缺失可以导致早期胚胎发生缺陷，微丝和微管组织异常。哺乳动物CUL3与细胞周期蛋白单体形式的转换有关，缺乏CUL3的小鼠在胚胎第6.5天死亡，胚胎和胚外结构均存在缺陷。

4. 线粒体基因　线粒体DNA（mitochondrial DNA，mtDNA）缺陷也可能导致胚胎发育阻滞。在培养基中评估mtDNA可能是潜在的用于评估胚胎发育潜能，鉴定并筛选高质量囊胚的新指标。mtDNA与基因组DNA（genomic DNA，gDNA）的比率与胚胎碎片化之间具有强相关性。在培养至第3天的胚胎中，发育正常的胚胎培养液中mtDNA的含量显著高于发育阻滞的胚胎，而成功进入囊胚期的胚胎与发育阻滞的胚胎相比，mtDNA/gDNA的比率更高。通过胚胎活检，在胚胎培养的第6天，非整倍体胚胎mtDNA/gDNA的比率显著高于整倍体胚胎，其原因可能是非整倍体胚胎细胞分裂的缺陷以及核DNA的降解。卵母细胞未受精和胚胎发育异常可能与卵母细胞的细胞质缺陷有关，线粒体持续的代谢活动是细胞质成熟和开始减数分裂的必要条件，也在胚胎早期发育中起到关键作用。mtDNA突变的积累，mtDNA拷贝数的减少，可能会损害卵母细胞的成熟以及胚胎的发育。4977-bp mtDNA缺失是与人类衰老过程相关的最常见的mtDNA缺失，存在于卵母细胞和胚胎中，mtDNA缺失的积累可能导致线粒体功能障碍和ATP生成受损，进而干扰人类卵母细胞的受精和随后的胚胎发育过程。4977-bp mtDNA缺失导致一些主要的结构基因缺失，如ATP酶6（ATPase 6）、ATP酶8（ATPase 8）、细胞色素氧化酶Ⅲ（COX Ⅲ）和NADH-CoQ还原酶（ND3/ND4/ND4L/ND5）。

5. 其他　一些母源或父源基因也可能与胚胎发育阻滞相关，如*PADI6*。PADI6属于半胱氨酸水解酶家族，一共有5种异构体，PADI1、PADI2、PADI3、PADI4和PADI6，其中PADI6主要与胚胎发育相关，参与转录后的修饰。PADI6在卵母细胞中具有较高的表达量，参与卵母细胞成熟过程，*PADI6*基因突变与不孕相关，并可能参与了卵母细胞质与核糖体之间的相互作用。*PADI6*杂合突变胚胎阻滞在二至五细胞阶段，*PADI6*纯合突变胚胎阻滞在二细胞阶段。皮质下母源效应复合体（subcortical maternal complex，SCMC）是哺乳动物卵母细胞和早期胚胎中特有的多蛋白复合物，对于受精卵第一次细胞分裂至关重要。TLE6是一种高度表达的卵母细胞蛋白，是SCMC的主要成分，*TLE6*突变与胚胎发育阻滞相关，*TLE6*的突变可能导致磷酸化受损，进而影响SCMC的功能，导致受精失败和胚胎早期死亡。*PATL2*是另一种新发现的不孕相关基因，PATL2是一种RNA结合蛋白，作为一种翻译抑制因子，在MAPK–PATL2通路中起着关键作用，该通路在胞质分裂过程中负责膜的再生，*PATL2*突变可以导致卵母细胞成熟障碍、受精失败以及早期胚胎发育阻滞。

另一种在胚胎发育阻滞中起到关键作用的基因是 *TUBB8*，该基因编码 β- 微管蛋白，突变呈现遗传自父亲的常染色体显性遗传模式和新生突变。*TUBB8* 分布于卵细胞和早期胚胎，在体细胞和精子细胞中不表达，*TUBB8* 突变影响 α/β 微管蛋白异质二聚体组装和分子伴侣的折叠，在体外实验中改变微管动力学，影响纺锤体的形成以及人和小鼠卵细胞成熟。在合子期和八细胞期的阻滞胚胎中，均观察到 *TUBB8* 的突变，目前已经发现了 30 多个与胚胎发育阻滞相关的突变归因于 *TUBB8*，提示了 *TUBB8* 可能作为胚胎发育阻滞的重要生物学标记物。

（闫丽盈）

第三节　性发育异常

性发育异常（disorders of sex development，DSD）是一组性染色体、性腺、表观性别发育异常，或三者之间表现不匹配的疾病，主要表现为生殖器模糊、XX 或 XY 性反转、尿道下裂等。DSD 的病因及发病机制十分复杂，可分为内源性及外源性因素，内源性因素包括染色体数目 / 结构异常、相关基因变异、激素合成及相关激素受体紊乱；外源性因素主要包括环境污染、母体因素、药物及放射线干扰等。DSD 的临床表型及病理特征异质性较大，既往对于此类疾病不同地域称呼各不相同，2006 年芝加哥会议达成共识，使用“性发育异常”对其进行统一命名。DSD 的发病率在不同地区和种族之间有所差异，在非洲南部人口中发病率最高。不同类型的 DSD 发病率也不同：生殖器模糊的估计频率在 1/2 000~1/4 500；根据丹麦细胞遗传学中央登记处的数据，XY 女性的发病率为 6.4/100 000，XY 性腺发育不全的发病率为 1.5/100 000，Klinefelter 综合征的发病率可达 1/600，Turner 综合征的发病率约为 1/2 500。同时，DSD 的临床诊断率受经济水平、教育水平、宗教背景等因素的影响。

一、人类性发育过程及其调控

人类正常性发育过程包括原始生殖细胞的特化和迁移、性别决定、性腺分化及附属器官发育 3 个过程。

1. **原始生殖细胞特化和迁移**　原始生殖细胞（primordial germ cell，PGC）是生殖细胞的前体细胞，由上胚层细胞在胚胎 2~3 周（妊娠 4~5 周）时特化（specification）形成。目前已知参与原始生殖细胞特化的分子包括外源性信号分子——骨形态发生蛋白质（bone morphogenetic protein，BMP）家族的 BMP4、BMP2、BMP8b 和内源性分子如 BLIMP1（PRDM1）、PRDM14、SOX17、STELLA、EOMES、TFAP2C 等。在人类胚胎发育 4 周后（妊娠 6 周），PGC 从近端上胚层向生殖嵴迁移，迁移过程中 PGC 继续进行增殖，所有的 PGC 在胚胎 6 周（妊娠 8 周）时到达生殖嵴，经过有限的有丝分裂后，进行性别决定。

2. **性别决定**　人类性别决定由性染色体决定，男性（46，XY）性腺发育为睾丸，女性（46，XX）性腺发育为卵巢。决定性腺发育的并不是生殖细胞的染色体构成，而是性腺体细胞的染色体组成。众多性染色体和常染色体上的分子参与了性别决定过程，简而言之，在

46,XY 男性中，性别分化启动后，丝裂原活化蛋白激酶（MAPK）信号途径激活，使 GATA4 磷酸化并结合于 Y 染色体上的睾丸决定基因 *SRY* 启动子区，与 NR5A1（也称为类固醇生成因子 1，SF-1）协同激活 *SRY* 转录，同时 CBX2 也可以结合在 *SRY* 启动区，可能直接或间接上调 *SRY* 基因表达。这些因素使 *SRY* 基因于妊娠第 6 周开始在生殖嵴中的性腺体细胞中表达，SRY 蛋白移位到细胞核，与 NR5A1、GATA4、ZFPM2 一起促进 SOX9 蛋白表达，同时，SOX9 也可以与自己的启动子结合，以及通过 FGF9-FGFR2 信号通路，促进自身表达，形成正反馈，促使性腺体细胞分化为睾丸支持细胞并形成管状的睾丸索结构，包裹生殖细胞，最终形成睾丸。其他基因，如位于 9 号染色体短臂上的 *DMRT1* 对维持支持细胞的命运至关重要，16 号染色体上 *WWOX* 基因可能与 *DMRT1* 发挥类似的作用。在 46，XX 女性中，*WNT4* 和 *RSPO1* 表达上调并通过 Frizzled 或 LRP5-LRP6 受体激活转录因子 CTNNB1（也称为 β-catenin）的表达，而 CTNNB1 抑制了男性特有的 *SOX9* 的表达，使性腺向卵巢分化，之后，FOXL2 和雌激素受体 α 和 β 维持了卵巢表型和颗粒细胞的分化，女性生殖细胞在 RA 和 STRA8 等因子的刺激下进入减数分裂。位于 X 染色体上的 *NR0B1*（也称为 DAX1）也是女性性别决定中的一个重要分子，它编码一种核孤儿受体，被认为抑制 *SRY* 和 *SOX9* 的表达。正常男性中只有 1 个 *NR0B1* 基因拷贝，不足以抑制 *SRY* 基因的表达，性腺发育为睾丸，但若男性有 2 个及以上活性 *NR0B1* 拷贝，则可以发生雄性到雌性的性别逆转。在正常女性中，虽然只有一个 *NR0B1* 活性拷贝，但女性无 *SRY* 基因表达，所以性腺发育为卵巢。

此外一些大片段的基因组拷贝数变异（CNV）与性别发育相关，包括 9p 缺失（包含已知的性别决定基因 *DMRT1* 和 *DMRT2*）、Xp 重复（包含 *NR0B1*）、10q 缺失（包括 *FGFR2*）和 22q 重复（*SOX10* 的位置），而一些小片段 CNV（13q33.2 杂合缺失，19q12q13 杂合缺失）虽然未鉴定出性别决定基因，但是也被证明参与性别决定和性腺发育。

3. **性腺分化及附属器官发育**　除了睾丸支持细胞和卵巢颗粒细胞，性别分化过程中还会产生激素合成类的性腺体细胞，即睾丸间质细胞（Leydig cell）和卵巢的泡膜间质细胞（theca interstitial cell），合成雄激素和雌激素。在性腺以外，还会形成一些与性别相关的附属结构。女性性腺的附属结构（输卵管、子宫、子宫颈、阴道上部）由副中肾管（也称为米勒管，Müllerian duct）发育而来，而男性性腺的附属结构（附睾、输精管、储精囊）由中肾管（也称为沃尔夫管，Wolffian duct）发育而来。副中肾管和中肾管都起源于胚胎时期的中肾，不同性别的个体在性别分化完成后只保留了其中一种结构。在男性中，睾丸支持细胞分泌 AMH，可以诱导副中肾管退化，而睾丸间质细胞合成和分泌的雄激素可以使促进中肾管存留并发育为附睾、输精管和储精囊等结构。女性胎儿中，卵巢不分泌 AMH，所以副中肾管不退化，可以发育为输卵管等附属结构，同时由于卵巢不能合成雄激素，中肾管不能发育而发生退化。

二、性发育异常的分型

由于 DSD 的表型多样性及病因异质性，既往对于 DSD 的分类较为混乱且存在较大争议。目前推荐使用 2006 年芝加哥国际共识及 2019 年《性别发育异常中国专家诊疗共识》作为分类标准，根据患者染色体核型将 DSD 分为性染色体异常型 DSD、46，XY DSD、46，XX DSD 三大类别（表 6-1）。

表 6-1 性发育异常疾病分类

性染色体异常型 DSD	46,XY DSD	46,XX DSD
45,X （Turner 综合征及其变异型）	性腺（睾丸）发育障碍： 1. 完全性性腺发育不良 2. 部分性性腺发育不良 3. 睾丸退缩综合征 4. 卵睾型 DSD	性腺（卵巢）发育障碍： 1. 卵睾型 DSD 2. 睾丸型 DSD（如 *SRY+*，*SOX9* 重复） 3. 性腺发育不良
47,XXY （Klinefelter 综合征及其变异型）	雄激素合成或作用障碍： 1. 雄激素合成缺陷（如 17- 羟类固醇脱氢酶缺乏，5α- 还原酶缺乏，*STAR* 突变） 2. 雄激素功能缺陷（如完全性 / 部分性雄激素不敏感综合征） 3. 黄体生成素受体缺陷（如间质细胞发育不全、缺如） 4. 抗米勒管激素及其受体异常（米勒管永存综合征）	雄激素过量： 1. 胎儿因素（如 21- 羟化酶缺乏，11- 羟化酶缺乏） 2. 胎儿胎盘因素（芳香化酶缺乏，细胞色素 P450 氧化还原酶缺乏） 3. 母体（黄体瘤、外源性激素应用等）
45,X/46,XY （混合型性腺发育不良，卵睾型 DSD）	其他： 1. 单纯性尿道下裂 2. 隐睾症	其他： 1. 阴道闭锁 2. 子宫畸形
46,XX/46,XY （嵌合体，卵睾型 DSD）	1. 先天性促性腺激素功能低下型性腺功能减退症 2. 泄殖腔外翻	

注：DSD. 性发育异常。

三、性发育异常的诊断

1. **病史采集** DSD 作为一种高度遗传异质性的先天性疾病，需对家族史、个人史等进行详细询问。家族史应了解家族中在世或去世成员的生殖器发育及生育相关的情况。个人史应包括母亲妊娠史（正常 / 异常）、妊娠期用药史、产检时胎儿的发育情况、出生时有无外生殖器的异常等。对于青春期前或无性成熟迹象的患儿，注意有无泌尿生殖系统发育异常；而对于青春期及以后的患者，还应着重询问是否有性别发育与性腺表型不匹配，如女性男性化、男性乳房女性化，或原发性闭经、男性偶发的严重周期性血尿等病理现象。目前临床中成人较为常见的就诊原因主要包括：不孕不育、性功能障碍、生殖系统肿瘤等，在出现以上症状时，首先需要排除性发育异常的可能。

2. **体格检查**

（1）全身检查：主要包括身高、体重、体毛、喉结、胡须、声调、乳房发育等一般内容，还应注意是否存在特殊面容，如有无上睑下垂、睑内翻、颈后发际低、蹼颈、上颌狭窄、下颌后缩、外耳低位畸形，评估有无嗅觉障碍，骨骼畸形、牙齿畸形、唇 / 腭裂、眼震颤、双手联带运动，评估有无肘外翻，手足背淋巴水肿，第 4、5 掌骨短小，指甲发育不良，通贯掌，评估有无智力障碍、皮肤色素沉着等与 DSD 相关疾病的临床表现。

（2）外生殖器检查：包括阴毛的分布和浓密程度，阴蒂大小、长度，阴唇融合程度，阴囊发育，睾丸位置、大小，阴茎长度、直径，尿道开口情况等。外生殖器检查通常可分为以下 3 个步骤进行系统评估。

1）外观男性化程度评估：可采用 Prader 分级、外生殖器男性化评分（external masculinisation score，EMS）等对外生殖器的发育情况进行简要描述。

2）生殖皱褶评估：记录生殖皱褶融合情况、着色情况及是否对称，是否存在发育不全、缺失或转位，描述尿道口及会阴口的数量及位置关系等。

3）性腺触诊：初步确定是否存在可触及的性腺，描述其位置、大小、数目、质地及是否对称等。

3. **实验室检查** DSD 的常规实验室检测项目主要包括生化、电解质、内分泌相关检测、功能试验及基因学相关检查。

（1）性激素检测：性激素相关检查是 DSD 患者必不可少的评估指标。通过对基础性激素水平的检测可以评估患者下丘脑 - 垂体 - 性腺轴（hypothalamic-pituitary-gonadal axis，HPG 轴）的功能。检测激素主要包括黄体生成素（LH）、卵泡刺激素（FSH）、人绒毛膜促性腺激素（hCG）、雌二醇（E_2）、孕酮（P）、催乳素（PRL）、睾酮（T）等。如患者出现性腺功能减退表现，应完善性腺、下丘脑、垂体的功能测定及影像学检查。对于诊断或鉴别诊断较为困难的患者，可根据具体情况检测抗米勒管激素（AMH）、抑制素 B、胰岛素样生长因子 3（IGF-3）、双氢睾酮（DHT）、脱氢表雄酮（DHEA）、17- 羟孕酮（17-OHP）等。同时，对于部分患者也需完善甲状腺相关激素检查、肾上腺皮质激素的测定等以明确诊断。

（2）功能试验：功能试验即通过外源性给予激素类药物，通过 HPG 轴的正负反馈作用，引起体内激素水平的变化，从而评估 HPG 轴不同细胞的功能。主要包括，① hCG 激发试验；② hCG 延长试验；③促黄体素释放素（LHRH）/ 促性腺激素释放激素（GnRH）激发试验；④人类绝经期促性腺激素（hMG）激发试验；⑤其他试验，如促肾上腺皮质激素（ACTH）激发试验或地塞米松抑制试验等。

（3）染色体检查：根据芝加哥共识，目前 DSD 以血染色体核型作为分类标准，因此诊断或鉴别 DSD 时必须先做染色体检查。常用的细胞和分子遗传学技术有染色体核型检测、荧光原位杂交（FISH）、染色体微阵列、高通量测序（CNV-seq），主要用于检测染色体病导致的 DSD。外周血染色体核型分析不仅可以检测染色体数目的变化，而且可以观察到缺失、重复、倒位、异位等结构上的异常。染色体异常的 DSD 核型主要包括以下类型。

1）克氏综合征（Klinefelter syndrome，KS）：是男性不育的最常见遗传学因素，其特征是小而坚硬的睾丸、男性乳房发育、性腺功能减退和 / 或其他系统异常。约 90% 的患者核型为 47，XXY，少部分患者为 46，XY/47，XXY 嵌合型或 46，XX/47，XXY 嵌合型，也可见少数患者为多个 X 染色体非整倍体或具有额外的 Y 染色体，如 47，XXY/48，XXXY、48，XXXY、48，XXYY、49，XXXXY 等。

2）特纳综合征（Turner syndrome，TS）：是一种女性性染色体非整倍体异常疾病，其特征是女性促性腺激素功能低下型性腺功能减退症、不孕、身材矮小合并内分泌和代谢紊乱、自身免疫性疾病等其他疾病的风险增加。患者可以表现为不同的核型，约一半的患者核型为 45，XO；15%~20% 为嵌合型，如 45，XO/46，XX、45，XO/47，XXX；20% 的女性有等臂染色体；少数女性存在环 X 染色体。此外，10%~12% 的女性拥有不同数量的 Y 染色体物质，在这些女性中，约 3% 出现在 45，XO/46，XY。

3）嵌合型真两性畸形：是核型为46,XX/46,XY嵌合的两性畸形，患者体内同时有卵巢和睾丸双重性腺，根据其外生殖器表现可分为男性型、女性型及混合型。其诊断应结合病理检查结果进行确定，卵巢要求同时具有卵巢基质与卵泡；睾丸必须可见生精小管、间质细胞和生殖细胞。

30%~50%的非性染色体型DSD患者可以检测到染色体拷贝数（CNV）异常，因此对于外周血核型正常的疑似患者还应进一步筛查是否存在CNV变异。

（4）基因检测：基因异常的DSD患者中，最常见的突变类型是单核苷酸变异（SNV），例如错义突变、无义突变、剪接突变等。目前随着二代测序技术的发展，全基因组测序（WGS）及外显子测序（WES）的应用，对于DSD致病基因的探索正加速发展。已知可导致DSD的致病基因已有约200个。目前检出率较高的突变基因主要包括：

1）参与睾丸发育的基因异常：在胚胎发育早期，Y染色体上的*SRY*基因启动信号级联，致使双潜能性腺分化为睾丸。参与此过程的通路被破坏将导致染色体性别为男性个体中不同程度的DSD，这其中包括*SRY*、*SOX9*、*NR5A1*、*GATA4*、*MAP3K1*、*DMRT1*、*DHH*等基因突变。此类基因异常引起一类非综合征性睾丸发育障碍，呈常染色体显性遗传，染色体表型为46,XY。生殖器临床表现异质性较大，正常的男性外观到正常的女性外观均可能出现。内部生殖器也有不同程度的异常分化，从完全没有米勒管结构到存在正常的子宫和输卵管，或从正常的睾丸到条索状睾丸等。

2）参与卵巢发育的相关基因：与*FOXL2*、*WNT4*、*RSPO1*、*SOX3*、*WT1*、*SRY*等基因突变相关。这些基因功能突变导致部分或完全的46,XX雄性性逆转和卵巢早衰（POF）。

*FOXL2*是一个2.9kb的单外显子基因，编码含376个氨基酸的蛋白质。*FOXL2*在早期眼睑发育、卵巢分化和维持中发挥作用。此基因突变引起睑裂狭小综合征（BPES），这是一种常染色体显性疾病，发病率约为5万分之一。其特征为睑裂缩短、上睑下垂和内眦反位。目前将BPES分为2型。在Ⅰ型中，眼睑异常合并卵巢功能衰竭，而在Ⅱ型中，仅表现为眼睑缺陷。

*WNT4*是一种参与卵巢米勒管发育和雄激素合成的信号分子。*WNT*基因家族对早期胚胎发育和性别决定至关重要。*WNT4*是第一个被发现的与米勒管发育不全（Mayer-Rokitansky-Küster-Hauser syndrome，MRKH）相关的基因，呈常染色体显性遗传。*WNT4*突变的主要表现为原发性闭经、雄激素过多、多毛等，生殖器畸形表现为子宫/阴道的发育不全或缺如。

3）参与性腺分化的相关基因（性激素合成及功能）

A. 雄激素不敏感综合征（androgen-insensitivity syndrome，AIS）是一种X连锁隐性疾病，发病率为每20 000~64 000位男性新生儿中出现1例。雄激素受体缺陷导致染色体正常的46,XY个体出现激素抵抗。根据突变的严重程度，可导致完全性雄激素不敏感综合征（complete androgen insensitivity syndrome，CAIS）或部分性雄激素不敏感综合征（partial androgen insensitivity syndrome，PAIS）。患者的就诊原因常为原发性闭经，此类患者呈女性外观，身材高挑，体毛稀疏，皮肤白皙。查体可见正常女性外生殖器外观，阴道呈盲端，卵巢和米勒管衍生物缺如。内分泌检查提示，血清睾酮在男性正常范围内，黄体生成素（LH）、促卵泡激素（FSH）和雌激素水平升高。

B. 先天性肾上腺皮质增生症（congenital adrenal hyperplasia，CAH）是一类由于肾上腺

皮质的类固醇合成过程中的酶缺乏引起的常染色体隐性遗传病。此类疾病具有高度遗传异质性，表型多样。此过程涉及的基因主要包括 *CYP21A2*、*CYP11A1*、*CYP11B1*、*CYP19A1*、*HSD3B2*、*HSD17B3*、*HSD17B4* 等。患者可出现低钠血症、高钾血症、循环衰竭、失盐危象，严重者危及生命。CAH 的非典型症状与高雄激素血症相关，表现为多毛、月经不调、不孕、多囊卵巢等。

C. 抗米勒管激素（AMH）是参与胎儿生殖器发育的重要激素之一。AMH 相关基因（如 *AMH*/*AMHR* 等）缺陷是 46，XY 患者性发育障碍的潜在病因。这种情况被称为米勒管永存综合征（persistent Müllerian duct syndrome，PMDS），其特征是在一个具有正常男性化外生殖器的男性患者中存在子宫和输卵管。PMDS 主要表现为 3 种形式：双侧隐睾、单侧隐睾伴对侧疝和睾丸横向异位。33% 的成人 PMDS 患者可发生睾丸恶性变性。

4）引起中枢性性腺功能减退的相关基因：先天性促性腺激素功能低下型性腺功能减退症（congenital hypogonadotropic hypogonadism，CHH）由促性腺激素分泌异常所致，其特征是青春期性发育受损。CHH 是由 GnRH 释放缺陷或垂体中的促性腺激素细胞功能障碍引起的。CHH 的发病率在男性中预计为 1/4 000~1/10 000；而在女性中的发生率低 2~5 倍，其真实发病率可能更高。CHH 的致病基因为影响 GnRH 分泌的相关基因，如 *GNRH1*、*GPR54*、*KISS1R*、*TAC3*、*TACR3* 等，或与促性腺激素细胞 GnRH 敏感性相关的基因，如 *GNRHR*。

卡尔曼综合征（Kallmann syndrome）是一种以促性腺激素功能低下型性腺功能减退和嗅觉丧失为特征的常染色体显性遗传病，与中枢 GnRH 神经细胞迁移缺陷相关。目前，已知致病基因包括 *KAL1*，*FGFR1*/*FGF8*，*FGF17*，*PROK2*/*PROKR2*，*CHD7*，*WDR11* 等。部分卡尔曼综合征患者还会出现颅中线异常（唇裂、腭裂或中线不完全融合）或牙齿缺失、牙齿发育不全等。卡尔曼综合征患者非常典型的症状是上肢的镜像运动（对侧肢体的模仿同步）。

5）尿道下裂、隐睾症的相关基因

A. 先天性隐睾症：是男孩最常见的先天性泌尿生殖系统畸形之一。正常出生体重的男孩出生时隐睾的发病率为 1.8%~8.4%。睾丸激素、雄激素和胰岛素样肽 3（INSL3）及其受体 RXFP2 在胎儿时期睾丸下降过程中起着重要作用。隐睾症与精液质量低、睾丸生殖细胞肿瘤等风险相关。发生突变后，其表型可依严重程度分为单侧隐睾和双侧隐睾。

B. 尿道下裂：是一种先天性阴茎发育不全，阴茎腹侧表面的尿道开口发生移位，常合并背侧包皮帽状堆积和阴茎下弯。所有参与男性外生殖器发育的基因发生突变都可能导致尿道下裂合并其他生殖器畸形。除此以外，还有一些可导致单纯性尿道下裂的基因。激活转录因子 3（*ATF3*）是一种雌激素反应基因，在尿道下裂患者中表现出明显上调；在尿道下裂患者中发现 *MAMLD1*（*CXorf6*）的突变和多态性，并证实其为导致尿道下裂的致病基因之一。

6）其他单基因病，合并有泌尿生殖系统表型异常的相关基因

A. 手 - 足 - 生殖器综合征（hand-foot-genital syndrome，HFGS）：由 *HOXA13* 或 *HOXD13* 突变引起的常染色体显性遗传病。HFGS 的特点是肢体和生殖道异常。患者拇指短、宽，小指短且弯曲。大脚趾短、宽，甚至缺如。手足 X 线片显示第一掌骨 / 跖骨缩短，腕部大多角骨 - 手舟骨融合，足部楔骨 - 足舟骨融合。生殖道畸形表现为包括双子宫、双宫颈或双

阴道。

B. 汤斯 - 布罗克斯综合征（Townes-Brocks syndrome，TBS）：主要特征为耳、肛门和拇指异常的三联症。此疾病由 *SALL1* 基因突变引起，呈常染色体显性遗传。超过 80% 的患者出生时即有肛瘘、耳发育不良。近 2/3 的患者出现传导性、感音神经性或混合性听力损失，90% 以上的患者出现肢体异常，包括多指 / 趾、并指 / 趾或指 / 趾发育不全。近一半的患者出现结构性肾脏异常，如多囊肾、肾发育不全和膀胱输尿管反流，严重者可出现肾衰竭。在男性和女性患者中，多达 1/3 的患者出现生殖器异常，主要表现生殖器发育不良，包括双角子宫、阴道发育不良等。

C. 肾囊肿与糖尿病综合征（renal cysts and diabetes syndrome，RCDS）：是由 *HNF1B* 基因突变引起的肾囊肿合并早发性糖尿病。此疾病患者中部分合并生殖系统畸形，主要表现为米勒管缺如（阴道、子宫缺如）或米勒管融合失败（双阴道、双子宫等）。

D.McKusick-Kaufman 综合征（McKusick-Kaufman syndrome，MKKS）：是一种由 *MKKS* 基因突变引起的罕见常染色体隐性遗传病。主要临床表现为新生儿查体发现因女性生殖道梗阻分泌物堆积而引起的囊性盆腔肿块。梗阻是由于阴道横隔、阴道狭窄或闭锁，也可能与直肠阴道瘘或膀胱阴道瘘有关。其他特征包括多指、并指、先天性心脏病、巨结肠病和肛门闭锁等。

4. **影像学检查**　影像学检查可以直观地显示儿童泌尿生殖器官的解剖结构，在生殖器模糊的评估中起着非常重要的作用。超声是评估内生殖器的主要方式，而泌尿生殖道造影可用于评估尿道、阴道和瘘管的解剖结构。磁共振成像（MRI）可以更为有效且立体地探寻 DSD 患者的内部生殖解剖特征，寻找并明确体内性腺的位置及周围结构。

（1）超声：超声是确定生殖腺、米勒管等存在与否的主要检查手段。超声具有使用便捷、操作简单、无辐射、且可以动态反映内部器官变化等特点，是 DSD 检查的首选方式。超声检查不仅可以对性腺位置、大小、形状等特点进行描述，同时可以鉴别混合性腺中不同的组织成分。同时应用超声技术还可以初步评估患者的泌尿生殖系统形态，判断有无尿路、阴道畸形等。通过应用彩色多普勒超声可以探测病灶内的血流信号，进一步明确诊断。

（2）MRI：具有良好的多平面成像能力和卓越的组织显影功能，可呈现详细的解剖学信息。研究表明，MRI 对于盆腔不同组织结构的灵敏度均较高，其中子宫约为 93%，阴道为 95%，阴茎为 100%，睾丸为 88%，卵巢为 74%。目前 MRI 已经逐渐成为诊断 DSD 重要的辅助工具。

（3）泌尿生殖道造影检查：可以直观地显示泌尿生殖系统解剖结构的畸形，对于患儿而言，是最直观与精准的检查方式。对于泌尿生殖窦的长度、阴道合流的位置及与膀胱颈的毗邻关系、阴道的大小及数量、子宫颈是否存在、膀胱和尿道的解剖，泌尿生殖道造影可提供有效的诊断价值，从而进一步指导手术治疗方式。

（4）CT：由于其具有电离辐射，且对盆腔结构的分辨率较低，仅适用于恶性肿瘤（如肾母细胞瘤）和生殖细胞肿瘤的分期，也可用于性别整形修复手术和生殖系统肿瘤切除术后并发症的评估。

5. **侵入性检查**　DSD 患者性腺活检应根据内分泌检查结果而定，若无法明确病因及性质，就应考虑手术性腺活检，包括腹腔镜或开放性手术下性腺活体组织检查，以及盆腔探查内生殖管道情况等。

四、性发育异常的预防

1. **病因预防** 做好孕前卫生保健工作，避免有毒、有害、放射性物质接触。适龄婚育，降低高龄相关性染色体非整倍性异常疾病的发生风险。禁止近亲结婚，降低基因变异相关DSD疾病的发生风险。

2. **产前遗传咨询** 对于夫妇双方中的一方诊断为DSD，生育过DSD患儿或有家族史的育龄期夫妇，应进行遗传学咨询，明确生育DSD患儿的风险。可选择产前诊断或胚胎植入前遗传学检测的方式阻断疾病发生。

3. **早发现、早诊断、早治疗** 密切关注新生儿期以及青春期的性征发育，筛查潜在DSD患者，并进行早期的诊断和治疗，以帮助患者及早地完善社会和生理功能，减少相关肿瘤疾病发生的风险。

五、性发育异常的治疗

1. **性别选择和确定** 性别确定作为人类社会属性中极为重要的一部分，是DSD患者在决定后续治疗策略、面对未来人生不可规避的严肃问题。影响DSD患者性别选择和确定的因素很多，包括文化宗教信仰、临床诊断、生殖器外观、治疗选择、生育要求、家庭意见等。确定性别抚养角色，需要在患者的医学性别判定和自我性别认同之间获得最大可能的统一。由于DSD疾病的特性，需要制订个体化的治疗策略（表6-2）。

目前推荐根据分级选择性别抚养角色。风险分级：①是否危及生命；②是否影响功能；③是否影响外观；④是否可以等待。治疗分级：①去除危及生命的因素，如休克或者肿瘤；②解决和改善功能，保护生殖能力；③外观修补，考虑患儿心理健康及家庭接受能力择期进行；④注意保守原则，颠覆性的处理需待青春期后充分考虑后进行。性别决定是医疗决策的首要任务，应在医疗、伦理、心理等方面给予患者及家属足够的支持，以帮助他们进行最佳的决断。

表6-2 常见性发育异常患者推荐的性别选择

诊断	推荐的性别选择
Klinefelter综合征	男性
Turner综合征	女性
46,XX卵睾型DSD	男性
46,XY卵睾型DSD	女性
5α-还原酶缺乏症	男性或女性（男性具有生育潜能）
17β-羟基类固醇脱氢酶缺乏症	男性或女性
先天性肾上腺皮质增生症	女性
完全性性腺发育不良	女性
部分性/混合性性腺发育不良	男性或女性
完全性雄激素不敏感综合征	女性
部分性雄激素不敏感综合征	男性或女性
尿道下裂	男性

2. **激素治疗** 激素替代治疗(HRT)是DSD患者的重要治疗手段之一。存在性腺功能低下的DSD患者使用激素替代治疗可以促进第二性征发育、青春期正常快速生长及性心理的正常发育等。HRT主要包括青春期诱导和成年后替代治疗2个阶段。HRT应尝试恢复患儿正常的青春期发育节奏,以建立并保持成年后正常的第二性征,达到成人的标准身高及正常身体比例,优化骨骼健康和性成熟,减少远期并发症。

(1)青春期诱导治疗:对于以男性抚养的DSD患者,可以从12岁起开始进行激素诱导治疗。先给予低剂量睾酮,并在2~3年渐增加至成人剂量;对于身材较矮小者,这个时间可稍推迟。给药方式包括口服、肌内注射或局部用药等。以女性抚养的DSD患者的青春期诱导可以从11岁开始。起初给予小剂量的雌激素,在1~2年内逐渐增加至成人剂量。最常用药是17β-雌二醇和乙炔雌二醇,给药方式包括口服和经皮给药。对于有子宫的女性,在雌激素达到成人水平或月经初潮时,需要应用孕酮。

(2)雄激素不敏感综合征:部分性雄激素不敏感综合征(PAIS)是由雄激素受体(AR)亲和力减弱引起的,抚养性别通常为男性。临床上通常使用高于正常雄激素水平5倍的剂量来克服机体的雄激素抵抗。由于PAIS患者睾丸发生生殖细胞肿瘤的风险明显升高,因此需要对其进行密切随访。PAIS合并隐睾的患者,发生生殖细胞肿瘤的风险高达50%,因此需要尽早行手术治疗。完全性雄激素不敏感综合征(CAIS)是由于体内的AR对雄激素完全不敏感,导致患儿具有女性外生殖器以及女性性别认同,但其性腺表现为具有分泌激素功能的睾丸。此类患者的睾丸可保持到青春期后。而后可行双侧睾丸切除术。

(3)促性腺激素功能低下型性腺功能减退症(HH):由于下丘脑-垂体功能障碍致使促性腺激素产生缺乏,导致外生殖器发育异常,表现为小阴茎,并常伴有隐睾。对于HH的隐睾患儿,在婴儿期应用促性腺激素治疗有利于睾丸下降至阴囊。对于不育的HH患者,成年后需要通过促性腺激素或促性腺激素释放激素治疗,使阴茎增长,睾丸体积增大,睾丸支持细胞功能增强,改善生育功能。常用的治疗方式是注射FSH、LH或hCG。

(4)5α-还原酶缺乏:5α-还原酶缺乏使睾酮不能转变为更具生物活性的DHT,从而引发男性雄性化不全。对这类患者,临床上可使用大剂量睾酮进行治疗,充分利用可用酶的活性,提高DHT水平,以获得稳定的治疗效果。

3. **手术治疗**

(1)手术目的:恢复生殖器功能,完成性交,改善生育功能;降低与泌尿生殖道异常相关的风险,如尿路感染、尿失禁;避免青春期女性发生男性化及男性乳腺发育;降低性腺肿瘤发生风险;培养正常心理及独立的社会身份;满足家庭对抚养正常子女的需求。

(2)手术时机:手术时机取决于疾病的严重程度和性别决定。婴儿期生殖器手术可使外观更符合抚养性别,减少生理与心理的性别混乱风险,但在患儿无能力自行决定时进行性别决定可能会导致未来的不良结局。目前较为推荐的要求是,①儿童期建议保留无症状的米勒管衍生物结构;②避免儿童期行阴道扩大术;③CAIS患者发育异常的性腺至少保留到青春期;④呈现Y染色体的性发育异常患者,穿刺确认的条索状性腺结构需要手术去除。

(3)手术方式:女性化外生殖器成形术,主要包括阴蒂成形、重建正常的大小阴唇、阴道成形等。男性重建主要包括睾丸固定、修复尿道下裂、米勒管衍生物去除。手术需要根据患儿的实际情况进行,并尽可能让患儿本身参与到手术与治疗的过程中,参考其自身的需求进行诊治。

(4)性腺处理原则：腹腔内的性腺需移出腹腔放到腹股沟，最好是阴囊内，以便监测恶变。若不能移出腹腔，必要时需切除性腺。性腺肿瘤多发生在青春期后，在合并腹股沟疝或存在与性腺相关的心理问题时，需在青春期前切除性腺。不建议应用影像学手段监测腹腔内的性腺。性腺活检较易遗漏性腺肿瘤，因此也不应依靠性腺活检结果指导治疗。建议睾丸位于阴囊内的患儿，从青春期后每月进行自检；位于阴囊内或腹股沟的患儿，建议从青春期后每年行B超检查性腺恶变情况。

性腺切除指征：①(早期)生殖细胞癌；②(预计)性腺分泌的激素对所选择性别有相反作用；③监测性腺恶变的依从性差、难度高；④患儿本身要求切除性腺；⑤存在Y染色体物质的条索状性腺(Turner综合征、46,XY完全型性腺发育不全、混合型性腺发育不全)。

4. **社会心理支持** 应为DSD患者及家庭提供专业的社会心理支持，帮助其减少创伤后心理压力，促使其合理地做出有关性别分配、手术时间和性激素替代等治疗决策，提高生活质量。

5. **生育力保存** 几乎所有分型的DSD患者生育率都显著降低。在充分的生育力评估之后，部分DSD患者可以通过辅助生殖技术获得生育机会：如部分Klinefelter综合征患者可以通过睾丸显微取精(micro-TESE)技术获得精子。此外，有性腺生殖细胞肿瘤发生风险的DSD患者也可通过卵巢组织/卵母细胞冷冻保存技术、精子冷冻保存技术以及胚胎冷冻保存技术进行生育力保存。

(闫丽盈)

第四节 胚胎遗传阻断

胚胎植入前遗传学检测(PGT)即俗称的“第三代试管婴儿”。该技术在体外受精(IVF)或卵细胞质内单精子注射(ICSI)的基础上，通过对配子或胚胎行极体活检、卵裂球活检、囊胚活检获得遗传分析材料，以进行染色体和/或基因学检测，进而将不携带遗传异常的胚胎植入子宫，从而获得健康的子代。

PGT是2017年由多个国际学术组织提出、2018年由国际卫生组织定义的统一规范化名称，其概念涵盖了以往的“preimplantation genetic diagnosis/screening(PGD/PGS)”，准确地描述了现有“第三代试管婴儿”技术。根据其适应证的不同，PGT又可细分为以下3类：胚胎着床前单基因病遗传学检测(PGT for monogenic/single-gene defects，PGT-M)、胚胎着床前染色体结构变异遗传学检测(PGT for chromosomal structural rearrangements，PGT-SR)，胚胎着床前非整倍体检测(PGT for aneuploidies，PGT-A)。

世界首例PGT诞生于1990年，英国Handyside团队采用聚合酶链式反应(PCR)技术，分析卵裂球活检得到的单细胞材料的性别构成，成功筛选出合适性别的胚胎，种植后顺利妊娠。经PGT的健康婴儿的诞生开启了辅助生殖技术的新篇章。2年后，Handyside团队通过巢式PCR技术，成功对囊性纤维化病携带夫妇(7号染色体上*CFTR*基因的致病变异)进行PGT-M检测，帮助他们拥有了健康孩子。此后，荧光原位杂交(FISH)技术被用于PGT，并成为胚胎性别鉴定和染色体数量和结构变异检测的标准方法。进入21世纪以来，全基因组扩增（whole genome amplification，WGA）技术、比较基因组杂交（comparative genomic hybridization，CGH）技术相继应用于 PGT，在过去的 10 年里，全基因组扩增技术开始取代 FISH 和 PCR 成为新一代常规检测方法。在基因组学、分子生物学、分子遗传学等基础研究领域不断发展的基础上，随着胚胎活检、胚胎冻存技术的不断创新与突破，PGT 得到了大力的发展和广泛的应用。现如今，已有成千上万的孩子通过 PGT 成功实现疾病的遗传阻断，其中将近 2/3 是通过 PGT-A 检测排除非整倍体的风险，约 1/3 通过 PGT-M 与 PGT-SR 排除相关遗传性疾病。PGT 是人类辅助生殖技术领域近 30 年来最令人惊叹的发展成果。

一、胚胎着床前单基因遗传病遗传学检测

（一）单基因遗传病

单基因遗传病（single gene disorder，monogenic disease）是指受单个基因控制的疾病或病理性状，其遗传符合孟德尔定律，故又称孟德尔遗传病。根据遗传模式，单基因遗传病主要分为常染色体显性遗传病、常染色体隐性遗传病、X 连锁遗传病（X 连锁显性遗传病、X 连锁隐性遗传病）和 Y 连锁遗传病。根据在线人类孟德尔遗传数据库（online Mendelian inheritance in man，OMIM）统计，截至 2021 年 9 月 15 日，已明确 5 918 种孟德尔遗传病，包括 4 139 个致病基因。虽然单基因遗传病大多属于罕见病，但总体发病率超过 1%，部分患者的临床表现为致愚、致残、致死，对健康危害极大。

随着遗传学检测技术和生物信息学分析技术的进步，除常规单基因疾病外，PGT-M 的适用范围已逐步扩展到新发变异或家系不完整的单基因遗传病夫妇（患者 / 携带者）。从理论上来讲，如果能找到明确致病基因变异，PGT-M 可应用于所有可被诊断的单基因遗传病，阻断其向下一代传递。

（二）PGT-M 适应证

PGT 的适应证在许多国家受到法律限制，政策和法规各不相同。PGT 诞生之初引起的主要担忧是对“优生学”的恐惧。许多国家立法禁止任何形式的优生选择，允许对单基因遗传病中的高风险和严重疾病进行选择，但禁止对人类非病理特征的性状进行选择。理论上，PGT-M 可用于所有致病基因变异明确的单基因疾病。目前 PGT-M 常见的适应证包括：常染色体显性遗传疾病中的强直性肌营养不良、神经纤维瘤、亨廷顿病和遗传性癌症综合征等；常染色体隐性遗传疾病中的囊性纤维化病和遗传性血红蛋白病等。对于 X 连锁疾病，PGT-M 主要应用于进行性假肥大性肌营养不良、血友病和脆性 X 综合征等。

此外，PGT-M 还可以应用于人类白细胞抗原（HLA）分型。HLA 分型是一种特殊的情况，而不是一种病理状况。对于患有获得性血液系统恶性肿瘤患儿的夫妇，在缺乏其他有效治疗方法的情况下，可能希望选择性生育与患儿 HLA 配型相同的同胞，对患儿进行造血干细胞移植治疗。但 HLA 分型与单基因遗传病胚胎诊断联合使用通常应用于免疫缺陷和血红蛋白病。HLA 分型胚胎的选择引发了许多伦理争论。将要出生的孩子工具化是讨论中的主要问题。因此，全球不同国家对 PGT 和 HLA 分型的规定各不相同。

（三）遗传和生殖咨询

在开始临床周期之前，向夫妻双方提供广泛的遗传和生殖咨询。首先要参考专科疾病的临床诊断（如肾内科医师对家族性遗传性多囊性肾病的诊断和分型诊断），收集夫妻及相

关家系成员的疾病相关信息、临床资料及遗传检测结果，绘制遗传家系图谱；对病情的严重性、异质性以及基因型 - 表型相关性进行分析确认。在夫妻双方充分知情的前提下签署知情同意书，并收集血液样本进行临床前检查。临床前染色体检查需要双方的常规核型。单基因疾病的临床前遗传检查主要包括测试方法（目标变异与全基因组测试）和诊断策略（基于遗传标记的连锁分析与致病变异的直接检测）两方面。

临床前生殖检查及 IVF 治疗与进行常规试管婴儿的患者相似，包括夫妻双方一般健康和生育状态评估，控制性超促排卵（controlled ovarian hyperstimulation，COH）、卵泡监测、取卵术、ICSI 技术、胚胎体外培养及活检（以囊胚活检为主）、冻存胚胎等内容。对于女方为遗传病患者的病例，需评估妊娠期风险；告知妊娠中期需进行产前诊断及其所带来的风险等。

（四）IVF、胚胎活检、胚胎移植和冷冻保存

1. IVF 和胚胎活检方法　对于 PGT-M，建议采用 ICSI 授精方式，以避免母源颗粒细胞或附着在透明带上的残留精子细胞造成污染，影响胚胎遗传学检测的准确性。

胚胎活检是 PGT-M 的重要步骤，活检细胞取材量在满足遗传学检测要求的前提下，尽量减少活检细胞的数目，以降低对胚胎后期发育的影响。根据胚胎发育阶段不同，可以选择卵母细胞极体、五至八细胞期卵裂球和囊胚滋养层细胞活检，现行的 3 种方法都是侵入性的。第一极体、第二极体活检一般分别在 ICSI 后 0.5~2 小时、8~14 小时进行，活检时要严格避免颗粒细胞污染。第一极体和第二极体活检（两者都是准确诊断所必需的）的优点是去除极体对胚胎发育没有不利影响，但局限性是只能评估母源遗传情况。卵裂球活检在胚胎发育到六至八细胞阶段完成，是早期 PGT-M 周期活检的金标准。研究表明，在卵裂球阶段去除 2 个细胞比去除 1 个细胞更易影响胚胎发育和植入潜力，故推荐活检 1 个胚胎细胞，最多不超过 2 个。囊胚滋养层细胞活检对胚胎发育的潜能影响较小，已逐渐成为目前 PGT-M 周期的主要胚胎活检方式。推荐在囊胚充分扩张期、远离内细胞团的位置进行操作，通常建议活检 5~8 个滋养层细胞。通常囊胚滋养层细胞活检后的胚胎需立即冷冻保存，待胚胎遗传学分析完成后，择期对不受累的胚胎进行复苏移植。

2. 胚胎移植和冷冻保存　PGT-M 移植策略趋向于单胚胎移植（single embryo transfer，SET），这一策略一方面与政策相关，另一方面与后续怀孕更安全的临床结局相关。玻璃化冷冻逐步替代慢速冷冻极大地促进了 SET 的推广。就卵裂期胚胎和囊胚的存活率而言，玻璃化冷冻已被证明优于慢速冷冻。玻璃化冷冻的实施也改变了 PGT-M 周期的整体时间规划。在早期 PGT-M 中，第 3 天的胚胎活检、遗传检测以及第 5/6 天的胚胎移植都是在同一个周期的时间范围内进行的；移植是“新鲜胚胎移植”。玻璃化冷冻的出现使得 PGT-M 周期的时间线发生改变。在这种冷冻策略中，胚胎活检后立即进行玻璃化冷冻，待遗传学检测完成后，安排在以后的周期中进行复苏移植。

（五）PGT-M 的检测方法和诊断策略

1. PGT-M 的检测方法

（1）单细胞全基因组扩增（WGA）：因 PGT-M 胚胎活检细胞样本稀少，在进行下游遗传学检测前建议先进行扩增，以获得充足的 DNA 样本满足拟采用的检测策略。目前 PGT-M 技术中常用的胚胎 DNA 扩增方式为 WGA。WGA 是对单个细胞或少量细胞进行全基因组扩增的技术。其目的是在尽量减少基因序列偏好性的前提下大幅度地增加 DNA 的总

量，获得基因组高覆盖率的完整的扩增产物。目前常用的 WGA 技术主要有多重置换扩增（multiple displacement amplification，MDA）、多次退火环状循环扩增（multiple annealing and looping-based amplification cycles，MALBAC）和简并寡核苷酸引物 PCR（degenerate oligonucleotide-primed polymerase chain reaction，DOP-PCR）等。

（2）致病基因变异位点检测技术：目标变异位点测序包含致病变异位点和 / 或遗传多态位点附近区域扩增后 Sanger 测序。主要用于点突变、小片段插入 / 缺失突变、遗传多态位点的检测。片段分析针对特定 DNA 靶点设计引物，每个靶点扩增得到大小不等的 DNA 片段；引物末端标记荧光，PCR 后产生带不同荧光标记的 DNA 片段；产物进行毛细管电泳，对 DNA 片段进行识别和区分，从而获得片段大小、相对定量和基因分型等信息。限制性内切酶片段长度多态性（restriction fragment length polymorphism，RFLP）分析能识别特定的 DNA 序列，当致病变异生成新的或破坏了原有的限制性酶切位点时，酶切消化后会产生不同长度的片段，以此进行分析。实时荧光定量 PCR（quantitative PCR，qPCR）技术可以设计探针，对目标变异位点（或多个位点）和遗传信息标记位点同时扩增。双突变扩增阻滞检测系统（dual amplification refractory mutation system，D-ARMS）结合 qPCR-D-ARMS-qPCR 方法主要适用于点突变、小片段插入 / 缺失突变的胚胎检测。该方法可对已知突变进行检测，局限性是对引物特异性要求较高、可检测的疾病较少。

（3）致病基因变异位点连锁分析：当胚胎样本较少或致病变异位点检测困难，无法实现变异位点的直接检测时，连锁分析就更为重要。针对倒位、大片段缺失 / 重复等难以直接检测的变异类型，可采用基因上下游和基因内部的遗传多态位点（STR 或 SNP）连锁分析进行间接诊断。

2. PGT-M 的诊断策略 单细胞或少量细胞经 WGA 后进行目标变异位点检测结合家系连锁分析是目前 PGT-M 的主要检测策略。

（1）基于 WGA 的 SNP 微阵列芯片检测策略：优势是可以同时进行全基因组 CNV 和基于 SNP 的连锁分析检测；局限性是不能对突变位点进行直接检测，需要有先证者或相关家系成员样本。

（2）基于 WGA 的高通量测序（NGS）检测策略：目前越来越多地应用于临床 PGT-M。通过测序可同时得到胚胎染色体非整倍性信息和致病变异位点信息，同时利用致病基因周围的 SNP 位点进行连锁分析，实现一步测序完成 PGT-M 和 PGT-A。

（3）高通量测序 HLA 分型策略：需要关注的 HLA 相关基因包括 *HLA-A*、*HLA-B*、*HLA-C*、*HLA-DR* 和 *HLA-DQ*。在对胚胎进行 HLA 分型的同时，需同时考虑检测导致患儿疾病的变异位点，排除变异位点的遗传。同时也要排除染色体非整倍性异常。

（六）PGT-M 胚胎移植后随访

辅助生殖技术的安全性受到越来越多的关注，目前尚无证据表明 PGT-M 中胚胎活检技术、囊胚培养技术和冷冻复苏技术等会增加新生儿不良结局的风险，但其长期影响尚不确定。建议对选择 PGT-M 的夫妻，在胚胎移植后进行以下随访项目：胚胎移植后需随访妊娠状况；宫内持续妊娠需随访孕期情况、产前诊断结果等信息；所有 PGT-M 后妊娠的患者都应进行产前诊断，以降低胚胎诊断误诊的可能风险；子代出生需进行长期随访，包括出生日期、单胎与多胎、绒毛膜状态、分娩孕周、分娩方式、出生身长及体质量、性别、是否存在出生缺陷；定期进行生长发育评估，包括营养、骨骼、神经、运动等各个方面。

二、胚胎着床前染色体遗传学检测

（一）染色体病

染色体病（chromosomal disorder）是指染色体数目和 / 或结构异常而引起的疾病，染色体病通常没有有效的治疗手段，因此受累家系通过遗传咨询、PGT 和产前筛查进行预防和阻断尤为重要。

无论是通过自然受孕还是辅助生殖技术（ART）产生的人类早期胚胎，染色体异常的发生率均较高。具有染色体拷贝数变异或染色体结构重排的细胞会损害胚胎的生存发育能力。染色体异常也是导致大部分流产和先天性疾病的原因之一。使用 PGT-A 和 PGT-SR 筛选染色体正常胚胎以改善临床妊娠结局具有重要意义。

1. **染色体非整倍体**　染色体非整倍体（chromosomal aneuploidy）指胚胎细胞内染色体数目存在非整倍性、一个或者多个的增加或减少，以单体或三体最具代表性，分别为 45 或 47 条染色体。非整倍体可影响细胞中的多个染色体，有时也称为复杂非整倍体。

所有常染色体单体和大多数常染色体三体均导致胚胎死亡，但 13、18 和 21 三体例外，分别导致 13 三体综合征（Patau 综合征）、18 三体综合征（Edward 综合征）和 21 三体综合征（唐氏综合征）。21 号染色体相对较小，包含的基因相对较少，这可能是唐氏综合征患者能够长期存活的原因。性染色体异常非整倍体的临床影响取决于受影响的拷贝数和染色体。47，XXX 和 47，XYY 通常导致表型正常的女性和男性；45，X 和 47，XXY 导致 Turner 综合征和 Klinefelter 综合征。胚胎中缺少一整套染色体（单倍体），或存在额外的染色体组（多倍体）不属于非整倍体的严格定义。

2. **非整倍体发生机制**　非整倍体是人类发现的最常见的遗传异常，其在胚胎中的高发生率是着床失败、流产和先天性出生缺陷的主要原因。着床前胚胎中的非整倍体主要由减数分裂（精子或卵子中）发生的染色体 / 染色单体分离错误导致，可以大致分为未分离错误（同源染色体或姐妹染色单体未能分离）和过早分离（同源染色体或姐妹染色单体早期分离）。绝大多数减数分裂错误发生在卵子减数分裂中（约为 90%~99%），可能原因包括：①重组过程中的卵母细胞联会结构更脆弱，②前期检查点控制减弱，③纺锤体组装检查点的效率降低，④后期开始时纺锤体赤道染色体排列的要求降低，⑤不同的细胞周期进程。

非整倍体的发生率在母亲 28~29 岁时最低，发生率约为 25%，35 岁后急剧上升，45 岁时达到 90%。从机制上讲，这种与年龄相关的非整倍体增加被认为是由卵母细胞减数分裂Ⅰ期延长停滞造成的（这种状态可持续长达 50 年）。相反，非整倍体的发生率与父亲年龄关系相对较小。胚胎非整倍性也被认为受环境因素的影响。

3. **染色体嵌合体**　染色体嵌合体（chromosomal mosaicism）指同一个体具有 2 种（或多种）不同染色体核型的细胞。最常见的类型是整倍体和非整倍体细胞的嵌合（有时称为二倍体 - 非整倍体嵌合体，以下简称为嵌合体），近年来此类胚胎已被证明可产生健康后代。

嵌合现象起源于受精后受精卵发育期间的有丝分裂错误。1993 年，Delhanty 等在卵裂期胚胎中进行 FISH，首次指出胚胎嵌合现象。PGT-A 嵌合胚胎的发生率为 4%~22%。人类自然受孕和体外受精受孕样本之间的嵌合率没有显著差异。

（二）PGT-A 检测方法和适应证

FISH 是最早的 PGT-A 检测手段，但这项技术受到可检测染色体数量的限制，导致 FISH 在很大程度上被其他检测手段取代。FISH 在一些特定的染色体病例中仍然发挥作用（例如断点位置在染色体末端等情况）。目前用于 PGT-A 的方法包括 CGH、aCGH、SNP array、NGS 等。

PGT-A 适用于胚胎非整倍体发生率较高的群体。例如，高龄孕妇（通常定义为年龄>35 岁）、既往反复自然流产（定义为妊娠 20 周前出现 3 次或更多次流产）患者、既往反复胚胎着床失败（通常定义为 3 次或多次着床失败）的患者、曾孕育过染色体异常患儿的夫妇、染色体数目异常的夫妇和严重的男性因素不育。

（三）胚胎着床前染色体结构变异遗传学检测

1. **染色体结构异常**　染色体结构异常通常由染色体断裂产生，断裂的染色体或染色单体经过位移，与其他片段结合或丢失，形成染色体畸变（chromosome aberration）及染色单体畸变（chromatid aberration）。

染色体结构异常主要由染色体断裂纠正失败所导致，其病因与染色体非整倍体不同。在 DNA 合成过程中，当复制叉因 DNA 损伤、DNA 合成成分缺失或与 DNA 二级结构相关的应变等原因而停滞和解体时，发生 DNA 双链断裂（double-strand breakage，DSB）。通常，DSB 会引发 DNA 修复机制，如果未能执行，通常会激活细胞凋亡过程。当一个单元错误地“修复”一个 DSB 时，它可能导致包含中断片段的重复或缺失。囊胚染色体结构异常的发生率与医学指征或患者年龄无关。染色体结构变异占临床流产的 6%。

临床中常见的染色体结构异常包括缺失、重复、倒位、易位等。染色体结构异常可以发生在任何染色体中，其在整个基因组中的发生率与染色体大小有很大的相关性。

平衡易位（balanced translocation）是临床中最常见的一类染色体变异，平衡易位指 2 条不同来源的染色体断裂后互换连接形成衍生的 2 条染色体，由于易位没有影响染色体和基因数目，对个体发育不具有严重影响。平衡易位分为罗伯逊易位（Robertsonian translocation）和相互易位（reciprocal translocation），新生儿的发生率约为 1/500~1/1 000。

染色体罗伯逊易位指 2 条近端着丝粒染色体的端着丝粒发生断裂和重新连接，形成的衍生染色体短臂部分丢失，而长臂部分继续保留。理论上，罗伯逊易位患者会产生 6 种不同类型的配子，其中 1/6 完全正常，1/6 为易位携带配子，2/3 为异常配子。

染色体相互易位指 2 条非同源染色体片段发生断裂并交换重新连接。相互易位的染色体断裂位置可以存在于任意 2 条非同源染色体间。理论上，相互易位患者会产生 18 种配子，其中 1/18 完全正常，1/18 为易位携带，16/18 为异常配子。临床研究发现，平衡易位患者完全正常和易位携带配子的比例均高于理论值。

2. **PGT-SR 检测方法**　PGT-A 为自发性染色体异常的筛查手段，PGT-SR 则是在亲本基因组中存在已知染色体异常时进行的靶向检测。PGT-SR 需要对亲本核型进行个性化检测，以确定染色体重排高危区域。一般地，与 PGT-A 一样，目前最常用的 PGT-SR 技术包括 aCGH、SNP array 和 NGS。aCGH 无法从平衡携带者中辨别出正常胚胎。易位携带胚胎后代在生育下一代时同样面临生育能力降低、流产风险增加和后代受累等问题。可以通过使用 SNP array 或 NGS 以及较新的长读长测序技术来实现对完全正常胚胎的筛选。

三、线粒体遗传病及其遗传阻断

(一) 线粒体遗传病

线粒体作为产能细胞器,通过氧化磷酸化作用为真核细胞提供能量,是机体的主要能量来源。线粒体含有线粒体 DNA(mitochondrial DNA,mtDNA),人类细胞的 mtDNA 呈双链环状,其编码的 13 条多肽链对氧化磷酸化系统功能的维持起着重要作用。mtDNA 可发生多种突变,突变的类型包括点突变、重复缺失和 mtDNA 大片段的丢失等。线粒体遗传病(mitochondrial genic disease)广义上指由核 DNA(nuclear DNA,nDNA)突变或 mtDNA 突变导致线粒体内酶或蛋白质缺陷,使线粒体 ATP 生产和能量代谢受到影响,导致细胞损伤进而影响人体的器官功能,尤其是能量需求较高的器官和组织,如大脑、心脏和肌肉,从而表现为一系列临床症状甚至综合征;而通常提到的线粒体遗传病是狭义上的,指 mtDNA 突变通过卵子传递给后代,使后代患有母源性遗传病。研究表明,成年人中,线粒体遗传病的发病率大约为 1/5 000,新生儿中,每 200 名就有 1 名被检测到 mtDNA 的致病突变。

1. 常见的线粒体遗传病　线粒体脑肌病(mitochondrial encephalomyopathy,ME)是临床上最常见的线粒体遗传病,主要包括 Leigh 综合征(Leigh syndrome,LS)、线粒体脑肌病伴高乳酸血症和卒中样发作(mitochondrial encephalomyopathy with lactic acidosis and stroke-like episode,MELAS)。MELAS 患者一般于 2~15 岁发病,初期症状包括累及大脑皮质的类似卒中发作,伴有癫痫、偏头痛、反复呕吐,甚至瘫痪、失明以及局部神经受损等,随着病情长期发作,患者可能出现丧失运动功能和感觉功能、精神障碍、血液与脑脊液中乳酸堆积、糖尿病和身材矮小等症状,目前的研究发现至少 17 种 mtDNA 突变会导致 MELAS,其中 80% 为编码 tRNA 的 m.3243A>G 突变;LS 发病期大多为婴幼儿时期,主要症状为运动异常、眼部症状和癫痫,大脑尤其是中脑和脑干呈现坏死病灶,以呼吸链酶复合物基因 *SURF1* 突变为最常见的病因。莱伯遗传性视神经病变(Leber hereditary optic neuropathy,LHON)也是一种常见的线粒体遗传病,是由于 1 个 NADH 脱氢酶蛋白质亚基基因发生点突变,影响线粒体内膜上的氧化磷酸化复合物 I 活性,导致视网膜神经节细胞及其轴索发生退行性病变引发的疾病。

2. 线粒体 DNA 的遗传特点

(1) 母系遗传(maternal inheritance):一般来讲,人类的 1 个卵母细胞有多达 200 000~300 000 个 mtDNA 分子,受精后来源于父本的线粒体被不断分解,因此 mtDNA 只能通过母亲传递给下一代,研究表明母源线粒体中至少有 30 种不同的 mtDNA 单倍型能够遗传给后代。

(2) 异质性(heteroplasmy):每个细胞中都存在上千个拷贝数目的 mtDNA 分子。正常不携带线粒体遗传病的个体通常是同质性的,即几乎所有 mtDNA 分子都是相同的;而患有线粒体遗传病的个体的线粒体通常具有异质性,即大部分组织和细胞的线粒体是由正常 mtDNA 和突变 mtDNA 的混合物组成的。

(3) 阈值效应(threshold effect):指当 mtDNA 突变的水平达到或超过一定程度,突变导致的缺陷线粒体自主复制超过一定阈值时,临床上才会表现出线粒体病理症状。该阈值的水平因突变类型和组织类型而异,临床上可以通过选择阈值以下胚胎或人为降低 mtDNA 的突变水平来预防线粒体遗传病。但有时某些 mtDNA 疾病通常缺乏明确的阈值，这给临床上相关疾病的诊断和预防带来了极大的困难。

(4) 复制分离(replicative segregation)：在卵母细胞发育以及胚胎发生过程中，不同的 mtDNA 复制合成新的 mtDNA 拷贝，并随着细胞有丝分裂或减数分裂过程随机分配到子细胞，使得 2 个子细胞具有不同的 mtDNA 异质性，即发生 mtDNA 的复制分离。复制分离传递给子代 mtDNA 的种类和数量不同，使得子代个体间线粒体 mtDNA 具有显著差异。

(5) 遗传瓶颈(genetic bottleneck)：人类成熟卵母细胞中仅有极少部分 mtDNA 能够随机遗传给下一代，而这一小部分 mtDNA 经过复制扩增，构成子代卵细胞的 mtDNA。这种 mtDNA 在卵母细胞形成和发育过程中数量急剧减少的现象被称为线粒体的遗传瓶颈。同样，遗传瓶颈也造成了子代 mtDNA 差异。

(二) 线粒体遗传病阻断方法

线粒体遗传病大多引发患者机体衰弱甚至危及生命，且目前没有找到治愈方法，只能通过辅助治疗手段缓解病情症状和延缓病情进展。因此预防线粒体遗传病、阻断其遗传给后代尤为重要。但由于 mtDNA 具有异质性、阈值效应、复制分离和遗传瓶颈等遗传特征，致病性 mtDNA 突变遗传给下一代的过程具有不确定性和随机性，这为携带 mtDNA 突变女性的遗传咨询带来了巨大挑战。

1. 常规方法

(1) 产前诊断(prenatal diagnosis)：产前诊断是在胎儿出生前的不同阶段对组织细胞进行采样和检测的技术，对于致病性 mtDNA 突变水平高的胎儿，可选择引产终止妊娠以防止线粒体疾病的遗传。不同发育阶段以及不同组织细胞采样得到的 mtDNA 突变存在差异，这造成了产前诊断的不确定性和风险性。此外，产前诊断中也通常无法给出明确的 mtDNA 突变的安全阈值。

(2) PGT：近年来，PGT 已被应用于降低线粒体疾病的遗传风险，应用 PGT 技术能够从早期胚胎中取出 1 个或多个细胞进行基因检测，筛选获得 mtDNA 无突变或低突变负荷的胚胎，将其植入母体子宫。根据胚胎发育的不同时期，可将 PGT 分为卵裂期活检和滋养外胚层活检等。有研究表明，与卵裂期活检相比，滋养外胚层活检具有更高的准确性且对胚胎发育潜能的影响较小。

然而，PGT 同样无法确定线粒体遗传病的安全阈值。突变负荷(mutation load，即突变 mtDNA 与正常 mtDNA 的比率)与疾病严重程度之间存在密切相关性。某些突变负荷较为稳定，如突变 m.8993T>G 和 m.8993T>C 导致神经退行性疾病 NARP(neurogenic muscle weakness，ataxia and retinis pigmentosa)综合征和 Leigh 综合征。这些突变一般在达到 50% 突变负荷时才会出现症状，且严重程度随突变负荷的增加而增加，严重 NARP 综合征患者突变负荷通常在 70%~80%，而严重 Leigh 综合征患者突变负荷通常在 80% 以上。而对于时间分布不稳定和组织分布不均匀且没有可靠的基于突变负荷的基因型 - 表型关联性预测的突变，例如导致 MELAS 的突变 m.3243A>G，在家系之间甚至同一家系之内都可能会产生极大变异。一般 30% 阈值以上突变负荷可能会导致病症发生，也有案例表明基于该突变负荷的预测并不准确。此外，还有一些罕见 mtDNA 突变是某些家系特有的，更无法确定其参考阈值。并且 PGT 对于只产生高水平突变 mtDNA 胚胎的患者也不适用，因其无法筛选得到健康胚胎。此外，在实施 PGT 之前，还应该确保患者具有足够的卵巢储备。

2. **线粒体置换技术**(mitochondrial replacement techniques) 线粒体置换技术是指通过细胞核移植的方法,将携带有线粒体遗传病患者的细胞核移植入健康捐赠者的去核卵或受精胞质中,诞生的“三亲”试管婴儿同时含有父母双方的核遗传物质以及健康捐赠者的mtDNA。根据用于移植的线粒体遗传病患者卵子或受精卵物质,线粒体置换技术主要可分为原核移植(pronuclear transfer,PNT)、纺锤体-染色体复合物移植(spindle-complex transfer,ST)、第一极体移植(first polar body transfer,PB1T)、第二极体移植(second polar body transfer,PB2T)等。其中关于原核移植和纺锤体-染色体复合物移植的相关研究较多,表明它们能够有效地降低致病mtDNA突变的遗传风险。2015年,英国成为第1个将线粒体置换技术的核移植程序合法化的国家,但由于安全性和伦理等原因,国际上并没有普遍立法支持该技术的临床应用。

虽然线粒体置换技术阻断线粒体遗传病的潜力巨大,但其仍面临风险与挑战。首先,安全性和有效性有待深入研究,例如该技术仍不可避免突变mtDNA残留的产生,而对新生儿的后续随访研究缺乏,尚不明确残留的mtDNA突变是否会逐渐积累导致病症的复发以及核移植是否会降低子代寿命。有研究结果表明核基因可能决定mtDNA的变化,因此,可能需要考虑健康捐赠者的mtDNA与患病女性的核DNA的配型需求,以预防发育传代过程中的潜在风险。其次,该技术也涉及多方面伦理问题,如第三方捐赠者是否被社会视为“三亲婴儿”的遗传父母,再如该技术对人类生殖细胞的基因进行了改造,这在许多国家被明令禁止。

综上,患有线粒体遗传病的女性可以通过遗传咨询和生育力评估;卵巢储备不足或致病mtDNA突变高水平携带者可选择是否接受领养或供卵辅助生殖技术;低致病mtDNA突变携带者可以考虑通过PGT与产前诊断技术相结合的方式,进行预防。而线粒体置换技术仍需通过动物模型和人胚胎干细胞水平研究,提高其安全性与有效性,才有望实现该技术的临床转化和立法支持。

四、无创诊断在胚胎遗传阻断中的应用

传统的PGT技术均依赖活组织检查获得用于分析的胚胎样本,根据胚胎发育阶段不同,可以选择卵母细胞极体、六至八细胞期卵裂球和囊胚滋养层细胞进行活检,但是3种传统的活检方法都是侵入性的,设备成本和人力成本较高,为患者带来较重的经济负担。此外,侵入性活检可能会干扰胚胎的发育,胚胎活检技术的长期生物安全性并没有被评估。与此同时,也有研究发现在囊胚腔液和囊胚培养使用过的培养液中存在胚胎细胞游离DNA(cell-free DNA,cfDNA),研究发现,这些cfDNA能用于评估胚胎的遗传学构成,这为传统胚胎活检来源的植入前胚胎遗传学检测提供了潜在的替代方法,非侵入性胚胎植入前遗传学检测(non-invasive preimplantation genetic testing,niPGT)技术应运而生。

(一) 基于囊胚培养液中cfDNA的PGT技术应用

2014年,Assou科研团队通过检测囊胚培养液中cfDNA的Y染色体特异性序列来区分女性(46,XX)和男性(46,XY)胚胎,该研究也发现,在发育至第5/6天的囊胚培养液中cfDNA浓度高达27ng/ml,这也预示了囊胚培养液中的cfDNA在niPGT进程中检测分析X染色体连锁遗传疾病的能力。此外,也有研究通过qPCR技术将囊胚培养液中cfDNA应用于α-地中海贫血的PGT检测,发现利用囊胚培养液的诊断效率与胚胎活检相当;在2017年,一项研究利用囊胚培养液进行全基因组测序分析成功诊断了β-地中海贫血,该项研究

证实了囊胚培养液中 cfDNA 的存在，且大部分 cfDNA 可以经扩增后用于后续分析，揭示了囊胚培养液中 cfDNA 的临床应用价值。

陆续有一些研究也将囊胚培养液 cfDNA 应用于 PGT-A 技术。2016 年，Xu 等人基于 MALBAC 全基因组扩增技术，通过囊胚培养液中的 cfDNA 对人植入前囊胚的染色体倍型进行检测，在该项研究中基于囊胚培养液中 cfDNA 的检测结果和用全胚胎得到的检测结果有较高的一致率，并且由培养液结果指导胚胎移植的家系中活产率超过 70%。2016 年 3 月首例经无创胚胎染色体筛查的试管婴儿顺利出生。

然而，多个研究将囊胚培养液 cfDNA 检测得到的 PGT-A 结果与活检得到的 PGT-A 结果进行比较，发现 2 种方法检测染色体倍性的结果一致率在不同研究之间存在很大差异。2019 年的一项研究改进了囊胚培养液的收集方案，将体外培养到第 4 天的胚胎转移至新鲜的培养液中培养，然后再收集囊胚培养液进行检测，该研究中由囊胚培养液中 cfDNA 得到的 PGT-A 结果与滋养外胚层（TE）活检结果的一致性高达 84%。这提示残留的卵丘细胞、塑料器具、培养液或 IVF 期间的操作造成的外部 DNA 污染可能会影响囊胚培养液中 cfDNA 检测的灵敏度。

2019 年的一项研究通过囊胚培养液中 cfDNA 筛查胚胎的非整倍性，并且根据算法计算降低胚胎嵌合现象对筛查结果的影响，该研究结果提示，利用囊胚培养液中 cfDNA 的筛查结果比囊胚阶段 TE 活检筛查更准确。此外，2021 年有研究通过 DNA 甲基化测序追溯囊胚培养液中 cfDNA 的细胞来源，发现囊胚培养液中 cfDNA 来自囊胚细胞、颗粒细胞和极体，同时也证明了通过 DNA 甲基化测序可以精准检测囊胚培养液中 cfDNA 的染色体非整倍性，该研究为 niPGT 技术的发展提供了新的思路。

（二）基于囊胚腔液中 cfDNA 的 PGT 技术应用

2013 年，Palini 等人通过 qPCR 技术在体外发育至第 5 天囊胚的囊胚腔液（blastocoel fluid，BF）中鉴定出了 cfDNA 片段，发现每份囊胚腔液中含有 DNA 约为 9.9pg，此外，该研究通过扩增 Y 染色体上的多拷贝基因 *TSPY1* 和 17 号染色体上的基因 *TBC1D3* 证明了直接从囊胚腔液中提取的 cfDNA 有鉴定胚胎性别的潜力，为基于囊胚腔液中 cfDNA 的 niPGT 技术应用于 X 染色体连锁遗传病奠定了基础。

囊胚中空腔的动态塌陷和复张是体外囊胚培养过程中的常见现象，也是玻璃化冻存过程中的常规操作，理论上吸取囊胚腔液不会对胚胎造成额外的损伤，但是，目前尚不清楚抽吸囊胚腔液是否会改变胚胎发育过程中细胞间和 / 或细胞和微环境之间的通讯，以及关于囊胚腔液的 cfDNA 是否能真正代表整个胚胎的遗传构成，研究仍然没有定论。

在过去几年中，随着测序技术和分子诊断技术的不断发展和完善，niPGT 技术成为未来 PGT 发展的趋势。毫无疑问，取代有创活检技术可以为胚胎的遗传学评估带来经济优势和操作技术上的优势，并且极大程度上降低了对胚胎的损害风险。然而，现阶段 niPGT 策略发展仍不完善，各项研究结果之间仍有较大差异，虽然研究已经证实在人类胚胎的囊胚腔液和囊胚培养液中存在可测量的 cfDNA，但将其作为基础应用于 niPGT 技术还需要解决一些技术挑战，例如，囊胚腔液和囊胚培养液中存在的 cfDNA 含量较低，且核酸完整性差，再加上母源性污染和胚胎嵌合的可能，囊胚腔液和囊胚培养液的 cfDNA 不能精确地代表胚胎 DNA，检测结果的准确性有待加强。因此，必须制订合适的策略来明确囊胚腔液和囊胚培养液中 cfDNA 代表整个胚胎遗传构成的准确程度，并评估这些方法策略对临床妊娠结局的影响。

（闫丽盈）

第七章　避孕节育

第一节　避　孕　药

避孕药是指阻碍受孕或终止妊娠的一类药物。避孕药通过阻断精子及卵子的形成、成熟、排放、受精、着床或胚胎等环节，干扰复杂的生殖生理过程，达到避孕的效果。避孕药可分为女用避孕药、男用避孕药及外用避孕药。现有的避孕药多为女用避孕药。

一、女用避孕药

女用避孕药主要由雌激素和孕激素配伍组成，是应用最广的避孕药。其药物大致分3类：①睾酮衍生物，如炔诺酮（norethisterone，NET）、18甲基炔诺酮（norgestrel，NG）、左炔诺孕酮（levonorgestrel，LNG）等；②孕酮衍生物，如甲地孕酮（megestrol）、甲孕酮（medroxyprogesterone）、氯地孕酮（chlormadinone acetate）、屈螺酮（drospirenone）等；③雌激素衍生物，如炔雌醇（ethinylestradiol，EE）、炔雌醇环戊醚（quinestrol，CEE）、戊酸雌二醇（estradiol valerate）、醋炔醚（quingestanol acetate）等。女性避孕药大部分是复方制剂。根据给药途径不同，分为口服避孕药、注射避孕药；根据作用维持时间长短可分为短效类和长效类避孕药。为了提高避孕效果、延长避孕作用时间、减少避孕药不良反应，避孕药的缓释剂及多相片制剂（将每周期服用的药片分为两种剂量的称为双相片，三种剂量的称三相片）日益增多。这类药物的优点是：①高度有效；②使用方便；③停药后可迅速恢复生育能力；④月经正常，同时对月经有调节作用。常用制剂类型见表7-1。

表7-1　常用女用甾体类激素避孕药

类别		药名	雌激素含量/mg	孕激素含量/mg
复方短效片	单相片	复方炔诺酮片（口服避孕药片Ⅰ号）	炔雌醇0.035	炔诺酮0.6
		复方甲地孕酮片（口服避孕药片Ⅱ号）	炔雌醇0.035	甲地孕酮1.0
		复方左旋18甲基炔诺酮	炔雌醇0.03	左炔诺孕酮0.15
		屈螺酮炔雌醇片	炔雌醇0.03	屈螺酮3
		屈螺酮炔雌醇片（Ⅱ）	炔雌醇0.02	屈螺酮3

续表

类别		药名	雌激素含量 /mg	孕激素含量 /mg
复方短效片	双相片	去氧孕烯双相片		
		第一相（第 1~7 片）	炔雌醇 0.04	去氧孕烯 0.25
		第二相（第 8~21 片）	炔雌醇 0.03	去氧孕烯 0.125
		炔诺酮双相片		
		第一相（第 1~10 片）	炔雌醇 0.035	炔诺酮 0.5
		第二相（第 11~21 片）	炔雌醇 0.035	炔诺酮 1.0
	三相片	复方左炔诺孕酮三相片		
		第一相（第 1~6 片）	炔雌醇 0.03	左炔诺孕酮 0.050
		第二相（第 7~11 片）	炔雌醇 0.04	左炔诺孕酮 0.075
		第三相（第 12~21 片）	炔雌醇 0.03	左炔诺孕酮 0.125
		炔诺酮三相片		
		第一相（第 1~7 片）	炔雌醇 0.035	炔诺酮 0.50
		第二相（第 8~14 片）	炔雌醇 0.035	炔诺酮 0.75
		第三相（第 15~21 片）	炔雌醇 0.035	炔诺酮 1.00
长效片		复方长效左旋炔诺孕酮片	炔雌醚 3.0	左炔诺孕酮 6.0
		复方炔雌醚 - 氯地孕酮片	炔雌醚 3.3	氯地孕酮 15.0
		复方炔雌醚 - 氯地孕酮 - 左炔诺孕酮	炔雌醚 2.0	氯地孕酮 6.0 左炔诺孕酮 6.0
探亲避孕药		炔诺酮探亲避孕丸		炔诺酮 5.0
		甲地孕酮探亲避孕片（探亲 1 号）		甲地孕酮 2.0
		18 甲基炔诺酮探亲避孕片	醋炔醚 0.88	18 甲基炔诺酮 3.0
		双炔失碳酯片（53 号避孕药）		双炔失碳酯 7.5
		甲醚抗孕丸		甲地孕酮 0.55
避孕针	复方	复方己酸孕酮注射液（避孕针 1 号）	戊酸雌二醇 5.0	己酸孕酮 250.0
		复方甲地孕酮注射液	17- 环戊烷丙酸雌二醇 5.0	甲地孕酮 25.0
	单方	醋酸甲孕酮		醋酸甲孕酮 150.0

（一）短效口服避孕药

传统的短效口服避孕药（short-acting oral contraceptive）有复方炔诺酮片、复方甲地孕酮、复方炔诺孕酮片等制剂，由雌激素和孕激素配伍而成，在各类避孕药物中，此类药物问世最早且应用最广泛。服药后可形成人工月经周期，阻止孕卵着床。只要按规定用药，避孕成功率可达 99.95%。为减轻不良反应，对药物的剂量、配伍进行多次调整如降低炔雌醇剂量，同时也发掘效力更高的孕激素类药物。目前炔雌醇的剂量一般在 30~35μg/d，但新型短效口服避孕药屈螺酮炔雌醇片（Ⅱ）中只含 20μg 炔雌醇。雌激素剂量过低易发生突破性出血（break-through bleeding）。

为了模拟月经周期中雌、孕激素的分泌规律，使用避孕药的性激素水平近似正常月经周期，减少经期出血的发生率，现有多相片的避孕药，如炔诺酮双相片、去氧孕烯双相片、炔诺酮三相片和炔诺孕酮三相片等。在这些制剂中雌激素的含量相对固定，孕激素的总含量减少，并按 2~3 个时相递增。按 2~3 个时相服用不同比例的雌、孕激素更符合人体内源性激素的周期变化规律，故不良反应减少、程度减轻，突破性出血很少发生。

1. **作用机制** 避孕药通过多种环节起到避孕作用，其主要机制：①抑制排卵。药物作用于下丘脑和垂体，其中雌激素主要影响卵泡刺激素（FSH）分泌，使优势卵泡形成和发育受阻；孕激素抑制黄体生成素（LH）分泌，阻止排卵发生。②改变宫颈黏液性状。宫颈黏液受孕激素影响，量变少而黏稠度增加，拉丝度减少，不利于精子穿透。③改变子宫内膜形态与功能。子宫内膜受孕激素作用增殖受抑制，使腺体及间质提早发生类分泌期变化，形成子宫内膜分泌不良，不适于受精卵着床。④影响子宫和输卵管平滑肌的正常活动，使受精卵不能及时输送至子宫内着床。

2. **适应证与禁忌证** 生育年龄的健康妇女均可服用。禁忌证为：①严重心血管疾病患者。避孕药中孕激素对血脂蛋白代谢有影响，可加速冠状动脉粥样硬化发展，雌激素作用使凝血功能亢进，以致冠状动脉硬化者易并发心肌梗死；雌激素还增加血浆肾素活性，使血压升高，高血压患者脑出血发生率较未服药者高 2 倍。②急、慢性肝炎或肾炎患者。③血液病或血栓性疾病患者。④内分泌疾病患者，如糖尿病需用胰岛素控制者、甲状腺功能亢进者。⑤恶性肿瘤、癌前病变、子宫或乳房肿块患者。⑥哺乳期妇女。避孕药抑制乳汁分泌，并使其蛋白质、脂肪含量下降。⑦产后未满半年或月经未来潮者；月经稀少者。⑧年龄>45 岁者；年龄>35 岁的吸烟妇女不宜长期服用，以免卵巢早衰。⑨因精神疾病生活不能自理者。

3. **用法及注意事项** 各种短效避孕药服药方法大致相同。自月经周期第 5 日开始，每晚 1 片，连服 21~22 日，不能间断，若漏服应于次晨补服 1 片。一般在停药后 2~3 日发生撤药性出血，犹如月经来潮。若停药 7 日尚无月经来潮，则当晚开始服第 2 周期药物。若再次无月经出现，宜停药检查原因，酌情处理。药物必须每天按时服用，否则可导致避孕失败。屈螺酮炔雌醇片（Ⅱ）每板含 28 片（24 片活性片含炔雌醇 0.02mg，屈螺酮 3mg；另 4 片为非活性片不含活性成分），按顺序每日使用。去氧孕烯双相片起始 7 日每日服用 1 片第一相片（含去氧孕烯 0.025mg，炔雌醇 0.04mg），之后连续 14 日每日服用 1 片第二相片（含去氧孕烯 0.125mg，炔雌醇 0.03mg）；炔诺酮双相片的用法则是起始 10 日每日服用 1 片第一相片（含炔诺酮 0.5mg，炔雌醇 0.035mg），之后连续 11 日每日服用 1 片第二相片（含炔诺酮 1.0mg，炔雌醇 0.035mg）。这种用法很少引起突破性出血。炔诺酮三相片则分为起始 7 日每日服 1 片第一相片（含炔诺酮 0.5mg，炔雌醇 0.035mg），在中期 7 日每日服 1 片第二相片（含炔诺酮 0.75mg，炔雌醇 0.035mg），在最后 7 日每日服 1 片第一相片（含炔诺酮 0.5mg，炔雌醇 0.035mg），其效果比双相片好。复方左炔诺孕酮三相片起始 6 日每日服 1 片第一相片（含左炔诺孕酮 0.05mg，炔雌醇 0.03mg），第 7~11 日每日服 1 片第二相片（含左炔诺孕酮 0.075mg，炔雌醇 0.04mg），第 12~21 日每日服 1 片第三相片（含左炔诺孕酮 0.125mg，炔雌醇 0.03mg），这种给药方法更符合人体内源性激素的变化规律，临床效果更好。

4. **药物不良反应**

（1）类早孕反应：雌激素刺激胃黏膜引起食欲缺乏、恶心、呕吐以至乏力、头晕、乳房胀痛等类早孕反应。轻症不需处理，一般 2~3 个周期后减轻或消失。较重者可口服维生素 B_6 10mg、维生素 C 100mg 及山莨菪碱 10mg，每日 3 次，连续 1 周。

(2)闭经：服药时抑制内源性激素分泌，甾体避孕药替代性对子宫内膜发生作用。一般服药后月经变规则，经期缩短，经量减少，痛经减轻或消失。若用药后出现闭经，反映避孕药对下丘脑 - 垂体 - 卵巢轴抑制过度，应停药行人工周期治疗或应用促排卵药物。

(3)突破性出血：服药期间发生不规则少量出血，称突破性出血，为雌激素不足以维护内膜的完整性所致。可发生在漏服药后，也可发生于正常连续服用时。若在服药前半周期出血，可每晚增服炔雌醇 0.005~0.015mg，与避孕药同时服至第 22 日停药。若在服药后半周期出血，或出血量多如月经，应即停药，待出血第 5 日再开始下一周期用药。

(4)心血管系统影响：类固醇激素类避孕药可增加血液内某些凝血因子而使患者易发生血栓性静脉炎、肺栓塞等。对于孕激素成分，目前认为其主要是改变脂代谢，与心血管疾病发病可能有关。

(5)其他影响：①体重增加，体内合成代谢增强或水钠潴留所致；②色素沉着，少数妇女颜面部皮肤出现淡褐色色素沉着如妊娠期所见，停药后不一定都能自然消退；③长期服药者 2/3 在停药 1 个月后能再孕，胎儿无异常发现，遗传学检查无致畸证据，但为避免避孕药影响，以停药 3 个月后再受孕为妥，短期服用者例外；无证据表明增加宫颈癌和乳腺癌的发生率，而由于孕激素的保护作用，可减少子宫内膜癌、卵巢上皮癌的发生；对机体代谢方面的某些改变是暂时性的，停药后可恢复正常；④药物相互作用，苯巴比妥、苯妥英钠等肝药酶诱导剂可加速避孕药在肝脏内的代谢，影响避孕效果，甚至导致突破性出血。

(二) 长效口服避孕药

长效口服避孕药(long-acting oral contraceptive)由长效雌激素和人工合成的孕激素配伍制成。国内常用的有复方炔诺孕酮乙片、复方氯地孕酮片和复方次甲氯地孕酮片。

1. **作用机制**　药物中的雌激素炔雌醇环戊醚(简称炔雌醚)，从胃肠道吸收后，储存于脂肪组织内缓慢释放，起长效避孕作用，通过反馈抑制下丘脑 - 垂体 - 卵巢轴功能发生抗排卵作用。孕激素促使子宫内膜呈现分泌反应，作用消退时引起撤退出血。服药 1 次可避孕 1 个月，避孕有效率达 96%~98%。

2. **用法用量**　避孕效果与给药方法有关。最好采用在月经来潮第 5 日用第 1 片，第 10 日服第 2 片。以后按第 1 次服药日期，每月服 1 片。

3. **不良反应**　不良反应及其临床表现类似短效避孕药，处理方法也相同。长效避孕药停药时，应在月经周期第 5 日开始服用短效口服避孕药 3 个月，作为停用长效雌激素的过渡。因为此时体内往往还有雌激素蓄积，有可能 2~3 个月发生月经失调。

(三) 探亲避孕药

探亲避孕药(vacation pill)为甾体化合物，除双炔失碳酯外，主要为大剂量单一的孕激素类制剂。服用时间不受经期限制，适用于两地分居短期探亲夫妇。

1. **作用机制**　与服药时间有关。主要改变子宫内膜形态与功能，不利于受精卵着床。宫颈黏液变得黏稠，不利于精子穿透。月经周期前半期服药还有抗排卵作用。

2. **用法用量**

(1)炔诺酮探亲片、甲地孕酮探亲片、18 甲基炔诺酮探亲片：从探亲前 1 天或当日中午开始服用 1 片，此后每晚口服 1 片，至少连服 10~14 日，如探亲期未满，可改用口服避孕药。

(2)双炔失碳酯：为带弱雌激素活性的失碳化合物。性交后立即服 1 片，晨起加服 1 片，连服 1 周。服药时间不受月经周期限制，现多用于意外性生活的紧急补救措施。

(3)甲醚抗孕丸：探亲当日中午含服1丸，以后每次性交后服1丸。

3. **不良反应** 正规使用不良反应轻微，主要为突破性出血、月经量改变；少数妇女出现类早孕反应。

(四)长效避孕针

长效避孕针(contraceptive injection)目前有单纯孕激素类和雌、孕激素复合制剂。

1. **作用机制** 避孕机制同短效口服避孕药。长效原因为该类注射剂一般是混悬剂或油溶液，肌内注射后药物从注射部位缓慢释放与吸收，因而产生长效避孕作用。

2. **适应证与禁忌证** 与短效口服避孕药相仿，月经频发或经量过多者不宜使用。

3. **用法用量**

(1)复方己酸孕酮和复方甲地孕酮避孕针：第1个月于月经周期第5日和第12日各肌内注射1支，以后在每次月经周期第12日肌内注射1支。一般于注射后12~16日发生撤退性出血。肌内注射1次可避孕1个月，有效率达98%以上。

(2)长效醋酸甲羟孕酮(depot medroxyprogesterone acetate，DMPA)：属17α-羟孕酮的类似物。第1针于月经周期第5天注射，以后每3个月的这一天肌内注射1支。注射1支可避孕3个月，有效率达99%以上。DMPA不影响乳汁的成分和分泌，也不影响婴儿营养、发育，哺乳期使用安全。

(3)不良反应：前3个月可能发生月经周期不规则或经量多，可对症用止血药，或用雌激素或短效口服避孕药调整。其他如胃肠道反应、痤疮、皮肤瘙痒等较少见。

(五)避孕药释放系统

避孕药释放系统(contraceptive delivery system)将避孕药(主要是孕激素)与具备缓慢释放性能的高分子化合物(如聚二甲基硅氧烷)制成多种剂型，在体内持续恒定进行微量释放，起长效避孕作用。

1. **皮下埋植剂** 皮下埋植剂(norplant)系应用硅橡胶材料作为释药管，内装避孕药物而制成。左炔诺孕酮皮下埋植剂是第一个研制成功并应用于临床的皮下埋植避孕产品。此装置的第一代产品称Norplant Ⅰ，有6个硅胶囊，每根含左旋18甲基炔诺酮36mg。第二代称Norplant Ⅱ，只需2根硅胶棒，每根含左旋18甲基炔诺酮75mg。药物通过硅橡胶的管壁渗透出来，在胶囊的外表面以均匀的速度进入人体的血液，进而到达靶器官发挥避孕作用。在月经来潮前7日内在左上臂内侧做皮下扇形插入。可避孕5年，有效率为99%以上。具有高效、长效、使用简便、安全、可逆的特点，尤其适宜于需要长期避孕的妇女以及禁忌使用雌激素的妇女。不良反应主要是不规则阴道流血及闭经，其他如恶心、头痛、头晕、体重增加、食欲改变、嗜睡、抑郁、痤疮、色素沉着等，一般3~6个月后可逐渐减轻及消失。

2. **缓释阴道避孕环** 缓释阴道避孕环(contraceptive vaginal ring，CVR)避孕原理同皮下埋植剂。将避孕甾体激素装在载体上，制成环状放入阴道，阴道黏膜上皮可直接吸收药物进入血循环产生避孕效果。国内使用药物为18甲基炔诺酮(norgestrel)或甲地孕酮(megestrol)。避孕时限为3个月及1年。使用者于月经干净后自行放于阴道后穹窿子宫颈，对性交无影响，避孕率为90%以上。不良反应为阴道不规则出血、分泌物增多及环脱落。

3. **微球和微囊注射针** 采用具有生物降解作用的异分子聚合物与甾体避孕药混合或包裹制成的微球或微囊皮下注射，药物在体内缓慢释放，起到长效避孕作用。此法具有埋植剂特点，且不需手术植入取出，到期微球微囊自然吸收。

(六) 紧急避孕药

紧急避孕药(morning-after pills)有激素类和非激素类2类,适合于仅需临时避孕的妇女。一般应在无保护性生活后3日(72小时)之内口服紧急避孕药,其有效率可达98%。

1. **雌、孕激素复方制剂** 采用左旋18甲基炔诺酮0.15mg+炔雌醇0.03mg。我国现有的为复方左旋18甲基炔诺酮避孕药,首剂4片,然后相距12小时再服4片。

2. **单纯孕激素制剂** 左炔诺孕酮,首剂1片,相隔12小时再服1片。

3. **单纯雌激素制剂** 53号避孕药主要成分是双炔失碳酯,性交后立即服1片,次晨加服1片。作为紧急避孕药效果不很理想,现已少用。

4. **抗孕激素药** 米非司酮(mifepristone)为抗早孕药,是孕酮受体水平的抗孕激素药。具有强大的抗孕激素作用,且可收缩子宫平滑肌。经WHO及我国的多中心研究,证实采用米非司酮在无防护性生活后120小时内一次服用25mg或10mg避孕效果为80%。

作用机制与服药时妇女的月经周期有关。排卵前服用可能抑制排卵;排卵期及排卵后期服用主要改变子宫内膜形态与功能,不利于受精卵着床。一旦受精卵已经着床,则紧急避孕药物无效。此外,紧急避孕药不引起流产。不良反应为可能出现恶心、呕吐、不规则阴道流血,或乳房疼痛、头痛、头晕、无力,反应轻微,不需处理。紧急避孕不能作为常规避孕方法反复使用,否则可能导致月经紊乱,甚至避孕失败。

(七) 黄体激素释放激素类似物

促黄体素释放素(luteinizing hormone releasing hormone,LHRH)的作用具有双相性。生理情况下,下丘脑释放的GnRH可促进FSH、LH的合成与分泌,随之促进卵泡发育和排卵,并释放性激素。当外源性非脉冲式投给大剂量促黄体素释放素类似物(luteinizing hormone releasing hormone analogues,LHRH-a)时,它对垂体的升调节作用变为降调节。因LHRH-a的持续作用使垂体内的LHRH受体失去敏感性,不再对LHRH-a产生反应,由此阻碍了卵泡的发育和排卵而达到避孕目的。LHRH激动剂较天然LHRH有更高的生物活性。也可以利用LHRH拮抗剂抑制排卵,实现抗生育目的。

二、男用避孕药

理想的男用避孕药应该具有高效的抗生育作用而对性功能没有影响、起效快且停药后可迅速恢复生育能力的特点。最近国外研发的男用避孕药输精管胶(vasalgel),注射1次有可能避孕几年。

(一) 棉酚

棉酚(gossypol)是从棉花的根、茎、种子中提取的一种酚类物质。制剂有普通棉酚、乙酸棉酚、甲酸棉酚等。

棉酚作用部位在睾丸生精小管的生精上皮细胞。通过抑制精子生成而达到抗生育的作用。起效量20mg/d,服75日后用维持量40mg,每周1次,连服2个月可达节育标准,有效率90%。不良反应有胃肠道反应、心悸、肝功能改变等。一些服药者可发生低血钾无力症状。如果长期应用,个别人生育能力难以恢复。

部分临床试验显示,服低剂量棉酚(15mg/d)后在12周达到不育,改服维持量(10mg/d)44周可维持不育并未出现低血钾症;停药10周后,生育力和所导致的组蛋白-精核蛋白取代反应异常现象全部恢复。这些结果为组织进行低剂量棉酚合并甾体激素的临床新用药方案及其作为安全可逆的男用节育药的可能性提供了前景。

（二）类固醇激素类

1. **孕激素 - 雄激素复合剂** 孕激素和雄激素在较大剂量时可反馈性抑制腺垂体促性腺激素的分泌，从而抑制精子的产生。两者合用有协同作用，可减少各药剂量，减少不良反应。雄激素可补充体内睾酮的不足，维持正常性功能。

2. **醋酸环丙孕酮** 醋酸环丙孕酮（cyproterone acetate，1，2- 环次甲氯地孕酮）为 17α-羟孕酮类化合物，具有较强的孕激素作用，为抗雄激素药物，可在雄激素靶器官竞争性对抗雄激素作用。大剂量时可抑制促性腺激素分泌，减少睾丸内雄激素结合蛋白的产生，抑制精子生成，干扰精子的成熟过程。

3. **十一酸睾酮** 是用于临床治疗男性性腺功能减退症的药物。但研究人员发现，这种从体外补充的雄性激素，还可以抑制精子的生成。每月接受 1 次药物注射，绝大多数人的精液检查出现了无精症或严重少精症，在性能力没有受到影响的情况下，达到了有效避孕的目的。停药后，所有受试者的正常生精能力都得到恢复。

三、外用避孕药

目前常用的外用避孕药多是一些具有较强杀精作用的药物，可制成胶浆、片剂或栓剂等。将此类药物放入阴道后，药物可自行溶解而散布在子宫颈表面和阴道壁，发挥杀精作用，从而达到避孕目的。这种方法的不良反应小，很少有全身反应。

壬苯醇醚（nonoxynol）为非离子型表面活性剂，具有强烈杀精子作用。它主要与精细胞脂蛋白膜相互作用，破坏精子顶体膜，通过改变精细胞渗透压杀伤精子。一般浓度不杀伤阴道杆菌。各种试验表明壬苯醇醚是高效、低毒、安全的外用避孕药。同类药物还有辛苯醇醚（octoxynol）、苯醇醚（menfegol）等。苯醇醚聚乙烯醇半透明药膜放入阴道后迅速溶解，释放出苯醇醚而发挥杀精作用。药膜溶解后的黏稠性状，又可阻滞精子运动，避孕效果良好。

棉酚从阴道给药也具有较强的杀精子活性。

（王建刚）

第二节 宫内节育器

宫内节育器（intrauterine contraceptive device，IUD）是一种放置在子宫腔内的避孕器具，一次放入子宫腔，可避孕多年，属于长效避孕节育措施。

关于 IUD 用于人类避孕的记载，最早是在 1868 年由 Lancet 所报道。最初的环形 IUD 由蚕肠线制成，随后出现了银丝环形 IUD，这是世界上第一个真正的环状 IUD，称格拉芬伯格环。1950 年尼龙和聚乙烯制成 IUD 取得成功，此后 IUD 得以较快发展。20 世纪 50 年代以来，世界各国用不同材质设计制造了各种类型的 IUD，60 年代末出现了带铜丝的 IUD，70 年代出现了释放孕激素的 IUD。70 年代后期又研制了具有抗生育活性的含铜 IUD。

我国自1957年开始引进和推广使用IUD，经过不断的改进和提高，迄今我国已经能生产17余种不同材质和形状的IUD。近期国内现有的IUD经专家论证，将TCu200B、TCu220C、TCu380A、MLCu375及孕酮铜5种列为推荐的宫内节育器，国际应用较多的是TCu380A。

我国采取避孕节育措施的人群中，约50%采用的是IUD避孕法。大量临床实践证明，IUD避孕法是一种相对安全、有效、简便、经济的可逆性节育方法，取出后不影响生育，因此IUD避孕是我国广大妇女和家庭最乐于接受的一种节育方法。但它仍存在一定的失败率，如脱落、带器妊娠，也存在一些副作用如出血、腰酸及月经失调等。

一、宫内节育器种类及避孕原理

（一）宫内节育器的种类

一般将IUD分为2大类，即惰性IUD和活性IUD。所谓惰性IUD是指不释放任何活性物质的IUD；而活性IUD是以惰性IUD为载体，能缓慢释放铜或药物的IUD。从形态上，IUD又可分为关闭式和开放式2类，关闭式IUD指环形IUD等，开放式IUD指T形、蛇形IUD等。从IUD构成的材料上，又可将IUD分为金属IUD、塑料IUD、混合型IUD、硅橡胶IUD、含铜IUD、含药物IUD等若干类。

目前国内外使用的IUD有几十种，下面介绍几种常用的IUD。

1. **惰性宫内节育器**（inert intrauterine device） 为第一代IUD，由惰性原料如金属、硅胶、塑料或尼龙等制成，是最先使用且应用历史最长久的IUD。国外主要为蛇形宫内节育器（lipper loop intrauterine device）和Dukon盾形节育器；国内主要为不锈钢圆环及其改良品。

因其副作用大，避孕效果较差，目前惰性宫内节育器已不在临床上应用。

2. **活性宫内节育器**（active intrauterine device） 为第二代IUD，其内含有活性物质如金属、激素、药物及磁性物质等，以提高避孕效果，减少副作用。

（1）带铜宫内节育器（copper bearing intrauterine device，Cu-IUD）：在活性IUD中，Cu-IUD是最早发展起来的类型，由Zipper和Tatum于1968年首先研制成功。在研究中发现，铜在子宫内膜暴露的表面积和铜离子释放的多少与避孕效果有密切关系。带铜面积低时，避孕效果差，一般具有200mm^{2}左右的铜丝面积，避孕效果已能达到满意。下面介绍几种常用的Cu-IUD。

1）T形带铜宫内节育器（TCu-IUD）：是我国目前临床首选的宫内节育器。

TCu-IUD按子宫腔形态设计制成，放置时间可至15年。根据铜圈暴露于子宫腔的面积不同而分为不同类型，铜的总面积为200mm^{2}时称TCu 200，其他型号有TCu 200B、TCu 200C、TCu 300、TCu 380A等。TCu-IUD在子宫内持续释放具有生物活性的铜离子，而铜离子具有较强的抗生育作用，避孕效果随着铜的表面积增大而增强，但表面积过大时，副作用也相应增多。

TCu-IUD因种类各异，其脱落率、妊娠率等也各有不同。T铜380A宫内节育器（TCu 380A IUD）是目前国际公认性能最佳的宫内节育器。纵臂末端呈球形，以减少对子宫的损伤，内含少量钡，以便在X线下显影。经世界卫生组织长期临床试验观察，TCu 380A IUD使用9年的累积妊娠率为2.1/(每百妇女·年),美国食品药品监督管理局已批准TCu 380A IUD的使用期限长达10年。

优点是带器妊娠率和脱落率均较低;缺点是带器时间相对较短,价格稍高,疼痛、出血的副作用较重,因症取出率较高。

2) V铜200宫内节育器(VCu 200 IUD):为我国研制的Cu-IUD,是我国常用的宫内节育器之一。其形状更接近子宫腔形态,横臂可有5mm伸缩余地,以适应子宫腔变化。根据横臂宽度,可分为大号(横臂28mm)、中号(横臂26mm)和小号(横臂24mm)3种规格,放置时间5~8年。优点是形态适应子宫腔,带器妊娠率和脱落率均较低;缺点是置器年限相对较短,子宫出血等副作用发生率稍高,故因症取出率较高。

3) 宫腔形带铜节育器:宫腔形带铜节育器(UCu200)是在惰性宫腔形节育器内加入6节铜丝而制成的,铜丝表面积为200mm^2。该器带器妊娠率明显低于惰性宫形器,其副作用以经血量增多和点滴状出血多见。但与惰性宫形器相比无明显增加。

另一种宫形节育器是镀铜宫形节育器,采用了特殊工艺,在不锈钢宫形环表面镀一层铜,铜的表面积为691~857mm^2,带铜量远远超过国内外所有的IUD,故其子宫出血等副作用也明显严重。放置年限为5年。

4) 单圈式带铜宫内节育器:单圈式带铜IUD简称金单铜,有含铜及镀铜2种,均由惰性金属单环加铜制成。临床试用万例以上,避孕效果优于金属单环,尤其妊娠率明显减低,但出血等副作用高于金属单环。使用年限10~15年。

5) 带铜钢塑混合环:又称金塑铜IUD或金塑铜环,是由惰性金塑环改进加铜丝制成,铜丝表面积为250mm^2。该节育器除具金塑环的特点外,妊娠率及脱落率低是其优点;缺点是因症取出率高。使用年限5年左右。

6) 多负荷铜宫内节育器(multiload Cu-IUD,MLCu-IUD):MLCu-IUD外观呈龟形,以塑料为支架,中间直杆上缠绕铜丝,铜丝表面积为375mm^{2}或250mm^2,两侧臂柔软可弯曲,并带鳍状突起。当其受到子宫收缩的压力时,可被压送到子宫底部,从而可降低脱落率。MLCu-IUD是目前国外应用最广泛的活性IUD之一,也是国际上公认的避孕效果较好的IUD之一,我国MLCu-IUD的临床使用近几年呈上升趋势,日益受到妇女的喜爱。MLCu的有效期为2~3年。

临床资料显示,MLCu-IUD 1年净累积妊娠率为0.5%~0.8%,脱落率为1.2%~7.5%,因出血和疼痛取出率为2.3%~7.4%,续用率为76.7%~94.4%;2年的妊娠率、脱落率、取出率、续用率各为1.1%~4.4%、1.2%~2.9%、3.8%~12.6%和89.9%。

(2) 含药宫内节育器(medicated IUD)

1) 含孕激素T形宫内节育器:采用T形支架,缓释药物储存在纵杆药管中,管外包有聚二甲基硅氧烷膜,控制药物释放。孕激素使子宫内膜变化不利于受精卵着床,带器妊娠率较低;孕激素促使子宫肌安静,故脱落率也低。副作用如腹痛、月经过多发生少,但易出现突破性出血。目前广泛使用的是左炔诺孕酮宫内缓释节育系统(levonorgestrel-releasing intrauterine system,LNG-IUS),纵杆药管中含有左炔诺孕酮52mg,每天释放20μg,可使用5年,已在包括我国在内的20个国家使用。其优点是不仅妊娠率、脱落率低,且月经量少。主要不良反应为月经过少、闭经和点滴出血等。

2) 含其他活性物的宫内节育器:如含锌、磁、吲哚美辛及抗纤溶药物等,尚处于研究阶段。

3. **第三代宫内节育器**

(1)吉妮IUD:采用固定式放置和无支架柔软的项链式铜套,可随意弯曲,随子宫腔形态的变化而变化。铜总面积为330mm^2,由于无支架,铜套的外壁和内壁均暴露在子宫腔液中,因而其含铜表面积大,避孕效果突出。体积小且柔软,一般置器不需要扩张子宫颈,进入子宫腔时对子宫颈的机械刺激小,从而减少了子宫腔与节育器不适造成的疼痛,特别适用于频繁脱环的妇女。目前对吉妮IUD的使用期限建议为10年。

(2)吉娜IUD:是产后即时放置的专用IUD,其结构与吉妮IUD相似,只是在尼龙线的下端装有一个高分子锥,将其置入子宫底肌层内起固定作用,置后4~6周,固定锥降解,使取出无困难。

(二)宫内节育器的避孕原理

1. **吞噬细胞增多** 大量吞噬细胞覆盖于子宫内膜表面,其作用为:①吞噬精子,影响受精;②可将囊胚和内膜隔离,影响着床;③吞噬细胞产生的蛋白酶能过早的溶解受精卵周围的透明带,使滋养层细胞过早的暴露、退化,影响胚胎的发育。

2. **炎症细胞增多** 带IUD妇女,子宫腔冲洗液中白细胞大量增加,相当于不带IUD妇女的3~11倍。炎症细胞的退变物质达到相当浓度时,具有毒害胚胎的作用,使受精卵在未发育到囊胚阶段即受破坏、死亡。

3. **前列腺素的作用** IUD的长期刺激使子宫内膜发生轻度损伤及慢性炎症反应,导致内膜产生前列腺素,也有学者认为前列腺素可由巨噬细胞产生。前列腺素使子宫收缩增强和输卵管蠕动异常,使受精卵运行速度与子宫内膜的发育不同步,从而影响着床。大量前列腺素又可增强雌激素作用,抑制子宫内膜的蜕膜反应,使子宫腔的内在环境不利于囊胚着床。

4. **溶黄体作用** 动物实验说明IUD具有溶解黄体的作用,起抗着床抗早孕作用。

5. **纤溶作用** 放置IUD后受压的内膜缺血缺氧,激活纤溶酶,使局部纤溶活性增强,使胚溶解吸收。

6. **免疫作用** 妇女放置IUD后,血清中免疫球蛋白含量升高,放置时间越长,免疫球蛋白含量越多。因而认为IUD可能具有对抗机体囊胚着床的免疫耐受性,致囊胚不能着床而崩解,从而产生抗着床的避孕效果。

7. **活性物质的作用** 活性IUD除有一般IUD的避孕作用外,还具有抗受孕作用的活性物质,发挥其高效避孕作用。目前常用的活性物质为金属铜及孕酮。

(1)含铜IUD:长期少量向宫腔释放铜离子(TCu 200每日向宫腔释放50ng铜),可增加子宫内膜的炎症反应和前列腺素的产生;提高子宫腔和宫颈黏液的含铜量,增加对精子的毒性作用;铜离子不但能抑制黏液合成,且能溶解内膜的黏液,使子宫内膜表面缺乏黏着性,影响囊胚和子宫内膜的有效接触,抑制着床过程;铜还可抑制α淀粉酶活性,使糖原的周期性增加消失,并降低子宫内膜细胞中微量元素(如锌、锰含量),因而使锌酶系统(如碱性磷酸酶)的活性显著降低,影响内膜的分泌功能,阻碍受精卵着床和囊胚发育。可见铜的避孕效果不是全身性而是通过对子宫腔内膜、子宫腔液及子宫颈黏液等宫内环境的局部变化起抗生育作用。

(2)含孕酮IUD:长期少量向子宫腔释放孕酮,可使子宫内膜腺体萎缩,间质蜕膜化,使子宫内膜碱性磷酸酶和五葡糖醛酸酶减少，酸性磷酸酶增加，使子宫黏液稠厚，这些变化不利于受精卵着床。同时影响代谢，可抑制精子对氧的摄取和对葡萄糖的利用，从而发挥其激素和机械的双重避孕作用。

二、宫内节育器的适应证、禁忌证

宫内节育器放置术是将某一种节育器放入子宫腔内，从而达到避孕目的的一种方法。

(一) 宫内节育器的适应证

凡育龄妇女要求放置 IUD 且无禁忌证均可放置。

(二) 宫内节育器的禁忌证

(1) 月经异常，如过多、过频及不规则出血。

(2) 生殖道急性炎症，如阴道炎，急性宫颈炎，急、慢性盆腔炎等。

(3) 生殖器官肿瘤，如子宫、卵巢肿瘤。

(4) 子宫颈过松、重度陈旧性宫颈裂伤或子宫脱垂。

(5) 子宫腔大小限制，宫腔 $>$9cm 或 $<$5.5cm。

(6) 严重全身性疾患，如严重的心、肺、肝、肾及血液系统疾病，或各种疾病的急性期。

(7) 子宫畸形，如双角子宫、双子宫等，对于双子宫发育较好者，明确诊断后，可分别在两个宫腔内放置 IUD。

三、宫内节育器的放置与取出

(一) 宫内节育器的放置

1. 术前检查

(1) 详细询问病史，并进行体格检查。

(2) 系统妇科检查，并进行阴道滴虫、真菌及宫颈刮片检查，如发现滴虫或真菌，应治愈后再放置。

(3) 检查不适合放 IUD 者，应指导其他避孕方法。

(4) 术前排空膀胱

(5) 器械准备(下述用品均须灭菌消毒)：阴道窥器 1 个；宫颈钳(或组织钳)1 把；长止血钳 1 把；子宫探针 1 根；子宫颈扩张器 1 套；孔巾 1 块；小纱布块数块；干棉球适量。

2. 放置时间

(1) 合适的放置时间是月经第 3~5 天或干净后第 3~7 天，此时子宫内膜开始增生，放置后引起出血及感染等副作用较少。

(2) 哺乳期或短期闭经要求放置者，应先排除早期妊娠，再行放置 IUD。

(3) 产后 42 天以后，自然流产转经后或中期引产清宫术后，无潜在感染或出血可能。

(4) 人工流产后可同时放置 IUD(子宫收缩不良、出血过多或可能感染者，暂时不放)。

(5) 产时、剖宫产时。

3. 节育器大小选择 下面介绍几种国内常用 IUD 的选择，见表 7-2 及表 7-3。

表 7-2 宫形宫内节育器的选择

子宫腔深度 /cm	型号	横径 × 纵径 /mm
5.5~6.4	20	18×20
6.5~7.4	22	20×22
7.5~9.0	24	22×24

表 7-3 T 形及 V 形宫内节育器的选择

宫腔深度 /cm	VCu200	TCu200
5.5~6.4	24	26
6.5~7.4	26	26
7.5~9.0	28	28

人工流产或正常分娩后，应根据年龄、胎产次、子宫腔深度等选择 IUD 的大小。有条件可利用宫腔测量器测量子宫腔的大小。

4. 放置方法

(1)外阴部常规消毒铺巾，双合诊复查子宫大小、位置及附件情况。

(2)阴道窥器暴露子宫颈后，再次消毒，以宫颈钳夹持子宫颈前唇，用子宫探针顺子宫屈向探测子宫腔深度。一般不需扩张子宫颈管，子宫颈管较紧者应以宫颈扩张器顺序扩至 6 号。

(3)放置 IUD:IUD 放置方法概括起来有 3 种，即叉入法、钳入法和套管放置法。这些方法的放置步骤基本相同，但具体操作时因节育器类型不同而有所区别。叉形和钳形放置器运用于金属单环、麻花环等，套管型放置器适用于 T 形、V 形、节育花、蛇形 IUD 等。

1)推进法：放置时将环上缘(单圈式 IUD、宫形 IUD)放在小叉内，或放入钳顶端的小槽内，使环的平面与子宫腔平面一致，顺着子宫腔方向轻轻送入，直达子宫底。在退出放置器(叉或钳)时，在子宫颈内口处，再向内轻推环下缘，使节育环确实位于子宫腔底部。因放置叉口较浅，故放置时应注意避免节育环滑脱。

2)套管型放置器使用法：管型放置器有套管和管芯 2 部分。先将节育器(T 形、V 形)横臂折叠与纵臂一同放入套管内，然后将管芯插入套管，使管芯顶端触及节育器尾部，尾丝在套管外。将装好节育器的套管按事先测好的子宫腔深度放入子宫腔，固定管芯，先退出套管，再退出管芯。将尾丝轻轻拉直，但注意勿牵动节育器，距子宫颈外口处 2cm 左右剪断尾丝。

(4)观察无出血即可取下宫颈钳，擦净阴道分泌物，去掉阴道窥器，术毕。

(5)填写手术记录。

5. 注意事项

(1)严格执行无菌操作，进入子宫腔的器械和节育器不能触碰阴道壁。

(2)钳夹子宫颈时，避免钳夹宫颈内膜。

(3)放置节育器应顺子宫倾屈方向放入，尽量拉直子宫体和子宫颈的角度。置入器要一次抵达子宫底，中途不可停顿，若遇阻力应立即退出，重新探清子宫腔方向后再放置，以防子宫穿孔。

(4)对于子宫颈口较紧者,应扩张宫口,不可勉强放入,以避免损伤和出血。

(5)哺乳期子宫小而软,易发生穿孔,操作更应轻柔。

(6)吉妮 IUD 为植入性放置,要求由经过专业训练的专业人员放置,并使用特制的一次性探针。

(7)术后休息 2 日,避免重体力劳动;2 周内禁止盆浴和房事。

(8)定期随访,一般在术后 3 个月、6 个月各随访 1 次,以后每年随访 1 次。随访内容包括带器后有无异常情况,了解术后月经史、检查节育器是否脱落等。必要时应给予相应的处理。

(二) 宫内节育器的取出

IUD 取出虽然是一种简单的手术,但操作轻率或不按手术常规进行,也会发生子宫穿孔和术时、术后大出血等并发症,后果常很严重,应当给予足够的重视。

1. **取器适应证** ①因副作用治疗无效或出现并发症者;②改用其他避孕措施或绝育者;③带器妊娠者;④计划再生育者;⑤放置期限已满需更换者;⑥绝经半年以上者。如绝经年限较长,子宫已萎缩,难以取出,临床无症状者,可定期随访,暂不取出,以减少因取器困难而引起的并发症。

2. **取器时间** ①一般以月经干净后 3~7 日为宜。如因子宫出血而需取出者,宜抗炎后取出,并同时做诊断性刮宫,刮出物送病检(有可疑损伤者,则不做诊断性刮宫);②月经失调者,可在经前取出,并做诊断性刮宫,刮出物送病检;③因带器妊娠需做人工流产者,应同时取出 IUD。根据 IUD 的所在部位,先吸宫后取器,或先取器后吸宫。个别带器足月妊娠或中期引产者,在分娩时应注意 IUD 是否排出,如未排出,可做子宫腔探查或待子宫缩复后再取。

3. **术前准备** ①通过宫颈口尾丝或 B 型超声、X 线检查确定子宫腔内是否存在节育器及其类型;②仔细进行妇科检查,包括三合诊,随时警惕 IUD 异位的可能;③体温宜在 37.5℃以下;④做好敷料及器械准备,除以取环钩代替置环器外,余同置环术。

4. **取器方法** 有尾丝者,可在门诊取出。阴道窥器暴露子宫颈后,以 2% 碘酒及 75% 酒精(或其他消毒溶液)消毒子宫颈及穹窿,看清尾丝,用长血管钳夹住宫口部的尾丝,轻轻向外牵拉。遇有阻力时,应使用韧劲,不能用力过猛。一般来说,取出钩无困难。若在牵引过程中尾丝断裂,则需采用无尾丝节育器的取出法取出。不带尾丝的节育器,应在小手术室内取出,其操作步骤如下:

(1)用子宫探针探测子宫腔深度,同时利用探针顶端探测节育器的位置。

(2)一般不需扩张子宫颈,如遇到困难,应酌情扩张宫颈口到 6 号或更大。

(3)环形、V 形或宫形 IUD 的取出,可用取环钩平置放入子宫腔,触及 IUD,如 IUD 在前壁,则环钩转向前方,如 IUD 在后壁,则环钩转向后方。向下钩得 IUD 下缘,再把钩头转平,然后轻轻取出 IUD。如发现 T 形 IUD 的尾丝卷入子宫腔内,可试用取环钩钩住 IUD 横臂的交界处,一般也能取出。遇有困难时扩张子宫颈,用小头有齿卵圆钳夹取。

(4)取器困难者可在 B 超监视下或宫腔镜直视下操作,也可暂予观察,下次经后再取。术后 2 周内禁止盆浴及性交,术后除计划再生育者外,应落实好其他避孕方法。

四、宫内节育器的副作用、并发症、安全性及注意事项

(一) 宫内节育器的副作用

1. **一般反应** 放置 IUD 后,可有少量血性分泌物,一般持续 3~7 天,或伴有小腹胀痛或腰酸等,一般不需处理,能自愈。这可能是放置宫内节育器过程中子宫内膜轻度损伤所致,也可能是放置节育器引起子宫收缩而造成。放置后如过度疲劳,也可出现赤带,或持续少量出血,此时可用一般止血药物及消炎药物治疗。

2. **月经异常** 月经异常是放置 IUD 后最常见的副作用,也是停用 IUD 的主要原因,发生率约为 5%~10%。常发生于放置 IUD 后 1 年内,尤其是最初 3 个月内。表现为经量过多、经期延长或周期中点滴出血。出血系 IUD 的机械性压迫引起子宫内膜和血管内皮细胞损伤,释放大量前列腺素、纤溶酶原激活因子、激肽等物质,使血管渗透性增加,纤溶系统活性增加。短期内少量不规则出血和点滴出血,一般不需要处理。前列腺素合成酶抑制剂如吲哚美辛、酚咖片和双氯芬酸钾等,能有效减少月经血量并能缓解痛经,可作为首选的治疗方案。对于放置 Cu-IUD 后月经量持续过多,经治疗无效或血红蛋白<80g/L 者,应考虑取出 IUD,更换释放吲哚美辛的 IUD,可有效控制放置 IUD 后的月经血量增加。

(二) 宫内节育器的并发症和安全性

1. **子宫穿孔** 发生率低,但为手术并发症中较多见的一种,后果较严重。①原发性子宫穿孔:可以由探针、放置器、取环钩或诊刮的刮匙造成,以哺乳期子宫多见,大多数因子宫位置未查清,或操作时用力过猛,或技术不熟练造成。哺乳期子宫、长期服用避孕药、子宫畸形或瘢痕子宫等,由于其子宫壁脆弱或有瘢痕,容易造成穿孔。如术中发现子宫穿孔,应立即停止手术,按子宫穿孔的原则处理。如 IUD 已放到子宫腔外,无论患者情况如何,均应即刻剖腹取出,绝不能用取环钩钩取。②继发性子宫穿孔:因术时子宫肌层有损伤,或节育器存在尖锐部分和节育器断裂,其尖锐部分嵌入子宫肌壁内,引起局部组织腐烂、坏死,加之子宫收缩及腹腔负压的作用,逐步移行穿透肌层而造成子宫继发性穿孔,也可造成节育器部分异位或嵌顿。继发性子宫穿孔可按节育器异位的方法处理。

2. **生殖道感染** 发病率低,国内约为 0.5%~4.0%。轻者可经抗感染治疗而愈。少数严重感染者,除应用抗炎治疗外,需同时取出节育器。造成感染的原因有多种,如操作时消毒不严,造成术后近期感染;受术者原有各种阴道炎、急性宫颈炎等,未经治疗即进行手术,从而造成上行感染。

一旦发生急性感染,应给予支持疗法加足量抗生素治疗。急性盆腔炎患者应卧床休息,取半卧位,以利于分泌物引流。有条件的可做阴道分泌物细菌培养及药敏试验,根据药敏试验选用适当抗生素。如应用抗生素治疗 48 小时仍无效,应同时取出节育器。抗生素的应用必须维持到病情控制后 7~14 天。对感染并伴其他脏器损伤者,在应用大量抗生素治疗的同时,要立即进行手术治疗。

3. **IUD 变形、断裂、脱节** ① IUD 变形:IUD 变形发生率低,多数在随访时通过 X 线透视发现。例如 O 形变成 8、a 或不规则形态。V 形节育器可发生横臂折叠、中心扣断裂等。IUD 变形与 IUD 质量和放置时的操作技术有关。当所用 IUD 不适于子宫腔形态时,也常发生 IUD 变形,一旦发现以上情况,应及时取出。② IUD 断裂及脱节:IUD 断裂或接头处脱节

者常无症状。如有临床症状，一般表现为下腹胀痛、腰酸、阴道内有赤带。IUD断裂常合并嵌顿，常在X线检查时发现。一旦确诊，应及时取出，可采用钩取或扩宫后钳取，必要时在宫腔镜直视下取出。取出的残段，要核对是否完整，术后复查盆腔内有无残留。另外，放置IUD时，环叉要避免叉在结头处，以防IUD脱节。

4. **IUD下移** IUD在子宫内位置下移，在临床上常无症状，有时可能出现小腹胀痛、腰酸、白带增多、赤带等。IUD下移用X线透视常不能确诊，但B超常能较好诊断IUD下移。选用带尾丝IUD者，当尾丝明显增长时，应考虑到IUD下移。IUD下移常易造成带器妊娠，所以应及时处理。若发现环形IUD下移，可按放置步骤用叉形旋转器上推环的下缘，使环回到正常位置。若IUD已下移到子宫颈管，或为非环形IUD位置下移时，则需取出，重新放入新的IUD。

5. **IUD尾丝消失** 当IUD脱落或在子宫腔内受子宫收缩的影响而有位置移动、旋转时，可造成尾丝卷入子宫腔内。也有因子宫增大(如子宫肌瘤、妊娠等)，使尾丝相对过短而缩至子宫腔内。在妇科检查时，一旦发现尾丝消失，可行X线透视或B超确诊节育器是否还在子宫腔内，或用探针试探子宫腔内是否有异物感。如确诊IUD仍在子宫腔正常位置，可以继续存放，但需定期随访，如IUD已离开子宫腔正常位置，则需及时取出，重新放入IUD。

6. **Cu-IUD过敏** Cu-IUD能增加抗生育作用，但有极少数受术者对铜有过敏反应，出现皮疹。一旦发现，立即取出IUD，并给予抗过敏治疗。可改用惰性IUD。

7. **IUD异位** 节育器异位也可与节育器断裂同时存在，也是并发症中比较多见者。

节育器异位的类型：可分为部分异位(部分嵌顿)、完全异位(完全嵌顿)、子宫外异位。一旦确诊IUD异位，大多数学者认为应及早取出，无症状者亦应取出，以防以后严重的肠梗阻、肠瘘、肠扭转、肠坏死以及继发性急性弥漫性腹膜炎等并发症的发生。取器时，应根据IUD定位的不同，采取不同的方法。

(三) 宫内节育器的注意事项

1. **脱落** IUD脱落率为5%~20%。脱落常发生在术后半年内，尤以3个月内多见，以第1个月的脱落率最高，1年后甚少。脱落时间以月经期最多见。IUD脱落率与年龄、胎产次有关。年龄越轻、产次越少的妇女，由于子宫肌壁结构紧密，收缩力强，更易脱落。也有人认为IUD脱落率与人种、放置时间、子宫颈内口情况有关，所以施术者一定要不断提高放置技术，避免和减少并发症的发生。一旦发现IUD脱落，可调换IUD(品种、大小)，并做好定期随访工作。

2. **带器妊娠** 据国外报道，带器妊娠者在妊娠中的自然流产率增高10倍，合并感染的机会增高26倍，于妊娠28周以后的产科并发症也明显增加。国内也有报道，带器妊娠可导致胎儿发育受阻或死胎。因此认为，带器妊娠者以终止妊娠为宜。

3. **IUD与盆腔炎及异位妊娠的关系**

(1) 盆腔炎：IUD的放置是否增加盆腔炎的发病尚有争议，有报道称放置IUD后盆腔炎有增加的趋势，其发病率为0.5%~4%，其可能的原因有：①无菌操作不严，导致病原体上行感染；②生殖器已有感染；③放置IUD后过早性生活；④带器后出现月经失调，经血淋漓不净，有利于病原体生长繁殖和上行感染。因此严格手术指征及无菌操作是防止盆腔感染的重要环节。

(2)异位妊娠：从IUD的避孕原理来看，宫内节育器能够防止绝大部分宫内妊娠，但不能有效地防止宫外孕。国内外文献报道带器异位妊娠有增高的趋势，引起人们的关注。其发生率的上升主要与盆腔炎有关，其次与放器时间、IUD大小与子宫腔是否合适等有关。目前使用最广泛的Cu-IUD，由于铜离子影响微生物的生长繁殖，使盆腔炎及异位妊娠发生率较低。

（相文佩）

第三节 人工终止早孕

人工终止早孕是指采用人工的方法使妊娠在12周末以前终止，亦称早期人工流产(induced abortion)。它既是避孕失败的一种补救措施，也是解决患严重疾病不宜继续妊娠的一种有效方法。早期人工流产主要包括手术流产（负压吸宫术和钳刮术）及药物流产。

一、负压吸引人工流产术

利用负压的原理，通过能产生负压的特殊装置，吸出早期妊娠产物，称负压吸引术。1958年由我国首创并应用于临床，具有安全、操作简便、手术时间短、出血少、效果确切等特点。是临床上常用的终止妊娠的方法。

（一）人工流产吸引泵的种类

可分为电动人工流产吸引器和手动负压吸引器。目前国内常规应用专用电动人工吸引装置，其只能形成负压而不会产生正压。世界卫生组织在1991年将手动负压人工吸引流产术(manual vacuum aspiration，MVA)列为最基本的一项服务。相对于前者，手动人工流产术一般以较小的塑料吸管进行吸引，可减少扩张子宫颈的疼痛，且吸引时负压较小，不会对宫颈造成较大的刺激性。

（二）负压吸引人工流产的适应证和禁忌证

1. **适应证** 妊娠10周以内自愿终止且无禁忌者；患有某些疾病（包括遗传性疾病）不宜继续妊娠者。

2. **禁忌证** 各种疾病的急性阶段；生殖器炎症未经治疗者；全身健康状况不良不能耐受手术者；术前2次（间隔4小时）测量体温，均在37.5℃以上者，暂缓手术。

（三）人工流产的手术操作和注意事项

1. **术前准备** 术前咨询，解除思想顾虑，说明负压吸宫术的风险。

(1)签署知情同意书。

(2)详细询问病史及避孕史，特别注意手术高危情况。

(3)测量血压和体温，做心、肺检查，妇科检查。

(4)尿或血妊娠试验，阴道分泌物常规检查。

(5)血常规，尿常规，凝血功能，肝肾功能，乙型肝炎病毒表面抗原，丙型肝炎病毒，人类免疫缺陷病毒，梅毒抗体检测。

(6)心电图和盆腔超声检查。

(7)根据病史和体检提示所涉及的相关检查。

2. **手术操作**

(1)术者穿手术用衣裤,戴帽子、口罩。常规刷手并戴无菌袖套及手套,整理手术器械。

(2)受术者排空膀胱,取膀胱截石位。常规冲洗外阴及阴道,垫治疗巾、套腿套、铺孔巾。

(3)核查子宫位置、大小、倾屈度及附件情况,更换无菌手套。

(4)放置阴道窥器扩开阴道,暴露子宫颈,消毒子宫颈、阴道及子宫颈管后,用宫颈钳钳夹子宫颈前唇或后唇。

(5)探针依子宫方向探测子宫腔深度及子宫位置。

(6)使用宫颈扩张器以执笔式逐号轻轻扩张宫口(扩大程度比所用吸管大 0.5~1 号)。如子宫颈内口扩张困难,应避免强行扩张,可使用润滑剂。

(7)吸管及负压的选择:根据孕周及宫腔深度,选择 5~8 号的吸管,负压一般为 53~66kPa(400~500mmHg)。

(8)用连接管将吸管与术前准备好的负压装置连接,试查负压。

(9)依子宫方向将吸管徐徐送入子宫腔,达子宫腔底部后退大约 1cm,寻找胚胎着床处。

(10)开放负压 53~66kPa(400~500mmHg),将吸管顺时针或逆时针方向顺序转动,并上下移动,吸到胚囊所在部位时吸管常有振动并感到有组织物流向吸管,同时有子宫收缩感和宫壁粗糙感时,可折叠并捏住连接管阻断负压,撤出吸管(注意不要带负压进出宫颈口)。再将负压降低到 27~40kPa(200~300mmHg),按上述方法在子宫腔内吸引 1~2 圈,取出吸管。如组织物卡在宫颈口,可用卵圆钳将组织物取出。

(11)必要时可用小刮匙轻轻地搔刮宫底及两侧宫角,检查是否已吸干净。

(12)用探针测量术后子宫腔深度。

(13)用纱布拭净阴道,除去宫颈钳,取出阴道窥器。如需放置 IUD,可按常规操作。

(14)手术结束前,将吸出物过滤,核查吸出的胎囊大小、是否完整,绒毛组织性状,是否有胚胎及其大小,并测量出血及组织物的容量。

3. **注意事项**

(1)供人工流产专用的电动吸引器,必须设有安全阀和负压储备装置,不得直接使用一般的电动吸引器,以防发生意外。

(2)如吸引负压较大,吸管将子宫壁吸住,应解除负压(打开吸管的通气孔或将吸管与所连接的负压管分离)。也可应用装有减压装置的吸引器。

(3)吸引时先吸孕卵着床部位,可减少出血。

(4)带器妊娠者,应在术前应用超声或 X 线检查节育器情况。人工流产时,如节育器取出困难,应进一步做定位诊断。

(5)子宫倾屈明显、子宫畸形、宫角妊娠等,建议在超声监视下手术。

(6)人工流产时,若未吸出绒毛胚囊,应将吸出物送病理检查。动态观察血 hCG 变化及超声检查。应警惕异位妊娠、残角子宫妊娠及滋养细胞疾病。

(7)对高危妊娠孕妇,应在病历上标注高危标识。术前向家属及受术者说明手术难度及可能发生的并发症。将该手术作为重点手术对待,由有经验的医师承担。疑难高危手术应在区(县)以上医疗服务机构进行。

(8)建议在B超监视下手术，尤其是高危人工流产术。

4. 人工流产手术并发症

(1)子宫穿孔：是人工流产手术中的一种严重的并发症，可能会伴有腹腔内脏器的损伤、出血、感染等，尤其是肠管，严重的时候可以引起患者死亡。因此临床医师要尽量避免这一情况的发生。首先要识别子宫穿孔的高危因素，如多次人流手术、子宫畸形、瘢痕子宫、子宫过度前倾后屈以及哺乳期的子宫。

如果术中出现以下情况，临床上需要高度怀疑子宫穿孔：探针探查的子宫腔深度与妊娠周数明显不相符；手术操作的时候出现无底感；负压吸引时感觉过于空荡，吸出物中没有妊娠组织甚至吸引出了其他异常组织；患者出现剧烈下腹痛，在结束操作后依然没有缓解。

如果临床上高度怀疑子宫穿孔，应立即停止操作，行术中超声检查、腹部平片等检查有助于诊断，如果穿孔比较严重、有腹腔内活动性出血或者怀疑腹腔脏器损伤，需要经腹或腹腔镜探查手术。

(2)大出血：人工流产术中、术后均有可能出现大量阴道流血，严重时可能会引起失血性休克，危及患者生命。主要见于瘢痕子宫、瘢痕妊娠、植入性胎盘等情况。尤其是剖宫产瘢痕妊娠，术后较长一段时间内均有出现阴道大量流血的风险。

为了预防术中、术后大出血的发生，术前相关检查的完善非常重要，尤其是超声检查确定孕囊位置，若妊娠囊靠近或者位于瘢痕处，则应该结合患者的hCG水平、包块的类型综合分析，制订手术方案；如果已经发生了大出血的情况，可行双侧子宫动脉栓塞术；但是如果阴道大量流血已经危及患者生命，可能需要急诊行经腹手术，手术方式可选择瘢痕妊娠清除+子宫修补术，严重时则需切除子宫。

(3)人工流产综合征：人工流产术中，由于子宫颈被牵拉、扩张以及负压吸引，可能会引起迷走神经反射增强，促使大量的乙酰胆碱释放，导致冠状动脉痉挛、心脏排血量减少，进而引起患者出现恶心、呕吐、头晕、胸闷、气喘、面色苍白、大汗淋漓、心动过缓等一系列迷走神经兴奋的症状，严重者还可能出现晕厥、抽搐、休克等。

人工流产综合征的发生与患者紧张的精神状态也有很大关系，因此术前要和患者做好解释、沟通，缓解患者紧张的情绪。术中应注意轻柔操作、缓慢扩宫。一旦发生，应立即停止操作，使用阿托品0.5~1mg静脉注射治疗。

(4)吸宫不全：吸宫不全是指人工流产后，子宫腔内仍有妊娠组织残留。残留的部位以子宫角处最为多见。残留的组织可能会引起人工流产术后阴道流血淋漓不尽、宫内感染、宫腔粘连等，且残留组织通常需要再次手术清除，而反复的宫腔操作容易导致宫腔粘连，影响后续的生育功能，给患者及家属带来身心的伤害。因此，临床上应该尽量避免上述情况发生。

吸宫不全多见于既往有多次人工流产手术史、停经时间长、妊娠史中曾有过保胎病史的患者。当人工流产术后患者阴道流血超过10天仍没有干净，或流血过多，或流血停止后再次出现阴道流血，均应考虑吸宫不全。复查B超和血清hCG水平有助于临床诊断。

当临床考虑患者吸宫不全时，若未合并感染，则应行刮宫术或宫腔镜手术；若患者合并感染，则应在抗炎治疗后再行手术。

(5)宫颈裂伤：多发生在子宫颈较紧的患者，或术者未按照顺序扩宫、操作时用力过猛等。当患者停经时间长、胎儿骨骼较大的时候，若宫颈扩张不充分，取出胎物时也有可能引起宫颈裂伤。

预防措施主要是术中轻柔操作、按照扩宫棒顺序扩张子宫颈。术中若突然出现失控感、宫颈见到裂伤以及活动性出血，则诊断为宫颈裂伤。若裂伤超过 2cm，或者活动性出血较多，则需缝合止血。

(6) 宫内感染：所有的子宫腔操作均有继发宫内感染的风险，而宫内感染会影响子宫内膜的修复，引起宫腔粘连等，对女性的生育功能造成巨大的影响。围手术期预防性运用抗生素可以降低感染的风险。一旦考虑感染，则需完善相关病原体的培养，遵循抗生素的治疗原则，即经验性、广谱、及时及个体化，给予充分的抗炎治疗。

(7) 远期并发症：如宫颈、宫腔粘连，慢性盆腔炎，经量减少或闭经，继发不孕等。还有可能导致盆腔子宫内膜异位症、子宫腺肌病等，对女性的生育力造成明显的不利影响。

人工流产手术前应对患者做好病情沟通，将上述风险详细告知患者及家属。同时，施术者在操作过程中也需要按照操作规范逐步进行，对于有高危因素的患者，更应重视。如术中有异常情况，需要尽早识别、尽快处理，确保患者的安全。

二、钳刮术

(一) 钳刮术的适应证及禁忌证

1. **适应证**　妊娠 10~14 周以内自愿要求终止妊娠且无禁忌证者；孕妇因某些疾病（包括遗传性疾病）不宜继续妊娠者；其他流产方法失败者。

2. **禁忌证**　同“负压吸引人工流产术”。

(二) 手术操作及注意事项

1. **术前准备**

(1) 需收入院手术。

(2) 术前准备同“负压吸引术”。

(3) 宫颈准备：世界卫生组织（WHO）推荐手术流产前要进行宫颈准备。充分的宫颈准备可减少手术流产的并发症，包括宫颈损伤、子宫穿孔和不全流产。尤其推荐用于宫颈损伤和子宫穿孔风险高的女性，如宫颈畸形、既往宫颈手术史、青少年（≤17 岁）或妊娠天数较大（超过 10~14 周）的女性。

1) 机械扩张法：①放置导尿管。应用本法扩张子宫颈，术前阴道擦洗上药 2~3 天。术前 16~24 小时，用 16~18 号专用无菌导尿管 1 根，放入子宫腔内，留下部分用无菌纱布卷住，置于阴道后穹窿处。②渗透性扩宫棒（osmotic dilator）。包括由亲水性材料如天然海藻制成的海藻棒（昆布），以及由人造聚乙烯乙醇制成的合成类扩宫棒，通过吸收子宫颈的水分，吸湿膨大至原有直径的 3~4 倍，从而机械性扩张子宫颈管。渗透性扩宫棒至少要 4 小时才起效。

2) 药物扩张法：无药物禁忌证者可采用药物方法准备子宫颈（任选 1 种或联合使用）。①前列腺素衍生物，包括米索前列醇和卡前列甲酯栓。米索前列醇是前列腺素 E_1 类似物，可刺激子宫颈纤维细胞产生胶原酶及弹性蛋白酶，加速子宫颈结缔组织中胶原纤维降解，使子宫颈软化扩张，是目前世界范围内使用最多的促宫颈成熟药物，常温保存，使用方便。米索前列醇的给药途径多样，包括口服、舌下含服、颊黏膜含服、阴道后穹窿和直肠用药，给药途径不同，用量不同。米索前列醇通过黏膜可迅速被吸收，舌下含服达到血药浓度峰值的时间最短，为 30 分钟。口服给药方便，最易被患者接受；而舌下含服、阴道和直肠用药可避开肝脏的首过效应，药物生物利用度高，较口服用量减少，还可有效降低胃肠道反应。舌下含服和直肠给药还能够避免阴道用药的不适感和上行感染风险。临床上一般术前 2 小时口服或阴道后穹窿放置米索前列醇 200~400μg。米索前列醇的不良反应包括腹痛、腹泻、恶心、呕吐、头痛、阴道出血、发热等，严重过敏反应虽罕见，但需高度重视。卡前列甲酯栓为 dL-15 甲基 $PG_{2\alpha}$ 甲酯，是我国自行研制的前列腺素 $F_{2\alpha}$ 衍生物，需低温保存，给药途径有直肠、阴道后穹窿放置和舌下含服。卡前列甲酯栓黏膜用药吸收效果好，经阴道给药能直接到达作用部位，临床上常于术前 1~2 小时阴道后穹窿放置卡前列甲酯栓 0.5~1mg。主要不良反应为消化道症状，如腹痛、腹泻、恶心、呕吐等，阴道后穹窿给药可减轻胃肠道反应。需要注意的是，前列腺素衍生物使用前需除外过敏体质，取得知情同意，并且应用时需留院观察。②米非司酮。孕酮能抑制子宫颈中的胶原分解，使子宫颈处于紧闭状态，且子宫颈的成熟受雌激素与孕激素的平衡调节。米非司酮为孕激素受体拮抗剂，能阻止孕激素的活性，促进胶原降解，使蜕膜雌激素受体 / 孕激素受体（ER/PR）的比值上升，并使蜕膜细胞和子宫肌层合成和释放前列腺素以增强子宫肌肉的收缩，致使子宫颈扩张。WHO 推荐 ≤ 孕 12~14 周可给予米非司酮 200mg 手术流产前 24~48 小时口服。加拿大妇产科医师协会（the Society of Obstetricians and Gynaecologists of Canada，SOGC）2018 年推荐孕 7~14 周人工流产前 24~48 小时口服米非司酮 200~400mg，其扩张宫颈效果与米索前列醇近似，不良反应少，易于耐受。缺点是宫颈预处理的时间长，至少需 24 小时。米非司酮不良反应包括萎靡、头晕、发冷、发热、头痛、腹泻、恶心、呕吐、皮疹和荨麻疹等。③间苯三酚：我国有学者对人工流产术前采用间苯三酚进行软化子宫颈或减轻疼痛的效果进行了研究。间苯三酚是亲肌性、非阿托品、非罂粟碱类平滑肌解痉药，相较于其他平滑肌解痉药，最大特点是无抗胆碱作用，解痉的同时对心血管无明显影响，不会引起低血压、心率变化、心律失常等，极少发生过敏反应，胃肠不适和头晕等不良反应发生率低于 1%。其作用于子宫，可使宫口松弛，同时解除子宫平滑肌痉挛性收缩，使疼痛减轻，但不影响子宫体收缩，不增加出血量。静脉给药 3~10 分钟起效，15 分钟后血药浓度最高，给药 4 小时左右血药浓度开始降低。但目前研究结论不尽相同，且其产品说明书适应证为用于消化系统和胆道功能障碍引起的急性痉挛性疼痛，具体作用效果有待进一步观察。

2. 手术操作

（1）与“负压吸引人工流产术”手术操作步骤（1）~（7）相同。

（2）用 8 号吸管或卵圆钳进入子宫腔，破羊膜，流尽羊水。

（3）取胎盘：①用卵圆钳沿子宫前壁或后壁逐渐滑入达子宫底。②到达子宫底后，退出 1cm，在前壁、后壁或侧壁寻找胎盘附着部位。③夹住部分胎盘（幅度宜小），左右轻轻摇动，使胎盘逐渐剥离，以便完整或大块地钳出胎盘。

（4）取胎体时，保持胎儿纵位为宜，避免胎儿骨骼伤及宫壁。如妊娠月份较大，也可先取胎体后取胎盘。

（5）钳出胎头后才能使用宫缩剂。

（6）保留取出的胎块，手术结束时核对胎儿是否完整。

（7）用刮匙或 6~7 号吸管清理子宫腔内残留组织，测量术后子宫腔深度。

(8)观察子宫腔有无活动出血和子宫收缩情况。

(9)用纱布拭净阴道,除去宫颈钳,取出阴道窥器。

(10)填写手术记录。

3. 注意事项

(1)凡进入子宫腔的任何器械严禁触碰阴道壁,以防感染。

(2)胎儿骨骼通过子宫颈管时不宜用暴力,钳出时以胎体纵轴为宜,以免损伤子宫体和颈管组织。

(3)术毕,检查宫缩和出血情况,出血较多时给予宫缩剂。

(4)警惕羊水栓塞。

(5)建议在B超监视下手术。

(6)手术并发症防治同"负压吸引术"

三、术中镇痛及麻醉

(一)减痛下手术

可选用以下药物:① 1% 利多卡因或 1% 普鲁卡因行宫旁神经阻滞麻醉。②将消毒棉签在 2% 利多卡因中浸湿,置于宫颈口 1~2 分钟行局部镇痛。③镇痛药术前 30~60 分钟口服。如扶他林,主要成分是双氯芬酸二乙胺,是前列腺素合成抑制剂,主要通过抑制前列腺素合成达到减痛的效果。④术前 30~60 分钟给予萘普生栓或者吲哚美辛栓 1 枚塞肛。

使用上述药物时术中患者可以保持意识清醒,但镇痛效果不是很确切,部分患者可能仍有疼痛感。

(二)全身麻醉下手术

即通常所说的"无痛人流",选用的一般是静脉麻醉,常用药物包括芬太尼、异丙酚等,具体需要由麻醉医生酌情选择。

全身麻醉下人工流产术的禁忌证:①各种疾病的急性期。②麻醉的禁忌证,如过敏体质、麻醉药过敏史等。③全身健康状况不良,不能耐受手术和麻醉。④有癫痫、癔症或其他精神疾病未控制者,有脑病、颈椎病病史,或有糖尿病血糖未控制在正常范围以及甲状腺功能亢进、肾上腺皮质功能不全的患者等。⑤术前检查提示肝肾功能异常、电解质紊乱或者合并心肺功能不全的患者。⑥血红蛋白<80g/L,凝血功能障碍。⑦术前有发热,间隔 4 小时测体温 2 次>37.5℃。⑧妊娠周数>10 周或估计手术困难者。

当患者合并有以下任何一项高危因素时,建议转至三级甲等医院住院手术:①轻、重度心肺疾病;②并发其他严重内科器质性疾患;③异常肥胖,BMI>35kg/m^2;④预估气管插管困难者。

四、药物流产

药物流产(medical induction,又称药物抗早孕)是指用药物终止早期妊娠的方法。由于具有安全、简便、痛苦小、私密性好、副作用少等优点,现已成为终止早期妊娠的另一种有效方法。

药物流产的发展史，最早可以追溯到20世纪70年，Krim报道前列腺素可以用于终止早孕和中孕期妊娠。此后，国内研究者外纷纷开展了药物终止妊娠的研究，探索不同的药物、不同的剂量和不同的给药方式，以期找到最有效又安全的药物流产制剂。

在我国，1974年上海医科大学中山医院首次将国产的PGE_2子宫腔内注射用于临床抗早孕，但因流产率较低，又加入了天花粉子宫腔内注射。但是单用前列腺素的完全流产率较低，于是在1977年前后，国内多家医院开始研究前列腺素联合其他药物抗早孕治疗，例如三烯炔诺酮、丙酸睾酮、三氧苯胺、达那唑、炔诺酮等。其中，尤其以丙酸睾酮的作用更为显著且副作用小，经过进一步的双盲比较性临床试验，丙酸睾酮联合前列腺素一度成为了门诊广泛应用的药物抗早孕治疗方法。

1982年，法国制药公司首次合成了米非司酮——一种新型的孕激素受体调节剂。一系列的研究证实，米非司酮联合前列腺素用于抗早孕治疗的完全流产率远超丙酸睾酮，同时，药物的副作用也可以控制到最低。与此同时，1986年开始，国内以薯芋皂素研制成了米非司酮，并进行了多中心的研究，证实了米非司酮联合前列腺素用于抗早孕的有效性和安全性。1988年米非司酮在法国正式上市。同年，米非司酮也作为抗早孕药物在中国注册。

目前米非司酮（孕激素受体调节剂）配伍前列腺素类药物抗早孕已广泛应用于临床，取得良好效果，完全流产率可达93%~98%。

药物流产应在具备抢救条件，如急诊刮宫、吸氧、输液、输血的区、县级及以上医疗服务机构进行。实施药物流产的医疗服务机构以及相关医务人员，必须依法获得相关服务执业许可。

年龄<18岁或>40岁的孕妇要求药物终止妊娠，须住院实施。

（一）抗早孕药物

1. 米非司酮 米非司酮（mifepristone）是一种类固醇类药物，是由法国制药公司于1982年首先研制成功的一种新型抗生育药物，是一种合成的甾体类药物。具有强力的抗孕激素作用。化学名称为11β-(4-N,N-二甲氨基苯基)-17β-羟基-17α-(1-丙炔基)-雌甾-4,9-二烯-3-酮，结构式见图7-1。

抗早孕机制：①由于与孕酮的化学结构相似，与孕激素竞争受体，从而阻断孕激素与孕激素受体的结合，抑制孕激素生理活性，子宫内膜的蜕膜化无法维持，导致胚胎停止发育；②米非司酮通过竞争孕酮受体增强了子宫平滑肌对前列腺素的敏感性，促进子宫收缩，利于胚胎组织排出；③子宫颈的紧张度和成熟受性激素的调节，依赖雌激素、孕激素平衡，米非司酮拮抗孕激素作用，促进了子宫颈组织中胶原的分解，从而使子宫颈软化、成熟和扩张。

2. 米索前列醇 米索前列醇（misoprostol）化学名称为(12α,14E)-12,17-二羟基-17-甲基前列烷-10-酮-14-烯-1-酸甲酯，结构式见图7-2。是前列腺素（prostaglandin，PG）E_1的类似物。具有PGE的药理效应。

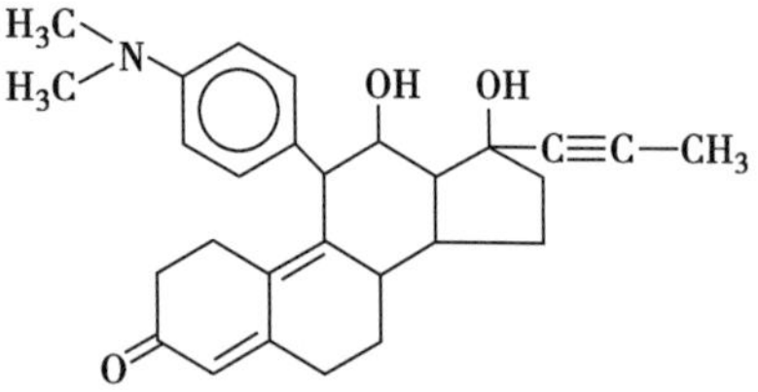

图7-1 米非司酮结构式

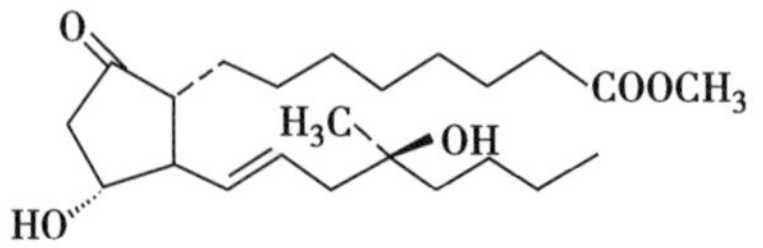

图7-2 米索前列醇结构式

米索前列醇抗早孕的作用机制：①促进子宫收缩作用。通过兴奋子宫平滑肌，刺激子宫内源性前列腺素持续上升，使子宫平滑肌有节律的收缩，使妊娠产物排出，并与催产素有协同作用，增强了对子宫平滑肌收缩的协同作用。②扩张和软化子宫颈。使胶原酶及弹性蛋白酶对子宫颈胶原加速分解，从而使子宫颈软化和扩张。

米索前列醇具有常温储存、不需冷藏、可口服使用及阴道、直肠、颊黏膜多种给药途径等优点。

（二）适应证

1. 确诊为正常宫内妊娠，停经天数（从末次月经第 1 天日算起）不超过 49 天，超声检查平均胎囊直径 ≤ 25mm，本人自愿要求使用药物终止妊娠的 18~40 岁健康妇女。

2. 估计手术流产操作困难或高风险的高危病例，如生殖道畸形（残角子宫例外）、严重骨盆畸形、子宫极度倾屈、子宫颈发育不良或坚韧、瘢痕子宫、哺乳期子宫、多次人工流产、有宫腔粘连病史等。

3. 对手术流产有顾虑或恐惧心理者。

（三）禁忌证

1. **米非司酮禁忌证** 肾上腺疾患、糖尿病等内分泌疾病；肝肾功能异常，妊娠期皮肤瘙痒史，血液系统疾患和有血栓栓塞病史。

2. **前列腺素禁忌证** 心脏病、哮喘、癫痫、青光眼和严重胃肠功能紊乱。高血压及低血压。

3. 性传播疾病或外阴、阴道等生殖道炎症尚未治愈。

4. 过敏体质。

5. 带器妊娠需入院药物流产。

6. 异位妊娠确诊或可疑病例。

7. 中重度贫血（血红蛋白<9g/dl），需住院。

8. 妊娠剧吐。

9. **长期服用下列药物** 利福平、异烟肼、抗癫痫药、抗抑郁药、西咪替丁，前列腺素合成抑制剂，糖皮质激素药物，抗凝药物。

10. 吸烟超过 15 支 /d 或酗酒并且年龄 ≥ 35 岁。

11. 受术者居住地远离医疗服务机构或交通不便，不能及时就诊随访者。

（四）用药方法

1. **米非司酮** 分顿服法和分服法。每次服药前后禁食 1~2 小时。

(1) 顿服法：用药第 1 日，顿服 150~200mg 米非司酮，服药后 36~48 小时（第 3 日上午）配伍应用前列腺素。

(2) 分服法：可选用以下任一种方法。①用药第 1 日晨，空腹 1~2 小时服米非司酮 50mg，8~12 小时再服 25mg；用药第 2 日早晚相隔 12 小时各服米非司酮 25mg；用药第 3 日，上午 7 时左右空腹 1~2 小时服米非司酮 25mg，1 小时后在原就诊医疗服务机构配伍使用前列腺素。②第 1 日和第 2 日均早 50mg、晚 25mg 口服米非司酮，第 3 日上午加用前列腺素。前列腺素用法详见下文。

2. **米索前列醇** 首次服用米非司酮 36~48 小时后（第 3 日上午）在原预约药物流产的医疗服务机构配伍米索前列醇或者卡前列甲酯栓。使用前列腺素当天日受术者须留院观察

4~6 小时。

（1）米索前列醇：空腹 1 小时后顿服或阴道内置入 600μg（3 片），观察 4 小时胚囊未排出，可追加服用米索前列醇 400~600μg（2~3 片）。

（2）卡前列甲酯栓：阴道后穹窿放置 1mg，观察 3 小时未排胚囊，可阴道加用 1mg。

我国最新版《临床诊疗指南与技术操作规范：计划生育分册（2017 修订版）》已将米非司酮配伍前列腺素用于终止 8~16 周妊娠纳入其中。该项技术应在具备住院及抢救条件的区、县级及以上医疗单位进行。

其适应证为：确诊为宫内妊娠 8~16 周，本人自愿要求使用药物终止妊娠的育龄妇女。用药方案如下。

（1）米非司酮：可以采用以下 2 种服药方法。①顿服法，米非司酮 200mg 一次性口服；②分服法，米非司酮 100mg 每天 1 次口服，连续 2 天，总量 200mg。

（2）米索前列醇：首次服用米非司酮间隔 36~48 小时（第 3 日上午）使用米索前列醇。如门诊服药者第 3 日上午需来院给予口服米索前列醇 400μg，如无妊娠产物排出，可间隔 3 小时重复给予米索前列醇 400μg，最多用药 ≤4 次。

（五）流产效果评价

1. **完全流产** 用药后胎囊完整自行排出，或未见完整排出但经超声检查宫内无妊娠物且子宫恢复正常，出血自行停止，妊娠试验转为阴性，月经正常来潮。

2. **不全流产** 用药后胎囊虽自然排出，但在随访过程中因出血过多或时间过长而施行刮宫术，其病理检查提示绒毛组织。

3. **失败** 用药第 8 天随访，未见胚囊排出，经超声检查提示胚胎继续发育或停止发育，为药物流产失败。应采用负压吸引术或钳刮术等手术方式终止妊娠。

（六）不良反应及处理

米非司酮配伍前列腺素药物流产的不良反应主要分为 2 大类。

1. **药物对机体所产生的副作用** 例如服用米非司酮后，少数妇女会有恶心、呕吐、头晕和乏力等类早孕反应，一般均较轻微，绝大多数服药者能耐受，个别症状严重者可对症处理后继续用药。使用前列腺素后，引起子宫和胃肠道平滑肌收缩而导致下腹痛、腹泻和呕吐，少数病例会有短暂的发冷，寒战，手足发红、发痒或麻木的感觉，与其扩张末梢血管有关，一般能自行恢复正常。国内曾有米非司酮或米索前列醇致过敏性休克和罕见不良反应（如严重药物性心律不齐、肢体抽搐、眼外肌麻痹等）的个案报道报道。

2. **药物流产过程中产生的并发症** 例如药物流产失败；不全流产或流产过程中引起的出血、感染、子宫裂伤等；由于误诊而导致异位妊娠在使用药物流产的药物过程中发生流产或破裂，引发腹腔内出血等。

（1）药物流产失败：因妊娠物在子宫腔内残留的时间越久，越容易引起感染、宫腔粘连等情况，故建议尽早去医院行负压吸引术或钳刮术等手术方式终止妊娠。

（2）不全流产：即胚囊虽然排出，但宫腔内仍有组织残留的情况。患者多有妊娠组织排出后阴道流血时间久的情况，也有部分因长期阴道流血继发感染，出现腹痛、发热等情况，B 超检查可见子宫腔内有组织物残留。根据残留组织的位置、大小以及有无植入的情况，建议尽早行刮宫术或者宫腔镜手术。

（3）阴道大量流血：多见于妊娠囊位置异常，如瘢痕妊娠、宫颈妊娠或妊娠组织与子宫壁粘连，不能完全排出的情况。当阴道流血量等同月经量时，即应引起高度重视。阴道大出血的时候应该立即行清宫术。

(4)宫内感染：宫内感染一般发生在不全流产、阴道流血时间久的情况下。患者会出现腹痛、发热、阴道脓性分泌物等异常，妇科检查可有宫颈举痛、子宫及双附件区压痛等体征，实验室检查提示炎症指标上升。发生宫内感染时，首先需要排除子宫腔内有没有组织残留，然后积极抗炎治疗。

(5)腹腔内出血：腹腔内出血主要发生在异位妊娠误诊为宫内妊娠而行药物流产治疗的情况下。因此，实行药物流产前必须行B超检查排除宫外孕的可能。如果已经有腹腔内出血的情况，那么需要按照宫外孕处理。如果腹腔内有活动性出血、腹腔内积血较多，或者考虑胚胎活性好、包块破裂风险高，则应选择手术治疗。

(七) 关于药物流产须注意的问题

1. 用药前应与患者充分沟通，告知药物流产的成功率、药物可能的不良反应、随访的必要性以及手术干预的可能性，做好知情选择。门诊用药者必须听从医务人员的医嘱按时用药，不可同时服用其他药物。开始阴道出血后，应使用专用便器，以便观察有无组织物排出。如有组织物排出，应及时送原就诊单位检查。随访期间如发生大量活动性出血、持续腹痛或发热，或胚囊排出后3周仍有阴道出血，应来医院就诊。

2. 必须按期随访。

3. 流产后按相关规定休息2~4周。

4. 如发生大量阴道流血、持续腹痛或发热，均需及时就诊。

5. 妊娠产物排出后，月经恢复前需禁止性生活。

（黄丽丽　扬梦佳）

第四节　输卵管绝育术

输卵管是女性生殖器官之一，是位于子宫与卵巢之间的一个管腔器官，有输送卵子和受精卵的功能，近端开口于子宫腔。经腹或经阴道施行手术将输卵管结扎(钳夹、环套、切断)，电凝，切除或采用高分子聚合物堵塞输卵管管腔，达到阻断精子和卵子相遇的方法，统称为输卵管绝育术(tubal sterilization)。目前输卵管绝育术主要包括以下4个途径：小切口腹式输卵管绝育术、阴式输卵管绝育术、腹腔镜输卵管绝育术、经子宫腔-输卵管栓堵绝育术。自从1823年Blundell提倡在剖宫产手术的同时结扎输卵管以来，输卵管绝育术的术式不断发展和完善，目前已成为一种比较安全、可靠、长期有效的节育措施。

由于一些输卵管绝育术患者有再次生育的要求，绝育术的复通术以及绝育术的可逆性研究也相应兴起。我国自20世纪80年代初期，逐步开展绝育术后复通术的临床研究工作，并开始将显微外科技术应用于输卵管绝育术后的再通吻合术和药物粘堵绝育术后的输卵管子宫角移植术中，术后复孕率可达70%~90%。同时可逆性的输卵管绝育术，如输卵管银夹绝育术、输卵管埋线银夹绝育术以及硅橡胶堵塞绝育术的研究工作也更加深入。

一、小切口腹式输卵管绝育术

我国每年有200万妇女接受输卵管绝育术；小切口腹式输卵管绝育术具有切口小、组织损伤小、手术简易、操作方便，直视下操作安全，遇有粘连或其他情况可扩大切口等特点，为常用的绝育方法。

（一）适应证

1. 自愿接受绝育手术为节育措施的已婚妇女，无禁忌者。

2. 因某些疾病而不宜妊娠，如心脏病、心功能不全、慢性肝肾疾患伴功能不全者。

3. 患有某种遗传病，不宜生育，自愿要求绝育者。

（二）禁忌证

1. 存在感染情况，如急慢性盆腔炎、腹壁皮肤感染或严重皮肤病，应在治愈后再行手术。

2. 各种全身性急性传染病。

3. 全身情况虚弱，不能耐受手术者，如严重贫血或凝血功能障碍。心、肝、肾疾病的急性期或伴有明显的功能衰竭，需经治疗，待一般情况好转后再行手术。

4. 严重的神经官能症（癔症），或有癫痫病史。

5. 24小时内体温2次超过37.5℃者，暂缓手术。

（三）手术时期

1. 非孕期

（1）月经干净后3~7天（此期间无性生活者）。

（2）哺乳期闭经者需除外妊娠。

2. 宫腔操作术后 人工流产术和取环术后，可立即或在72小时之内行输卵管结扎术。

3. 产褥期 住院顺产一般以产后24小时左右为宜。院外顺产者需观察1~2日，无异常再行手术。难产者需观察4~5日，一般情况良好，方可行手术。

（四）手术操作

取下腹中线纵切口长约2~3cm，纵切口与横切口并无差异，横切口在寻找输卵管时较纵切口相对方便些。切口下缘距耻骨联合3cm。

1. 提取输卵管的方法 目前临床上一般采用3种方法提取输卵管。

（1）指板法：使用手指操作，先将子宫复位到前位，以示指触及输卵管峡部，在其引导下配合指板夹住输卵管继之提出腹腔。

（2）卵圆钳取管法：将特制的小型略弯无齿的卵圆钳闭合进入腹腔，沿耻骨联合后滑至子宫膀胱陷凹，再沿子宫前壁和子宫底达子宫角外侧，钳夹提取输卵管。

（3）输卵管吊钩取管法：将吊钩钩面向上，沿耻骨联合后伸至子宫膀胱陷凹，达子宫下段，继之钩面紧贴子宫前壁移至子宫底，滑向后壁一侧，吊钩以45°向外方向移动，置于输卵管系膜后方，然后向前上方提起输卵管。适于子宫后位者。

2. 结扎阻断输卵管的方法 结扎阻断输卵管方法有很多种。目前最常用的方法如下：

（1）抽芯近端包埋法：选择输卵管峡部系膜血管稀疏处，将生理盐水或0.5%普鲁卡因注入浆膜下，使其膨胀，利用水压分离输卵管浆膜，同时使系膜中血管远离输卵管。平行切开输卵管峡部浆膜，游离 2~3cm 长的管芯，以两钳相距 1.5~2cm 分别钳夹管芯，切除中间一段输卵管。分别结扎输卵管远、近断端。缝合输卵管浆膜切口，将近端包埋于系膜内，远端缝扎留于浆膜外。此法成功率高，失败率 0.2%~0.5%。

(2) 袖套结扎法(又称 Uchida 法)：与抽芯包埋法基本相同。但浆膜切口较小，并为环形。将管芯抽出结扎，切除部分后断端缩回，缝合系膜即可。

(3) 输卵管双折结扎切除法(Pomeroy 法，又称输卵管折叠结扎切断法)：以鼠齿钳钳提输卵管峡部，使之折叠，在距顶端 1.5cm 处用血管钳钳夹输卵管 1 分钟。在钳痕处贯穿丝线缝扎之后，切除结扎线以上的输卵管，此法失败率约 0.5%~1.5%。切断后断端的处理各有不同，形成了各种改良法，如涂以石炭酸烧灼，或分别各自结扎 1 次，或用输卵管浆膜将管芯包埋。此法适于盆腔粘连，难以提出输卵管至腹壁切口时。

(4) 输卵管双结扎法(又称为 Madlener 法)：基本同 Pomeroy 法，只是不需切除结扎线以上的输卵管部分。此法简单，但失败率高。

(5) 输卵管银夹法：1953 年 Evans(美国)首先采用输卵管夹行绝育术。其后又有 Hulka 夹、Filshe 夹等。20 世纪 70 年后期，湖南长沙首先在国内开展了银夹绝育术，成功率约 98.15%。输卵管银夹法操作简便，损伤小、瘢痕小，利于复通。

(五) 术中、术后注意事项

1. 输卵管的辨认很重要，一定要找到输卵管的伞端，确认是输卵管后方可施术，以免将圆韧带、输卵管系膜内血管以及阔韧带皱襞误扎。

2. 输卵管结扎时要避免过松或过紧，以免再通或输卵管切割伤，进而形成瘘孔。

3. 注意结扎止血彻底，防止血肿形成。必要时扩大切口，缝扎止血，甚至切除输卵管。

4. 注意选择输卵管峡部结扎，避免因管腔闭合不全导致避孕失败。

二、经阴道穹窿切开输卵管绝育术

20 世纪 60 年代国内外较多应用经阴道前、后穹窿切开输卵管绝育术。但术中易发生脏器损伤，术后感染率高，70 年后逐渐被经腹小切口绝育术所替代，已不作为常规的输卵管绝育手术方式。

(一) 适应证

1. 同经腹小切口绝育术的适应证。

2. 已完成生育，须行阴道前后壁修补术或曼彻斯特(Manchester)手术的妇女，或过于肥胖的妇女。

(二) 禁忌证

1. 同经腹小切口绝育术的禁忌证。

2. 盆腔内脏器肿瘤。

3. 盆腔子宫内膜异位症。

4. 阴道瘢痕狭窄。

(三) 术中、术后注意事项

1. 必须掌握局部解剖关系，避免脏器损伤。切开前穹窿要注意检查膀胱和子宫颈之间的解剖关系。切开后穹窿要注意检查子宫颈与直肠子宫陷凹的关系。

2. 注意手术动作轻巧、细致，以防系膜、输卵管、卵巢组织撕裂、出血或血肿。

3. 术前、术后严格阴道消毒；术中无菌操作；术后24小时内阴道切口处填塞纱布压迫止血；术后予以抗生素预防感染。

三、腹腔镜绝育术

腹腔镜输卵管绝育术（laparoscopic tubal sterilization）是指在腹腔镜直视和引导下，采用热效应或机械手段使输卵管阻断，进而达到绝育目的。1937年国外首先开始了腹腔镜输卵管绝育术，我国于20世纪70年代末引进该手术。目前临床常施行的腹腔镜输卵管绝育术方式有热效应毁坏输卵管和机械阻断2种，前者有高频电流、双极电凝和内凝术，后者有环和夹闭合法。

（一）适应证

同腹壁小切口绝育术的适应证。

（二）禁忌证

1. 绝对禁忌证

（1）多次腹部病史或腹腔广泛粘连。

（2）急性盆腔炎、弥漫性腹膜炎。

（3）过度肠胀气、肠梗阻。

（4）各部位疝病史。

（5）血液病病史。

（6）严重神经官能症或癔症。

（7）严重心血管疾病，肺功能差。

（8）过度肥胖。

2. 相对禁忌证

（1）既往有腹部病史，估计无严重盆腹腔粘连。

（2）局限性腹膜炎。

（三）手术操作

进腹腔的操作同一般腹腔镜手术，以下为不同绝育方法的手术步骤。

1. **电凝绝育术** 用抓钳抓住输卵管，于距子宫角外侧2~4mm的输卵管峡部用电凝夹夹住输卵管，经电凝器通电，使局部形成高温，造成组织凝固、脱水、焦枯，破坏输卵管范围5~6mm，电凝使输卵管梗阻而绝育。电凝绝育术又分为单极电凝和双极电凝。此手术术后妊娠率低，但对电凝的强度和深度，继发电流对周围组织的穿透深度以及电凝钳两叶间组织切除的范围和碳化程度等正确控制难度大。

2. **内凝绝育术** 由Semm提出内凝绝育术。将双极电凝器抓钳其中一叶改为金属加热片（其内为一电阻丝），另一叶则仅用于钳夹输卵管组织，通电后在两叶间产生渗透性热能。所需温度可选择在90~120℃，通过温度的指示器和加热周期的声响信号提供内凝的温度和时间信息。此法失败率为0.2%，与电凝绝育术比较各种指示可控性好。

3. **套环绝育术** Yoon 1974年创制硅胶环。该环由特制的硅橡胶制成，内含5%硫酸钡（可在X光下显影），环内径为1mm，外径3.5mm，厚2.2mm，具有100%弹性记忆，可扩张至 6mm。需用特制的双圆筒形套环器放置，筒内装有输卵管钩。选子宫角外 3cm 的输卵管峡部，用推出的输卵管钩将其提起，使之形成袢状，然后回缩输卵管钩将硅胶环束于其上进行套扎。此法简单，失败率 0.33%。

4. **输卵管夹绝育术** 用特殊放置器将输卵管夹通过腹腔镜置于输卵管上，达到绝育目的。常用的输卵管夹为绞链状的 Hulka 夹，另有 Fishie 夹等。此法失败率高(2.7%~5.5%)，只为一般了解的方法。

(四) 术中、术后注意事项

1. 同腹部小切口绝育术。

2. 套环部位应在输卵管峡部，距子宫角外 2~4cm 处。

四、经宫腔输卵管绝育术

经宫腔输卵管绝育术(intrauterine tubal sterilization)包括输卵管粘堵术和输卵管栓堵术，前者主要是使用腐蚀剂和硬化剂引起化学性炎症反应，使输卵管黏膜发生粘连堵塞、肉芽组织增生，最后形成瘢痕组织从而完全堵塞输卵管，进而达到绝育目的。后者主要是机械性栓塞输卵管，将栓堵物经子宫腔置入输卵管间质部或峡部。目前常用的堵塞材料有尼龙栓、硅酮栓、蜡膏栓、聚乙烯栓、“注液成形”的硅胶栓、水凝胶 / 尼龙栓、复方苯酚合剂、阿的平、酚碘氯胶粘堵剂、聚氨酯铋等。近年来，人们希望获得一种安全、可靠、经济、方便且可复性高的绝育术——既不损伤输卵管的正常组织结构，又能达到绝育目的的绝育术，一旦将堵塞物去除，即可使输卵管再通，恢复正常的生理功能。这种理想的可复性绝育术，主要是解决堵塞的材料问题。但目前使用的材料均不尽人意，或是堵塞效果不好，或是损伤输卵管黏膜，尚需研究解决理想材料和放置方法。

五、输卵管绝育术并发症的防治

(一) 输卵管结扎术并发症的防治

输卵管结扎术是一种安全、简便、长期有效的节育手术。术后并发症报道不多。发生率差异较大(0.47%~24.7%)。要严格掌握手术适应证、禁忌证，充分术前准备，术中严格无菌操作，必须掌握局部解剖关系，避免手术操作粗暴，有望最大限度降低并发症。

1. **术中并发症**

(1) 膀胱损伤

1) 原因：术前未排空膀胱、切开腹膜时损伤；切口位置过低，术者责任心不强；局部解剖关系不清，误切膀胱；既往手术遗留的膀胱与腹膜粘连，容易误伤。

2) 处理：①碘酒或新洁尔灭消毒膀胱切口。②用 2~3 个“0”号可吸收线全层间断缝合膀胱切口，亦可行荷包缝合。③术后放置导尿管并留置 7 天，给予抗生素以预防泌尿系统感染。④不完全损伤者，可用 1 号丝线缝合肌层，4 号丝线缝合筋膜层。

3) 预防：针对膀胱损伤的原因可以有效预防。

(2) 肠道损伤

1) 原因：经腹手术时钳夹腹膜过多，同时夹起肠管或肠系膜，切开时易误伤肠管及系膜，既往手术或陈旧性腹膜炎，腹膜与肠管粘连，分离腹膜困难而误伤，阴式后窟窿切开时误伤直肠；术中寻找输卵管使用有齿卵圆钳或吊钩，反复操作且操作粗暴，易致肠管挫伤、穿孔。

2）处理：①发现肠管切开，一定要及时行修补术，必要时请外科医生协助修补。②可疑肠管挫伤或较小的穿通伤，可用1号丝线做浆肌层内翻间断缝合。③肠系膜损伤可用1号丝线间断修补缝合，如有血管损伤，须缝扎止血；如损伤大，须请外科医生协助手术。④肠道修补术后应禁食48~72小时，必要时行胃肠减压，待肠管功能完全恢复后，逐步进食，给予抗生素预防感染，如直肠损伤则禁食1周，口服肠道抗生素预防感染。

3）预防：①针对肠管损伤的各原因预防。②术前便秘者应服缓泻剂，必要时行灌肠术。③术中臀部抬高，使肠管上移。

（3）输卵管断裂或系膜血管、卵巢门血管损伤出血

1）原因：夹取或钩取输卵管时操作粗暴、用力牵拉等均可造成输卵管断裂，系膜撕裂或卵巢门血管断裂；结扎分离输卵管过程中也可损伤其系膜内血管，形成血肿或出血，误结扎壶腹部或伞端时，血管丰富，容易损伤而出血。

2）处理：①输卵管断裂至系膜血管损伤出血，应立即钳夹断裂的两侧输卵管，缝扎系膜内血管，以抽芯包埋法处理两侧输卵管的断端，如输卵管损伤严重，可考虑切除输卵管。②卵巢局部损伤，可缝扎止血；卵巢门血管损伤，可缝合结扎出血点，如是腹腔镜下手术，可电凝出血点，但此时要注意热损伤对卵巢的影响及局部血运改变，进而影响卵巢功能。

3）预防：①针对原因预防。②结扎方式以抽芯包埋法为宜。③结扎完毕要仔细检查局部有无渗血或血肿。

2. 术后近期并发症

（1）出血与血肿：术后近期出现腹壁伤口渗血、血肿或出现继发性贫血以及不明原因休克时，应考虑有无盆腔内出血或血肿形成。原因、处理及预防，详见“术中并发症”和《外科学》腹腔内出血相关章节。

（2）感染：包括腹壁切口感染、盆腔感染、败血症及感染性休克，详见《外科学》相关章节。

3. 术后远期并发症

（1）输卵管绝育术后腹痛：这是一种症状突出、持续时长的并发症，发生人数很少。表现为绝育术后出现持续性腹痛，月经紊乱和一系列自主神经功能紊乱表现，甚至影响日常工作生活。1987年Faber称其为输卵管结扎术后综合征（post tubal ligation syndrome，PTLS），目前对其定义、发生机制均有争议。

通过腹腔镜或开腹探查术所见，输卵管结扎术后腹痛的主要疾病有以下几种：①慢性盆腔炎。②盆腔静脉淤血综合征。③大网膜粘连综合征。④盆腔或腹腔粘连。详见本书及《妇产科学》《外科学》相关章节。

（2）神经症（neurosis）输卵管绝育术后神经官能症是指手术后出现神经系统兴奋与抑制过程失调的现象，主要表现为焦虑、抑郁、恐惧、强迫、疑病症状或神经衰弱症状等精神障碍，疑病症状则主要表现为非器质性的头痛、腹痛、腰痛等。必须进行系统的检查排除腹盆腔器质性病变后方可考虑为神经官能症。

（3）输卵管结扎术后失败

1）原因：①输卵管结扎术前受孕。②输卵管结扎术后管腔再通。③新生伞形成或输卵

管瘘伴有新生伞形成。④输卵管内膜异位。⑤技术错误,误扎圆韧带等。⑥结扎壶腹部和伞端,管腔闭合不全。⑦选择的手术时期不适宜。如经期、妊娠期、产褥期、中期引产后、流产后。

2)预防:针对失败原因,进行预防。

(二)腹腔镜绝育术并发症

1. 术中及术后近期并发症

(1)出血:多发生在电灼绝育术中。

(2)环夹脱落:主要因技术不熟练、经验不足、套扎或置夹不充分而造成。脱落的环夹可将其取出,重新操作。

(3)手术失败:即未能在腹腔镜下完成绝育手术。手术指征掌握不好,盆腔广泛粘连,输卵管难以暴露,无法完成。可改行开腹绝育术。

2. 术后远期并发症

(1)月经改变。

(2)慢性盆腔疼痛。

(3)术后感染。

(4)手术失败再孕。

(5)粘连。

(6)绝育术引起的死亡。

六、输卵管复通术

近几十年来,一些妇女绝育术后要求恢复生育,因而输卵管复通术(salpingostomy)也在发展。从20世纪中叶起,将一般外科手术操作应用于输卵管结扎术后的复通,术后宫内妊娠率仅在4%~30%,异位妊娠发生率比较高,到60年代后期至90年代后期将显微外科应用于绝育术后的复通术,宫内妊娠率先后提高到60%、80%、90%以上,从而降低了术后异位妊娠的发生率;70年代后期至90年代后期对苯酚胶浆药物绝育术后先后施行子宫角输卵管移植术、改良的子宫角移植术,输卵管通畅率和宫内妊娠率均有显著提高,基本解决了这种绝育术的可逆性问题。

(一)适应证

1. 绝育术后希望继续生育者。
2. 育龄期妇女,最好在40岁以下。
3. 月经规律,卵巢功能正常者。
4. 身体健康,无严重的心、肝、肾、高血压、血液病等不宜妊娠的疾病者。

(二)禁忌证

1. 双侧输卵管已全部切除。
2. 卵巢无排卵功能。
3. 患有严重的不能负担妊娠的疾病,或各种疾病的急性期。
4. 弥漫性结核性腹膜炎病史。
5. 男性不育。

(三) 手术操作

选择月经干净后的3~5天。

1. **输卵管吻合术** 适用于输卵管结扎、输卵管夹、套环、电凝等绝育术后再通。

(1)切口选择:耻骨联合上3cm横切口,或下腹正中纵切口6~8cm。

(2)端端吻合:结扎部位输卵管系膜下注射生理盐水,使输卵管与浆膜层分离,平行切开浆膜,剪除瘢痕。游离近、远两侧输卵管的盲端0.3~0.5cm,切开近端的盲端,用与之相匹配管径的支架自远端盲端插入。自支架远端注入生理盐水,测试输卵管近端是否通畅。以4个"0"血管缝合线,将支架固定于伞端浆膜处。按解剖关系对合输卵管两端,以7或8个"0"的血管缝合线于6点和12点处各缝合1针以标记。缝线贯穿肌层和黏膜层,依次将管壁缝合,针距以放大镜下2~3mm为宜。4个"0"血管缝合线间断缝合浆膜层。自支架远端注入生理盐水(含庆大霉素、地塞米松),边注水边撤支架,冲洗管腔内的异物和凝血块。如保留支架,则由腹壁引出固定,或盘曲子宫腔内,测量并记录输卵管的长度。

(3)壶腹部-峡部吻合,两端管腔相差较大,可用以下方法校正:

1)峡部针距缩小,壶腹部针距放大。

2)峡部斜切,以便于壶腹部吻合。

3)将壶腹部背侧间断缝合2~3针,使管径与近端相匹配再吻合。

4)行套袖式吻合,将壶腹部套于峡部表面。

2. **输卵管造口术** 适用于伞端切除;壶腹部末端闭锁者。

一侧输卵管在膨大部分纵行切开,长约1.5~2cm,置入支架,注入生理盐水,了解输卵管通畅情况。将输卵管切口处的黏膜全部外翻,7或8个"0"血管缝合线将其缝合于浆膜层。或将壶腹部的盲端"十"字形或花瓣形切开,以7或8个"0"血管缝合线将各瓣与相应的浆膜层外翻缝合。保留支架,由腹壁引出。

3. **输卵管宫角移植术** 适用于输卵管间质部或峡部闭塞的粘堵绝育术后,峡部结扎,置夹或套环绝育术后近端慢性炎性改变,管腔狭小,而远端正常者。

(1)直视下输卵管子宫角移植术。

(2)显微外科技术用于输卵管移植术。

在8倍的双人双目显微镜下操作。分别自子宫底向子宫腔自输卵管伞端注入美蓝溶液,以了解梗阻部位。游离梗阻处的浆膜层,切断梗阻与通畅段之间的输卵管,并于伞端处缝合固定。通畅段插入支架,卧式Y形切开子宫角至输卵管入口处,锐性游离并切除梗阻的间质部输卵管,可见着色的子宫内膜。将支架近端插入宫腔,以6个"0"血管缝合线将子宫角与输卵管通畅段的近端间断缝合,一般4~5针,缝线贯穿输卵管的肌层和黏膜层,子宫角处缝少许肌层并穿透子宫内膜,待缝线全部缝合完毕再行打结。剩余子宫角肌层以3个"0"可吸收线缝合,浆膜层以5个"0"的血管缝合线缝口,输卵管由腹壁引出。术中可用宫缩剂、止血带、缝扎法等止血。

(四) 术中注意事项

1. **保持组织湿润** 用含有0.25%肝素的生理盐水不断冲洗术野,可保持术野清晰,又保持组织创面湿润。

2. **减少组织创伤及出血** 手术轻柔操作,切忌撕拉,切开输卵管浆膜及系膜时勿损伤系膜内的血管,以防影响吻合部位的血液供应。保护组织、创面不受机械擦伤,不要用纱布擦血。输卵管断面出血，不要钳夹，用手指轻轻压迫创面或系膜血管止血。

3. **正确处理输卵管系膜及保留输卵管的有效长度**　瘢痕不可切除过多，见到正常黏膜即止。无论哪一种切口的系膜均应与输卵管长轴呈垂直方向缝合；切除瘢痕前及吻合前后均要用消毒格尺测量输卵管的长度并记录。输卵管总长度应不小于 5cm，壶腹部不小于 3cm，保持伞端的完整。

4. **防止术后粘连**　术后彻底冲洗盆腔，适当应用防粘连措施。

（杨　清）

第五节　输精管绝育术

一、输精管绝育术的种类及原理

（一）输精管绝育术的种类

目前临床上仍广泛采用的是切断输精管的方法，其次是输精管化学绝育术，因不切断输精管，在心理上容易接受。从 20 世纪 60 年代以来，输精管绝育术以安全、简便、有效、经济而成为我国男性计划生育的主要手段，仅次于宫内节育器和输卵管绝育术，而且在美国、英国、加拿大、印度等国家也有较高比例的男性绝育（10%~14%）。经典的输精管结扎术是在阴囊的两侧分别作一小切口，分离出输精管，切断后结扎残端。近 30 年以来，为了提高手术的效果，减少并发症，增加手术的可接受性，在输精管绝育术的方法学上做了大量的研究，即切断输精管、外压输精管、内堵输精管、改变输精管的内环境、植入装置等。

（二）输精管绝育术的原理

输精管绝育术是通过手术或非手术途径，达到阻断精子输出的通道，以获得节育的目的。

1. **切断输精管**　切除一段或不切除输精管，用线、电灼等。

2. **外压输精管**　不切除输精管，在管外用金属夹、金属环、丝线等压迫管壁，使管腔闭合。

3. **内堵输精管**　不切除输精管，切开管壁，将金属或高分子材料的塞子植入管腔内。

4. **植入可控装置**　暴露输精管后植入可控装置，如海绵状的过滤装置，拦截精子。

二、输精管绝育术的适应证及禁忌证

（一）输精管绝育术的适应证

1. 无永久性的禁忌证。
2. 已有孩子要求节育。
3. 无潜在的心理和精神问题。

（二）输精管绝育术的禁忌证

以下情况为禁忌证或应暂缓手术：严重的贫血、出血性疾病、严重的神经官能症、精神病、其他器官有急性或严重的疾病，以及前列腺、睾丸及阴囊存在炎症。等待以上疾病好转后才能进行或者是改用其他的节育方法。

三、输精管绝育术的手术操作和注意事项

（一）术前准备

1. 与患者沟通并介绍各种节育方法的利弊和风险。
2. 各种手术的优点和不良反应。
3. 受术者术前剃去阴毛，清洗会阴。
4. 术前准备必要的手术器具。

（二）术后处理

1. 术后观察 2 小时，注意阴囊有无血肿。
2. 5 天内不要参加体力活动和剧烈运动。
3. 伤口如有出血、阴囊肿胀、流脓、局部疼痛或发热等情况要及时处理。

（三）输精管结扎的手术方式

输精管结扎的目的是阻断精子输出的通道，阻断精子的排出，达到不育的目的。输精管结扎术由于手术器材的改进，手术方法学的不同可以分为以下几种。

1. **直视下钳穿法输精管结扎** 是我国在输精管结扎方法上的改进，主要特点是手术的全过程都是在直视下完成，减少了不必要的损伤；再则由于术式简单，手术时间短，得到了世界卫生组织的推荐，已在 50 多个国家和地区广泛应用。

特殊的器材：输精管皮外固定钳（图 7-3）主要是作为固定和提起输精管；另外是输精管分离钳（图 7-4）用于分离阴囊的各层组织及分离输精管。

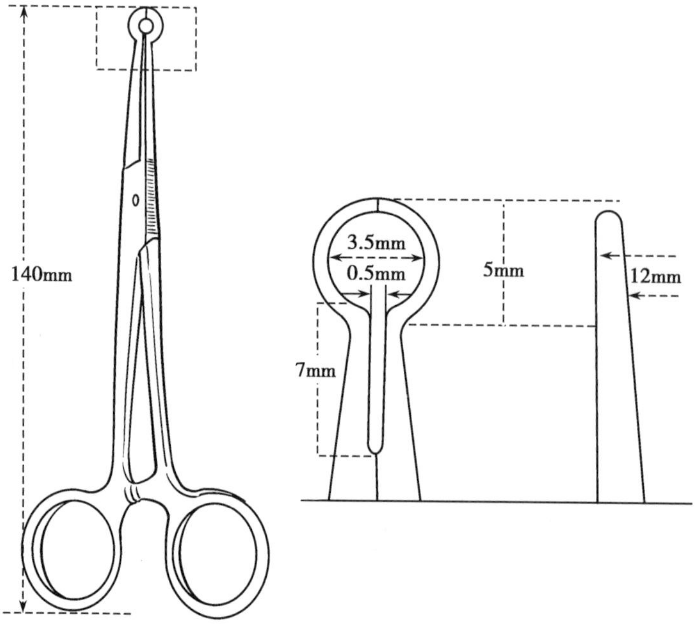

图 7-3 输精管皮外固定钳

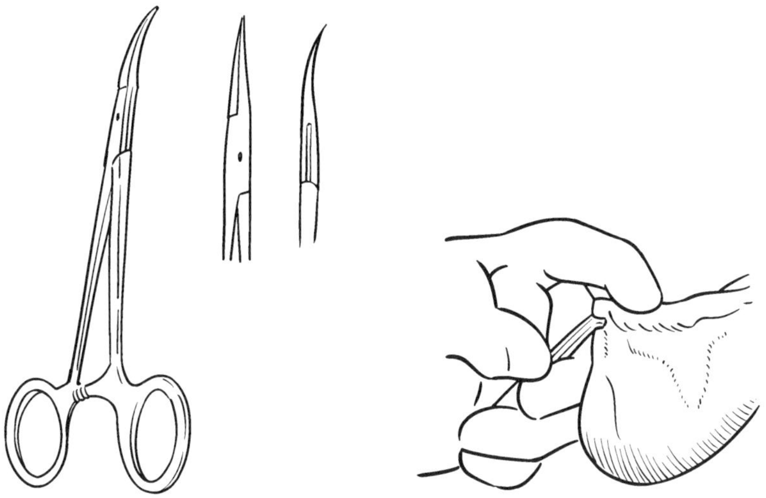

图 7-4 输精管分离钳（输精管结扎手术）

（1）平卧位，常规消毒铺巾，三指法固定输精管，阴囊局部麻醉后，用固定钳在阴囊局部麻醉进针处使输精管连同皮肤一起套入固定钳内，提起固定钳使输精管尽量突出易于操作。

（2）在固定钳前方输精管最突出的部位用分离钳分离输精管两旁的组织，此时可以见到输精管暴露出来（图 7-5），然后提出输精管分离输精管周围的组织，分离约 1.5~3cm 的输精管，切断输精管后分别两端结扎（图 7-6）。

采用同法进行另一侧结扎。

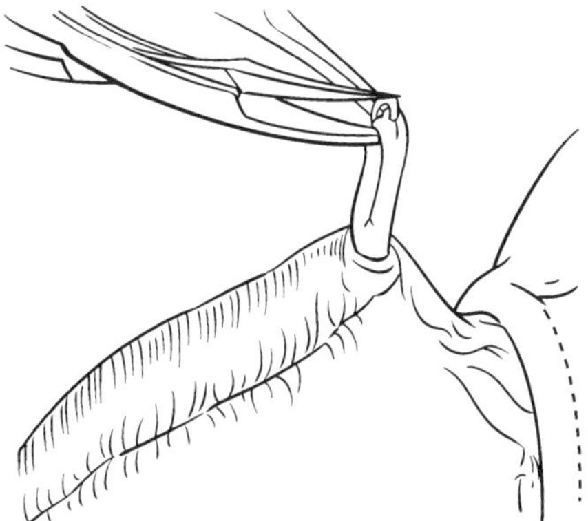

图 7-5 输精管结扎手术（输精管暴露）

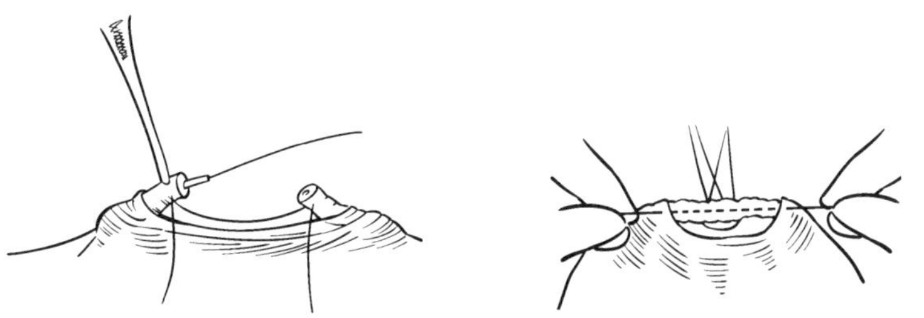

图 7-6 切断输精管后分别两端结扎

2. **针头固定小切口法输精管结扎术** 主要操作方法为：用左手拇指、示指固定输精管（图7-7A），注射针头刺入阴囊局部麻醉下，针头指向输精管的下方，然后使针头戳穿出对侧阴囊皮肤，固定输精管（图7-7B）。用刀纵形切开阴囊各层组织，直达输精管腔（图7-7C），用分离钳分离输精管两旁的组织，将输精管小提钩插入输精管管腔，钩起输精管（图7-7D），然后去除针头分离并结扎输精管。

采用同法进行另一侧结扎。

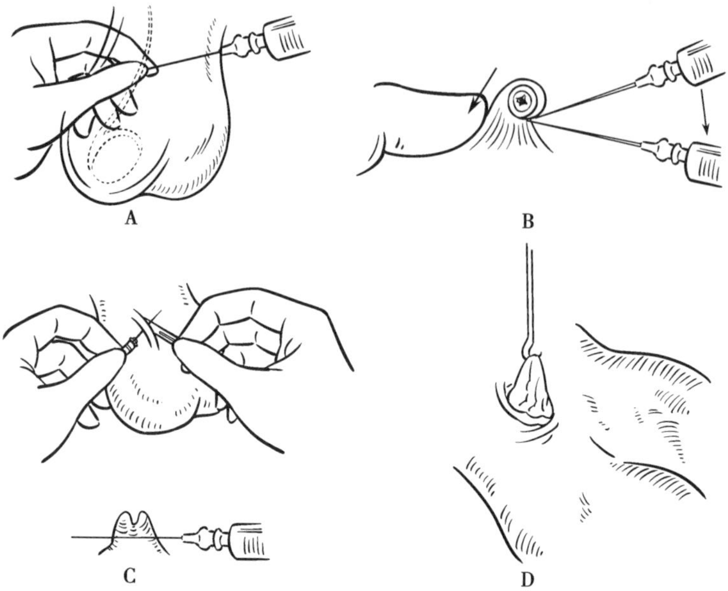

图7-7 针头固定小切口法输精管结扎术

（四）经皮输精管注射粘堵法

输精管化学绝育法是向输精管内注射各种化学制剂，导致输精管局部的无菌性炎症而使输精管管腔产生纤维化，最后使输精管管腔梗阻而达到节育的目的。

输精管化学绝育法的特点是该术不做皮肤切口，输精管也不必游离及切断，同时组织损伤小，因此并发症发生少，受术者在心理上容易接受。

1. **适应证与禁忌证** 同输精管结扎术，但是如果输精管有粘连或阴囊皮肤过厚的情况下不能使用该方法。

2. **术前准备** 同输精管结扎术。

3. **药物及器械准备** 输精管粘堵剂（简称粘堵剂或CABCM）的配剂：化学石炭酸25g加入“504”（α-氰基丙烯酸正丁脂）75g。

输精管固定钳、输精管穿刺针（图7-8A）、输精管注射针头（图7-8B）以及输精管粘堵注射针头（图7-8C）。

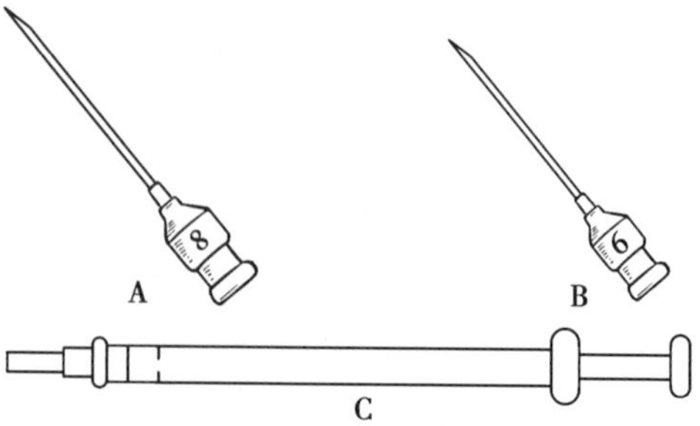

图7-8 输精管穿刺针、输精管注射针头、输精管粘堵注射器

4. **手术步骤** 平卧位，常规消毒铺巾，三指法固定输精管，用1%的利多卡因2.5ml做精索封

闭。用输精管固定钳同输精管和皮肤一起套入钳圈内，将输精管固定在阴囊皮下，用穿刺针在输精管最突出的部位，经皮肤直接穿入输精管前壁（图 7-9），如刺破输精管组织时，有一种“突破感”。针头的斜面应与输精管的纵向轴一致。然后拔出穿刺针，保持固定输精管的手指不动，更换注射针，按图 7-10 所示操作。如果穿刺成功就接注射器推药试验，即感术者拇指、示指之间有输精管突然膨胀，或有压力突然增高的感觉，如果接着注入药液会出现尿意，进一步证实穿刺成功后，用注射器吸入粘堵剂 0.045ml，然后将药液全部注入（图 7-11），药液固定大约 20 分钟后，拔出穿刺针。用同法注射药液到另外一侧的输精管。

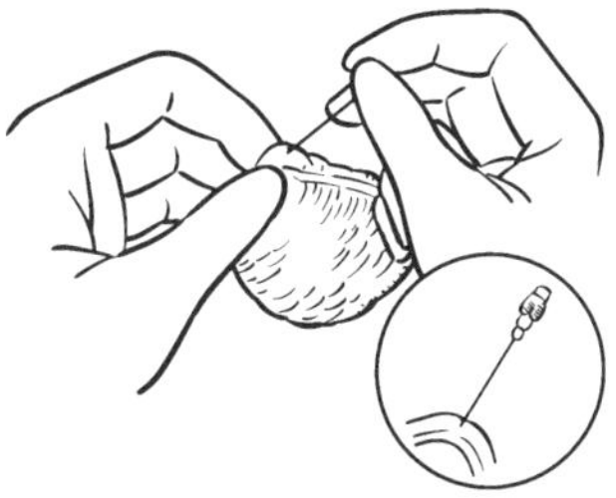

图 7-9 经皮输精管注射粘堵法

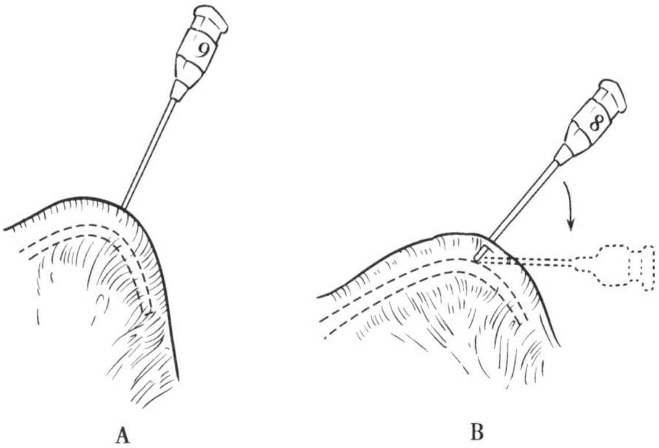

图 7-10 经皮输精管注射粘堵法

5. **术后注意事项** 同输精管结扎术。

（五）输精管栓堵术

输精管栓堵术是在经皮输精管注射粘堵法的基础上，对药物进行改进，1983 年应用于临床，栓堵材料为医用聚氨酯弹性体（MPU），MPU 化学性质比较稳定、生物相容性比较好，注入管腔迅速固化形成栓子。堵塞输精管的管腔。如果再要复通输精管，就可以在阴囊皮肤上做一小口将栓子取出。不必再行输精管吻合。

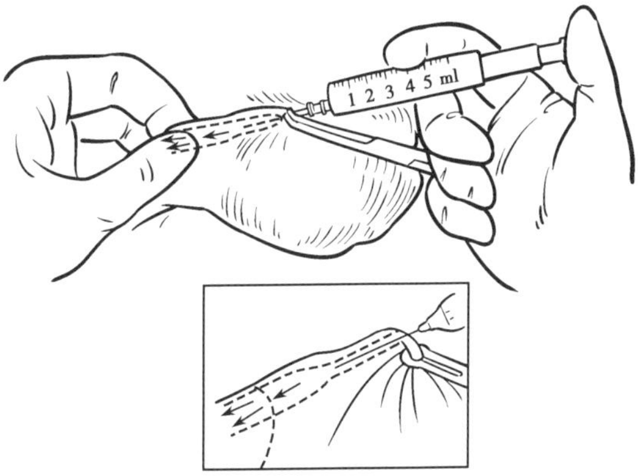

图 7-11 经皮输精管注射粘堵法

1. **栓堵剂的配制和器械** MPU 是由 A、B 两种成分按一定的比例混合后经过一定的时间固化而成的。A 组成分为聚四氢呋喃醚二醇与二异氰酸酯经聚合反应形成的一种前聚合体。B 组分为由亚甲基双邻氯苯胺形成的。在注射前用 1ml 注射器将 A、B 两组分等量混合，形成光滑的弹性栓子。栓堵器械为输精管外固定钳、输精管穿刺针、输精管注射针。

2. **手术步骤**

（1）平卧位，常规消毒铺巾，用 1% 的利多卡因 2.5ml 做精索封闭。

（2）输精管穿刺同粘堵法，穿刺成功后，助手将阻断环对准提起的针头（图 7-12A），用 1ml 栓堵注射器吸取栓堵剂 0.6ml，缓慢注入 0.16~0.22ml，要准确注入在管腔内（图 7-12B）。注射的剂量根据输精管的粗细而定，聚合反应形成的时间大约要 3 分钟，完全固化要 24

小时。

(3)术后处理及注意事项同输精管结扎术。

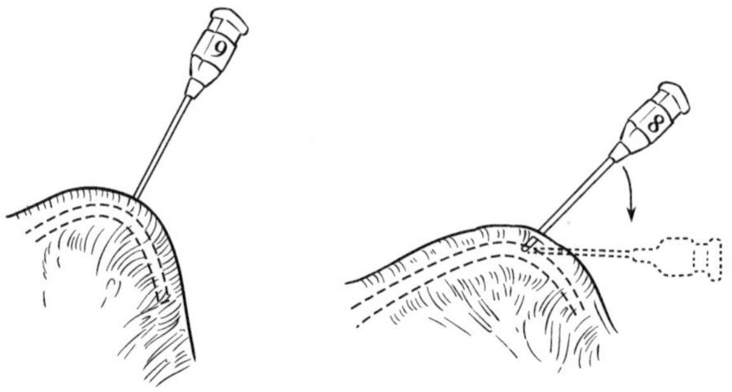

图 7-12　输精管栓堵术

(六) 输精管内节育装置

输精管内节育装置可分为堵塞和非堵塞。非堵塞装置主要是改变精子的流向,而使精子排入尿中,堵塞装置又分管内和管外装置。

1. **管内堵塞装置**　管内堵塞装置的材料可采用尼龙线或酮包裹的丝线堵塞管腔,管内线长约 1~2cm,直径 0.4~0.8mm,一端带有 2 根 8cm 长的细丝,在阴囊中线切口后,暴露 4cm 输精管,将带有管线的直圆针从精囊端输精管壁穿入管腔(图 7-13A),自附睾端管壁穿出,将带有的管线引入腔内(图 7-13B),将细丝线环绕输精管打结,避免移动(图 7-13C)。

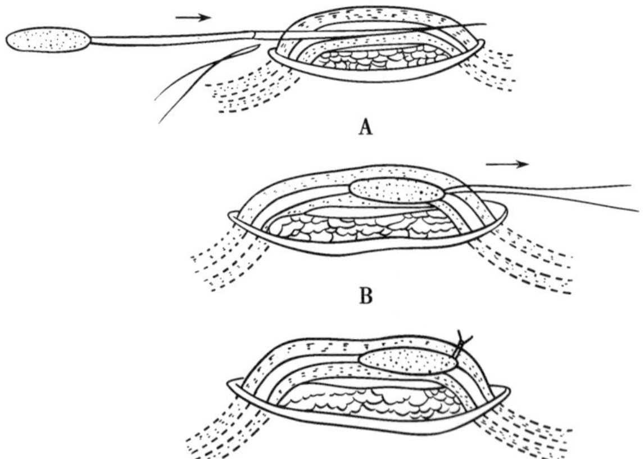

图 7-13　输精管内节育装置

2. **管内瓣膜装置**　1975 年 Free 等发明了一种聚合材料的瓣膜装置(图 7-14),由 3 个部分组成,末端表面多孔,可以使组织能向内生长,不必切断、结扎输精管,此装置内径与人输精管内径比较接近,在开放状态下,精子计数和运动力维持在正常

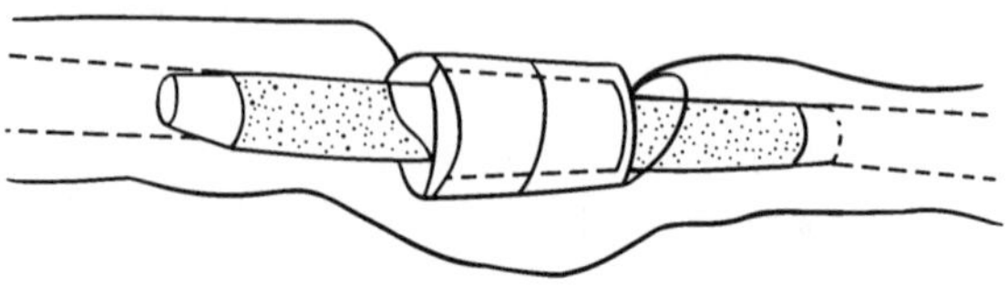

图 7-14　输精管内瓣膜装置

范围内,关闭时在首次射精后,精子的数量下降并在 2 个月的研究时间内保持零计数。

四、输精管绝育术后并发症的诊断和治疗

输精管结扎术后的并发症很少见,如果发生阴囊的肿胀、瘀斑和疼痛,大多很轻微,多在 1~3 周内自行缓解。

输精管结扎术后近期的并发症包括血肿、感染、痛性结节、附睾淤积及性功能障碍,发生率大约为 2%。

其他非输精管结扎术的并发症发病的原因及治疗与输精管结扎手术大致相同。

(一) 出血

出血是输精管结扎手术的早期最常见的并发症,一般发生在手术后的 24 小时,与手术操作粗糙、手术中止血不良及手术后伤口护理不当有关。另外还与凝血因子障碍等有关。

1. **诊断** 阴囊的血肿一般发生在手术后 2 小时内,多因比较大的血管没有结扎牢固,最常见的是输精管动脉断裂所致,表现为阴囊肿大,阴囊皮肤青紫,检查时可以扪及界限不清的肿块。精索血肿多由于输精管残端处理不当,小的血管损伤,血液积于精索内,然后形成精索内血肿,沿着精索可以触摸到随着精索移动的肿块。

2. **治疗** 如果是阴囊皮肤下的比较小的渗血,一般可以压迫止血,开始局部冷敷。阴囊的血肿比较大、发展比较快就必须及时切开止血并清除血肿,以防感染。精索内的血肿,手术后早期可以用阴囊托加以包扎,小的精索内的血肿可以慢慢吸收,如果局部可见进行性的血肿增大,应该切开止血并清除血肿。

(二) 感染

输精管结扎手术后的感染大多因在手术时消毒不严,手术操作时的污染,或输精管存在潜在的感染。感染常常发生在手术后的 3~4 天,可以引起阴囊切口处的感染、输精管炎症、前列腺炎症。

1. **诊断** 前列腺炎和 / 或精囊炎,2 个部位也可以同时发生,主要表现为排尿症状,可以有尿道的灼热感觉,膀胱的刺激症状,表现为会阴部不适,疼痛,尿道有分泌物,精囊炎时可以出现血精。

2. **治疗** 急性炎症期间一般要卧床休息,应用抗生素迅速控制感染,有条件时可以根据细菌的培养结果选择抗生素。一旦出现脓肿,应切开排脓。

慢性炎症的治疗,如果为慢性精索、附睾炎应该采用局部用药,给予局部抗生素或理疗。

(三) 痛性结节

痛性结节是输精管绝育术后远期并发症之一,其病理改变主要为精子肉芽肿,可以在手术后的近期或数年后出现,疼痛产生的原因主要是炎症波及周围组织。

1. **诊断** 输精管结扎手术后 6 个月,手术部位发生痛性结节。精子肉芽肿一般发生比较晚。

2. **治疗** 局部封闭可以采用庆大霉素加泼尼松,比较重时可以行手术切除痛性结节。

(四) 附睾淤积症

附睾淤积症大多为输精管结扎手术后附睾内压急性增高所致的充血性炎症,其实质是附睾对外溢精子的无菌性炎症,附睾的头、体、尾被精子和精子的碎片充盈出现不同程度的

扩张，随着时间的延长，附睾管可以发生破裂使精子外溢，外溢精子不能被很快清除时，就可使精子淤积形成肉芽肿。

1. **诊断** 输精管结扎手术后6个月以上，附睾胀痛并向腹股沟放射，行走时加重。检查时发现附睾肿大，有一定的弹性，表面光滑，与周围无粘连。

2. **治疗** 一般应用阴囊托，局部理疗，如果症状明显而保守治疗无效时，可以采用手术治疗切除淤积的附睾。

（五）性功能障碍

性活动是一个很复杂的过程，与心理、神经、内分泌系统和生殖系统协调有关，如果性功能障碍的确与手术有关，则应进一步鉴别。

1. **诊断**

(1)心理性病变：往往发病与心理因素有关，紧张、焦虑、烦躁等常常可以引起心理性的性功能障碍。

(2)器质性病变：可以继发生于输精管结扎手术后的痛性结节、附睾淤积症及慢性生殖道炎症等，表现为性欲减退、性交疼痛等。

2. **治疗** 心理治疗对于不管是心理性还是器质性病变所引起的性功能障碍都有一定的效果，对于心理性的性功能障碍应针对不同的心理因素进行心理咨询。

药物治疗主要是应用一些中成药和增加阴茎血流及提高性欲的药物。痛性结节、附睾淤积症经过保守治疗效果不佳者，应做手术治疗，切除病变组织。

五、输精管吻合术

（一）输精管吻合的适应证和禁忌证

1. **适应证**

(1)输精管阻断后，有再生育要求者。或因长时间非手术治疗的附睾淤积症、输精管绝育所引起的久治不愈的心理障碍或精神性性功能障碍。

(2)外伤或手术意外损伤输精管需要复通者。

(3)先天性输精管节段性闭塞，后天性的输精管节段性炎症性闭塞需要复通者。

2. **禁忌证** 同输精管绝育术。

（二）输精管吻合手术操作步骤

1. **手术前准备**

(1)询问和检查有无前列腺炎等泌尿生殖系统疾病，有无出血性疾病及全身严重疾病等，如有上述疾病，在治疗后方可进行输精管吻合手术。

(2)涉及恢复生育时，需要进行血清抗精子抗体的检查。

2. **手术步骤**

(1)局部麻醉、硬膜外麻醉。

(2)将输精管结节固定在阴囊的外侧，在此切开皮肤和肉膜2cm，分离其下的组织，直达结节，然后将结节提出，游离结节上下各1cm，距离结节0.3cm切断输精管，切除结节(图7-15A)，向远睾端注入生理盐水证实畅通无阻力。

(3)将尼龙线、马尾或塑料管等支撑物作为支架(图7-15B)，采用5-0或6-0尼龙线行全层吻合 4~6 针(图 7-15C),输精管放回阴囊内,阴囊切口置橡皮引流条,缝合阴囊切口,支撑线引出皮肤外以橡皮管打结(图 7-15D)。

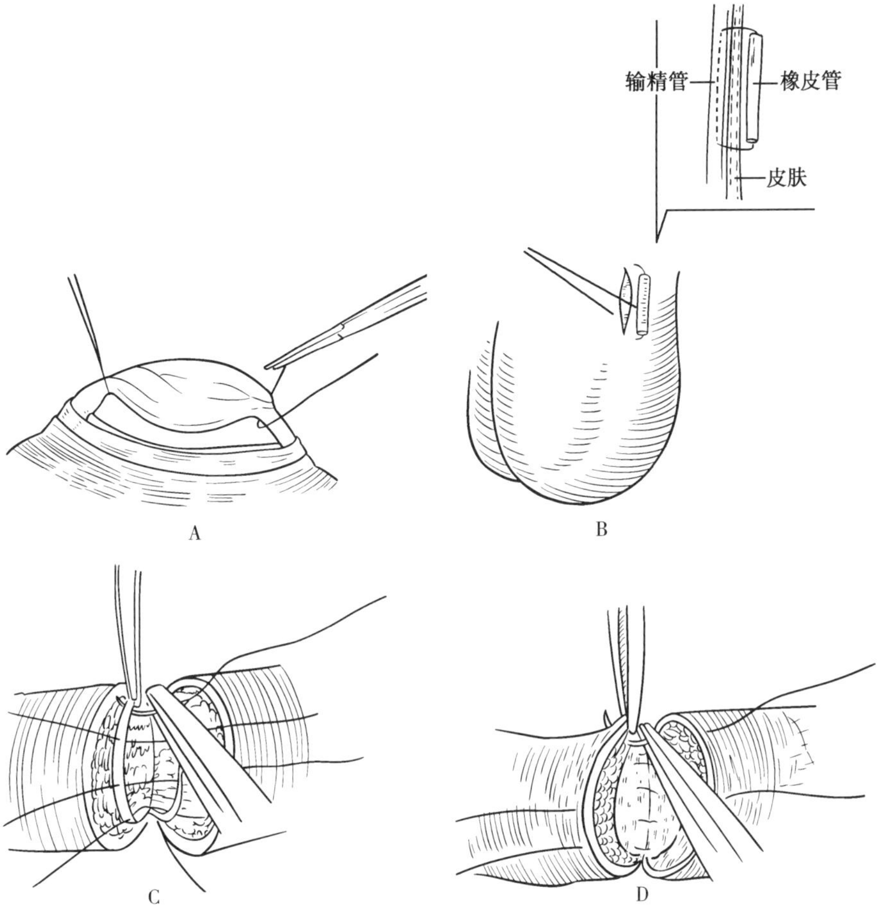

图 7-15　输精管吻合手术操作步骤

3. **合并症**

(1)出血:阴囊切口少量的出血可以静脉给予止血药物,阴囊局部加压包扎,如果出血量大就需要打开切口缝扎止血。

(2)感染:手术后要抗感染治疗。

(3)吻合失败:一般在输精管吻合 1 年,经过多次精液检查都未发现精子,1 年后可以再行显微输精管吻合手术。

(4)手术后处理:

1)阴囊托高 7~10 天。

2)应用抗生素防止阴囊切口感染。

3)24~48 小时拔除橡皮引流条。

4)5~7 天拆除阴囊切口缝合线,7~9 天拔除支撑线。

5)手术后 2 周避免性生活。

（三）显微镜下输精管吻合术

显微输精管吻合术是当前输精管吻合的首选术式，与上述传统术式相比，再通率超过 90%。显微输精管吻合法是将输精管固定，分离其下组织，直达结节，然后将结节提出，游离结节上下各 1cm，距离结节 0.3cm 切断输精管，切除结节，对于输精管出血可以用双极电凝，然后小血管夹住输精管两端，在吻合口的下面置一块有色塑料片，以便增加对比度，在 10 倍手术显微镜下将输精管的两端剪齐并靠拢，在手术显微镜下放大 16~40 倍，采用 9-0 或 10-0 的缝合线将黏膜缝合 6~8 针，然后用 8-0 或 9-0 缝合线缝合肌层 8~12 针（图 7-16），外膜再以 8-0 缝合线缝合。为减少腔道的缝合线，还可以采用四点法全层加间断缝合外膜肌层缝合的改良方法，在吻合后用生理盐水冲洗管腔以保持管腔的清晰，确认吻合精确，吻合结束后，如果出血不多可以不放引流，缝合阴囊切口。

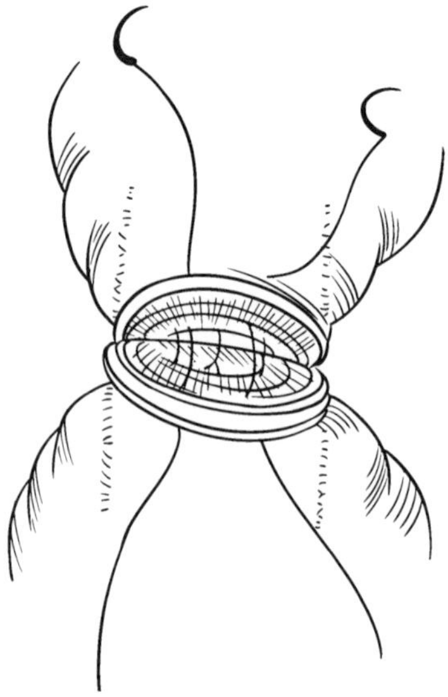

图 7-16　显微镜下输精管吻合术

（张新华）

第六节　其他避孕方法

一、阴道隔膜避孕法

阴道隔膜（diaphragm）是一种女性避孕工具。我国从 20 世纪 60 年代开始生产并推广。阴道隔膜由乳胶制成，周边带有弹簧圈以保持形状。依其弹簧圈外缘直径毫米数分为 7 种规格：50、55、60、65、70、75、80。我国常用 65、70、75 号 3 种（图 7-17）。

（一）适应证、禁忌证、避孕原理和避孕效果

1. **适应证**　除有禁忌者外，尤适于患有心、肝、肾疾病者。

2. **禁忌证**　阴道炎；重度宫颈糜烂；阴道过紧或过于松弛；子宫脱垂；习惯性便秘；泌尿系统感染反复发作；乳胶或杀精剂过敏和无能力学习放置者。

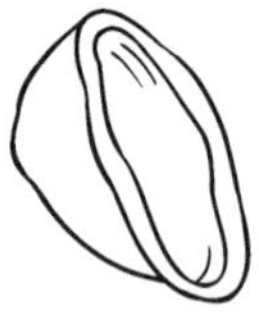

图 7-17　阴道隔膜

3. **避孕原理**　避孕隔膜运用机械屏障作用原理，用隔膜使子宫颈与阴道隔离，精液被阻挡在隔膜下方，使精子不能进入子宫腔，从而达到避孕目的。

4. **避孕效果**　阴道隔膜不含药物，安全、无副作用。其避孕有效率为 85%~96%，国外有效率 98%。如在隔膜上涂避孕药物则避孕效果更好。

（二）操作方法和注意事项

1. **操作方法**

（1）受试者排空膀胱。妇科检查测量阴道后穹窿到耻骨联合后缘的距离。

(2)根据测量长短,选择与直径匹配的隔膜(图 7-18)。

(3)取蹲、坐、半卧或一足踏凳等位置,两腿分开,一手分开阴唇,另一手将阴道隔膜弹簧圈捏成椭圆形,沿阴道后壁向上向后轻轻送入后穹窿顶端,再向前上方移动,将隔膜的前缘推至耻骨联合后上方。

(4)探查隔膜是否完全覆盖子宫颈,隔膜边缘是否贴紧阴道壁(图 7-19)。

(5)取出时手指伸入阴道,在耻骨联合后上方勾住隔膜弹簧圈前缘,缓缓向外牵拉即可。

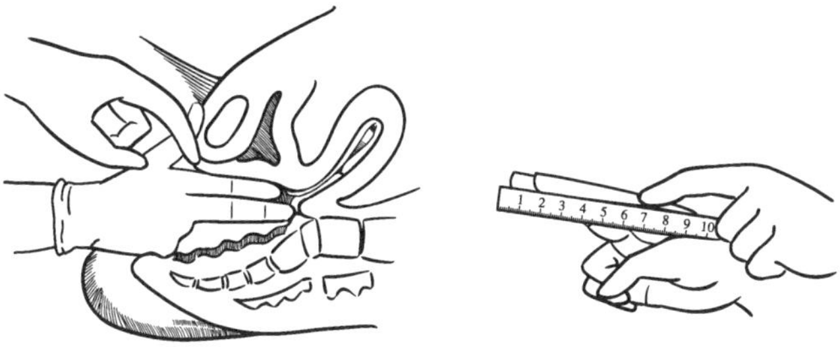

图 7-18 阴道测量

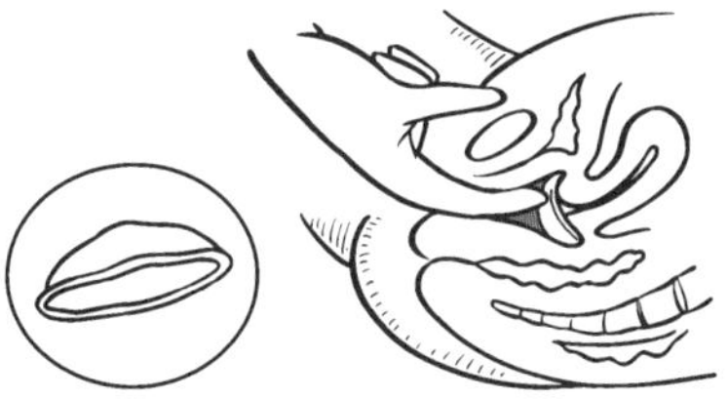
图 7-19 放置隔膜示意图

2. **注意事项**

(1)初次使用者在使用前应熟练放置方法,注意型号的选择。

(2)性交后 8~12 小时取出,最迟不超过 24 小时。

(3)用前检查隔膜有无破损。

(4)分娩后盆底组织松弛,要重新检查和配置型号相当的阴道隔膜。

(5)阴道隔膜可多次使用,用后注意清洗,涂润滑剂,置阴凉处保存待用。

二、宫颈帽避孕法

宫颈帽(cervical cap)是一种用硅橡胶制成的类似小型阴道隔膜的女性避孕工具,与阴道隔膜相比其圆顶较高,边缘较厚,可套在子宫颈上。国产宫颈帽按其内径不同分为 4 种型号:21、23、25 和 27mm(图 7-20)。

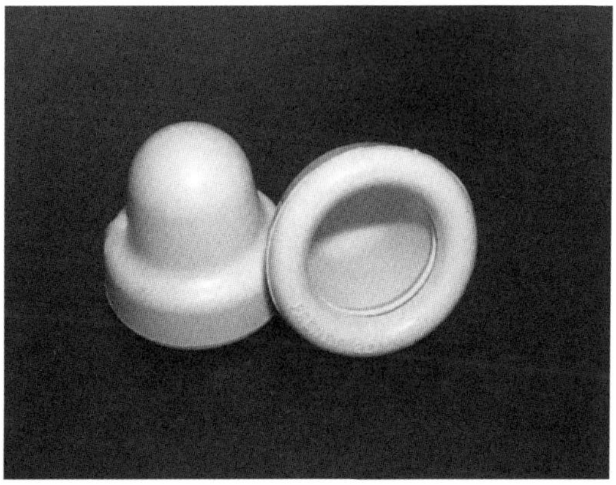
图 7-20 宫颈帽

(一)适应证、禁忌证、避孕原理和避孕效果

1. **适应证** 除有禁忌者外均可使用;轻度子宫脱垂、阴道壁松弛或轻度膨出不宜使用阴道隔膜者。

2. **禁忌证** 阴道中隔、子宫颈过长或过短、严重子宫颈裂伤、急性阴道炎、宫颈炎、施行宫颈手术或治疗 6 周内、对乳胶或杀精剂过敏和无能力学习放置者。

3. **避孕原理** 宫颈帽套在子宫颈上并产生负压,使之与子宫颈接触更紧密,精液被阻挡在阴道内,精子不能进入子宫腔,从而达到避孕目的。

4. **避孕效果** 单纯使用宫颈帽避孕有效率约 91.7%；国外失败率约 8%，国内约 9.37%。加用杀精剂避孕效果更佳。

（二）操作方法和注意事项

1. **操作方法**

(1)受试者排空膀胱。

(2)根据子宫颈大小选择合适的型号，可用不同型号的宫颈帽试放，以帽边能紧贴子宫颈周围，并能产生一定负压的型号为宜。

(3)取蹲、坐、半卧或一足踏凳等位置，两腿分开。一手分开阴唇，另一手将宫颈帽边捏拢，帽口开向子宫口，沿阴道后壁向上推入，扣于子宫口处。轻轻挤压宫颈帽顶处，将帽内空气挤出，产生负压(图 7-21)。

(4)手指检查帽缘一周，确认子宫颈是否被完全覆盖。

(5)取出时手指伸入阴道，指尖翘起帽缘，解除负压后取出。

2. **注意事项**

(1)初次使用者在使用前应熟练放置方法，注意型号的选择。

(2)性交后 8~12 小时取出，一般不超过 24 小时。最长可放置 3 天。

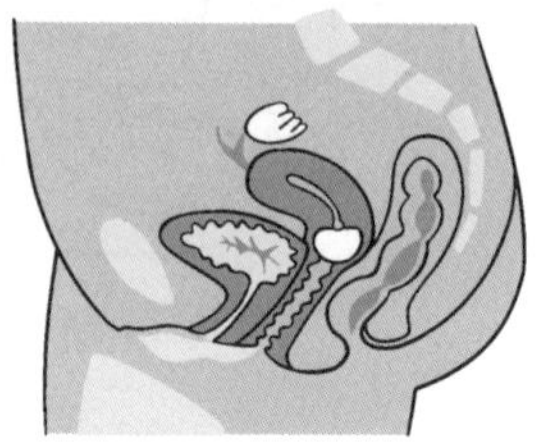

图 7-21 放置宫颈帽示意图

(3)放置前可在帽中放置适量的杀精剂。

(4)分娩后要重新配置。

(5)宫颈帽可重复使用，用后注意清洗消毒，涂润滑剂，置阴凉处保存待用。

三、阴道套

阴道套(vaginal pouch)也称女性避孕套。采用超薄医用聚氨酯材料制成的筒状女性避孕套。它的长度约为 17cm，厚度为 0.42~0.53mm，最大直径为 7.8cm，两端各有弹簧圈。一端固定于子宫颈称内环，另端置于阴道外口称外环。阴道套还具有防止性传播疾病的作用(图 7-22)。

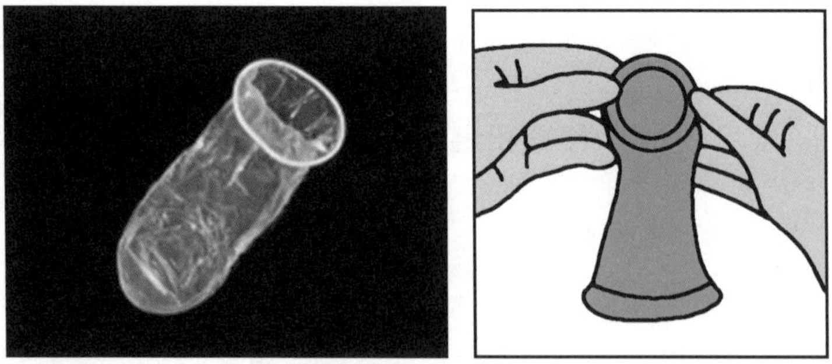

图 7-22 阴道套

（一）适应证、禁忌证、避孕原理和避孕效果

1. **适应证** 除有禁忌者外，尤适于患有心、肝、肾疾病者。

2. **禁忌证** 阴道炎；重度宫颈糜烂；近期子宫颈手术；阴道过紧或过于松弛；子宫脱垂；泌尿系统感染反复发作；对材质过敏和无能力学习放置者。

3. **避孕原理**　避孕套运用机械屏障作用原理，使子宫颈和阴道隔离，精液被阻挡存于阴道套内，使精子不能进入子宫腔，从而达到避孕目的。

4. **避孕效果**　阴道隔膜不含药物，安全、无副作用。其避孕有效率约为 96%。

(二) 操作方法和注意事项

1. **操作方法**

(1) 受试者排空膀胱。

(2) 取坐、半卧位，两腿分开，一手分开阴唇，另一手将阴道套内环弹簧圈捏成椭圆形，沿阴道后壁向上向后轻轻送入并将内环固定于子宫颈(图 7-23)。

(3) 探查内环是否完全覆盖固定子宫颈，外套置于阴道外口。

(4) 性交后手持外环取出阴道套。

2. **注意事项**

(1) 初次使用者在使用前应熟练放置方法，注意型号的选择。

(2) 用前检查阴道套有无破损。

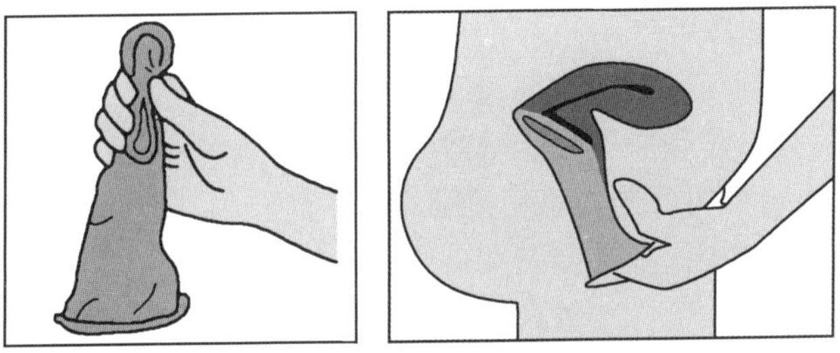

图 7-23　放置阴道套方法示意图

四、阴道避孕海绵

阴道避孕海绵(vaginal contraceptive sponge)是指由医用海绵(聚氨基甲酸酯)和杀精剂(壬苯醇醚)组成的外用避孕药。形如圆盘状，直径 5.5cm，厚 2.5cm，一面中央有直径为 1.5cm 的凹陷，另一面对应处凸起，两侧附于丝带。

(一) 适应证、禁忌证、避孕原理和避孕效果

1. **适应证**　除有禁忌者外均可使用。

2. **禁忌证**　聚氨基甲酸酯、壬苯醇醚过敏；阴道炎；阴道纵隔；子宫脱垂；阴道前后壁膨出等。

3. **避孕原理**　阴道避孕海绵是在海绵内加用杀精剂(壬苯醇醚)。避孕海绵通过机械屏障作用阻止精子进入子宫颈，又因海绵为弱酸性，能吸附精子再通过杀精剂杀死精子而发挥避孕作用，避孕效果更佳。

4. **避孕效果**　国内有效率为 94.3%~97.7%。

(二) 操作方法和注意事项

1. **操作方法**

(1) 将 5ml 冷水倒入海绵凹陷内浸湿。

(2)手指将海绵捏拢，送入阴道内约一指深，凹面朝向子宫颈。

(3)放置后即可性交，取出时手指勾住海绵丝带向外牵拉即可。

2. **注意事项**

(1)性交后 8 小时取出，放置时间不宜超过 24 小时。

(2)一次性使用，用后丢弃。

(3)如出现皮疹，多为杀精剂过敏。

五、外用药物避孕法

外用避孕药物是指性生活前置入女性阴道，具有对精子灭活作用的一类化学避孕制剂，即杀精剂(spermicide，contraceptive)。一般由活性成分和惰性基质 2 部分组成。活性成分主要有：①弱酸类，如硼酸、酒石酸、枸橼酸等，其杀精作用较弱现已少用；②有机金属化合物类，如醋酸苯汞、硝酸苯汞等，杀精作用强，但毒性大，现已基本不用；③表面活性剂，如壬苯醇醚、辛苯醇醚、苯醇醚等，有强烈杀精作用，但不影响阴道正常菌群，目前最常用。惰性基质主要是起支持杀精剂的作用。

常用剂型：片剂、栓剂、膜剂、泡沫剂、胶冻剂和海绵。

(一) 适应证、禁忌证、避孕原理和避孕效果

1. **适应证** 孕龄妇女均可选用杀精剂避孕；不宜采用其他避孕措施者；用其他避孕措施疑不可靠者，排卵前后加用；哺乳期妇女可用(对乳汁无影响)。

2. **禁忌证** 杀精剂或基质过敏者；阴道炎不能耐受药物刺激；子宫脱垂、阴道壁松弛者。

3. **避孕原理** 表面活性杀精剂通过破坏精子的生物膜系统发挥避孕作用，如脂膜脱失、顶体膜受损或顶体脱失、线粒体肿胀或空泡变性等。药物中的惰性基质也通过消耗精子能量或在子宫颈口形成泡沫或薄膜，阻止精子进入子宫腔达到避孕目的。

4. **避孕效果** 片剂有效率约 93%，栓剂有效率 98%，膜剂有效率 94%~97%，胶冻剂(又称避孕药膏)有效率为 85%~96%。胶冻剂或泡沫剂与其他工具合用，则可增强避孕效果。

(二) 操作方法和注意事项

1. **操作方法**

(1)性交前将外用杀精剂置入阴道深处。

(2)片剂和栓剂直接置入阴道；膜剂需对折两次或揉成一松团置入；胶冻剂和泡沫剂注入阴道。

2. **注意事项**

(1)每次性交均要使用。

(2)片剂、栓剂和膜剂置入阴道后须待 5~10 分钟，待溶解后方能起效；起效后即刻性交，如置入 30 分钟尚未性交，则失效。胶冻剂、泡沫剂注入后即有避孕作用，可立即性交。

(3)围绝经期女性，因阴道分泌物少，杀精剂不易溶解，故不宜把片剂、栓剂和膜剂作为首选。

3. **药物副作用** 部分应用外用避孕药物者可有局部反应，如：①阴道分泌物增多；②外阴或阴道干涩、痛痒；③局部出现过敏性皮疹。

六、自然避孕法

(一) 自然避孕概念

1. **定义** 自然避孕(natural contraception)是一类根据女性月经周期中出现的症状和体征,间接判断排卵过程,识别排卵前后的易受孕期,进行周期性禁欲而达到避免受孕目的的方法。

2. **生理学基础** 女性一个月经周期中仅发生1次排卵;卵子排出后能受孕的期限不超过24小时;精子进入女性生殖道后,如果在良好的宫颈黏液庇护下可存活3天。

3. **优势** ①不用任何药具,不需施行任何医疗手段,几乎没有副作用;②需夫妇双方密切配合,不存在避孕问题上的“性别歧视”;③不受社会、文化、宗教等背景的限制,易被广大育龄夫妇接受。

(二) 自然避孕的种类

目前,人们常用的自然避孕法主要是:日期计算避孕法、基础体温测量法以及比林斯法(宫颈黏液法)。

1. **日期计算避孕法** 日期计算避孕法亦被称为安全期避孕法。它是以下次月经前10~16天发生排卵为依据计算得出的。因此,只有月经周期规则者采用本法的效果很好。夫妇俩可计算出排卵发生的时间,在此前后禁欲6天。即包括精子可能存活的5天和卵子排出后存活的24小时。月经周期剩余的日子均为安全期。

必须强调,月经周期不规则,阴道流血性疾病或处于特殊阶段的女性,如产后、流产后、哺乳期、周期不规则、停用其他避孕措施后、初潮后不久以及近绝经期等,均不适宜使用。月经周期由于情感上的刺激、旅行、疾病、产后或绝经前期等而不规则时,推算出来的排卵时间就不可靠了。对妇女月经周期长短的研究表明,即使没有明显的精神因素,也没有哪位妇女的月经周期始终是规则的。月经周期规则时,安全期法的有效率为99%;而不规则时,有效率仅为53%。实际上,在所有的自然避孕法推广项目中安全期法已不再单独使用了。现在往往把它与基础体温测量法以及比林斯法(宫颈黏液法)结合起来使用。

月经规则的妇女,排卵通常发生在下次月经前14天左右。据此,出现了很多推算易受孕期(“危险期”)和不易受孕期(“安全期”)的公式。其中,影响较大的是改良的奥吉诺(Ogino)公式,根据以往6~12个月的月经周期记录:最短周期(天数)–21天,向前是前安全期,最长周期(天数)–10天,向后是后安全期。例如,一个妇女过去的6个月中,最短的月经周期为28天,最长为32天;28–21=7,32–10=22。那么,这个妇女月经第1~7天是前安全期,第8天是危险期的开始,第22天是危险期的结束,自22天以后至下次月经来潮为后安全期。

2. **基础体温法**(basal thermometry) 在排卵时或排卵后,体温必然稍有上升。体温上升是孕激素水平增加所致。在休息后或睡眠刚醒来后定时测量到的基础体温是一天中最低的。可于排卵前每天测量,若有排卵,体温便明显上升,至少高出约0.2℃。用体温法估计排卵后可以同房的安全日,具体做法不尽相同。有人认为体温高于基础温度(自己测定的)就表示已经排卵,还有的人认为体温要连续3天高于前面6天的平均体温才表示已经排卵。测量体温的方法有口腔法、阴道法和肛门法。

基础体温比日期计算避孕法可靠，但相对繁琐。

用体温法避孕会碰到一些问题：①体温在排卵已经发生时才变化，所以不能靠体温变化来事先判断排卵。月经前半期，基础体温上升前性交有一定的失败率，因不能确切知道体温何时上升。这意味着为了避孕就必须在月经周期的第一阶段直至体温上升表示排卵后的这段时间内都需禁欲。因此，禁欲时间既冗长又无必要，特别是对周期较长或者根本不发生排卵的妇女，如停服避孕药、哺乳和绝经前期妇女，就更无必要了。②体温受到影响的情况，如发热或大量饮酒后，体温会升得较高，如果当作是排卵已经发生的表现，就有可能因同房而怀孕。一些研究也表明，有时即使排卵确实发生了，体温上升或不明显或非常缓慢，要据此作出准确判断非常困难。③要做到每天定时、在休息后或清晨醒来测量体温这一点也不太容易。例如，夜间得起床照看孩子或者工作班次不固定，而体温则必须在睡眠后刚醒、尚未活动时测量。“基础体温”的含义即身体处于静息状态时的体温。如果只在出现体温上升第 3 天后的黄体期才同房，基础体温法的避孕效果会达到 99%。基础体温上升，是排卵已经发生的重要标志。

性成熟女性月经周期中基础体温呈双相型，即排卵前基础体温较低，为低温相；排卵后基础体温升高 0.2℃以上，为高温相。利用这种双相型变化，遵循如下规则，即可避孕：

(1) 基础体温处于升高水平 3 昼夜后为安全期。

(2) 如果基础体温逐步上升，那么基础体温连续 3 天都高于上升前 6 天的平均体温 0.2℃以上后为安全期。

布朗教授的卵巢监测仪用于测定妇女的激素水平，它比基础体温法精确得多，且能提供周期各阶段激素情况。因此，在一些地方，基础体温法已被卵巢监测仪所取代。

3. 宫颈黏液观察法(cervical mucus observation method) 女性子宫颈管内约有 400 个类似分泌黏胶的腺体单位。正常育龄妇女每天产生 20~60mg 宫颈黏液，月经中期增加 10 倍以上，可达 700mg，女性观察宫颈黏液的这种周期性变化能明确判断自己的易受孕期和不易受孕期，这种方法称为“宫颈黏液法”。由于这种方法是澳大利亚的比林斯医生在 50 年代创立，WHO 称之为“比林斯法”。

(1) 激素测定：是间接确定排卵的可靠手段。

1) 卵泡发育早期，雌激素分泌量少，子宫颈分泌 G 型黏液，女性感到外阴干燥。G 型黏液结构呈紧密网状，封闭子宫颈口。

2) 随卵泡不断发育，雌激素分泌量增加(平均在排卵前 6 天左右)，宫颈黏液逐渐以 L 型为主，女性外阴有潮湿感，但比较黏稠。L 型黏液比 G 型黏液稀薄，呈松散状。

3) 卵泡发育近成熟，雌激素大量分泌，宫颈黏液量也大大增加，并开始分泌 S 型黏液。S 型黏液的结构为胶束状，能为精子提供上行通道。一定比例的 S 型和 L 型黏液混合，外观如生蛋清，透明而富有弹性，女性外阴有潮湿、滑溜感。

4) 约排卵前 37 小时，雌激素分泌达高峰，触发垂体分泌 LH 峰。LH 峰(约排卵前 17 小时)几乎与子宫颈“黏液峰日”(平均在排卵前 14 小时)一致。所谓“黏液峰日”，并不是指黏液量最多，感觉最潮、最滑的那天，而是指有潮湿、滑溜感的最后一天。女性只有在黏液性质突然改变后，即由潮湿、滑溜突然变得黏稠或干燥，才回忆确定昨天是峰日。

5) 排卵后 1 天，S 型和 L 型黏液分泌迅速减少，子宫颈管下部隐凹分泌 G 型黏液，封闭宫口，女性外阴感觉突然发生变化。

6）黄体期，宫颈黏液分泌量大大减少，又以 G 型为主，女性重新感到干燥。下一周期，又会出现上述变化和感受，循环往复。

（2）宫颈黏液观察

1）观察宫颈黏液主要依靠外阴感觉。首先，要分辨是“干”还是“湿”；如果是“湿”，还要进一步区分是“黏”还是“滑”。女性可用自己的皮肤和嘴唇来开始体验感觉。用手指摩擦前臂皮肤，体验干燥；用手指蘸水，摩擦前臂，体验潮湿；再用手指蘸些肥皂水，摩擦前臂，体验滑溜。同样，先微微张开嘴唇，用嘴呼吸几下，使嘴唇干燥，然后两唇上下摩擦，体验干燥；用舌湿润嘴唇再摩擦，体验潮湿；用唇膏涂抹后摩擦便可体验滑溜。下午感到湿而黏，那么这天的宫颈黏液是湿而黏的；如果早晨感到湿而滑，下午感到干燥，那么这天的黏液是湿而滑的。

2）体会宫颈黏液性质可在日常生活和工作中进行，如走路时、上下班的路上、工作中和做家务时，因走动时比静坐或躺着时更容易体验；但不宜恰在性交前体验，因性交前夫妻相互爱抚、拥抱、接吻等产生性冲动，前庭大腺分泌液体，润滑阴道口，此时体会，总是潮湿的。

（3）应用情况：比林斯法适用于妇女生殖期的各个阶段，包括月经周期规则和不规则、无排卵、哺乳期、绝经期以及停服避孕药后等。在正确培训和掌握应用了比林斯法，意外怀孕率小于 1%，即 100 对夫妇按照规则使用本法 1 年，约有 1 人怀孕。该法的有效率与其他避孕方法如避孕药和宫内节育器并驾齐驱。愿意接受比林斯法的夫妇，经自然避孕法教师指导，大多在 1 个月内可基本掌握观察黏液变化和使用规则；在 3 个月内可完全掌握。掌握该法后，1 年以上的续用率超过 90%。

（4）具体方法

1）获孕规则：在周期中有黏液的日子里性交，尤其是在黏液清亮、富于弹性和润滑感时性交。获孕规则仅适用于身体（尤其是生殖系统）无器质性病变的不孕夫妇。

2）避孕的早期规则：①月经期、阴道流血期避免性交；②宫颈癌、宫颈外翻、宫颈上皮内瘤变、盆腔炎期间或治愈后 3 个月内、性传播疾病患病期间或治愈后 3 个月内，以及一些其他疾病，如脑卒中、肝脏肿瘤（良性或恶性）、甲状腺功能亢进或减退、血吸虫性肝硬化等以及药物影响（影响情绪的药物、锂剂、三环类抗抑郁药和抗焦虑药等），可影响卵巢功能、月经及其症状、体征，使宫颈黏液法难以掌握或无法使用；③干燥期可隔天晚上性交；④一旦出现宫颈黏液就要禁欲，直至重新干燥 3 整天后（即第 4 天晚上）才能性交。从避孕的角度讲，月经期或阴道流血期性交可能意外妊娠。一些短周期的妇女，月经刚干净即已发生排卵；月经期，经血掩盖了宫颈黏液分泌，不易察觉；两次月经间阴道流血，与排卵期出血也不易鉴别。干燥期是不易受孕阶段。

3）避孕应注意的情况：出现宫颈黏液，哪怕是黏稠而无弹性的宫颈黏液，标志着进入“危险期”，应避免性交。有些长周期的前半阶段或无排卵周期，往往会干、湿感觉交替出现，为保证不至于意外妊娠，须待重新干燥 3 整天后，第 4 天晚上才能性交。

4）避孕的峰日规则：确定峰日后第 4 天起至下次月经来潮是不易受孕期，无论白天和晚上都能性交。峰日发生在排卵前 14 小时，是平均概念。群体而言，峰日标志着接近排卵，或正在排卵，或刚发生排卵。约 40% 的女性峰日发生在排卵前 1 天；约 30% 的女性峰日出现在排卵当天；约不到 30% 的女性，峰日出现在排卵后 1 天；极少数女性，峰日出现在排卵后 2 天。峰日后 3 天，所有女性均已发生排卵，且排卵后超过 24 小时，卵子已失去受精能力。

因此,从峰日后第4天起至下次月经来潮是安全期;无论白天、晚上都能性交,而且可以连续性交。

(三)自然避孕法的正确选择

以上介绍了自然避孕的多种方法,和其他避孕方法一样,避孕的有效率都不能达到100%。在自然避孕法的应用中,还存在有一些因生理性发育差异、心理情绪障碍、个人不良工作生活习惯和自然生存环境所影响的受孕因素,比如子宫的过度前倾前屈和后屈(性交姿势与之不匹配)、抑郁、自卑、焦虑、吸烟、酗酒、熬夜、有害的工种,包括装修、高温、放射线等工种,可造成男女分别无精或少精、不排卵或偶排卵,以致不孕,这些因素在改善后,一定时期内可逆转。门诊不孕患者中,有些没找到不孕病因,数年后向医生报告怀孕了。这类女性,在不需要生育时,仍然要采用避孕方法,自然避孕法更值得选用。

对个体避孕来讲,决定采用自然避孕法的女性,因异性、性生活、心理、文化、生活习惯的差异,选用的方法并不尽双方所意,但笔者仍然认为:在经过专业避孕咨询和培训后,采用比林斯法和其他自然避孕法结合,有条件者,也可应用生育力检测器、卵巢监测仪,包括新近的排卵试纸等的监测,可使自然避孕法的避孕效率进一步提高。

多年的全世界避孕节育的研究提示:无论是工具避孕还是药物避孕,或多或少都避免不了副作用。人们最愿意、最容易接受的自然避孕法的高失败率,使人们因避孕而感到苦恼。自然避孕法研究成果的推广及运用,将是人类受益于生育控制的福音。

七、避孕套

避孕套分男女两用,男用避孕套又称阴茎套、安全套,是一种胶制品。性交前套在阴茎上,阻止射出的精液流入到女性阴道达到屏障避孕的目的。我国男用避孕套按直径分为:大号(直径35mm)、中号(直径33mm)、小号(直径31mm)、特小号(29mm)。按厚度分为:普通型(厚0.04~0.07mm)、薄型和超薄型(厚0.03mm)。按形态分为:①普通型;②异型;③波纹型;④颗粒型;⑤香型;⑥药物型等。

(一)避孕效果及优缺点

避孕套是一种安全、有效、可逆的避孕方法,只要使用方法得当,有效率在98%以上,它的优点是:①安全、有效;②简单、易于掌握和操作;③经济;④可预防艾滋病和其他性传播性疾病;⑤一般无副作用,尤其适合患心、肝、肾等严重疾病而不能使用口服避孕药、宫内节育器、皮下埋植剂等方法避孕的夫妇;⑥对患有早泄的男性有一定的治疗作用;⑦可预防生殖器官对精液的过敏反应或过度反应;⑧可降低妇女体内的抗精子抗体;⑨可预防异位妊娠。

避孕套避孕缺点:①每次性交需戴套;②有部分使用者对橡胶过敏;③个别夫妇感觉性快感有所降低;④使用不当可能导致避孕失败。

(二)使用方法和注意事项

采用避孕套避孕的成功率主要取决于是否正确使用避孕套。使用者应该注意:①用前选择大小合适的型号,中等身材者选中号,太大易滑落,掉在阴道内,太小易破裂,产生不适感,可能导致避孕失败;②房事前应先检查避孕套有无破损,有漏气不能使用;③戴套前先挤出前端小囊中的空气,然后套在阴茎上,应在阴茎完全勃起后套,前端紧贴龟头,不要留有空气，慢慢套上，边套边推进，直至阴茎根部；④将套戴好检查后，再行房事；⑤射精后在阴茎尚未完全疲软前，按住套的边缘与阴茎一起抽出，可防止精液外溢；⑥检查避孕套是否破裂，精液是否漏出，确认无破裂后将避孕套放入垃圾袋内，如有破裂或外漏应采取紧急避孕措施。

应注意：①选用适合自己的型号，避免性交过程中出现避孕套脱落和破裂；②每次只用1只，早泄者可用2只，避孕套使用完之后在丢弃之前应检查有无破裂，如有破损，应做好紧急避孕措施的准备；③普通避孕套在常温下贮存期不超过1年半，含杀精剂的避孕套有效期为1年，都不应超过有效期限；④避孕套存放在阴凉、干爽、干净的避光暗处，避免阳光照射和潮湿，不要和樟脑放在一起；⑤如发现避孕套发黏、变色、干裂均不能使用。

八、免疫避孕

将精子发生、受精、着床等过程中起重要作用的物质（多为蛋白或多肽）作为抗原，免疫产生相应抗体后通过后者干扰生殖过程用于避孕的方法称为免疫避孕。印度已有避孕疫苗通过临床试验，表明免疫避孕用于避孕的实际可行性。免疫避孕除了具备避孕的基本条件，如作用可逆、使用方便等外，还有着较好的优势和发展前景：①可以是女用，也可以是男用。现存的男性避孕方法非常有限，目前已有的可行途径有输精管结扎术和使用避孕套。而避孕是男女双方共同的责任，男性不仅仅能与配偶分享利益，也应该共同承担计划生育的风险。近来公众对男性参与避孕的兴趣显著提高，有相当比例的成年男性有参与避孕的热情。②一次免疫避孕作用时间比现在常用的避孕药物长，所以使用间隔时间较长，不需要很频繁地使用，更容易被人们所接受。DNA疫苗的成功研制更是能延长免疫避孕的使用间隔时间。③体内的免疫反应能用简单可靠的检测方法来监测。④免疫避孕不仅可用于人类的计划生育，还能用于控制动物的数量。如欧洲兔子和澳大利亚赤狐的数量控制。⑤国内外近期的研究如嵌合肽、DNA疫苗、利用新的分子佐剂（如C3d）等的研究，成功解决了免疫避孕中的一些缺陷。但是，目前免疫避孕还存在一些不足之处。最受关注的就是免疫避孕的有效率，单独针对一种抗原进行免疫避孕，目前最高有效率（完全不孕或不孕）为80%左右，还不够理想。而且，目前免疫避孕的靶点，尤其是被证实在体内有较好避孕效果的靶点较少。所以，研究新的、效果好而副作用小的免疫避孕靶点是免疫避孕研究的一大趋势。

目前用于免疫避孕研究的靶点主要有3大类：①激素，如β-hCG，LHRH，GnRH等。②精子特异性抗原是免疫避孕的另一类靶点，尤其是在精子生理功能中起重要作用的膜蛋白，如fertilization antigen-1，sperm protein（SP）-10，SP-17，sperm-associated antigen 9，protein A-kinase anchoring protein，testis-specific antigen-1，CatSper家族，JQ-1蛋白。溴结构域蛋白（BRDT）是一种特异性的蛋白结构域，它能识别乙酰化赖氨酸残基，调节蛋白和组蛋白的结合以及染色质结构重塑。睾丸组织中也存在特异性的溴结构域蛋白，利用对睾丸特有溴结构域蛋白的阻滞这一原理，JQ-1蛋白能通过阻止乙酰化的组蛋白 H_4 的识别，从而抑制生精达到男性不育的效果。IZUMO1是一种精子细胞膜上的特异性跨膜蛋白，它与卵子上的Juno膜受体蛋白发生特异性结合，促进了精卵结合。有研究证实，经过基因敲除技术特异性敲除IZUMO1的靶基因后，精卵不能正常融合，这给避孕提供了新的思路。另外，早在2001年中国的张永莲教授的研究小组就发现了大白鼠DNA上的一个片段，它编码合成一种名为

Bin1b的特殊蛋白质，其结构与功能和其他免疫系统的调节因子防御素相类似，可杀死细菌、病毒或其他感染源。但和一般的防御素不同的是，这种蛋白质只存在于雄性动物的附睾中。2004年，他们又跟进研究发现Bin1b自附睾头部中段的上皮细胞中分泌入管腔后与还没有运动能力的精子结合，通过L型钙离子通道使精子摄取钙离子，然后起始精子运动。Bin1b的表达下降，精子结合的Bin1b减少，精子的活动能力也相应下降。这为男性避孕提供了新的思路，但目前尚未有更进一步深入的广泛研究。③附睾蛋白激酶抑制剂(Eppin)，在正常人类射出的精子的头部和尾部含有丰富的Eppin蛋白，它能调节PSA的活性，随后在射出的精液凝块中，PSA能水解精液凝固蛋白，使精子获能。因此，通过免疫的方式，使用抗Eppin蛋白抗体，阻碍Eppin和精液凝固蛋白的结合可以使精子无法正确获能，失去运动能力，有望成为男性避孕的新机制，但目前对其具体机制的研究尚未十分清晰，因此只是停留在基础研究阶段。④卵子透明带(zona pellucida，ZP)抗原，该抗原用于免疫避孕研究较多，目前主要在确定效果更好而副作用小的B细胞表位，提高免疫避孕的效果等。

九、体外排精避孕法

体外排精避孕法是指性交过程中，男性在即将射精之时，抽出阴茎，将精液射在体外，避免精液进入女性生殖道起到避孕的目的。由于该方法容易导致避孕失败，在没有避孕工具时仅作为临时避孕措施。

(一) 避孕效果及优缺点

体外排精避孕法由于难以掌控，其避孕效果较差，主要优点是：①简便、易于掌握；②经济；③不需要任何避孕药具及手术。其缺点是：①避孕失败率高，因为男性在射精前已有少量精子随分泌物进入到女性生殖道；②必须双方充分配合才能成功，很容易将精液泄漏在阴道内；③体外排精是中断性交的方法，违背性活动的生理过程，久之可致男方性功能障碍。

(二) 注意事项

只有在缺乏避孕药具仅以此作为临时避孕措施时可供考虑，最好使用其他避孕方法。为了提高该方法的避孕成功率，使用者应注意：①双方要有避孕决心，有相当的自制能力和性生活经验；②尽量避开女性排卵期或易受孕期，或在此期加用外用避孕药；③如果体外排精失败应采用紧急避孕措施。

(王 冬 姜英雁 黄勋彬 熊承良)

参考文献

[1] 左伋 . 医学遗传学 . 7 版 . 北京 : 人民卫生出版社 , 2018.

[2] 中华医学会男科学分会 . 男性生殖相关基因检测专家共识 . 中华男科学杂志 , 2020, 26 (9): 844-851.

[3] 世界卫生组织 . 人类精液检查与处理实验室手册 . 5 版 . 国家人口和计划生育委员会科学技术研究所 , 中华医学会男科学分会 , 中华医学会生殖医学分会精子库管理学组 , 译 . 北京 : 人民卫生出版社 , 2011: 7-132.

[4] 熊承良 , 商学军 , 刘继红 , 等 . 人类精子学 . 2 版 . 北京 : 人民卫生出版社 , 2013: 472-482.

[5] World Health Organization. WHO laboratory manual for the examination and processing of human semen. 6th ed. Swiss: WHO Press, 2021.

[6] 尚红 , 王毓三 , 申子瑜 , 等 . 全国临床检验操作规程 . 4 版 . 北京 : 人民卫生出版社 , 2015: 560-842.

[7] WEIN AJ, KAVOUSSI LR, PARTIN AW, et al. Campbell-Walsh Urology. 11th ed. Singapore: Elsevier, 2016.

[8] GOLDSTEIN M, SCHLEGEL PN. Surgical and medical management of male infertility. New York: Cambridge University Press, 2013.

[9] SCHLEGEL PN, SIGMAN M, COLLURA B, et al. Diagnosis and treatment of infertility in men: AUA/ASRM guideline part I. Fertil Steril, 2021, 115 (1): 54-61.

[10] SCHLEGEL PN, SIGMAN M, COLLURA B, et al. Diagnosis and treatment of infertility in men: AUA/ASRM guideline part II. Fertil Steril, 2021, 115 (1): 62-69.

[11] 中国医师协会生殖医学专业委员会生殖男科学组无精子症诊疗中国专家共识编写组 . 无精子症诊疗中国专家共识 . 中华生殖与避孕杂志 , 2021, 14 (7): 573-585.

[12] SALONIA A, BETTOCCHI C, BOERI L, et al. European Association of Urology guidelines on sexual and reproductive health-2021 update: male sexual dysfunction. Eur Urol, 2021, 80 (3): 333-357.

[13] 李宏军 , 黄宇烽 . 实用男科学 . 2 版 . 北京 : 科学出版社 , 2015.

[14] 郭应禄 , 胡礼泉 . 男科学 . 北京 : 人民卫生出版社 , 2004.

[15] 夏术阶 , 吕福泰 , 辛钟成 , 等 . 郭应禄男科学 . 2 版 . 北京 : 人民卫生出版社 , 2019.

[16] 刘继红 , 熊承良 . 性功能障碍学 . 北京 : 中国医药科技出版社 , 2004.

[17] 李铮 , 周任远 , 刘继红 , 等 . 勃起功能障碍诊疗专家共识 . 北京 : 中国医药科技出版社 , 2020.

[18] 张炎 , 张海涛 , 王忠 , 等 . RigiScan 勃起功能障碍诊治临床应用中国专家共识 . 中国性科学 , 2019, 28 (12): 5-10.

[19] Peter W. Callen. 妇产科超声学 . 常才 , 戴晴 , 谢晓燕 , 译 . 5 版 . 北京 : 人民卫生出版社 , 2010.

[20] 谢幸 , 孔北华 , 段涛 . 妇产科学 . 9 版 . 北京 : 人民卫生出版社 , 2018.

[21] 马彩虹 , 乔杰 . 生殖医学微创手术学 . 北京 : 北京大学医学出版社 , 2012.

[22] LI HW, WONG BP, IP WK, et al. Comparative evaluation of three new commercial immunoassays for anti-Mullerian hormone measurement. Hum Reprod, 2016, 31 (12): 2796-2802.

[23] DATTA J, PALMER M J, TANTON C, et al. Prevalence of infertility and help seeking among 15 000

women and men. Hum Reprod, 2016, 31 (9): 2108-2118.

[24] MUTSAERTS MA, VAN OERS AM, GROEN H, et al. Randomized trial of a lifestyle program in obese infertile women. N Engl J Med, 2016, 374 (20): 1942-1953.

[25] Practice Committee of the American Society for Reproductive M. Diagnostic evaluation of the infertile female: a committee opinion. Fertil Steril, 2015, 103 (6): e44-50.

[26] TICCONI C, ROTONDI F, VEGLIA M, et al. Antinuclear autoantibodies in women with recurrent pregnancy loss. Am J Reprod Immunol, 2010, 64 (6): 384-392.

[27] 程铭，贾婵维，刘英. 早发性卵巢功能不全的临床诊疗进展. 国际生殖健康/计划生育杂志，2021, 40 (2): 137-141.

[28] ISHIZUKA B. Current understanding of the etiology, symptomatology, and treatment options in premature ovarian insufficiency (POI). Front Endocrinol, 2021, 12: 626924.

[29] 陈子江，田秦杰，乔杰，等. 早发性卵巢功能不全的临床诊疗中国专家共识. 中华妇产科杂志，2017, 52 (9): 577-581.

[30] 康诠敏，金帆. 卵巢储备功能的影响因素及评估方法. 发育医学电子杂志，2021, 9 (2): 81-86.

[31] 刘思邈，邓成艳. 酶缺乏与卵巢早衰. 中国实用妇科与产科杂志，2015, 31 (8): 706-709.

[32] ZHOU S, XI Y Y, CHEN Y Y, et al. Ovarian dysfunction induced by chronic whole-body PM2. 5 Exposure. Small, 2020, 16 (33): e2000845.

[33] WONG QHY, YEUNG TWY, YUNG SSF, et al. The effect of 12-month dehydroepiandrosterone supplementation on the menstrual pattern, ovarian reserve markers, and safety profile in women with premature ovarian insufficiency. J Assist Reprod Genet, 2018, 35 (5): 857-862.

[34] OZCIL M D. Dehydroepiandrosterone supplementation improves ovarian reserve and pregnancy rates in poor responders. European Review for Medical and Pharmacological Sciences, 2020, 24 (17): 9104-9111.

[35] BLUMENFELD Z. What is the best regimen for ovarian stimulation of poor responders in ART/IVF. Front Endocrinol, 2020, 11: 192.

[36] WANG W X, TODOROV P, ISACHENKO E, et al. In vitro activation of cryopreserved ovarian tissue: A single-arm meta-analysis and systematic review. Eur J Obstet Gynecol Reprod Biol, 2021, 258: 258-264.

[37] 李豫峰. 子宫因素与复发性流产. 实用妇产科杂志，2016, 3 (2): 87-89.

[38] 阮祥燕，宋菁华. 妇科内分泌疾病与复发性流产. 实用妇产科杂志，2016, 32 (2): 83-85.

[39] 陈璐，韩其茂，李娜，等. 多囊卵巢综合征与复发性流产的关系. 医学信息，2016, 29 (15): 310-311.

[40] 李旭. 女性生殖系统疾病. 北京：人民卫生出版社，2015.

[41] 程利南，狄文，丁岩，等. 女性避孕方法临床应用的中国专家共识. 中华妇产科杂志，2018, 53 (7): 433-445.

[42] 朱宇宁，尚世强，陈英虎，等. TORCH 实验室规范化检测与临床应用专家共识. 中华检验医学杂志，2020, 43 (5): 553-561.

[43] 张宁，李奇玉，李文，等. 孕前 TORCH 筛查专家共识. 发育医学电子杂志，2019, 7 (2): 82-84.

[44] 中华医学会计划生育学分会. 临床诊疗指南与技术操作规范：计划生育分册 (2017 修订版). 北京：人民卫生出版社，2017.

[45] 钱翠凤，姚晓英. 人工流产后即时服用屈螺酮炔雌醇片（Ⅱ）临床观察. 中国计划生育学杂志，2021, 29 (4): 682-685.

[46] Committee on Practice Bulletins-Gynecology, Long-Acting Reversible Contraception Work Group. Practice Bulletin No. 186: Long-acting reversible contraception: implants and intrauterine devices. Obstet Gynecol, 2017, 130 (5): e251-e269.

[47] FRIEDLANDER E, KANESHIRO B. Therapeutic options for unscheduled bleeding associated with long-acting reversible contraception. Obstet Gynecol Clin North Am, 2015, 42 (4): 593-603.

[48] JATLAOUI TC, SIMMONS KB, CURTIS KM. The safety of intrauterine contraception initiation among

women with current asymptomatic cervical infections or at increased risk of sexually transmitted infections. Contraception, 2016, 94 (6): 701-712.
[49] MCNICHOLAS C, MADDIPATI R, ZHAO Q, et al. Use of the etonogestrel implant and levonorgestrel intrauterine device beyond the U. S. Food and Drug Administration-approved duration. Obstet Gynecol, 2015, 125 (3): 599-604.
[50] 中华医学会计划生育学分会 . 米非司酮配伍米索前列醇终止 8~16 周妊娠的应用指南 . 中华妇产科杂志 , 2015 (5): 321-322.
[51] 廖秦平 , 乔杰 . 妇产科学 . 4 版 . 北京 : 北京大学医学出版社 , 2019.
[52] 中国医师协会生殖医学专业委员会生殖男科学组少精子症诊疗中国专家共识编写组 . 少精子症诊疗中国专家共识 . 中华生殖与避孕杂志 , 2021, 41 (7): 586-592.
[53] 中国医师协会生殖医学专业委员会生殖男科学组弱精子症诊疗中国专家共识编写组 . 弱精子症诊疗中国专家共识 . 中华生殖与避孕杂志 , 2021, 41 (7): 593-599.
[54] 中国医师协会生殖医学专业委员会生殖男科学组畸形精子症诊疗中国专家共识编写组 . 畸形精子症诊疗中国专家共识 . 中华生殖与避孕杂志 , 2021, 41 (7): 600-609.

中英文名词对照索引

D

F

G

H

J

K

L

M

N

P

R

S

T

W

X

Y

Z